···見てできる**栄養ケア・マネジメント図鑑**···

栄養管理
ビジュアルガイド

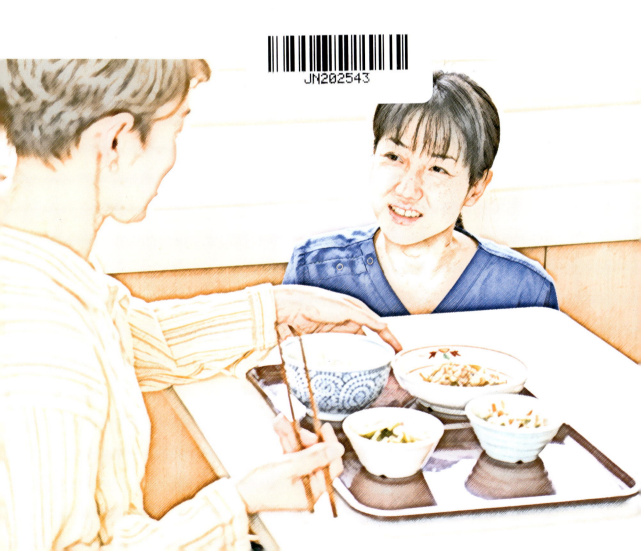

執 筆 者 一 覧

編者

小西敏郎
東京医療保健大学 医療保健学部 医療栄養学科
教授・学科長

森本修三
東京医療保健大学 医療保健学部 医療栄養学科 教授

小城明子
東京医療保健大学 医療保健学部 医療栄養学科 教授

執筆者

谷口英喜
済生会横浜市東部病院 患者支援センター長・栄養部部長

鷲澤尚宏
東邦大学医療センター大森病院 栄養治療センター，栄養部
部長・教授

細田明美
東京医療保健大学 医療保健学部 医療栄養学科 講師

古田 雅
東邦大学医療センター大森病院 栄養部 栄養管理室 室長

丸山道生
医療法人財団緑秀会田無病院 院長

斎藤恵子
東京医科歯科大学医学部附属病院 臨床栄養部 副部長

湯浅 愛
東京慈恵会医科大学附属柏病院 栄養部 課長

ワトキンス彩子
東京大学大学院医学系研究科 外科学専攻
代謝栄養・手術医学講座 管理栄養士

浮田(柴崎)千絵里
東京女子医科大学附属成人医学センター 栄養士長

横関美枝子
両国東口クリニック 管理栄養士

高橋優香
伊藤病院 管理栄養士

早﨑麻衣子
帝京大学医学部附属病院 栄養部・NST 管理栄養士

内田加奈江
帝京大学医学部附属病院 栄養部・NST 主任・管理栄養士

服部綾香
帝京大学医学部附属病院 栄養部・NST 管理栄養士

工藤正美
医療法人財団緑秀会田無病院 栄養科 科長・管理栄養士

川口美喜子
大妻女子大学 家政学部 食物学科 管理栄養士専攻 教授

黒川有美子
高松赤十字病院 栄養課 栄養係長・管理栄養士

大島真理子
公益財団法人東京都保健医療公社多摩北部医療センター
栄養科 主任技術員・管理栄養士

細井 みどり
公益財団法人東京都保健医療公社大久保病院 栄養科
栄養科長・管理栄養士

利光久美子
愛媛大学医学部附属病院 栄養部 管理栄養士・部長

竹島美香
愛媛大学医学部附属病院 栄養部 管理栄養士

清家祐子
済生会松山病院 栄養科 管理栄養士

井上可奈子
愛媛大学医学部附属病院 栄養部 管理栄養士

原 純也
武蔵野赤十字病院 栄養課 課長・管理栄養士

田中美江子
医療法人財団緑秀会田無病院 栄養科 在宅訪問管理栄養士

北島幸枝
東京医療保健大学 医療保健学部 医療栄養学科 准教授

佐藤亮介
社会福祉法人函館厚生院函館五稜郭病院 栄養科 科長

佐藤高雄
医療法人社団 永生会 法人本部 栄養統括管理部 部長

西岡心大
長崎リハビリテーション病院 人材開発部 栄養管理室
副部長・室長

齋藤さな恵
東京医療保健大学 医療保健学部 医療栄養学科 講師

小城明子
東京医療保健大学 医療保健学部 医療栄養学科 教授

稲月彰子
国立病院機構下総精神医療センター 栄養管理室
栄養管理室長

山邊志都子
日本赤十字医療センター 栄養課 課長

中濱孝志
がん研究会有明病院 栄養管理部 副部長

松嵜美貴
上尾中央総合病院 栄養科 管理栄養士

藤井穂波
東海大学医学部付属病院 診療技術部 次長 栄養科 科長

牛込恵子
済生会横浜市東部病院 患者支援センター 管理栄養士

高橋美恵子
国立病院機構相模原病院 統括診療部 内科系診療部内科
栄養管理室 室長・管理栄養士

工藤雄洋
済生会横浜市東部病院 栄養部 課長・管理栄養士

村松美穂
地方独立行政法人 神奈川県立病院機構
神奈川県立がんセンター 栄養管理科

髙﨑美幸
鶴巻温泉病院 栄養サポート室 室長

高山義浩
沖縄県立中部病院 感染症内科・地域ケア科 医長

中村育子
福寿会福岡クリニック 在宅部 栄養課 訪問管理栄養士

塩野﨑淳子
むらた日帰り外科手術・WOC クリニック
訪問栄養サポートセンター仙台 在宅訪問管理栄養士

岡田晋吾
北美原クリニック 理事長

編集担当：黒田周作，中尾 史　**表紙・本文デザイン**：川上範子　**本文DTP**：(株)ボンソワール書房，児島明美，梶田庸介
本文イラスト：(株)日本グラフィックス

は じ め に

　いま全国の病院では，チームで取り組む院内の横断的活動が重視されています．そのなかでNST活動は院内のチーム医療として最も重要視されるようになってきました．NSTで中心になってリーダーシップを発揮しなければいけないのは，栄養面に詳しい「できる栄養士・管理栄養士」です．この数年のあいだに，多くの病院でそのような栄養士・管理栄養士の活躍が目立つようになってきました．

　本書は若い1〜3年目くらいの栄養士(管理栄養士)・看護師・薬剤師・理学療法士を中心としたNSTに関係するメディカルスタッフを対象に書かれた，栄養管理のガイドブックです．病院をはじめ，療養所，介護施設や在宅も含めた医療現場で行う，栄養・食事指導や健康管理のために必要な栄養に関する業務の実際を把握できる実践書です．

　わが国のNSTの権威の先生方と，国内の第一線で活躍する気鋭の栄養士・管理栄養士に加わっていただき，「第1章 栄養サポートチーム(NST)とは」「第2章 栄養管理の実際」「第3章 栄養補給法」「第4章 栄養アセスメントと食事療法」「第5章 在宅栄養管理」という構成で執筆していただきました．

　NSTの現場で学ぶべきこと，実践すべきこと，そして必須の知識を，平易な文章と多くの写真・イラスト，図表などのビジュアルを盛り込み，わかりやすく展開してあります．病院や在宅で行う栄養・食事指導や健康管理をていねいに解説してありますので，本書を通じて若手の栄養士(管理栄養士)・看護師・薬剤師・理学療法士の皆さんが，さらにブラッシュアップし，NST活動の業務を1人で十分にこなせるようになっていただきたいと考えています．実践において大切な，ケアなどを行う範囲やさじ加減まで噛み砕いてわかりやすくまとめました．1年生が読む入門書であるだけでなく，3年目に入ったスタッフも読みなおして確認し，知識を積み重ねられる「スキルアップするためのテキスト」にもなっています．これから臨地実習が始まる学生にとってもよい教科書となるでしょう．

　本書を通じて若手の栄養士(管理栄養士)・看護師・薬剤師の皆さんが，知識と技術をさらに向上させて，NST活動の業務を1人で十分にこなせるように利用してください．

　若手のスタッフの皆さんが，種々の疾患の患者の栄養指導を自分で考えて発案し，ベテランの医師・看護師を説得してこれまでの方針を変更し，そして自らが患者にわかりやすく説明できる立場になっていただくこと，そしてご自分で根拠に基づいた栄養管理を確立するよう努めていただくことを願っています．

2018年7月吉日　編者を代表して

小西敏郎

CONTENTS ……… 目次

第1章
栄養サポートチーム (NST)とは

1節 **栄養サポートチーム**
谷口英喜 …… 7

2節 **栄養に関する倫理**
鷲澤尚宏 …… 14

第2章
栄養管理の実際

1節 **栄養管理の流れ**
細田明美 …… 21

2節 **栄養スクリーニング**
細田明美 …… 26

3節 **栄養アセスメント**
細田明美 …… 31

4節 **栄養のケア計画の作成・実施**
古田　雅 …… 54

5節 **栄養ケア計画の記録**
古田　雅 …… 63

6節 **栄養ケア計画のモニタリング・評価**
古田　雅 …… 68

7節 **栄養指導法**
古田　雅 …… 72

第3章
栄養補給法

1節 **栄養補給法とは**　丸山道生 …… 77

2節 **静脈栄養法の実際**
斎藤恵子 …… 83

3節 **経腸栄養法の実際**
斎藤恵子 …… 90

4節 **経口栄養法の実際**
湯浅　愛 …… 99

第4章
栄養アセスメントと食事療法

1節 **栄養障害**　ワトキンス彩子 …… 114

2節 **栄養・代謝・内分泌疾患患者**

1 肥満症　浮田(柴崎)千絵里 …… 121

2 糖尿病　浮田(柴崎)千絵里 …… 123

3 脂質異常症　浮田(柴崎)千絵里 …… 128

4 高尿酸血症　横関美枝子 …… 130

5 甲状腺疾患　高橋優香 …… 132

3節 **循環器疾患患者**

1 高血圧　早﨑麻衣子 …… 135

2 動脈硬化　内田加奈江 …… 138

3 虚血性心疾患　服部綾香 …… 140

4 心不全　服部綾香 …… 142

4節 **消化器疾患患者**

1 食道炎，胃炎，胃・十二指腸潰瘍
工藤正美 …… 145

2 胃・食道逆流症　川口美喜子 …… 148

3 炎症性腸疾患(クローン病，
潰瘍性大腸炎)　黒川有美子 …… 150

4 胃切除術後患者　大島真理子 …… 151

5 過敏性腸症候群　細井みどり …… 154

6 肝炎，肝硬変
竹島美香/ 利光久美子 …… 156

7 脂肪肝，非アルコール性脂肪肝炎，
(NASH)
竹島美香/利光久美子 …… 158

8 胆石症，胆囊炎
清家祐子/利光久美子 …… 160

9 急性膵炎，慢性膵炎
井上可奈子/利光久美子 …… 162

10 短腸症候群(SBS)　原　純也 …… 165

11 ストーマ造設患者　田中美江子 …… 168

5節 **腎疾患患者**

1 急性腎障害(AKI)，糸球体腎炎，
ネフローゼ症候群
北島幸枝 …… 173

| 2 | 慢性腎臓病(CKD)，糖尿病腎症，透析療法 北島幸枝 ⋯⋯ 176 | 18節 | 認知症患者の栄養管理 稲月彰子 ⋯⋯ 254 |

6節 呼吸器疾患患者
慢性閉塞性肺疾患(COPD)
佐藤亮介 ⋯⋯ 182

18節 認知症患者の栄養管理
稲月彰子 ⋯⋯ 254

20節 人工呼吸器下の栄養管理
工藤雄洋 ⋯⋯ 258

20節 食物アレルギーへの対応
齋藤さな恵 ⋯⋯ 264

21節 終末期における栄養管理
村松美穂 ⋯⋯ 268

7節 脳神経疾患患者
1 脳卒中(脳梗塞，脳出血)
佐藤高雄 ⋯⋯ 185
2 パーキンソン病　佐藤高雄 ⋯⋯ 187

8節 筋・骨疾患患者
1 骨粗鬆症　西岡心大 ⋯⋯ 190
2 変形性膝関節症　西岡心大 ⋯⋯ 192
3 筋萎縮性側索硬化症　西岡心大 ⋯⋯ 194
4 サルコペニア，ロコモティブシンドローム，老年症候群
西岡心大 ⋯⋯ 196

9節 血液疾患患者
貧血　齋藤さな恵 ⋯⋯ 201

10節 摂食嚥下障害　小城明子 ⋯⋯ 204

11節 摂食障害(神経性食欲不振症，神経性大食症)　稲月彰子 ⋯⋯ 210

12節 妊産婦
1 妊産婦の栄養指導　山邊志都子 ⋯⋯ 214
2 妊娠糖尿病　山邊志都子 ⋯⋯ 216
3 妊娠高血圧症候群　山邊志都子 ⋯⋯ 218

13節 がん(化学療法，放射線治療)
中濱孝志 ⋯⋯ 222

14節 褥瘡　松嵜美貴 ⋯⋯ 228

15節 救急患者の栄養管理
藤井穂波 ⋯⋯ 235

16節 周術期の栄養管理
牛込恵子 ⋯⋯ 241

17節 乳幼児・小児疾患
1 フェニルケトン尿症
高橋美恵子 ⋯⋯ 249
2 小児慢性腎臓病　高橋美恵子 ⋯⋯ 251

第5章
在宅栄養管理

1節 在宅における栄養アセスメント
髙﨑美幸 ⋯⋯ 279

2節 在宅における栄養状態改善法
髙﨑美幸 ⋯⋯ 287

3節 在宅ケアにおける栄養療法と感染対策　高山義浩 ⋯⋯ 297

4節 在宅における栄養ケア
中村育子 ⋯⋯ 301

5節 在宅栄養管理チームのつくり方
塩野﨑淳子 ⋯⋯ 304

6節 在宅栄養管理で知っておくべき制度やルール　岡田晋吾 ⋯⋯ 306

Index ⋯⋯ 308

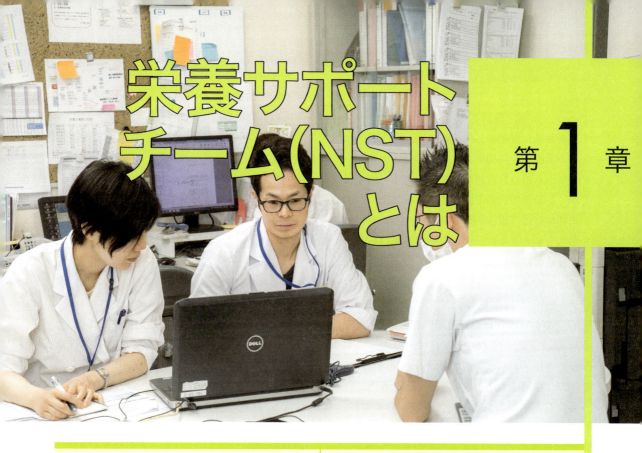

第1章 栄養サポートチーム(NST)とは

CONTENTS
1. 栄養サポートチーム(NST)
2. 栄養に関する倫理

1 栄養サポートチーム(NST)

近年,感染制御チーム,褥瘡管理チーム,緩和ケアチーム,呼吸サポートチームおよび周術期管理チームなど,院内ではさまざまなチーム医療が機能し始めている.

従来,医師が1人で情報収集,判断,治療方針の決定を行ってきた医療現場では,情報収集の不足,判断ミス,治療方針の間違いなどの問題が少なからず生じてきた.それに対して,多職種が情報収集を行い,多角的な判断を加え,カンファレンスにより治療方針を決定すること,すなわちチーム医療を実践することが,これらの問題の軽減につながることが明らかになっている.

欧州では単なる役割分担ではなく,医師の業務負担の軽減を目指して,医療チーム内における権限と責任を委譲する「スキルミックス(多職種協働)」という概念が生まれている.わが国でも現在,栄養サポートの分野において,可能な限り医師の業務負担を軽減して裁量権を委ねるスキルミックス型の栄養サポートチーム(NST)が活動している.

1 NSTの始まり

栄養サポートとは,疾病の治療や身体能力の維持のために,患者の状態や各疾患の治療に応

じて，栄養管理を適切に実施することである．NSTは，栄養サポートを提案する集団(チーム)であり，医師，歯科医師，管理栄養士，栄養士，看護師，薬剤師，歯科衛生士，理学療法士などの多職種から構成される．NSTのカンファレンスから得られた適切な栄養サポート案の提言が，主治医の治療方針に生かされる．

当初NSTは，現在の低栄養状態の改善を目的とするというよりは，完全静脈栄養法(TPN)の安全性を維持することを目的として考案されたシステムであった．1973年に米国のボストンシティ病院でNSTが，またマサチューセッツ総合病院でもTPN管理の専属部門(後にNSTとなる)が誕生した．これらのNSTは，施設内におかれた専任メンバー（主に専門の医師，看護師，薬剤師，栄養士など)が，栄養管理を専門に行う独立したチームを構成して権限が与えられ，TPNの適応や有害事象を管理していた．

NSTの効果はすぐに明らかとなり，施設内ではその存在意義が高まった．また，1973年にはBlackburnにより栄養アセスメントの方法が確立され，臨床現場において応用されるようになった．

このようにしてNSTは，院内のTPN管理チームにとどまらず，臨床現場で広く栄養サポートを行うチームとして認知されるようになり，NSTを導入する施設は全米に広がり，さらに他の欧米諸国へと急速に伝播していった．

2 わが国における NSTの始まり

1998年，日本独自の運営システムによる本格的全科型NSTが，三重県・鈴鹿中央総合病院で誕生した．これを契機にわが国でも，全科型NSTが次々と設立されるようになった．

学会活動としては，2001年，一般社団法人日本静脈経腸栄養学会(JSPEN)のNST委員会が，NSTの普及・啓発を始めた．

2004年5月，病院機能評価項目Ver5.0におい

てNSTの設立が取り上げられ，同12月には日本栄養療法推進協議会が発足し，2005年末までに全国の約700施設でNSTが設立された．

また，2006年4月の診療報酬改定に伴い，栄養管理実施加算が新設された．入院時食事療養費の見直し(1日単位から1食単位に)と特別管理加算(常勤の管理栄養士の配置と適時・適温の食事提供)の廃止に伴い，入院基本料の加算として「栄養管理実施加算(1日につき12点)」が新設されることとなった．

栄養管理実施加算の施設基準としては，①常勤の管理栄養士が1名以上配置されている，②入院時に患者ごとの栄養状態の評価を行い，医師，管理栄養士，薬剤師，看護師その他の医療従事者が共同で，入院患者ごとの栄養状態，摂食機能および食形態を考慮した栄養管理計画を作成している，③当該栄養管理計画に基づき入院患者ごとの栄養管理を行うとともに，栄養状態を定期的に記録している，④当該栄養管理計画に基づき患者の栄養状態を定期的に評価し，必要に応じて当該計画を見直している，の4つの条件があげられ，この4つの条件が指示している内容は，「NST活動が適切に実施されること」と解釈された．

多職種協働で栄養サポートを実施すること(NST活動)に対して診療報酬加算が認められたことで，医療として栄養管理が認識されることとなった．この加算が求めるものは，全科型のNST活動であったことから，全国の医療施設がNSTを積極的に設立するきっかけとなった．

2010年度からは各医療機関に対し，病医院勤務医師の負担軽減策の一環として，「NST加算：栄養サポートチーム加算(週1回につき200点)」が「栄養管理実施加算」に上乗せされるようになった．JSPENの資料によれば，2016年度には1,475施設がNST稼働認定を受けるに至っている．

3 NSTの構成と業務形態

NSTは，医師，管理栄養士，栄養士，看護師，薬剤師，歯科衛生士，理学療法士，臨床検査技師などの多職種から構成される．構成メンバーは医療従事者に限定されず，給食や売店などの職員まで，広く参加が可能である（図1）．

米国で生まれたNSTの概念は，人件費を施設が負担して稼働させる専従チームであった．しかしわが国では，TPNの管理は主治医により実施されていたことに加え，栄養管理の有用性が認識されていなかったため，経費のかかる専従チームの設立は考えられていなかった．こうした状況で，わが国では専従チームによるNSTではなく，持ち寄りパーティー方式（Potluck Party Method：PPM）によるNSTが，1998年に鈴鹿中央総合病院に，2000年に尾鷲総合病院に設置された．これは，チーム専属の職員（いわゆる専従）ではなく，各部署に属している職員をNSTに一時的に提供する（いわゆる専任）システムである．PPM方式は，各部署における人的不足のダメージを軽減させ，かつ施設内の栄養管理の質を向上させようと考案された業務形態である．

PPM方式は，①一般業務を行いながら兼務で院内各部署からNSTのメンバーを選出するPPM-Ⅰ，②全職員がNSTのメンバーとなるPPM-Ⅱ，③専任職員によるコアNSTと各病棟単位のサテライトNSTをもつPPM-Ⅲ，に分類される．わが国では近年，PPM-Ⅲ方式で運営されるNSTが増えている（図2）．

また，前述の「NST加算」が申請できるようになったことに伴い，医師，看護師，薬剤師および管理栄養士のうち，いずれか1名を専従とし

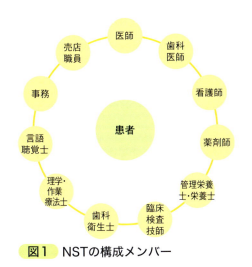

図1 NSTの構成メンバー

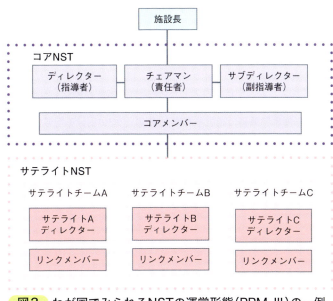

図2 わが国でみられるNSTの運営形態（PPM-Ⅲ）の一例

たチームによるNSTが稼働できるようになっ
た．NST加算に関しての算定要件は，**表1**を参
照してほしい．

表1　栄養サポートチーム加算に関しての算定要件の概要

(1) 栄養サポートチーム加算は，栄養障害の状態にある患者や栄養管理をしなければ栄養障害の状態になることが見込まれる患者に対し，患者の生活の質の向上，原疾患の治癒促進及び感染症等の合併症予防等を目的として，栄養管理に係る専門的知識を有した多職種からなるチーム（以下「栄養サポートチーム」という．）が診療することを評価したものである．

(2) 栄養サポートチーム加算は，栄養管理計画を策定している患者のうち，次のアからエまでのいずれかに該当する者について算定できる．
　ア　栄養管理計画の策定に係る栄養スクリーニングの結果，血中アルブミン値が3.0g/dL以下であって，栄養障害を有すると判定された患者
　イ　経口摂取又は経腸栄養への移行を目的として，現に静脈栄養法を実施している患者
　ウ　経口摂取への移行を目的として，現に経腸栄養法を実施している患者
　エ　栄養サポートチームが，栄養治療により改善が見込めると判断した患者

(3) 1日当たりの算定患者数は，1チームにつき概ね30人以内とする．ただし，「注2」に規定する点数を算定する場合，1日当たりの算定患者数は，1チームにつき概ね15人以内とする．

(4) 療養病棟においては栄養サポートチーム加算は入院日から起算して180日以内に限り算定可能とするが，180日を超えても定期的に栄養サポートチームによる栄養管理を行うことが望ましい．

(5) 栄養サポートチームは，以下の診療を通じ，栄養状態を改善させ，また，必要に応じて経口摂取への円滑な移行を促進することが必要である．
　ア　栄養状態の改善に係るカンファレンス及び回診が週1回程度開催されており，栄養サポートチームの構成員及び必要に応じて，当該患者の診療を担当する保険医，看護師等が参加している．
　イ　カンファレンス及び回診の結果を踏まえて，当該患者の診療を担当する保険医，看護師等と共同の上で，別紙様式5又はこれに準じた栄養治療実施計画を作成し，その内容を患者等に説明の上交付するとともに，その写しを診療録に添付する．
　ウ　栄養治療実施計画に基づいて適切な治療を実施し，適宜フォローアップを行う．
　エ　治療終了時又は退院・転院時に，治療結果の評価を行い，それを踏まえてチームで終了時指導又は退院時等指導を行い，その内容を別紙様式5又はこれに準じた栄養治療実施報告書として記録し，その写しを患者等に交付するとともに診療録に添付する．
　オ　当該患者の退院・転院時に，紹介先保険医療機関等に対して診療情報提供書を作成した場合は，当該報告書を添付する．

(6) 栄養サポートチームは，以下の診療を通じ，当該保険医療機関における栄養管理体制を充実させるとともに，当該保険医療機関において展開されている様々なチーム医療の連携を図ることが必要である．
　ア　現に当該加算の算定対象となっていない患者の診療を担当する保険医，看護師等からの相談に速やかに応じ，必要に応じて栄養評価等を実施する．
　イ　褥瘡対策チーム，感染対策チーム，緩和ケアチーム，摂食・嚥下対策チーム等，当該保険医療機関において活動している他チームとの合同カンファレンスを，必要に応じて開催し，患者に対する治療及びケアの連携に努めること．

(7)「注2」に規定する点数は，「基本診療料の施設基準等」別表第6の2に掲げる地域に所在する保険医療機関（特定機能病院，200床以上の病院，DPC対象病院及び一般病棟7対1入院基本料を算定している病院を除く．）の一般病棟において，算定可能である．ただし，「基本診療料の施設基準等及びその届出に関する手続きの取扱いについて」別添2「入院基本料等の施設基準等」第5の7の規定により看護配置の異なる各病棟ごとに一般病棟入院基本料を算定しているものについては，一般病棟7対1入院基本料を算定している病棟であっても，当該点数を算定できる．

(8)「注2」に規定する点数を算定する場合は，栄養サポートチームの医師，看護師，薬剤師及び管理栄養士の全てが，栄養治療実施計画に基づき実施した治療等を診療録に記載すること．

(9)「注3」に規定する歯科医師連携加算は，栄養サポートチームに歯科医師が参加し，当該チームとしての診療に従事した場合に，所定点数に加算する．なお，栄養サポートチームに参加する歯科医師は，院外の歯科医師であっても差し支えないが，当該チームの構成員として継続的に診療に従事していることが必要である．

（平成28年3月4日厚生労働省告示第52号　平成28年度診療報酬点数表より抜粋）

4 NST活動の実際

　NSTの活動目的を表2に示す．これらの目的を達成するためにNSTは，はじめに栄養管理の適応があるか否かの判定を行う．NSTによる栄養管理の適応があると判定された場合には，適切な栄養管理がなされているか否かをチェックすること，最もふさわしい栄養管理法の指導・助言・提案をすることなどを行う．

　NSTは，個々の患者に対してだけではなく，院内における栄養管理体制を充実させる活動も行う．例えば，院内の栄養管理のプロトコル作成，合併症・インシデントの調査および予防策の提言，栄養管理に関する勉強会の開催などを実施する．さらには，院内において展開されているさまざまなチーム医療と合同カンファレンスを行うなどして連携を図る．

　以下では，各患者に対する具体的なNSTの流れを，筆者が初代チェアマンとして2005年4月にNSTを立ち上げた経緯のある神奈川県立がんセンターを例に概説する．

　NST活動は，NSTへの依頼から始まる．依頼経路は，施設ごとにさまざまである（図3）．NST事務局の担当者（専従または専任のメンバー）により患者の経過がまとめられ，NSTカンファレンス（毎週水曜日開催）にて，NSTによる栄養管理の必要性が議論される（プレカンファレンス）．NSTカンファレンスでは，病態，治療方針および栄養管理の目標まで含めて，多職種により多角的な視点から議論が行われる．

　栄養管理が必要と判断された患者に対しては，チームによる回診が実施され，栄養状態に関するフィジカルアセスメントや，実施されている栄養管理の確認などが行われる．

　回診後には，回診結果をもとに再度カンファレンスが実施される（ポストカンファレンス）（表3）．このカンファレンスにより，栄養管理の具体的な方針が示され，主治医に提案が行われる．

　実際の栄養管理は，主治医による判断が加わり，実施に至る．したがって，主治医の判断によっては，NSTの提案が受け入れられない場合もある．個々の患者のフォローアップとして，およそ週に1回のペースでカンファレンスと回診が実施され，目標が達成された時点で，NSTによる栄養管理は終了となる．

　現在，専従メンバーによりNSTが運営されNST加算を算定している施設では，上記の活動を週に複数回実施することが可能となっている．加算要件では「1日当たりの算定患者数は，1チームにつき概ね30人以内とする」とされているので，その範囲内で多くの患者を対象として，NST活動が実施されるに至っている．

表2　NSTの活動目的

①栄養スクリーニング（識別）
　　栄養サポート（NSTによる支援）の必要性の判断
②詳細な栄養アセスメント
　　①で必要と判断された症例の詳細な栄養状態の評価
③適切な栄養療法の提案
　　栄養投与経路，必要エネルギー量・栄養素量などの提案
④栄養療法による治療効果の判定
　　体組成・血液検査などの結果から判定
⑤合併症のチェック：回診，モニタリング
　　臓器障害，血糖値，消化器症状などの確認

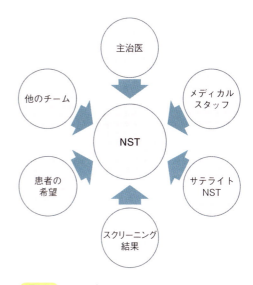

図3　さまざまなNSTへの依頼経路

表3 NSTの流れ(神奈川県立がんセンターの例)

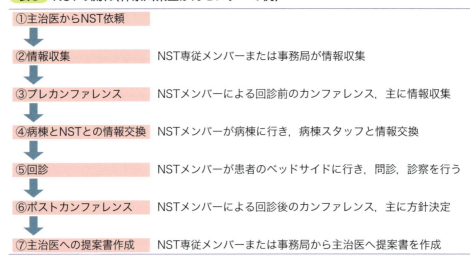

5 NSTの活動効果

NSTの活動効果については,多くの施設から報告されている.それらの報告では,疾病罹患率・合併症発症率・死亡率の減少,病院スタッフにおける栄養管理のレベルアップ,医療安全管理の確立とリスクの回避,栄養素材・資材の適正使用による経費削減,在院日数の短縮などが示されている(表4).

6 おわりに

本項では,NSTの歴史,定義,構成,活動内容およびその効果に関して概説した.NSTの形態は国により,またわが国でも施設により,多種多様である.NSTによって栄養管理の質の向上,およびスキルミックスの実現が達成されることが理想であり,わが国ではNST稼働施設によって,施設内で充実した栄養管理が実施されるようになっているものと考えられる.

一方,諸外国の施設のなかには,NSTが消えつつある施設もある.NSTを組織しなくても,すべての職員が栄養に対する関心と知識を有するようになったことが,その理由であるという.わが国の医療現場でも,「栄養管理をするのは当たり前,NSTなんて過去の組織」といわれる時代が来ることを待ち望みたい.

略語

◆JSPEN
日本静脈経腸栄養学会:
Japanese Society for Parenteral and Enteral Nutrition

◆NST
栄養サポートチーム:nutrition support team

◆PPM
持ち寄りパーティー方式:Potluck Party Method

◆TPN
完全静脈栄養／中心静脈栄養:total parenteral nutrition

引用・参考文献

1) 東口髙志:NST活動のための栄養療法データブック,中山書店,2008
2) 東口髙志ほか:NST稼動施設認定と質の保証.臨床外科 61(10):1315-1321,2006
3) 鷲澤尚宏:NSTによる低栄養マネジメント.臨床栄養 130(6):942-946,2017
4) Blackburn GL et al : Nutritional and metabolic assessment of the hospitalized patient. JPEN 1(1):11-22, 1977
5) Higashiguchi T et al : Nutrition Support Team based on the New System "Potluck Party Method(PPM)". Jp J Surg Metabol Nurtri 34(1):1-8, 2000
6) 東口髙志ほか:Nutrition Support Teamの新しいかたち―"Potluck Party Method(PPM)"の評価と展望.静脈経腸栄養 14(2):13-17,1999

表4 NST導入による病院構造改革の効果

A.職員レベルの向上 （人的リスクの回避）	1. 患者・家族からの不満・苦情の著減 2. 患者安心度の獲得（患者満足度の向上） 3. 職員間（特に職種間）の良好な情報交換による一貫した診療情報提供の確立 4. 誤投薬の回避（職員の知識・意識の向上） 5. 全職員のサービス・接遇の改善 6. 人材開発の促進
B.業務システムにおける質の向上 （質的リスクの回避）	1. 経腸栄養ルートの誤接続完全防止 2. カテーテル敗血症発症率の著減（年間4.3%→0.9%） 3. 中心静脈栄養症例の減少（年間650件→454件） 4. 全症例に対する適正カロリー投与の実施 5. 院内感染症の減少（MRSA検出数31.25%，抗菌薬使用量8.75%に激減） 6. 院内全細菌感染例の減少（細菌陽性件数225件/月→152件/月：59.6%，抗生物質使用量654万円/月→343万円/月：52.4%に減少） 7. 医療器具消毒方法の統一 8. 下肢深部静脈血栓・肺塞栓予防（2件/年→0件/年） 9. 医療機器・入院機器の安全性の確立 10.高齢者褥瘡発生率の低下（14.9%→3.0%：すべて軽症） 11.周辺医療施設および介護・福祉センターとの連携強化（地域一体型NSTの構築）
C.病院全体に与える効果および経済効果	1. 平均在院日数の減少（21.0日→15.9日：稼働率変化なし） 2. 医学管理料年間1億3,000万円の増収 3. 輸液・抗生物質を含む医薬剤費用年間1億3,000万円の削減 4. 年間医業収支1億8,000万円の黒字計上（2003年度比） 5. キャッシュフロー年間2億6,000万円増加 6. NST褥瘡チームによる褥瘡発生率の減少→年間1,800万円の経費削減 7. NST摂食・嚥下障害チームによる摂食可能症例の増加・治療期間の短縮 8. 超高齢者術後在床期間，在院日数の半減 9. Total Safety Management System（TSMS）の完全施行（医療安全管理システムの構築） 10.NST生活習慣病対策チームによる地域予防医学への貢献

（東口髙志：NST活動のための栄養療法データブック，p.19，中山書店，2008より改変）

2 栄養に関する倫理

　医療には，良識とともに一定の基準以上の知識・技術を有する者が携わるべきであることから，法令などに基づく資格職がそれを行っているが，近年，各専門職の担うべき領域や関係が変化してきている．栄養サポートチーム(NST)が導入された施設では多くの成果をあげている一方，医療ではその行為の倫理性が問われることがあり，管理者のみならず，しばしば実務者の倫理観も重要になる．

　本項では，NSTが行う栄養管理にかかわる倫理について述べる．

1 チーム医療

　担当医師が1人で判断し，診療方針を決めていく従来の方法は，隠れている問題点を見逃すことなどがあるため，複数の医師や看護師などと確認し合いながら，正しい方針の決定を目指すようになっている．これを「チーム医療」と呼ぶが，知識や技術の専門性・高度化によって，多くの職種が参加する多職種協働のチーム医療が一般化している．感染制御チーム，褥瘡管理チーム，医療安全管理チーム，緩和医療チームなどと並び，栄養管理についても，医師，看護師，管理栄養士，薬剤師など多職種がチームを組織している(図1)．

　米国シカゴで1970年に提唱されたNSTは，厳格な管理を要する完全静脈栄養法(TPN)の安全性を維持するという目的から介入し，感染症や代謝関連の合併症の減少などに貢献した[1, 2]．21世紀に入ってからのNSTの役目として，新しい医療技術を導入するとともに，基本的な栄養管理を広く普及させるという啓発活動が重要となった．このような活動を支えるため，日本静脈経腸栄養学会(JSPEN)がプロジェクトを立ち上げ，また東口が発案した持ち寄りパーティー方式(PPM)[3, 4]などを手本として，わが国独特のスタイルをもつチームが2001年頃から普及した．2006年の診療報酬改定において栄養管理実施加算が，2010年の診療報酬改定でNST加算が始まったことで，正式な組織としてのチームであるNSTが設置されるようになった．

2 医療における倫理

　一般的に，人として守り行うべき道を「倫理」といい，これは善と悪，正と邪の判断において普遍的な規準となる．本来なら，患者も医療従事者も同じような倫理観をもっているべきだが，時として患者や家族の状況，医療従事者の考え方などから差異が生じ，ジレンマが生まれることで，さまざまな問題が発生する．

　医療の倫理に関する問題は，医療の進歩によって予後を変えられるようになった時代以降に現れ，疾患が「運命」であったような時代には

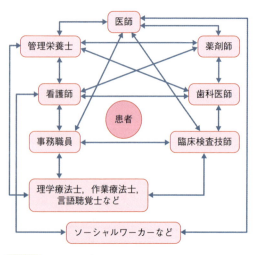

図1 栄養サポートチーム

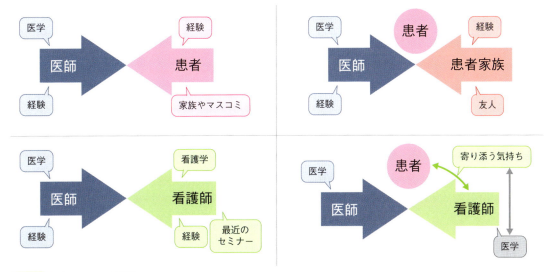

図2 ジレンマの形態

存在しなかったようにも思われる．今では，選択された診療が「善か悪か」を司法に委ねる事例も増えている．

担当者がある医療行為の倫理的妥当性を考えたとき，2つの相反する原則によってまったく異なる結論が導かれる状態が「ジレンマ」であり，過去の医療従事者たちもまた，さまざまな倫理的ジレンマを経験してきた．医療は，診断や治療の進歩によって命を落とす生物の運命を変えることに貢献してきたのであるから，積極的な治療は善であり正であって，治りにくい疾患に罹った患者の延命はよいことであるはずである．しかし，死に向かう最終的な過程において何らかの不幸な事態などが生じた場合に，延命そのものが悪であり邪であるとする考え方が生まれるようになった．不幸な事態が予測される場合，延命を否定し，治療中止に傾きがちな看護師などの医療従事者と，積極的に治療を進めたい担当医の間には，同じチーム内で衝突が生まれることもあった[5]（図2）．

治療方針などに疑問をもち，異論をとなえる職員に対して，理解が乏しい医師や病院経営者，組織と行政などの指導が行われれば，職員はジレンマを抱えることになるだろう．しかし，このとき生じている「何かおかしい」「腑に落ちない」という気持ちは倫理的感受性（ethical sensitivity）とも呼ばれ，放置せず，十分に考えるべきことである[6]．チーム医療の普及に伴って，さまざまな問題点が浮き彫りになるが，巧みな解決法をもたないチームであれば，逆に悩みを抱え続けてしまうという状況が散見されるのも事実である．

3 栄養ルートの選択における倫理的問題

人間を含む多くの動物は口から摂取し，胃や腸管で消化・吸収する．下痢や嘔吐など何らかの原因によって食事が止められれば，何もしなければ数日後に病状は悪化して，死に至る．静脈栄養の普及は，「腸管を念のため安静にする」ことを善としたため，NSTメンバーがセミナーなどで教育されたとおりに経管栄養を提案しても，臨床では受け入れられない場合も多い．逆流による嘔吐などの合併症がその理由とされるが，同時に腸管を使用しないことによる弊害も問題であるという認識は，なお一般化していない．投与経路選択の原則は，「When the gut works, use it！（腸が機能しているときは腸を使え！）」である．したがって，腸管が使えるか否かについての判定によっては，善と悪，正と

邪のジレンマを招きかねない(図3).

一方,咀嚼・嚥下機能の回復については啓発が進んでおり,機能を判定した後に指導を行う体制は,かなり整っている.しかし,患者や家族への説明が不十分であると,機能的には困難であるにもかかわらず,経口摂取だけでの長期管理を希望する家族が現れたり,補助的な経管栄養や静脈栄養が,機能回復の妨げになるのではないかという誤解を招いたりする(図4).このような事例は,医療従事者の些細な発言が原因であることも多く,このような問題にも倫理はかかわってくる.

一般的に,カテーテルを使った人工的補水および栄養療法をartificial hydration and nutrition (AHN)と呼び,経管栄養や静脈栄養を指す.NSTは抵抗なく治療法の候補に挙げるが,患者や家族,そして一般の医療従事者からはさまざまな理由により,反対意見が出ることもある.

この背景には不治の病に対する過剰な延命治療が原因で,「延命」という言葉そのものが悪いイメージを持ってしまったことがある(図5).例えば,脳腫瘍の切除術が行われ,長期生存が期待されるが,既往歴に胃全摘があったため,栄養投与ルートとして経皮経食道胃管挿入術(PTEG)が候補に挙がったとする.PTEGを多く手がけている医療機関では,問題なく施行される症例であろう.しかし,施設内で多くの職員がほぼ同じ倫理観をもっていれば問題はないが,一部の医療従事者などの意見で方向転換を迫られることもありうる.合併症の発生率や患者・介護者の労力などの根拠に基づいている場合にはジレンマが生じうるが,実際には医療従事者からの「そこまでしなくても」「私の親だったら嫌だな」といった情緒的な発言が,方針の変更につながることもある.

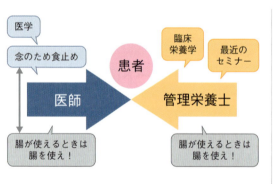

図3 栄養法の決定

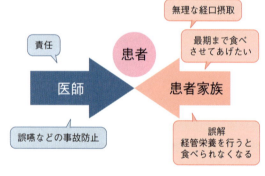

図4 基本方針の決定

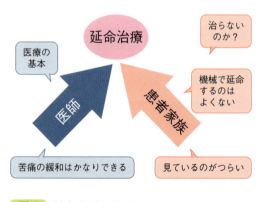

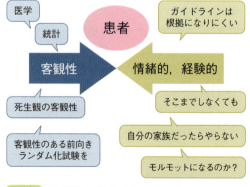

図5 科学的根拠と倫理的問題

4 臨床経過の予測と倫理的問題

胃全摘術などの開腹手術時に，術後の経管栄養のため，穿刺式カテーテル空腸瘻造設術（NCJ）を同時に行う方法は，縫合不全症例や食欲低下例などで極めて有効である．しかし，術後の経過が良好であれば十分な経口摂取が可能なため，空腸瘻をまったく使用しなくてもよい症例も存在する．術後の経過を予想するのは困難であるため，全例に留置する施設もあるが，これには，空腸瘻造設による合併症発生や器材の費用などを考えると，不必要ではないかという議論が存在する．

短腸症候群などの静脈栄養に頼らざるを得ない疾患では，長年の栄養管理の結果，血栓症やカテーテル関連感染により使用可能な静脈が減り，これが生命予後に関係することがある．残存腸管の使い方，小腸移植術，肝小腸同時移植術の適応についても，医療者側の適応基準と患者側の心理や死生観との間に，ジレンマが生じうる．

高齢者では，咀嚼・嚥下機能の障害から栄養障害に陥ることが多い．余命が長くても短くても，AHNの意義がある患者では，優先順位として経管栄養（多くは胃瘻）が適応となるが，現在では，将来的に機能回復が可能である場合が「善」として行政の指導が行われている．つまり，将来的に経口摂取が可能で，胃瘻から離脱できるか否かを判定することが推奨されているのだが，これは多くの場合，予測は困難である．胃瘻は，頭頸部の悪性腫瘍や筋萎縮性側索硬化症，がん性腹膜炎の減圧目的においては疑問視されることなく認められる一方で，前述のような機能回復が望める場合に適応とする考え方は，廃用性障害や脳梗塞後遺症などを対象としていると考えられる．しかし，がんの余命予測と同様，胃瘻造設をあきらめるか否かの決定を造設前に行うことが求められる医療従事者には大きなストレスがかかる．ハッピーな胃瘻の期間をなるべく長くし，アンハッピーな胃瘻の期間をできるだけ作らないように日常診療を行うことが大切だが，担当者はこれを悩むことになる[7]．重度の認知症では栄養療法自体の適応の可否が議論されているが，これも回復の可能性が極めて低いことが理由である．

血栓症後や人工臓器設置などの患者で抗凝固薬を使用している場合，胃瘻造設術などの前に抗凝固薬を一時中止するが，血小板凝集抑制薬を使っている例では，出血を覚悟で栄養ルートを作製するか否かという倫理的問題に直面する．栄養管理の基本から外れ，末梢静脈や経末梢静脈的中心静脈カテーテル留置術を選択することもある．

5 NSTの形態と施設における位置づけによる倫理的問題

NSTは診療科横断的・職種横断的な活動を行うため，院長直轄の機関として独立した位置づけであることが理想だが，単独のチームが慢性期と急性期の両方をカバーするのは困難であり，担当診療科の期待に対応できていないという事態も存在している．

6 各職種の役割分担による倫理的問題

❶ 医師

臨床栄養や代謝学に造詣の深い医師がチームリーダーを務めていても，担当医との意見が相違する場合があり，他科の医師，さらには他職種への橋渡しを行うことが必要となる．わが国では「栄養」は診療科として認識されておらず，まして，医師の業務ではないと考えている有識者も多いことは，チームリーダーである医師にとって，大きなストレスとなりうる．

米国の団体が認定している認定栄養サポート医師(CNSP)の資格，あるいはわが国の学会などによる資格認定が社会的に認知されれば，さまざまな診療科出身の，独立したNST医師が生まれるだろうが，これで診療の責任をもつ医師のジレンマが解決するわけではないだろう．患者・家族間のジレンマ，患者・医師間のジレンマ，上下関係のある医師同士のジレンマ，看護師などの他職種・医師間のジレンマは，常に存在する[8]．

❷ 看護師

患者の傍らに最も寄り添っているのが看護師であるため，濃厚な管理が可能であるが，多くの業務を受け持っているため，単独で栄養管理を行うことは困難である．現場では時として，栄養学的には理想的でない方法が選ばれることもある．日本看護協会による認定看護師の1つの分野として栄養管理が指定されれば，解決策につながりうる．

❸ 理学療法士，作業療法士

栄養療法およびリハビリテーションは，現在の医療においてますます重要になっていて，理学療法士，作業療法士が果たす役割は大きい．しかし，薬物治療や手術などが運動障害や機能障害に大きな影響を及ぼした場合には，そのジレンマをNSTのメンバーと話し合うことが重要である．

❹ 言語聴覚士

わが国のNSTは，嚥下障害への対策を担当することが多い．神経内科，脳神経外科，口腔外科，耳鼻咽喉科，精神神経科，リハビリテーション科などと連携して嚥下対策チームをつくり，訓練を進めることもある．嚥下対策チームとNSTが同じメンバーから構成される場合，言語聴覚士の役割が非常に重要となるが，言語聴覚士の雇用数が少ない施設では教育業務が中心となるため，実際に患者にかかわる看護師などとの間に認識のずれを生じることがある．

❺ 管理栄養士

管理栄養士は栄養管理のプロである．NSTの中心的存在であり，わが国の医療機関ではチームの専従職員を務めていることが多いが，実際の活動には困難があるようである．米国における認定栄養サポート栄養士(CNSD)は，栄養管理計画を立案し，再評価しながら計画を遂行する．しかし，わが国の管理栄養士の多くは給食管理を担当しており，患者の治療方針に携わる時間が確保できないため，経験によるスキルアップには，大きな壁が存在する．さらに，多職種と話し合う大切な機会や自己学習による研鑽も，十分とはいえない．

組織において「実力がない」と考えられている管理栄養士は積極的な主張はしにくく，たとえ正しい意見をもっていても，それを組織全体に伝え，施策として形にしていくのは難しい場合がある．

❻ 薬剤師

TPN管理チームでは，薬剤師がリーダーであることが多いが，経口摂取可能な患者が多い医療機関での栄養管理には，内服薬が大きく影響しているため，このような薬剤に関する知識を十分にもった薬剤師も必要である．一方で，疾患の治療に用いる薬剤に影響を与える食材の知識も必要であり，薬剤師は食事内容を積極的にチェックすべきであるが，医師や看護師，管理栄養士と相談できる体制は不十分であり，患者の状況が的確に分析されていない場合には，倫理的な問題が発生しうる．

❼ その他

保険診療の範囲を逸脱する栄養療法などには倫理的なジレンマがあるが，その対策としては，医療事務の担当者がメンバーとなることが挙げられる．

退院後の計画においても，地域一体型NSTへの引き継ぎが大切であり，ソーシャルワーカーがNSTに所属し，診療早期に介入のシステムを

構築することにより，社会的・倫理的問題を回避できる．

また，微生物学的検査や生化学検査，間接熱量計やインピーダンス分析を適正に進めるうえで，臨床検査技師がメンバーとなっていると，過剰な検査というジレンマの解消につながりうる．

7 科学的根拠と倫理的問題 (図5)

科学的根拠に基づく医療(EBM)が求められるようになり，栄養療法においても各領域から発表されるガイドラインが常に意識されるようになっている．しかし，ガイドライン作成の工程が厳密になるほど，利用する現場のNSTにとっては「使いづらい指針」となっているのも現実である．ガイドライン上で効果が証明されていない方法を選択するか否かは，1人では到底決定できないため，常にチーム内で話し合うべきである．

また，将来の医療に役立てるための臨床試験に参加することもよいことであるが，例えば医薬品の臨床試験に参加して科学的データを集めるという過程では，研究に関する倫理も大切となる．研究者が患者を対象にしてランダム化比較試験を行う際に感じる違和感や戸惑い，またプラセボ対照群を設けることによる罪悪感などは，「医学の進歩に寄与するため」という理由だけでは払拭されないであろう．

＊

現在の栄養管理において，医療経済にかかわる事情が大きく影響している事実は無視できない．しかし，患者への適切な介入をタイミングよく計画していくためには，職種横断的な医療チームとしてのNSTが有効であることは，自明の理である．多職種協働チームのなかでは，倫理的なジレンマは発生しやすいかもしれないが，何でも話し合える関係を構築すべく，各人がコミュニケーションスキルを向上させ，正しい栄養管理を行うという強い意志のもとに団結することが必要である．

略語

◆CNSD
認定栄養サポート栄養士：
Certified Nutrition Support Dietitian

◆CNSP
認定栄養サポート医師：Certified Nutrition Support Physician

◆EBM
科学的根拠に基づく医療：evidence-based medicine

◆JSPEN
日本静脈経腸栄養学会：Japanese Society for Parenteral and Enteral Nutrition

◆NCJ
穿刺式カテーテル空腸瘻造設術：
needle catheter jejunostomy

◆NST
栄養サポートチーム：nutrition support team

◆PPM
持ち寄りパーティー方式：Potluck Party Method

◆PTEG
経皮経食道胃管挿入術：
percutaneous trans-esophageal gastro-tubing

◆TPN
完全静脈栄養／中心静脈栄養：
total parenteral nutrition

引用・参考文献

1) Dudrick SJ et al：Long term total parenteral nutrition with growth, development and positive nitrogen balance. Surgery 64：134-142, 1968
2) Blackburn GL et al：Nutritional and metabolic assessment of the hospitalized patient. JPEN 1：11-22, 1977
3) Higashiguchi T et al：Effect of nutrition support team based on the new system "Potluck Party Method (PPM)". Jp J Surg Metabol Nutri 34(1)：1-8, 2000
4) 東口髙志ほか：Nutrition Support Teamの新しいかたち―"Potluck Party Method (PPM)"の評価と展望．静脈・経腸栄養 14(2)：13-17，1999
5) Chambliss DF：ケアの向こう側―組織における倫理的問題の発生．ナーシング・トゥデイ 15(10)：56-59，2000
6) 堀田富士子：訪問リハにおける倫理的問題．地域リハ12(6)：492-495，2017
7) 長尾和宏：経腸(管)栄養療法の罪．Geriatric Medicine 51(12)：1350-1353，2013
8) 持留里奈ほか：医師が医療食及び患者・家族との関係において直面する倫理的ジレンマ．日本看護倫理学会誌 9(1)：61-63，2017

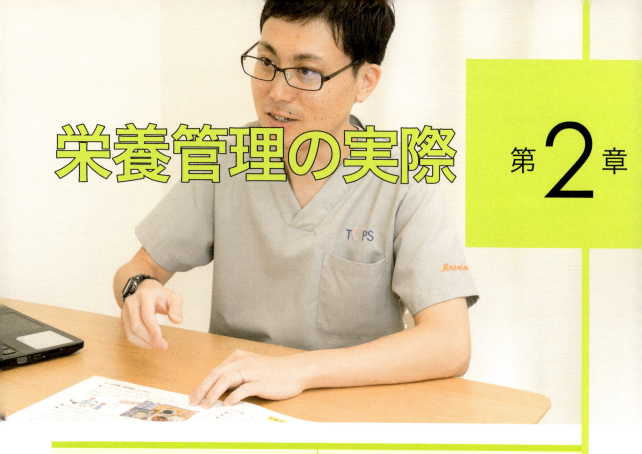

栄養管理の実際　第2章

CONTENTS

1. 栄養管理の流れ
2. 栄養スクリーニング
3. 栄養アセスメント
4. 栄養ケア計画の作成・実施
5. 栄養ケア計画の記録
6. 栄養ケア計画のモニタリング・評価
7. 栄養指導法

1 栄養管理の流れ

1 新しい栄養管理システム

　栄養管理とは傷病者の栄養状態を評価し，適切な栄養補給を実施し，栄養状態の改善，維持を目標とし活動することである．特に管理栄養士は，栄養評価，栄養療法の選択と投与量の決定，栄養教育などにおいて重要な役割を果たす．

　栄養管理の手法として，わが国では従来から，栄養ケアマネジメント(NCM)が行われてきた．これはスクリーニングで対象者を抽出した後，栄養アセスメントを行い，そして栄養ケア計画を立案し，実施，モニタリング，再評価を繰り返すものである．

　一方，管理栄養士・栄養士は栄養状態を評価・

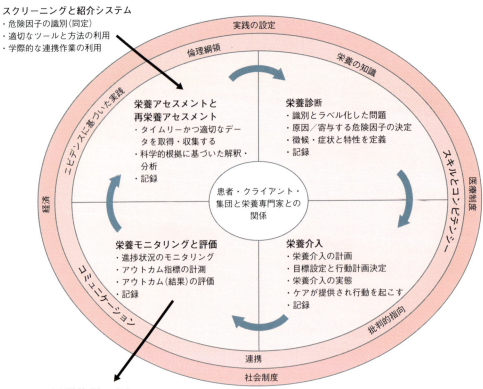

図1 栄養管理プロセスとモデル

(日本栄養士会監訳:国際標準化のための栄養ケアプロセス用語マニュアル, p9, 第一出版, 2012より一部改変)

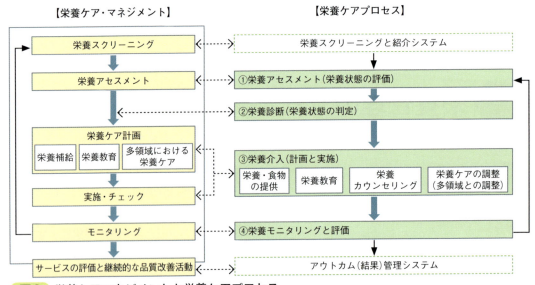

図2 栄養ケアマネジメントと栄養ケアプロセス

(片桐義範:栄養ケアプロセスについて, 日本栄養士会雑誌 57(9):5, 2014より引用)

判定して栄養管理を行っていたものの，栄養状態の判定には統一された言語・概念・方法がなく，混乱を招いたこともあり，新たな栄養管理システムの導入が必要となっていた．そこで，公益社団法人日本栄養士会では新たなシステムとして，栄養ケアプロセス(NCP)を導入した．

栄養ケアプロセスは，管理栄養士・栄養士の専門性を高めるためのツールである．栄養ケアマネジメントと基本的な過程は同様であるが，栄養管理に関する概念，使用言語やその方法が統一され，①栄養アセスメント，②栄養診断，③栄養介入，④栄養モニタリングと評価，の4つの過程で構成されている(図1，2)．

特徴として，栄養アセスメントの結果をもとに栄養状態を総合的に判定する「栄養診断」のステップが組み込まれていることがある．栄養診断により問題を明らかに提示したうえで，栄養介入計画を立案し，実施，モニタリングを進めていく．

2 栄養ケアプロセスの過程

❶ 栄養アセスメント

栄養アセスメントはNCPの最初の過程であり，栄養スクリーニングによって抽出された患者に対して，必要なデータを集めて，栄養上の問題があるか否かを判定することをいう．

栄養アセスメントは，5つの項目で構成されている(表1)．

❷ 栄養診断

栄養診断は，栄養アセスメントによる評価結果から，患者の栄養状態を総合的に判定することである．

栄養診断として用いる用語として，3つの項目の70種類に及ぶ国際的に標準化されたコードが用意されており，そのなかから適切な栄養診断コード，および用語を選択する(表2)．

表1 栄養アセスメントの5つの項目

項 目	内 容
FH：食物／栄養関連の履歴	食物・栄養素摂取，食物・栄養素管理，薬剤・ハーブ補助食品の使用，知識・信念，食物・補助食品の入手のしやすさ，身体活動，栄養に関連した生活の質
AD：身体計測	身長，体重，体格指数(BMI)，成長パターン指標，パーセンタイル順位，体重の履歴
BD：生化学データ，医学検査と手順	検査値(例：電解質，グルコース)と(例：胃内容排泄時間，安静代謝率)
PD：栄養に焦点をあてた身体所見	身体的外見，筋肉や脂肪の消耗，嚥下機能，食欲，感情
CH：既往歴	個人的記録，医学的・健康・家族履歴，治療，補完・代替薬剤の使用，社会的履歴

〔日本栄養士会監訳：国際標準化のための栄養ケアプロセス用語マニュアル，p10，第一出版，2012より引用〕

表2 栄養診断の3つの項目

項 目	内 容
NI：摂取量	食物あるいは栄養素の摂取量が真の必要量や推定必要量と比較し過剰かあるいは不足かについて(栄養診断で導き出す基本的な考え方を示す)
NC：臨床栄養	疾病や身体状況に関わる栄養の問題点について
NB：行動と生活環境	知識，態度，信念，物理的環境，食物の入手や食の安全等について

〔日本栄養士会監訳：国際標準化のための栄養ケアプロセス用語マニュアル，p190，第一出版，2012より引用〕

栄養診断の判定記録は，わが国では多くの場合，問題志向型システム(POS)に基づくSOAP記録のA（アセスメント）に栄養アセスメントの内容を記した後，記載される．

栄養診断は，PESと呼ばれる文章表現を活用して記録する．PESのP (problem)は栄養問題や栄養診断(problem of nutrition diagnosis label)，E (etiology)は原因や要因，S (sign/symptoms)は徴候や症状のことである．具体的には，「Sという根拠により，Eが原因・要因となった，Pという問題と栄養診断できる」と簡潔に記載する[1]．

❸ 栄養介入

栄養介入は，栄養診断とその病因に基づいて実際に行われる具体的な活動であり，①栄養ケア計画の作成，②その実施，の2つの要素を含んでいる．

栄養ケア計画では，栄養診断で明らかになった問題に関して，ガイドラインや方針を参照し，患者や他の医療職と協議しながら，合同で目標を設定するとともに，栄養処方を明確にし，個々の患者に応じた栄養介入を決定する．

栄養介入の実施は，栄養ケア計画を実行する段階である．これには，データ収集を続行し，患者の反応に基づいて栄養介入を修正することが含まれる．栄養介入は4つの項目から構成される（表3）．

栄養ケア計画を作成するポイントは，栄養診断のPES報告と栄養ケア計画を必ずリンクさせることである．PESのSの内容は，今後のモニタリングや再評価の項目と関連するよう，栄養ケア計画のモニタリング計画(Mx)とリンクさせて経過観察を行う．また，Eの内容は，栄養状態を悪化させている原因や要因の改善と関連するよう，栄養ケア計画の栄養治療計画(Rx)と栄養教育計画(Ex)とリンクさせる[3]（図3）．

なお，栄養ケア計画は具体的な目標を設定しておくと，実施後に評価がしやすい．

S (Sign/Symptoms)の根拠に基づき

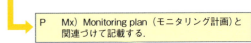

E (Etiology)が原因となった（関係した）

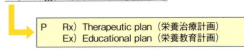

P (Problem of Nutrition Diagnosis Label)の栄養状態と栄養診断できる

図3 栄養診断のPES報告と介入計画(Plan)の関連づけ

(片桐義範：栄養診断の考え方．日本栄養士会雑誌 59(5)：18，2016より引用)

表3 栄養介入の4つの項目

項目	内容
ND：食物・栄養提供	食物・栄養（食事，間食，経腸・静脈栄養，補助食品を含む）を提供するための個々人へのアプローチ
E：栄養教育	健康の維持・増進のため，対象者が自発的に食物選択や食行動を管理・修正することができるように，技術を教えたり，訓練したりするプロセス
C：栄養カウンセリング	管理栄養士・栄養士と対象者が共同して，優先順位を決め，目標を定め，個々の実行計画を作成するための支援的プロセス．実行計画は，現在の状態を見直し，健康を増進させるためにセルフケアの責務を認識し，次の段階へ進める
RC：栄養ケアの調整	栄養に関連した問題を対処・管理する他の医療従事者，医療施設・機関などと栄養ケアの相談・確認・調整を行う

(日本栄養士会監訳：国際標準化のための栄養ケアプロセス用語マニュアル，p338，第一出版，2012より引用)

❹ 栄養モニタリングと評価

栄養介入・ケアを行うことによって，栄養状態・症状がどのように変化したか，また栄養介入・ケアによって期待される結果が達成できたかを判定する．

この段階では，モニタリングや測定を継続的に行うことで，患者の栄養改善の状態を数値化して評価していく．

栄養モニタリングと評価は，栄養アセスメント用語と関連づけられるべきであり，栄養介入の表1の既往歴を除く4つの項目から構成される．栄養モニタリングと評価の重要な考え方として，「適切な指標・測定方法を選択する」，「比較のために適切な基準値を使用する」，「対象者が期待されるアウトカムに到達する過程のどの段階にいるのかを決定する」，「期待されるアウトカムとの相違を説明する」，「進展を助長ある

いは妨害する要因を同定する」，「栄養ケアの終了または継続を決める」などが示されている[3]．

📖 略語

◆NCM
栄養ケアマネジメント：nutrition care management

◆NCP
栄養ケアプロセス：nutrition care process

◆POS
問題志向型システム：problem-oriented system

◆PES
Problem Related to Etiology as Evidenced by Signs and Symptoms

引用・参考文献

1) 日本栄養士会監訳：国際標準化のための栄養ケアプロセス用語マニュアル，p9, 10, 190, 338，第一出版，2012
2) 片桐義範：栄養ケアプロセスについて．日本栄養士会雑誌 57 (9)：5-8, 2014
3) 片桐義範：栄養診断の考え方．日本栄養士会雑誌 59(5)：15-18, 2016

2 栄養スクリーニング

1 栄養スクリーニングの意義

栄養スクリーニングとは，患者の栄養障害の有無と栄養状態に関するリスクを入院時に把握することである．患者や評価者の負担が少なく，容易に入手できる指標により，短時間で栄養不良の状態にある患者や栄養状態が低下するリスクをもつ患者を的確に抽出する．

栄養スクリーニングにより，リスクの高い患者を把握し，早期に集中的な栄養管理の提供を効率的に行うことができる．

2 栄養スクリーニングの方法

栄養スクリーニングは，主観的指標(病歴，身長，体重，体重変化など)から評価することが多く，標準化されたツールが複数存在する．

❶ さまざまなスクリーニングツール

標準化されたスクリーニングツールとして，外来患者や一般社会生活における成人を対象

としたMUST，入院中の成人患者を対象とした主観的包括的評価(SGA)，NRS，急性期患者向けのMST，65歳以降の高齢者を対象としたMNA®，GNRIなどがある．

表1に示すように，体重減少(変化)と食事量の減少(食物摂取量の変化)は，多くのスクリーニングツールの要素として含まれていて，特に重要なスクリーニング項目と考えられる[1]．どの栄養スクリーニング法を採用するかは，それぞれの特徴と各医療施設の機能に合わせて，評価者が使いやすいツールを用いるべきである．

❷ 主観的包括的評価(SGA)

現在，日本において比較的多くの施設で用いられているツールに，SGAがある(図1)[2]．SGAは，病歴(体重の変化，食物摂取量の変化)の聴取，身体症状(筋肉や体脂肪の消耗の状況，浮腫・腹水の状態など)の観察を行い，これらの評価から栄養状態を「良好」「中等度不良」「高度不良」の3段階で評価する．

SGAは幅広い年齢層に対して有用であり，簡便で再現性も高い．主観的であるため評価者間のばらつきが生じやすいが，訓練により正しく判断することが可能になる．以下にSGA項目の評価ポイントをまとめる．

表1 栄養スクリーニングツールと評価項目

項目 ツール	BMI	%理想 体重	体重 減少	食事量 の減少	消化器 症状	身体 機能	基礎 疾患	侵襲	精神 疾患	食事 内容	服薬	身体 所見*	アルブ ミン
MUST	○		○	○									
NRS	○						○	○					
MST			○	○									
SGA			○	○	○	○	○	○				○	
MNA	○		○	○				○	○	○	○	○	
GNRI		○											○

*上腕周囲長，下腿周囲長，皮下脂肪，筋肉，浮腫，腹水など
(早川麻理子ほか：「栄養アセスメントツールの対象患者と効果的な活用」，静脈経腸栄養25(2)：14，2010，表1 ツール別のアセスメント項目より引用)

A. 病歴

1. 体重の変化
   過去6か月間における体重減少：＿＿＿＿＿kg　（減少率%）＿＿＿＿%
   過去2週間における変化：□増加　　□変化なし　　□減少

2. 食物摂取量の変化（平常時との比較）
   □変化なし
   □変化あり
   　　変化の期間：＿＿＿＿＿週
   　　食べられるもの：□固形食　　□完全液体食　　□水分　　□食べられない

3. 消化器症状（2週間以上の持続）
   □なし　　□悪心　　□嘔吐　　□下痢　　□食欲不振

4. 機能状態（活動性）
   機能障害：□なし　　　□あり
   持続期間：＿＿＿週
   タイプ：□日常生活可能　　□歩行可能　　□寝たきり

5. 疾患および疾患と栄養必要量の関係
   初期診断：＿＿＿＿＿＿＿＿＿＿＿＿＿＿＿＿＿＿＿＿＿
   代謝需要（ストレス）：□なし　　□軽度　　□中等度　　□高度

B. 身体（スコア0＝正常，1＋＝軽度，2＋＝中等度，3＋＝高度）

皮下脂肪の減少（上腕三頭筋，胸部）　　＿＿＿＿＿＿
筋肉喪失（四頭筋，三角筋）　　　　　　＿＿＿＿＿＿
下腿浮腫　　　　　　　　　　　　　　　＿＿＿＿＿＿
仙骨部浮腫　　　　　　　　　　　　　　＿＿＿＿＿＿
腹水　　　　　　　　　　　　　　　　　＿＿＿＿＿＿

C. 主観的包括的評価

□栄養状態良好
□中等度の栄養不良
□高度の栄養不良

図1　SGA評価シート例

(Detsky AS et al：What is subjective global assessment of nutritional status? JPEN 11（1）：8-13，1987より作成)

体重の変化

過去6か月の体重変化から長期的な栄養障害の有無を，過去2週間の体重変化からは短期的な栄養障害の有無を評価する．

栄養状態不良をスクリーニングするうえで，「体重がどれだけの期間にどれだけ減少（変化）したか」を知ることは，重要である．ただし，体重については，体内水分量の影響を大きく受けるため，脱水や浮腫・腹水の有無を確認し，注意して評価する必要がある．

過去6か月で10％，過去1か月で5％，過去2週間で2％の体重減少があれば，「栄養障害あり」と判断する．

現体重，通常時（健常時）体重および体重減少については，入院時に患者から聴取する．現体重について患者の自己申告は，数週間前の測定値であるなど，実測と大きく異なる場合があるため，病歴聴取で体重の増減があると答えた場合や疑わしい場合は，必ず実測して正確な体重を把握する．具体的に過去の体重がわからない場合は，洋服のサイズやベルトの長さの変化，家族や友人から「やせたね」と言われたことがあ

るかなど，どれくらいやせたかが連想できるような聴き取りを行う．

体重の急激な増加は，心疾患や腎疾患などに伴う浮腫による場合が多く，評価判定は慎重に行う必要がある．

食事摂取量の変化

食物摂取パターンの変化は，栄養状態にも影響する．そのため，摂取量の減少，摂取内容の変化，食習慣の変化について，平常時と比較することはとても重要である．

特に食事摂取量の減少は，必要栄養量の充足率を低下させ，栄養不良のリスク要因となる．これらの情報は患者本人から聴取するが，毎日一緒に食事をしたり，患者の食事を作っている家族のほうが，状態をより具体的に把握できている場合もあるため，家族に聴き取りを行うことも重要である．

患者や家族に尋ねるときは，具体的な食材や料理を例に出して尋ねたほうが，実際の摂食情報を把握しやすい．

消化器症状

2週間以上にわたって消化器症状が認められる場合，栄養不良に傾いている可能性，または栄養不良に陥るリスク状態の可能性がある．

特に持続的な嘔吐や下痢は，栄養が吸収されず，栄養不良の危険性が高くなる．また，嘔吐や下痢により食欲不振や悪心が続くと，食事摂取量が低下し，脱水や電解質異常を引き起こすこともある．したがって消化器症状は，症状とともに持続している期間を聴き取ることも重要である．

機能状態（活動性）

疾患や栄養不良があると体力が低下し，運動する意欲が低下する．また，疲れやすくなるため，毎日の身体の活動性について，質問や観察を行う．身体の活動性は，消費エネルギーの増加や減少を示唆するため，摂取エネルギーと消費エネルギーのバランスを推測するうえでも必要である．

患者や家族に尋ねるときは，「普段どおりに仕事はできましたか？」「仕事量は変化しましたか？」，また家の中では「ベッドやソファで横になる時間はどれくらいですか？」など，具体的な患者の活動レベルを確認し，体力の低下状況を推測する．

疾患と栄養必要量の関係

疾患を発症すると，ストレスにより身体の代謝必要量が変化する．発熱がある場合には代謝必要量が高まる．また，重症感染症，多発外傷，進行性のがんなどでは，原疾患自体が栄養状態に影響するため，疾患との関係も考慮する必要がある．

一方，栄養摂取不良による栄養障害においては，飢餓に対する反応として，生体の代謝必要量が低下することも理解しておく．

❸ 高齢者用のスクリーニングツール

近年，入院患者が高齢化していることもあり，高齢者用に開発されたMNA®（図2）も，多くの病院や高齢者施設，在宅でも利用されるようになっている．

MNA®は，高齢者特有の因子などが含まれた質問項目で構成されている．すべての項目を点数化して栄養不良の可能性があるか総合的に判断することにより，栄養状態を速やかに評価することができる．

簡易栄養状態評価表
Mini Nutritional Assessment-Short Form
MNA®

Nestlé
NutritionInstitute

氏名:

性別:　　　　　年齢:　　　　　体重:　　　　　kg　身長:　　　　　cm　調査日:

下の□欄に適切な数値を記入し、それらを加算してスクリーニング値を算出する。

スクリーニング

A 過去3ヶ月間で食欲不振、消化器系の問題、そしゃく・嚥下困難などで食事量が減少しましたか?
0 = 著しい食事量の減少
1 = 中等度の食事量の減少
2 = 食事量の減少なし

B 過去3ヶ月間で体重の減少がありましたか?
0 = 3 kg 以上の減少
1 = わからない
2 = 1〜3 kg の減少
3 = 体重減少なし

C 自力で歩けますか?
0 = 寝たきりまたは車椅子を常時使用
1 = ベッドや車椅子を離れられるが、歩いて外出はできない
2 = 自由に歩いて外出できる

D 過去3ヶ月間で精神的ストレスや急性疾患を経験しましたか?
0 = はい　　　　2 = いいえ

E 神経・精神的問題の有無
0 = 強度認知症またはうつ状態
1 = 中程度の認知症
2 = 精神的問題なし

F1 BMI (kg/m^2) : 体重(kg)÷[身長 (m)]^2
0 = BMI が19 未満
1 = BMI が19 以上、21 未満
2 = BMI が21 以上、23 未満
3 = BMI が23 以上

BMI が測定できない方は、**F1** の代わりに **F2** に回答してください。
BMI が測定できる方は、**F1** のみに回答し、**F2** には記入しないでください。

F2 ふくらはぎの周囲長(cm) : CC
0 = 31cm未満
3 = 31cm以上

スクリーニング値
(最大 : 14ポイント)

12-14 ポイント: 　　　栄養状態良好
8-11 ポイント: 　　　低栄養のおそれあり (At risk)
0-7 ポイント: 　　　低栄養

Ref.　Vellas B, Villars H, Abellan G, et al. *Overview of the MNA® - Its History and Challenges*. J Nutr Health Aging 2006;10:456-465.
Rubenstein LZ, Harker JO, Salva A, Guigoz Y, Vellas B. *Screening for Undernutrition in Geriatric Practice: Developing the Short-Form Mini Nutritional Assessment (MNA-SF)*. J. Geront 2001;56A: M366-377.
Guigoz Y. *The Mini-Nutritional Assessment (MNA®) Review of the Literature - What does it tell us?* J Nutr Health Aging 2006; 10:466-487.
Kaiser MJ, Bauer JM, Ramsch C, et al. *Validation of the Mini Nutritional Assessment Short-Form (MNA®-SF): A practical tool for identification of nutritional status.* J Nutr Health Aging 2009; 13:782-788.
® Société des Produits Nestlé, S.A., Vevey, Switzerland, Trademark Owners
© Nestlé, 1994, Revision 2009. N67200 12/99 10M
さらに詳しい情報をお知りになりたい方は、**www.mna-elderly.com** にアクセスしてください。

図2 MNA®

📖 略語

◆GNRI
高齢者栄養リスクインデックス：
geriatric nutritional risk index

◆MNA®
簡易栄養状態評価表：mini nutritional assessment

◆MST
低栄養スクリーニングツール：
malnutrition screening tool

◆MUST
低栄養ユニバーサルスクリーニングツール：
malnutrition universal screening tool

◆NRS
栄養リスクスクリーニング：nutritional risk screening

◆SGA
主観的包括的評価：
subjective global assessment

引用・参考文献

1) 早川麻理子ほか：栄養アセスメントツールの対象患者と効果的な活用．静脈経腸栄養25(2)：13-16，2010
2) Detsky AS et al：What is subjective global assessment of nutritional status? JPEN 11(1)：8-13，1987

3 栄養アセスメント

1 問診，観察，評価（SGA，ODA）

栄養アセスメントとは，栄養状態にかかわるさまざまな情報を収集し，それらをもとに患者の栄養状態を総合的に判断することである．その目的は，患者の栄養障害の有無を評価し，栄養療法の適応および処方を決定し，栄養療法開始後は効果を判定することにより治療効果を上げることである．また手術前の栄養アセスメントは，術後の予後を推測することにつながる．

栄養アセスメントは，客観的・多角的に評価を行う必要があるため，SGAに対して，客観的栄養評価（ODA）と呼ばれる．評価項目は，臨床診査，身体計測，臨床症候，臨床検査，食事摂取状況などであり，これらの情報から，科学的根拠に基づいて慎重に解釈・分析を行い，精度の高い栄養状態の判定（栄養診断）を行う．

客観的栄養状態を評価する項目は，長期的な栄養状態をみるもの（静的栄養評価）と，直近の栄養状態をみるもの（動的栄養評価）に分けられる（表1）．前者は，比較的代謝回転が遅い指標が用いられ，現時点での全身栄養状態を把握し，

患者の栄養障害の有無とその程度，種類などを評価する．後者は短時間で変化する指標が用いられ，経時的な変動を評価し，栄養状態の改善や治療効果を短期間に評価する．

なお，臨床検査の数値などに関しては，後述する．

❶ 臨床診査（問診，観察）

臨床診査とは，患者に対して問診と観察を行うことである．栄養状態を正しく知るために，問診と身体観察により必要な情報を収集し，低栄養あるいはそのリスクの有無を評価につなげる．

問診は治療的アプローチの第一歩であり，患者との信頼関係を導くためにも，患者が不快感なく安心して話ができる環境を整えることが大切である．患者から十分な情報が得られない場合には，家族やその他の関係者から情報を得る．いずれの場合も，患者のプライバシーの保護への配慮が重要である．

医師は問診と診察により，病状（症状と徴候），病歴（主訴，現病歴，既往歴，家族歴など）を聴取する．また，視診・触診・聴診・打診などの手技を用いて正確に身体所見を得る．看護師は，家族関係や患者の心理状態について詳細に情報

表1 客観的栄養評価の指標

分類	項目	主な指標
静的栄養評価	身体計測	体重変化率，BMI，体脂肪率，体組成，皮下脂肪厚，骨格筋量など
	尿検査	クレアチニン（クレアチニン身長係数）
	血液・生化学検査	血清総たんぱく，血清アルブミン，コリンエステラーゼ，総コレステロール，トリグリセリド，末梢血総リンパ球数，C反応性たんぱく（CRP）
動的栄養評価	エネルギー代謝測定	安静時エネルギー消費量，呼吸商
	尿検査	尿素窒素（尿素出納），3-メチルヒスチジン，ケトン体
	血液・生化学検査	①急速代謝回転たんぱく質（RTP）：トランスフェリン，トランスサイレチン（プレアルブミン），レチノール結合たんぱく質
		②フィッシャー比：分岐鎖アミノ酸（BCAA）／芳香族アミノ酸（AAA）

収集する.

管理栄養士は，栄養管理が必要な患者に関する情報を詳しく知る必要がある．特に栄養食事指導では，患者の食事摂取状況だけでなく，病態・病歴，生活・社会環境，家庭環境，食歴など，あらゆる事柄（表2）を把握したうえで，適切に指導しなければならない．指導中もさまざまな情報を収集するが，最初の問診時にある程度把握できると，適切な栄養食事指導ができる．

一方，低栄養の入院患者の問診では，消化器症状の有無のほかに，咀嚼力，嚥下機能の状態，摂取可能な量と食形態，食欲低下の有無を聴取し，どれだけ食べる能力があるのかを把握する必要がある．

効率よく問診を進めるために，あらかじめ医師や看護師によるカルテの記載事項を確認したうえで，さらに必要な項目について整理し，聴き取りを行うとよい．

❷ 身体徴候

栄養管理における身体徴候とは，栄養素の過不足により現れる症状のことを指す．詳細な検査をしなくても，身体徴候を診ることで，どの栄養素が不足しているか，あるいは過剰なのかについて，推測することができる．

管理栄養士が栄養評価を行う際に遭遇する身体徴候は，主に栄養素欠乏に伴う徴候である（表3）．栄養素の欠乏症は，摂取量が極端に継続して不足した場合以外にも，消化管疾患により消化吸収能が低下した場合，経静脈栄養や経腸栄養剤のみで長期にわたって栄養療法をした場合，疾患による高度な代謝亢進状態である場合

など，多くのケースで認められる．

管理栄養士は，患者と接する際にこれらの身体徴候を見逃さず，栄養素の欠乏を予測しながら注意深く観察し，栄養評価を行うことが大切である．

❸ 身体計測

身体計測には，身長，体重，腹囲，下腿周囲長，上腕筋囲，体脂肪，体組成などがある．身体計測は，簡単な器具を用いて非侵襲的に実施でき，安価で，結果がすぐに得られるという利点がある．

栄養アセスメントの基本データとして，長期にわたって経時的に評価する場合に有用であり，栄養状態を直接的に評価できる．ただし，正確なデータを得るためには，平素からの技術の鍛錬により正しい手技を身につけることが不可欠である．また，測定方法を標準化することにより，計測者間の測定誤差を極力排除することが重要である．

身体計測のポイント

- 常に同一の器具を用いて，被計測者の同側・同位置を計測する．
- 可能な限り，同一の計測者が計測する．
- 利き側，麻痺側など患側は避ける．
- 計測は2回以上行い，データ間の誤差が規定誤差範囲内となった2データの平均値を採用する．
- 測定時の体位や浮腫の有無など身体状況についても記録する．
- 日内変動も生じるため，計測時間を可能な限り一定にする．

表2 初回，栄養食事指導時に把握しておきたい事柄

項目	内容
病歴・病名	主病名，現病歴，既往歴，家族歴，体重変化歴，服薬状況，栄養食事指導受講歴
環境	家族構成，職業（労働量，勤務時間など），調理担当者，居住地域（食物購入の利便さ）
食事摂取状況	回数，時間，内容（習慣），摂取量，外食頻度，間食（内容・回数），アルコール，好物，サプリメント，健康食品，食事観，喫煙（量，歴）
活動量	運動（内容，頻度），通勤手段

表3 身体徴候と栄養素の不足

部位	所見	疑われる栄養素の不足
毛髪	乾燥，光沢がない，色素沈着異常，細く抜けやすい	たんぱく質，多くの微量元素，ビタミンなどの不足
眼	眼球結膜の蒼白	鉄
	明暗反応障害，結膜乾燥，角膜乾燥，ビトー斑，角膜軟化	ビタミンA
	眼角部眼瞼炎，角膜周辺の充血	ビタミンB_2，ビタミンB_6
口唇	口角炎，発赤，腫脹，亀裂，乾燥	ビタミンB_2，ナイアシン欠乏(ペラグラ)
口内	口内炎	ビタミンB_2
歯肉	発赤，腫脹，出血	ビタミンC
舌	疼痛，腫れ，色素沈着	ビタミンB_2
	深赤色の舌炎，亀裂	ナイアシン，葉酸，ビタミンB_{12}
爪	匙状爪	鉄(鉄欠乏性貧血)
	爪の横線	ビタミンA，カルシウム，亜鉛など
皮膚	皮膚の乾燥，落屑，弾力性減少	たんぱく質，エネルギー，ビタミンA
	日光照射部に色素沈着	ナイアシン(ペラグラ)
	皮膚炎，発疹	ビタミンB_6
	褥瘡	たんぱく質，ビタミンA，ビタミンC，亜鉛，銅
	皮下出血	たんぱく質，ビタミンK，ビタミンC
四肢	浮腫	たんぱく質，エネルギー
	筋肉減少	たんぱく質
腹部	腹水	たんぱく質

■ 規定誤差
- 身長：1.0cm以内
- 膝高：5mm以内
- 体重：0.1kg以内
- 上腕・下腿周囲長：5mm以内
- 上腕三頭筋部・肩甲骨下部皮下脂肪厚：4mm以内

身長

　身長は，標準体重や体格指数(BMI)の算出に用いられる．立位での測定が一般的であるが，高齢者や重症患者などで立位をとれない場合には，仰臥位や側臥位で測定する(図1)．

　背骨の彎曲や身体の拘縮があり，体をまっすぐに保てない場合は，まっすぐ計測できる部分をそれぞれ計り，その合計を身長とする方法(5点法)もある(図2)．

　両下肢を失っている場合には，両腕を水平に広げ中指の先端間の距離を測定し，身長の近似

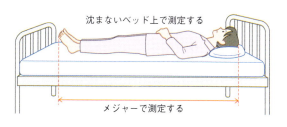

図1　仰臥位あるいは側臥位での身長測定

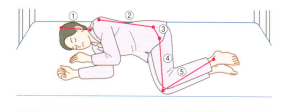

①頭から首の付け根　②肩から腸骨　③腸骨から大転子
④大転子から膝中央　⑤膝中央からかかと
※①〜⑤の長さをメジャーで3回測定し，平均値を採用する．

図2　5点法による身長測定

値とすることもできる．

膝高から推定式を利用して算出する式が複数あり，それらを利用して推定値を算出する方法もある（図3）．

■ 膝高による身長の推定式[1]
- 男性：64.02＋〔膝高(cm)×2.12〕−（年齢×0.07）　誤差±3.43cm
- 女性：84.88＋〔膝高(cm)×1.77〕−（年齢×0.10）　誤差+3.26cm

体重

体重は，栄養状態を知る最も簡単で確実な方法であり，栄養管理に重要な指標である．エネルギーの必要量と摂取量とのバランス（エネルギー収支）の把握に用いられる．

加齢に伴う生理的現象を除き，著しい体重減少が認められた場合には，その原因を明らかにする必要がある．したがって測定値だけでなく，標準体重比，通常時体重比，体重減少率もあわせて把握して，栄養状態をアセスメントする．

例えば標準体重であっても，それまでに著しい体重減少がみられる場合は，栄養摂取不足の可能性が疑われる．また，低体重であっても増加中の場合には，現時点での栄養摂取量は適正である可能性がある．

自力で体重計に乗ることが困難な場合には，車椅子やベッドごと測定できる体重計を使用する（図4）．これらの機器がない場合には，図5のように体重計2台，板2枚を用意し測定したり，補助者が抱きかかえるか背負って体重計に乗り，後で補助者の体重を差し引く方法もある．

なお，下着程度の着衣の場合は0.5kg，厚手の着衣の場合は1.0kgを計測値から差し引く．

測定が不可能な場合には，膝高（図3）から推定式を用いて推定値を算出することも可能である．

■ 膝高による体重の推定式[1]
- 男性：〔1.01×膝高(cm)〕＋〔上腕周囲長(cm)×2.03〕＋〔上腕三頭筋皮下脂肪厚(mm)×0.46〕＋（年齢×0.01）−49.37　誤差±5.01kg
- 女性：〔1.24×膝高(cm)〕＋〔上腕周囲長(cm)×1.21〕＋〔上腕三頭筋皮下脂肪厚(mm)×0.33〕＋（年齢×0.07）−44.43　誤差±5.11kg

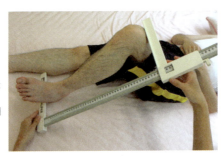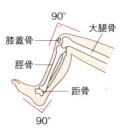

①仰臥位で膝を直角になるまで持ち上げる
②踵にしっかりと膝高測定器をあて測定する

図3　膝高の測定

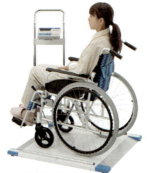

図4　車椅子での体重測定
（株式会社エー・アンド・デイ）

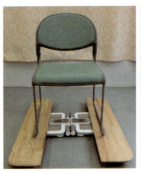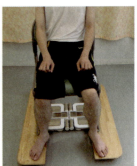

図5　簡易な体重測定の工夫例

■ 切断部位がある場合の体重算出

身体に切断部位がある場合には，図6に示す身体各部位の体重比率を参考にして体重を算出する．

・切断前の体重＝現在の体重／〔1－（喪失部位％×1/100）〕

上腕周囲長（AC）

上腕周囲長（AC）は，体脂肪量および骨格筋量を反映しており，栄養障害により低下する（図7，8）．

下腿周囲長（CC）

下腿周囲長（CC）は，体重との相関が強く，寝たきりなどの体重計測が困難な場合に有用である．また，筋肉量や脂肪量を反映しており，栄養障害により低下する．

ただし，脚は浮腫の影響を受けやすいため，浮腫が認められる場合には指標とはならない（図9）．

皮下脂肪厚

皮下脂肪厚は，体脂肪量やエネルギー貯蔵状態を評価する指標に用いられる．上腕三頭筋皮下脂肪厚（TSF）や肩甲骨下部皮下脂肪厚（SSF）の計測値により，体脂肪量を推定する方法があり，測定にはキャリパーを用いる（図10）．

測定に際し，脂肪層のつまみ方，キャリパーの当て方などにより，計測者の技術による誤差を生じやすい．特に過度な肥満による脂肪のたるみや，高齢による皮膚のたるみがある場合は，注意が必要である．

体組成

人体を構成している水分，たんぱく質，脂肪，無機質などの主要成分の比率は，健康時には一定範囲を維持している．したがって，体組成の不均衡をみることで，肥満，浮腫，栄養欠乏，身体の代謝状態などを判定できる．体組成は，生体電気インピーダンス法による体成分分析装置などを用いて，体水分量，骨格筋量，骨量，体脂肪量などを測定し，栄養アセスメントの指標とする．

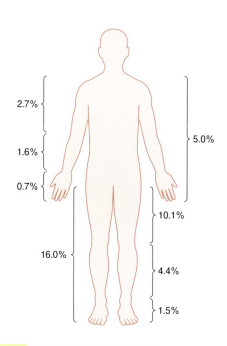

図6 身体各部位の体重比率

(Charnery P et al：ADA Pocket Guide to Nutrition Assessment, 2nd edition, p160, American Dietetic Association, 2009より作成)

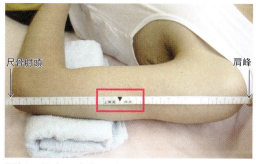

肩峰と尺骨肘頭の中点で測定する

図7 上腕周囲長および上腕三頭筋皮下脂肪厚の測定位置の決め方

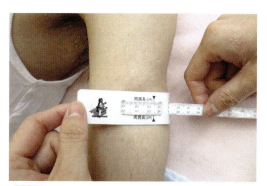

図8 上腕周囲長の測定

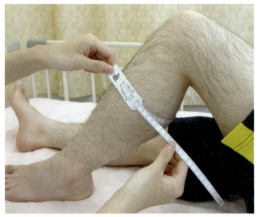

①仰臥位で膝を直角になるまで持ち上げる
②下腿周囲長の最大値を測定する

図9 下腿周囲長の測定

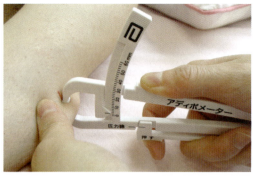

①上腕周囲長の計測位置から1cm離れた皮膚をつまみあげる
②中点をアディポメーターを用いて測定する

図10 上腕三頭筋皮下脂肪厚の測定

■ 体脂肪量

肥満の評価では体脂肪率を用いるべきであるが，体脂肪量の増加に伴って体重も増加するため，簡易に身長と体重から算出できる体格指数(BMI)から肥満を判定することが多い．しかし，体重と身長からは筋肉量を把握することができないため，肥満の判定には限界がある．例えば，BMIが低いにもかかわらず体脂肪率が高い場合，すなわち筋肉が不足して相対的に脂肪量の多い肥満などを見分けることができない場合がある．正確に肥満を判定するには，体重だけでなく体脂肪量を測定し，体格を評価することが望ましい．

■ 体水分量

体水分量は，浮腫の程度を定量的に把握することができるため，透析療法における体液量の評価や高齢者における低栄養状態や脱水の評価，その他，浮腫を生じる疾病の管理にも用いることができる．

❹ 身体計測値の評価

得られた身体計測値を用いて，成長期では身長や体重から発育状態を評価することができ，傷病者や高齢者では，栄養素の過不足，代謝異常による体組成の変化を評価することができる．

肥満ややせ痩では，体重の変化，脂肪蓄積や消耗，骨格筋の消耗の有無を評価することができる．

また，各項目の測定値を基準値(JARD2001)と比較して，評価することができる．

BMI

上述したように，体脂肪と相関することから，肥満の判定に用いられている(表4)．

- BMI(kg/m^2) = 体重(kg)/身長^2(m)

標準体重比と通常時体重比

標準体重比(%IBW)や通常時体重比(%UBW)を用いて，栄養不良状態の程度を判定することができる(表5)．ただし，標準体重比はもともとやせ体型や高齢者で，身長が低い，体重が極端に軽いなどの特徴がある場合の評価には適していない．このような場合には，通常体重のデータを用いて評価することが望ましい．

- 標準体重(kg) = 身長^2(m)×22
- 標準体重比(%) = 現体重(kg)÷標準体重(kg)×100
- 通常時体重比(%) = 現体重(kg)÷通常時体重(kg)×100

体重減少率

急な体重減少がある場合，栄養不良が起こっている可能性がある(表6)．一方，急激な体重増加は，浮腫などが起こっている可能性がある．体重変化には注意して観察する必要がある．

- 体重減少率(%) = 〔通常時体重(kg)−現体重(kg)〕÷通常時体重(kg)×100

表4 日本肥満学会による肥満判定基準

BMI	判定基準
18.5未満	低体重
18.5～25未満	普通体重
25～30未満	肥満度1度
30～35未満	肥満度2度
35～40未満	肥満度3度
40以上	肥満度4度

上腕筋囲と上腕筋面積

ACとTSFから，上腕筋囲（AMC）および上腕筋面積（AMA）を推算することができる．これらは骨格筋量と除脂肪体重を反映している．

また，筋たんぱく質だけでなく，全身のたんぱく質の蓄積状態を推定することができる．

- 上腕筋囲(cm)＝上腕周囲長(cm)－π×上腕三頭筋皮下脂肪厚(cm)/10
- 上腕筋面積(cm²)＝上腕筋囲²(cm) /4π

％TSF，％AC，％AMC，％AMA

これらの項目は基準値（JARD2001）と比較し，栄養状態を評価することができる（表7）．

- ％TSF＝実測値/基準値×100
- ％AC＝実測値/基準値×100
- ％AMC＝実測値/基準値×100
- ％AMA＝実測値/基準値×100

❺ 食事摂取調査

食事摂取量の評価は，栄養評価のなかで最も重要な項目であり，管理栄養士として詳しい食事摂取量の評価を行う必要がある．食事摂取量から単にどのくらい食べているかを把握するだけでなく，どのような栄養素がどれだけ不足しているのか，あるいはどれだけ過剰に摂取しているかについても推測・判断しなければ，的確な栄養評価にはつながらない．

さらに，咀嚼・嚥下の状態に障害がある場合は，どのような形態なら食べることができるのか，また，容量としてどのくらいまでなら摂取可能かどうかを正確に評価する必要がある．食事摂取調査は，栄養管理プロセスにおいて，栄養必要量の算定と食事形態の設定に必要な情報を得られる機会となる．

外来患者の調査

外来患者では，食物摂取頻度調査，実際の飲食内容を数日間記載する食事記録，24時間思い出し法などが用いられる．

食事記録は，患者の負担を考慮しながら，2～3日間の飲食内容を患者に記録してもらう．この方法は，患者の負担は大きいものの，患者自身が具体的にどのくらいの量を食べるとよいのかを明確に把握できるため，患者自身の実践力の向上につながる．この記録を見ながら，管理栄養士は栄養量を算出するが，記入漏れがし

表6 体重減少率からの栄養状態の評価

期間	高度
1週間	≧2%
1か月	≧5%
3か月	≧7.5%
6か月	≧10%

表5 標準体重比と通常時体重比からの栄養状態の評価

	正常	軽度	中等度	高度
標準体重比	＞90%	80～90%	70～79%	＜70%
通常時体重比	＞95%	85～95%	75～84%	＜75%

表7 ％TSF，％AC，％AMC，％AMAからの栄養状態の評価

	正常	軽度	中等度	高度
％TSF，％AC，％AMC，％AMA	＞90%	80～90%	60～79%	＜60%

ばしば見受けられるため，患者から記入漏れがないかを十分に聴取し，正確な栄養量を算出して，具体的な指導・教育につなげていく．食事記録の問診に加え，日常の食事内容や食習慣についても把握するよう努めるとよい．

最近では，スマートフォンや携帯電話に付属するカメラやデジタルカメラなどを利用することもある．写真を見ながら食事内容を確認することができるため，記入漏れがなく，食材の大きさや盛り付け量も確認できるため，より正確な栄養摂取量を算出することができる．

入院患者の調査

入院患者では，提供した食事の喫食量あるいは残食量を調査し，摂取栄養量を算出する．管理栄養士以外でも，看護師が主食・主菜・副菜をおおよその程度食べたかを聞き取る方法や，下膳食器を見て調査表に記入する方法，あるいは患者自身が献立表にどこまで食べたかを記入する方法がある．

入院中は経口摂取だけでなく，経腸栄養や静脈栄養の投与量も含めて栄養量を算出する．経口摂取した経腸栄養剤については，食事と同様に残食を確認し，摂取量を把握する．

さらに24時間蓄尿により，尿中のナトリウム量から摂取食塩量を推定することが，尿中窒素量から摂取たんぱく質量を推定することができる．

■ 摂取食塩量の推定

- 1日推定平均食塩摂取量(g) ＝ 24時間尿中ナトリウム排泄量(mEq/24時間)÷17
- 24時間尿中ナトリウム排泄量(mEq/24時間) ＝尿中ナトリウム濃度(mEq/L)×24時間尿量(L)

■ 摂取たんぱく質量の推定

- 1日推定たんぱく摂取量(g) ＝〔24時間尿素窒素排泄量(g/24時間)＋0.031×体重(kg)〕×6.25
- 24時間尿素窒素排泄量(g/24時間) ＝尿中尿素窒素濃度(mg/dL)×24時間尿量(L)÷1,000

📖 略語

◆**AAA**
芳香族アミノ酸：aromatic amino acid

◆**AC**
上腕周囲長：upper arm circumference

◆**AMA**
上腕筋面積：arm muscle area

◆**AMC**
上腕筋囲：arm muscle circumference

◆**BCAA**
分枝鎖アミノ酸：branched chain amino acid

◆**BMI**
体格指数：body mass index

◆**CC**
下腿周囲長：calf circumference

◆**CRP**
C反応性たんぱく：C-reactive protein

◆**IBW**
標準体重：ideal body weight

◆**JARD**
日本人の新身体計測基準値：
Japanese anthropometric reference data

◆**ODA**
客観的栄養評価：objective data assessment

◆**SGA**
主観的包括的評価：subjective global assessment

◆**SSF**
肩甲骨下部皮下脂肪厚：
subscapular skinfold thickness

◆**TSF**
上腕三頭筋皮下脂肪厚：triceps skinfold thickness

2 症状から読み取れること

栄養管理と関連する主な症状として，下痢，便秘，悪心・嘔吐，食欲不振，摂食・嚥下障害，咳・痰，浮腫，アシドーシス，褥瘡などがある．

❶ 下痢

水様便が1日に3回以上ある状態を下痢という．急性(発症後2週間以内)と慢性(発症後2週間以上)に分けられ，急性下痢は感染性の場合が多く，慢性下痢は消化器系疾患が原因であるこ

とが多い.

回数のほか，軟便・泥状便・水様便・不消化便・脂肪便・血便などの便の状態，および腹痛の有無などを確認すれば，下痢の原因をおおよそ推測することができる.

急性の激しい下痢によって脱水状態に陥ることがあり，低栄養の高齢者が脱水状態になると，栄養状態は急激に悪化する．また，出血を伴う慢性的な下痢の場合は，貧血になる可能性もある．このような場合，できるだけ早く下痢の状態を改善しなければならない．感染性の下痢の場合は，患者の管理はもちろんであるが，管理栄養士として食事管理についても十分に注意する必要がある.

クローン病，短腸症候群，重篤な膵臓疾患などは，疾患そのものによって下痢をきたす．栄養素に問題があることが多いため，どんな料理を食べたときに下痢を生じるかを確認し，なかでも脂肪の質と量を注意深く観察する必要がある.

経腸栄養剤使用時は，下痢が高頻度でみられる．経腸栄養剤の投与開始時や投与速度を上げる場合には，「下痢の有無」のモニタリングは必須である.

❷ 便秘

十分な排便ができず，残便感，腹満感，腹痛などを生じて不快を感じる状態を便秘という．成因から，機能性便秘と器質性便秘に分けられる（表8）．便秘がある場合には，以下の事項を確認し，原因を推測する.
①いつから，どのくらいの期間続いているか.
②常習的か，一時的か.

③疾患はあるか，薬物の副作用はあるか.
④食生活習慣，運動習慣

便秘の場合，腹部膨満感によって食事摂取量が減少しやすい．一般的に便秘の多くは弛緩性便秘で，一定期間を継続して食習慣を改善すれば解消できることがほとんどである.

一方，入院患者では術後の器質性便秘が問題となることが多く，どのような手術が行われたかを確認する必要があり，この場合は，食事形態などに配慮する必要がある.

高齢者施設などでは，高齢者の腸管の運動量低下に加え，食事や水分の摂取量減少による慢性便秘も高頻度にみられ，薬物による対応も考慮する必要がある.

❸ 悪心・嘔吐

悪心・嘔吐は，風邪などの感染症，肺炎，食物アレルギー，薬物の副作用，消化器疾患，術後の消化不良，脳血管障害，精神的ストレスなど，さまざまな要因によって生じうる．悪心・嘔吐が2週間以上の長期に及ぶ場合，食事摂取量が低下し，栄養状態も悪化しやすく，深刻な食欲不振に陥る危険性がある.

入院患者の悪心・嘔吐は，薬物の副作用か疾患によるものが一般的である．がん治療の1つに化学療法があるが，服用する薬物のほとんどで悪心・嘔吐の副作用が認められる.

経腸栄養剤投与時の嘔吐は，投与量が多いことに起因する場合，投与中または直後に体位を変えることで生じる胃食道逆流による場合などがある.

悪心・嘔吐がある場合，便秘や腹部膨満感も

表8 便秘の分類

種類		原因
機能性便秘	弛緩性便秘	・少食や偏食などによる食生活の乱れ ・便意の無視や下剤の乱用などによる乱れた排便習慣 ・排便回数の減少による大腸の運動・緊張の低下
	けいれん性便秘	・過敏性腸症候群(便秘型だけでなく下痢型や混合型が存在)
	直腸性便秘	・直腸の排便反射の低下
器質性便秘		・手術による癒着や原疾患に伴う狭窄による腸管の通過障害

疑う必要がある.

❹ 食欲不振

食欲不振は, 痛みを伴う消化器疾患, 肝・胆・膵疾患, 抗がん剤治療に代表される薬剤の副作用, 精神疾患, 低ナトリウム血症など, さまざまな要因によって生じうる. どのような疾患であっても, ベッド上で動けない状態では食欲は低下する. 長期にわたって食欲不振が続けば, 栄養摂取量が低下し, 栄養状態の低下を招く. このような状態になる前に, 食欲不振に気づき, 適切な栄養管理を行うことが重要である.

食欲不振は, 本人の訴えだけでなく, 残食量, 食事に要した時間, 食行動の変化, うつ状態の有無, 日常活動量などを日々確認し, その原因を明らかにしていくことが大切である. 栄養評価において, 食欲の有無は重要項目である.

❺ 嚥下障害

嚥下障害は, 舌や喉の構造に変化が生じることで起こる器質的障害(例:口腔内の炎症, 腫瘍あるいは腫瘍による圧迫, 術後狭窄など)と, 舌や喉を動かす神経や筋肉の異常によって起こる機能的障害(例:脳血管障害後遺症や脳腫瘍などの脳疾患, パーキンソン病など)に分類される.

機能的障害は長期に及ぶことが多く, 食事摂取量の低下や食欲不振から, 低栄養状態の原因となる.

栄養投与は原則として, 経口摂取によって行われるが, 嚥下障害のために経口摂取が行えない場合は, 経管栄養あるいは静脈栄養を選択する. しかしながら, 訓練により嚥下機能は回復する可能性があり, 訓練期間の食事形態は患者のレベルに合わせて用意する必要がある. 嚥下障害の有無または嚥下障害のレベルは栄養評価において重要項目であり, さらに嚥下訓練中の栄養摂取量についても, 詳しく評価する必要がある.

❻ 咳・痰

咳・痰が生じやすいのは, 喫煙習慣がある患者, ウイルスや細菌による感染性疾患, 肺炎, 気管支炎, 肺がん, 慢性閉塞性肺疾患(COPD)などである.

通常, 咳が出たり痰がたまると「苦しい」という自覚症状が出るが, 高齢者は痰がたまっても息苦しさを感じにくく, 自覚症状が少なくなっている場合もあり, 重度の肺炎に進展していることもある.

❼ 脱水

脱水とは, 水分あるいはナトリウムの欠乏により, 細胞内液量または細胞外液量が減少した状態をいう. 細胞内外の関係から, 低張性脱水, 高張性脱水, 等張性脱水の3つに分類される(表9).

高張性脱水は, 水分不足の脱水で細胞外液の濃度が高くなった状態である. 主な原因は, 尿崩症, 大量の発汗, または, 飲食の減少や高濃度の経腸栄養剤投与による水分不足などである. ナトリウムよりも水分が喪失することにより, 口渇, 皮膚粘膜乾燥, 高ナトリウム血症がみられる.

等張性脱水は, 水分とナトリウムが同程度不足した状態で, 高張性と低張性のさまざまな状態になる. 利尿薬を過剰投与したときに起こりやすい.

低張性脱水は, 塩分不足であり, 細胞内液量が増え, 細胞外液量が減少した状態である. 嘔吐, 下痢, 火傷, 出血などが原因である. 水分よりもナトリウムが喪失することにより, 口渇は認められず, 皮膚粘膜は浸潤し, 低ナトリウム血症がみられる.

脱水状態では, 血液の濃縮がみられ, 尿素窒素/クレアチニン比, ヘマトクリット値などの上昇がみられ, 特に低張性脱水では高値を示す. 脱水状態が改善しない場合には, 腎血流量が低下して尿量が著しく減少し, 代謝性アシドーシスなどの酸塩基平衡の障害がみられる.

高齢者は容易に脱水に陥りやすい. その主な原因を表10に示す. 特に低栄養の高齢者が脱水症状を示すと, 急激にたんぱく質・エネルギー栄養障害(PEM)の状態に陥るケースが多い. す

表9 脱水の分類と特徴

分類	特徴	原因	臨床検査	アセスメント
高張性脱水	Naより水分喪失が大きく，細胞外液が欠乏した状態	尿崩症 大量発汗 輸液ミス	血圧：変化なし Na＞150mEq/L BUN，Ht：軽度上昇	口渇：あり 皮膚粘膜：乾燥 皮膚膨張：正常 神経症状：興奮，幻覚，凶暴
等張性脱水	水分とNaが同程度喪失し，細胞内外の浸透は変化せず，ともに欠乏した状態	利尿薬 浸透圧利尿 低アルドステロン症など	血圧：低下 Na：多様に変化 BUN，Ht：多様に変化	口渇：少しあり 皮膚粘膜：乾燥 皮膚膨張：低下 神経症状：精神障害
低張性脱水	水分よりNaの喪失が大きく，細胞外液が欠乏した状態	消化管からの喪失（嘔吐，下痢，火傷，出血）	血圧：低下 Na＜136 mEq/L BUN，Ht：高度上昇	口渇：なし 皮膚粘膜：浸潤 皮膚膨張：低下 神経症状：無関心，昏睡，嗜眠

なわち，脱水はPEMの引き金になるため，身体徴候などをしっかり観察し，早く気づき，対応することが大切である．脱水の評価方法としては，ツルゴールテストがある．手の甲（高齢者では前胸部）の皮膚を軽くつまみ，つまんだ皮膚がもとに戻る時間を評価する．2秒以内であれば正常，2秒以上かかる場合は脱水を疑う．

❽ 浮腫

浮腫とは，血管外の細胞外液（間質液）に水分が貯留した状態をいい，胸腔または腹腔に体液が貯留した場合にはそれぞれ胸水，腹水と呼ぶ．浮腫の原因は主に，心疾患，慢性腎不全，ネフローゼ症候群，肝硬変，クワシオルコル，甲状腺機能低下症，輸液の過剰投与，水分過剰，低アルブミン血症，薬物の副作用などである

管理栄養士として注意深く観察する必要があるものに，低栄養（クワシオルコル）によって生じる浮腫がある．浮腫が下肢，仙骨，腹部のどの位置にあるかにより，低栄養状態の重症度を評価することができる．浮腫が存在する場合，身体計測値が不正確になるため，身体計測の際には浮腫の有無には十分に注意を払い，アセスメントすることが大切である．

水分の過剰摂取に伴う浮腫

心不全，慢性腎不全，甲状腺機能低下症，透

表10 高齢者の脱水の主な原因

①加齢による細胞内水分量の減少
②代謝水の産生低下
③水分摂取量の減少
④食欲低下に伴う摂取量不足
⑤口渇中枢機能の低下による口渇感の減弱
⑥頻尿・尿失禁を恐れることによる飲水制限
⑦嚥下障害による飲水不足
⑧腎臓におけるナトリウム保持機能の低下
⑨利尿薬や食欲低下をきたす薬物の服用

析中の患者などでは，水分の過剰摂取により浮腫が生じる．心不全では水分・ナトリウムの移動が障害され心拍出量が減少し，その結果，静脈圧が上昇して浮腫が生じる．慢性腎不全では，糸球体濾過量の減少，排泄機能の低下により胸水が貯留する．甲状腺機能低下症で心房性ナトリウム利尿ペプチドが正常の半分以下まで減少している場合，ナトリウムや水分が貯留し，浮腫が生じる．透析患者の浮腫では，尿が出ないことにより体内に水分が貯留するために生じる．この場合，ドライウェイトを基本にして，次回の透析までの水分管理を行い，水分過剰による浮腫の出現を予防する必要がある．

血清アルブミン濃度の低下に伴う浮腫

低アルブミン血症（血清アルブミン濃度の低下）による浮腫は，主にネフローゼ症候群，肝硬

変，クワシオルコル，甲状腺機能亢進症，炎症性疾患，消化吸収障害がある場合に生じる．これらによる浮腫は，たんぱく質摂取不足やたんぱく合成能低下により血清アルブミン濃度が低下して，血漿膠質浸透圧が低下することによって浮腫が起きる．

慢性腎不全において血清アルブミンが低値を示す場合は，エネルギーが極端に少ないか，あるいはたんぱく質の摂取量が異常に減ったかをアセスメントする．ネフローゼ症候群では，尿として大量のたんぱく質が排出されることにより血清アルブミン濃度が低くなり，下肢・下腿，眼瞼，顔に浮腫が生じるようになる．

腹水は，肝硬変とクワシオルコルで特徴的に現れ，肝硬変では，血清ビリルビン値，血清アンモニア値にも異常がみられる．

薬物の副作用に伴う浮腫

薬物アレルギーの症状として，浮腫(血管浮腫)が主に顔面，唇，喉，舌などの局所に一過性に生じることがあるが，数時間から2〜3日間で消失することが多い．

❾ アシドーシス

血液は通常，酸塩基平衡が保たれている(pH＝7.40±0.05)．pHを一定に保つために，肺から二酸化炭素を排出したり，腎臓ではリン酸やナトリウムを排出するなどして調整しているが，これらの排出機構に障害が起きて，血液が正常範囲よりも酸性側に傾いた状態を，アシドーシスという．アシドーシスには呼吸性のもの(呼吸性アシドーシス：肺気腫，気管支喘息など)と代謝性のもの(代謝性アシドーシス：腎不全，心不全，糖尿病など)がある．

アシドーシスの症状は原因によって異なるが，悪心・嘔吐，眠気，頭痛，疲労感などがある．

栄養管理上，頻繁にみられる代謝性アシドーシスとして，ビタミンB_1欠乏による乳酸アシドーシスがある．特に静脈栄養管理において，ビタミンB_1が欠乏した状態で高カロリー輸液などによる大量の糖質投与を行うと，乳酸アシドーシスを引き起こし，致命的な状態に陥る可

表11	褥瘡発生の外的因子と内的因子
分類	主な因子
外的因子	加齢，低血圧，低酸素分圧，低栄養，浮腫，脱水，知覚障害，糖尿病，動脈硬化，ステロイド薬投与
内的因子	圧迫，過度の浸潤，摩擦とずれ

能性がある．静脈栄養管理においては，ビタミンB_1不足と糖の過剰投与になっていないかを必ず確認する．

❿ 褥瘡

褥瘡とは，寝たきりの状態が続いたり，同じ姿勢を保つことで，皮膚に長時間持続的な圧力がかかり，これによって骨と皮膚表層との間の組織が虚血状態になり，壊死に至る疾患である．

褥瘡の発症には，外的因子と内的因子が関与している(表11)．栄養状態が悪いと，急激に褥瘡が発症するため，日頃の栄養管理は非常に重要である．

また，高度な栄養不足の状態では，るい痩による骨突出と低アルブミン血症による浮腫が重なり，褥瘡が発生しやすくなるだけでなく，難治化する．したがって，PEM状態の高齢者においては，褥瘡予防あるいは重症化予防とともに，適正なエネルギーとたんぱく質を補給することが大切である．栄養管理としては，それが可能になる食べ方や食べさせ方，食欲を増進するための工夫などを考えることも必要となる．

📖 略語

◆BUN
血中尿素窒素：blood urea nitrogen

◆COPD
慢性閉塞性肺疾患：
chronic obstructive pulmonary disease

◆Ht
ヘマトクリット：hematocrit

◆PEM
たんぱく質・エネルギー栄養障害：
protein energy malnutrition

3 臨床検査値から読み取れること

臨床検査は，患者の症状や病態を的確に解析するため，正しい診断・治療・指導を行ううえで，客観的な指標となり，重要な情報を与えてくれる．臨床検査は，血液，体液，尿，糞便，髄液，生検組織などの材料を測定検査する検体検査と，ヒトを直接測定検査する生体検査(X線検査，CT検査，MRI検査など)に分類される．これらから，患者の症状や疾病などに応じて複数の検査を組み合わせて，栄養状態や病態の評価が行われるが，栄養状態の評価にかかわる項目は，血液検査や尿検査に多い(表12)．

それぞれの検査項目には，正常か異常かを判定するための指標として，「基準値」「基準範囲」が設けられている．ただし，基準値内でも関連する疾患に罹患している人もいるし，高齢者などでは基準範囲を超えていても身体に異常や疾患がみられない人もいる．したがって個人の検査値は，基準値との比較のほかに，検査値の推移や変化を把握・評価することが重要である．なお検査値は，年齢，性，人種，職業，生活習慣，喫煙習慣，飲酒習慣などの違いにより，結果が異なることがあり，また同じ人であっても，食習慣や食事の前後，運動，労働，安静，検査時間，季節，妊娠，生理周期などにより検査結果が大きく変動する場合もある．

基準値は，医療施設や検査機関によって測定方法に差があり，基準値が若干異なるため，それぞれの測定機関の基準値(基準範囲)をもとに評価する．また，検査には感度と特異度があり，感度が低いと異常や疾患を見落とすこと(偽陰性)になり，特異度が低いと異常や疾患のない人まで異常あり(偽陽性)と判定されることになる．この場合，カットオフ値をどこに設定するかにより感度と特異度が変わり，診断の正確性も変化する．

さらに，基準値とは別に，検査結果を判断する指標として，学会などの専門家集団によって定められた「診断基準」や「治療目標値」がある．

❶ 尿検査

尿量，尿pH，尿比重

尿量の1日量が500mL以下の場合を乏尿といい，2,000mL以上を多尿という．

脱水の状態にある患者では乏尿になり，pHは酸性に傾き，高比重となる．大量の発汗，下痢，嘔吐の症状がみられ，脱水が疑われる場合には，尿による確認を行う．

尿たんぱく

尿たんぱくの出現は，腎糸球体の障害による血中たんぱく質の漏出に起因する場合が多い．健常者でも，運動後や高熱を伴う風邪などでは陽性を示すことがある．

表12 栄養状態の評価指標

分類		主な指標
静的栄養評価	血清総たんぱく 血清アルブミン 総コレステロール コリンエステラーゼ 尿中クレアチニン(クレアチニン身長係数) 末梢血総リンパ球	
動的栄養評価	急速代謝回転たんぱく質 (RTP)	トランスサイレチン(プレアルブミン) レチノール結合たんぱく トランスフェリン
	たんぱく質代謝動態	尿中尿素窒素(窒素平衡) 尿中3-メチルヒスチジン

尿たんぱくが持続する場合は,腎疾患を疑う.

糖尿病性腎症の初期では,尿中微量アルブミンもあわせて評価し,合併症の出現を診断する.

尿糖

尿糖は,血糖値が170〜180mg/dL以上になった場合に,尿細管におけるブドウ糖の再吸収量を超えた結果として出現する.

尿糖は糖尿病のスクリーニングに有用であるが,膵炎,肝疾患,胃切除後などでも陽性となる.

尿ケトン体

ケトン体とは,アセト酢酸,β-ヒドロキシ酢酸,アセトンの総称である.ケトン体は,脂肪組織から遊離脂肪酸が肝臓に運ばれ,β酸化経路にて生成される.

インスリン欠乏やストレスによって遊離脂肪酸の量が亢進すると,多くのケトン体が生成され,血中のケトン体が上昇し,その結果,尿中のケトン体が陽性となる.このような状態は,飢餓によるエネルギー不足,高熱や高度炎症によるエネルギー消費量の増加,糖尿病患者のインスリン不足,重症肝疾患などにおけるグリコーゲン枯渇時などにおいて生じうる.

ケトン体が増加する病態をケトーシスといい,アシドーシスを引き起こす.これは,生体がエネルギー補給のために,糖質よりも脂質をエネルギー源として利用していることを意味している.

尿中尿素窒素(UUN)

尿中尿素窒素(UUN)は,尿中の窒素由来の窒素量を示す.測定には24時間蓄尿を必要とするが,摂取窒素量(摂取たんぱく質量)によってその値は大きく変動するため,窒素出納(窒素平衡)を算出することができる.

窒素出納は,たんぱく質の栄養状態を評価するときの基本となる.重症患者の回復期,成長期の小児,妊婦などは同化状態となるため,正の出納値を示す.一方,手術,外傷,熱傷,炎症性疾患,悪性疾患などによるたんぱく質の消耗,たんぱく質やエネルギー摂取不足がみられる場合には異化状態となるため,負の出納値を示す.特に,負の出納値を示した場合は,たんぱ

く質異化亢進状態で低栄養状態に傾いている.

窒素出納は摂取エネルギー量によっても大きく変動するため,評価や栄養介入時において,エネルギー投与量も十分に考慮する必要がある.

■ 窒素出納(窒素平衡)

- 窒素出納=〔摂取たんぱく質量(g/日)/6.25[*1]〕−〔尿中尿素窒素量[*2](g/日)+4[*3]〕

[*1] たんぱく質の16%が窒素であるため,100÷16=6.25とする.
[*2] 摂取日と同日の24時間尿における尿中尿素窒素量
[*3] 成人における尿以外の窒素損失量(アンモニア,便,汗,垢など)

尿中クレアチニン(Ucr)

尿中クレアチニン(Ucr)は,筋肉中に存在するクレアチンが不可逆的に分解されて,尿中に排出されたものである.したがって,食事の影響を受けずに,筋肉量と相関する.

筋肉量は体重に比例することから,標準体重当たりの24時間尿中クレアチニン排泄量との比を用いて,筋たんぱく質量を評価することができる.これをクレアチニン身長係数(CHI)という.

筋肉量には性差があることから,尿中クレアチニンは女性よりも男性で高値を示す.一般にCHIが60〜80%は中等度,60%以下は高度低栄養状態と評価する.

■ クレアチニン身長係数(CHI)

- クレアチニン身長係数(%)=24時間クレアチニン排泄量(g/日)÷〔標準体重(g)×クレアチニン係数[*1]〕×100

[*1] 男性:28.2−0.172×年齢(簡易値23)
女性:21.9−0.115×年齢(簡易値18)

尿中3メチルヒスチジン(3-MHIs)

3メチルヒスチジン(3-MHIs)は,骨格筋のたんぱく質であるアクチンとミオシンの構成アミノ酸であり,筋たんぱく質の分解によって尿中に放出される.新たなたんぱく質合成に利用されることなく尿中に排泄されるため,筋肉たんぱく質の異化や栄養状態改善の程度を知ること

ができる.

一般に骨格筋量の多い男性や若年者は高値を示し,女性や高齢者は低値を示す.

❷ 血液学的検査

血液は,血球成分(赤血球,白血球,血小板)と液体成分(血漿)から構成され,血球成分が約45%,液体成分が約55%を占めている.血漿の約90%は水分で,その中にたんぱく質,糖質,脂質,ビタミン,無機質,電解質,酵素,凝固因子,ホルモンが溶解している.血漿からフィブリノーゲンを除いたものを血清という.

赤血球(RBC),ヘモグロビン(Hb),ヘマトクリット(Ht)

赤血球(RBC)は血球成分の大部分を占めている.ヘモグロビン(Hb)を多量に有し,寿命は120日である.

赤血球数,ヘモグロビン濃度,ヘマトクリット(Ht)値を測定し,これらが低値を示す場合,貧血と診断される.

貧血には多くの原因があるが,そのなかで食事療法や栄養療法により改善できる貧血は,鉄欠乏性貧血,およびビタミンB_{12}または葉酸欠乏による巨赤芽球性貧血のみである.貧血の原因については,平均赤血球指数である平均赤血球容積(MCV),平均赤血球ヘモグロビン量(MCH),平均赤血球ヘモグロビン濃度(MCHC)を算出し,血清鉄,不飽和鉄結合能(UIBC),フェリチンなどを検査することで知ることができる(表13,14).

すべての栄養素が欠乏している低栄養状態時にみられる貧血は鉄欠乏性貧血が多いが,この場合は鉄だけでなく,すべての栄養素の補充が必要である.

白血球(WBC)

白血球(WBC)は,その90%が好中球とリンパ球であり,その他の成分として好酸球,好塩基球,単球が含まれる.

白血球は,細菌感染・真菌感染,炎症性疾患,組織の障害(急性心筋梗塞,外傷など),悪性腫瘍,慢性骨髄性白血病,妊娠,運動,ストレスなどで高値を示す.

一方,薬剤の副作用,放射線障害,重症感染症,ウイルス性感染症,再生不良性貧血,がんの骨髄転移,急性骨髄性白血病では低値を示す.また,喫煙者は非喫煙者に比べて高値を示す.

一般的に好中球が高値を示す場合は細菌性感染症,リンパ球が高値を示す場合はウイルス性感染症と推測できる.

感染症がない場合は,たんぱく質の摂取不足による栄養障害によってリンパ球数の低下が生じることを利用して,栄養状態のアセスメント

表13 赤血球指数の計算式

指数	計算式
平均赤血球容積(MCV)	Ht(%)/RBC(10^6/μL)×10
平均赤血球ヘモグロビン量(MCH)	Hb(g/dL)/ RBC(10^6/μL)×10
平均赤血球ヘモグロビン濃度(MCHC)	Hb(g/dL)/ Ht(%)×100

表14 平均赤血球指数による貧血の分類

貧血のタイプ	平均赤血球指数			主な貧血
	MCV	MCH	MCHC	
小球性低色素性貧血	低下	低下	低下	鉄欠乏性貧血,鉄芽球性貧血,サラセミア,感染・炎症・腫瘍による貧血
正球性正色素性貧血	正常	正常	正常	急性出血,溶血性貧血,再生不良性貧血,腎性貧血
大球性正色素性貧血	上昇	上昇	正常	巨赤芽球性貧血(ビタミンB_{12}欠乏,葉酸欠乏)

指標として用いられる.

血小板(Pt)

血小板(Pt)は止血に関与し，その寿命は8～10日である．血小板減少により出血傾向をきたし，血小板増加では血栓ができやすくなる.

播種性血管内凝固症候群，特発性血小板減少性紫斑病，肝硬変，抗がん剤使用などで低値を示し，本態性血小板血症，慢性骨髄性白血病などで高値を示す.

❸ 生化学検査

血清たんぱく質代謝

血清総たんぱく(TP)，血清アルブミン(Alb)，血清たんぱく分画(α_1-グロブリン，α_2-グロブリン，β-グロブリン，γ-グロブリン)，アルブミン/グロブリン比(A/G比)は，全身状態や栄養状態の診断に用いられる.

血清中にはさまざまなたんぱく成分が含まれているが，そのほとんどがアルブミンとグロブリンであり，TPの増減はこれらの変化を反映している.

■ 血清総たんぱく(TP)

血清総たんぱく(TP)は，性差はほとんどなく，新生児・乳幼児・高齢者では成人に比べて，低い値を示す.

栄養障害，浮腫，胸水，肝疾患，ネフローゼ症候群などで低値を示し，慢性感染症や膠原病などで高値を示す.

TPは栄養状態の1つの指標として用いることが可能であるが，さまざまな病態を反映するため，何らかの疾患を伴う場合には，たんぱく分画などとともに評価することが重要である.

■ アルブミン(Alb)

アルブミン(Alb)はTPの50～70%を占め，半減期が17～21日と比較的長期であるため，長期間で判断した現時点での栄養状態の指標となる．3.5g/dL以下であるとき，低アルブミン血症と判定され，栄養障害ありと評価される．2.5g/dL以下では，膠質浸透圧の低下により浮腫が出現する．特に高齢者では，低下傾向を示す.

たんぱく質の摂取不足(低栄養，低たんぱく質食，クワシオルコル，消化吸収障害など)，体外への喪失(ネフローゼ症候群，たんぱく漏出性胃腸症，熱傷，出血など)，合成障害(肝硬変，慢性肝炎，劇症肝炎など)，代謝亢進(クッシング症候群，甲状腺機能亢進症，炎症性疾患，ストレスなど)の場合，アルブミンは低値を示す.

一方，高値を示すのは血液濃縮(脱水，下痢，嘔吐など)である.

アルブミンは肝臓で合成され，腎疾患では尿中に漏出しやすいため，肝・腎疾患の影響を受けやすい．栄養指標としてアルブミンを用いる場合には，他の検査項目や臨床症状とあわせて評価することが重要である.

■ 急速代謝回転たんぱく質(RTP)

急速代謝回転たんぱく質(RTP)は，トランスフェリン(Tf)，トランスサイレチン(TTR)，レチノール結合たんぱく(RBP)の総称である.

アルブミンが長期的な栄養状態の評価に適しているのに対して，RTPは半減期が短く現在の栄養状態が鋭敏に数値に反映されるため，栄養状態の変化や栄養介入の効果を素早く評価することができる(表15).

Tfは鉄の輸送たんぱくとしての役割をしているため，鉄欠乏状態では高値を示す．また，脱水症でも高値となる．栄養障害，感染，炎症，悪性腫瘍などで低値となるが，肝鉄濃度の動態や肝疾患などの影響を受けるため，栄養評価の指標として用いる場合には注意が必要である.

TTRは，甲状腺ホルモンのサイロキシンと結合し，その輸送たんぱく質である．栄養障害，肝疾患，たんぱく漏出性疾患などで低値を示し，ネフローゼ症候群，甲状腺機能亢進症では高値を示す.

RBPは，RTPのなかで最も半減期が短い．ビタミンAと結合し，ビタミンA輸送たんぱくとして機能している．栄養障害，ビタミンA欠乏症，たんぱく漏出性疾患，肝疾患などで低値を示し，腎疾患，過栄養性脂肪肝では高値を示す．ビタミンAや肝機能障害，腎機能障害によって影響を受けるため，栄養指標として用いる場合には，これらを除外したうえで評価することが重要で

表15 アルブミンとRTP（急速代謝回転たんぱく質）の半減期

血清たんぱく	半減期
アルブミン	21日
トランスフェリン	7日
トランスサイレチン	2日
レチノール結合たんぱく質	0.5日

ある．

糖代謝

■ 血糖(BS)

血糖(BS)は血中グルコース(BG)とも呼ばれ，身体のエネルギー源として最も重要である．

血糖値は食事摂取後に上昇し，2時間後には食前値に戻る．また，絶食や運動によって低下する．空腹時血糖値(FBS)は60～100mg/dLに維持されており，一般に血糖が正常範囲を超えて低下することはなく，栄養状態が悪いからといって血糖値が異常に低値を示すことはない．

糖尿病，慢性膵炎，肝硬変，肥満，クッシング症候群，妊娠などで高値となり，絶食，激しい運動，胃切除後のダンピング症候群，劇症肝炎，肝硬変，肝がん，下垂体機能不全，副腎機能低下症，甲状腺機能低下症，インスリノーマでは低値となる．

外因性の低血糖として，糖尿病患者でインスリン製剤や経口血糖降下薬を使用している場合は，絶食や運動量の増加時に通常量が過剰投与となり，低血糖を引き起こす．したがって，血糖の異常値の判定に際しては，病態を考え，血糖値に影響を与える薬剤の使用がないか，関連する他の検査値とともに判断する必要がある．

■ 糖化ヘモグロビン(ヘモグロビンA1c)

糖化ヘモグロビン(HbA1c)は，ヘモグロビンに糖が結合したものである．HbA1cは最近1～2か月程度の平均血糖値状態を反映しており，長期の血糖コントロールや栄養食事指導の指標として有用である．

鉄欠乏性貧血では，血糖値は良好であってもHbA1cが高くなるため，評価には注意が必要である．そのため，鉄欠乏の影響を受けないグリコアルブミン(GA)を測定し，平均血糖値の評価を行う．

肝硬変では，1,5-アンヒドログルシトール(1,5-AG)の測定を行う．また，エリスロポエチン治療中の腎性貧血患者ではHbA1cは低くなる．

■ フルクトサミン

フルクトサミンは，血清たんぱく質が非酵素的に血中の糖と結合した糖化たんぱく質であり，過去1～2週間の血糖の平均値を反映している．

低たんぱく血症を伴う場合には，実際の値より低値を示す．

■ グリコアルブミン(GA)

グリコアルブミン(GA)は，血清アルブミンと糖が結合した糖化アルブミンで，過去1～2週間の血糖の平均値を反映している．血糖値とHbA1cの乖離がある場合や，薬物治療で低血糖と高血糖を繰り返す不安定型糖尿病患者の血糖コントロールの評価に用いられる．また，治療初期の治療効果の評価にも用いられる．

妊娠中や血液透析患者の血糖コントロール状態の把握には，HbA1cでは誤差が生じやすいため，グリコアルブミンを測定する．

■ 1,5-アンヒドログルシトール(1,5-AG)

1,5-AGはグルコースと似た構造をもち，体内では合成されず，ヒトは食物から摂取している．1,5-AGは腎臓の糸球体で濾過された後，尿細管で再吸収されるが，グルコースが存在すると，再吸収が阻害され，尿中への1,5-AG排泄量が増加し，血中濃度が低下する．血清中の1,5-AG濃度は，過去1週間の糖尿病状態を反映している．

■ インスリン

インスリンは，膵臓のランゲルハンス島β細胞から分泌され，血糖値を下げる方向に働く．1型糖尿病では低値を示すが，2型糖尿病では低値から高値までさまざまである．2型糖尿病では，糖負荷試験時のインスリン反応が遅延するのが特徴である．

肥満では多くの場合で高値を示し，インスリン抵抗性の存在が示唆される．

■Cペプチド

インスリンが合成されるとき，インスリンの前駆体であるプロインスリンが分解され，インスリンと等モル量のCペプチドになって，血中に放出される．ただし，Cペプチドには血糖降下作用はない．インスリンと代謝過程が異なるため，インスリンの分泌異常を診断するのに適している．

血清脂質代謝

■総コレステロール(T-Cho)

コレステロールは，コレステロールを多く含む低比重リポたんぱくと，コレステロール逆転送の働きをする高比重リポたんぱくが占める割合を確認することが重要である．

総コレステロール(T-Cho)は，肝臓におけるコレステロールの合成と異化により増減する．男女とも20歳以上で加齢とともに上昇し，特に女性では閉経後，女性ホルモン(エストロゲン)の減少により上昇し，閉経後の脂質異常症の頻度が多くなる．

家族性高コレステロール血症，家族性複合型脂質異常症，食事性の高コレステロール血症，肥満，糖尿病，閉経後の女性，甲状腺機能低下症，ネフローゼ症候群，ステロイド薬服用などで高値を示す．

甲状腺機能亢進症，慢性肝炎，肝硬変，劇症肝炎，無・低βリポたんぱく血症，栄養障害などで低値を示す．

■HDLコレステロール

HDLコレステロールは，末梢から肝臓へコレステロールを運搬する役割をもつ．動脈硬化を予防する効果があり，動脈硬化性疾患の発症予知の指標になる．

長期多量のアルコール摂取，原発性胆汁性肝硬変，コレステロールエステル転送たんぱく欠損症などで高値を示す．

喫煙，脂質異常症，肥満，糖尿病，肝硬変，腎不全，レシチンコレステロールアシルトランスフェラーゼ欠損症などにより低値を示す．

■LDLコレステロール

LDLコレステロールは，動脈硬化起因性のコレステロールであり，動脈硬化性疾患の予後を推測するうえで重要な指標である．

原発性高コレステロール血症，甲状腺機能低下症などで高値を示す．

肝硬変，慢性肝炎，甲状腺機能亢進症，無・低βリポたんぱく血症などで低値を示す．

■トリグリセリド(TG)

トリグリセリド(TG)は食後に高値となり，食後4～8時間にピークがみられるが，食事内容によっては1～2時間でも増加する．そのため，測定時間は確認する必要がある．

アルコール飲用者では高値を示すことが多く，また加齢により値が高くなる．さらに，家族性高リポたんぱく質血症，高脂肪食，高エネルギー食，高糖質食，糖尿病，肥満，閉経後の女性，甲状腺機能低下症，クッシング症候群，閉塞性黄疸，急性・慢性膵炎，ネフローゼ症候群などによって高値を示す．

無・低βリポたんぱく質血症，甲状腺機能亢進症，副腎不全，肝硬変，栄養障害，飢餓などにより低値を示す．

血清無機質代謝

無機質にはカリウム，ナトリウム，カルシウム，塩素，リン，マグネシウム，鉄，亜鉛，銅などがあり，カリウムイオン(K^+)，ナトリウムイオン(Na^+)，カルシウムイオン(Ca^{2+})，クロールイオン(Cl^-)は，特に電解質と呼ばれている．Na^+，Ca^{2+}，Cl^-は主に細胞外液や血中に存在し，K^+，リン酸水素イオン(HPO_4^{2-})は主に細胞内に存在している．

浮腫・嘔吐・下痢などによる体液異常，腎不全，内分泌疾患，輸液による体液管理，利尿薬の投与時などで測定される．

■カリウム(K)

カリウム(potassium)は，細胞内酵素の活性化，神経・筋肉の興奮・伝導・収縮などに重要な役割を果たしている．1日に食事から摂取されるカリウムの量は50～100mEq (2～4g)である．血中のカリウム濃度は，溶血により著しく高くなるので(偽性カリウム血症)，注意が必要である．

腎不全，カリウム保持性利尿薬の使用，アジソン病，アシドーシスなどにより高値を示す．

下痢，嘔吐，飢餓，利尿薬投与，K摂取不足，アルカローシス，インスリン投与，原発性アルドステロン症などにより低値を示す．

■ ナトリウム(Na)

ナトリウム(sodium)は，水の分布，浸透圧の調節，酸塩基平衡の維持などにかかわっている．血清ナトリウム濃度は，体内ナトリウム総量と体内水分量との関係で調節されており，低ナトリウム血症は相対的な水過剰，高ナトリウム血症は相対的な水欠乏の場合が多い．

脱水，尿崩症，ステロイド薬の長期服用などにより高値を示す．

利尿薬投与，嘔吐・下痢，ナトリウム摂取不足，慢性腎不全，ネフローゼ症候群，うっ血性心不全，肝硬変，アジソン病，がんや薬剤によるバソプレシン分泌過剰症などにより低値を示す．

■ 塩素(クロール，Cl)

塩素(クロール，chlorine)は，ナトリウムとともに塩化ナトリウム(NaCl)として大部分が細胞外液中に存在し，水分平衡，浸透圧の調節，酸塩基平衡の調節などにかかわっている．

低張性脱水，抗利尿ホルモン不適合分泌症候群，嘔吐，原発性アルドステロン症，代謝性アルカローシス，呼吸性アシドーシスなどにより低値を示す．

高張性脱水，腎不全，高張性食塩水の輸液投与，代謝性アシドーシス，呼吸性アルカローシスなどにより高値を示す．

■ カルシウム(Ca)

カルシウム(calcium)は，平均的な成人で体内に約1kgが存在し，その99％がリン酸カルシウムとして骨と歯に分布している．血液中では，アルブミンと結合しているもの，およびカルシウムイオンとして存在しているものがある．そのため，血清アルブミン濃度が低い場合には，アルブミン濃度で補正した補正カルシウム値を用いて評価する．

・補正カルシウム値(mg/dL) ＝ 測定カルシウム値(mg/dL) － アルブミン値(g/dL) ＋ 4

血清カルシウム値は，骨から血中への移行，腸管からの吸収，腎臓での排泄などの影響を受け，また副甲状腺ホルモンとビタミンD_3によって調節されている．

悪性腫瘍，ビタミンD過剰症，急性腎不全などにより高値を示す．脱水状態になると血清カルシウム値が高くなるが，腎臓でのカルシウムの再吸収が亢進し，高カルシウム血症が悪化する．さらに高カルシウム血症になると，腎臓での濃縮障害が起こり，脱水がさらに増悪し，高カルシウム血症がますます進行するという悪循環に陥る．

副甲状腺機能低下症，ビタミンD欠乏症，慢性腎不全，低マグネシウム血症により低値を示す．また，低カルシウム血症ではテタニーが起こる．

■ リン(P)

体内のリン(phosphorus)の80〜85％は骨の中にあり，骨と歯の構成成分となっている．リンはこのほか，エネルギー代謝，糖代謝，たんぱくリン酸化，酸塩基平衡などにおいて重要な機能を担っている．

血清のリン濃度は，腸管からの吸収，骨からの移動，体内利用，腎からの排泄などで調節されている．主に腎機能が低下した際に重要な指標となる．

副甲状腺機能亢進症，ビタミンD欠乏症，リン摂取不足，吸収不良症候群などにより低値を示す．

副甲状腺機能低下症，腎不全などにより高値を示す．

■ マグネシウム(Mg)

マグネシウム(magnesium)，は酵素活性化，神経筋伝導，エネルギー代謝などに重要な機能を担い，カルシウムやリンと似た調節を受けている．そのため，マグネシウム値の異常が単独で起こることは少なく，カルシウムやリンの血中濃度の異常と同時に起こることが多いという特徴がある．筋力低下やテタニー，不整脈などがある場合に検査を行う．

アルドステロン尿症，甲状腺機能亢進症，吸収不良症候群，膵炎，アルコール中毒，利尿薬投与などにより，低値を示す．血中マグネシウムが低値の場合，低カルシウム血症や低カリウム血症も併発していることが多い．

腎不全，甲状腺機能低下症，尿崩症，マグネシウムを含有する薬剤や制酸薬などの長期大量投与などにより，高値を示す．

■鉄（Fe）

体内における鉄（iron）の総量は約4gで，その約2/3はヘモグロビンに，残りは筋肉や肝臓，脾臓などに蓄えられている．鉄は，鉄欠乏性貧血の診断や鉄過剰の診断に重要な指標である．鉄の過不足を評価するには，鉄結合能，不飽和鉄結合能（UIBC），貯蔵鉄であるフェリチンなどのマーカーを検査して診断することが必要となる．

フェリチンは，体内の貯蔵鉄量を把握するのに有用であり，低下は鉄欠病状態を示す．

血清鉄は，食事摂取量が少なくなった高齢者や低栄養状態で低下がみられる．

鉄関連のマーカーは，鉄欠乏性貧血，感染症，悪性腫瘍などにより低値を示す一方，ヘモクロマトーシス，再生不良性貧血，鉄剤の大量投与などにより高値を示す．

■亜鉛（Zn）

亜鉛（zinc）は，皮膚や骨格の発育維持，DNAやたんぱく質の合成に関与するほか，味覚や嗅覚を正常に保つ機能などにも関与していて，臨床的には高値より低値の場合に問題となる．

亜鉛の低下・欠乏では，発育・成長障害，食欲不振（味覚・嗅覚障害），皮膚障害，脱毛，性機能不全，免疫機能低下，創傷・褥瘡・潰瘍の治癒遅延などの症状が生じる．

食事摂取量が少なくなった高齢者は，亜鉛欠乏に陥りやすい．

■銅（Cu）

銅（copper）は，血中では約95％がセルロプラスミンと結合し，残りはアルブミンと結合している．造血，骨代謝，結合組織代謝などにおいて，さまざまな触媒作用の役割を担っている．

乳幼児において銅が欠乏すると，貧血，白血球減少，骨異常，成長障害などをきたす．

成人では，銅が添加されていない中心静脈栄養や経腸栄養施行時に，銅不足による貧血や骨粗鬆症などを生じる．

■セレン（Se）

セレン（selenium）は，抗酸化作用をもつ酵素であるグルタチオンペルオキシダーゼに含まれる必須微量元素の1つである．セレンが欠乏すると，虚血性心疾患や心筋梗塞などが起こることが知られている．

通常の食事で不足することはないが，長期の中心静脈栄養や経腸栄養施行時に欠乏しやすい．

腎機能検査

■推算糸球体濾過率（eGFR）

糸球体濾過量の実測値を測定するイヌリン・クリアランスは検査が煩雑であるため，一般的にはクレアチニンを用いた推算糸球体濾過率（eGFR）の使用が推奨・実施されている．

年齢や性別から推測されるクレアチニン産生量が，患者の病態などによって大きく異なる場合には，正確な糸球体濾過率を算出することができない．このような病態には，クレアチニン産生量の低下が認められる筋ジストロフィー症，多発性筋炎，筋萎縮性側索硬化症などがあり，この場合，糸球体濾過率は高く推算される．

また，極端な栄養状態，浮腫，胸水，腹水などでは糸球体濾過率の誤差が大きくなる可能性があるため，評価の際には注意が必要である．

■クレアチニン（Cr）

クレアチニンは，筋肉のクレアチンの最終産物で，血中に放出された後に腎糸球体で濾過され，尿細管では再吸収も分泌もほとんどされず，排泄される．

血清クレアチニン濃度は食事や尿量の影響を受けにくいので，尿素窒素よりも腎機能障害の指標として，極めて有用である．ただし，利尿薬や脱水により上昇傾向があることには，注意が必要である．

高齢者では，筋肉量が低下して腎機能障害があっても，見かけ上は基準範囲にある場合が多いことに注意する．

■ クレアチニン・クリアランス(Ccr)

クレアチニン・クリアランス(Ccr)は，クレアチニンの特性を用いて，血清および尿中のクレアチニン濃度から糸球体濾過量の近似値を知る方法である．腎機能を評価するのに簡便で，かつ鋭敏な検査である．

■ 血中尿素窒素(BUN)

尿素は，腎糸球体から濾過され，一部は尿細管で再吸収される．したがって，尿素窒素を測定すれば，腎糸球体の濾過能あるいは尿細管での再吸収量を検査できる．

血中尿素窒素(BUN)の上昇は，腎機能低下の指標となる．ただし，たんぱく質の摂取量や組織崩壊によるたんぱく異化亢進の程度に影響されるため，注意が必要である．

脱水，消化管出血，たんぱく質過剰摂取などで高値を示し，低たんぱく質食，妊娠，肝機能障害では低値を示す．

血中尿素窒素/クレアチニン比(BUN/Cr比)は，腎不全患者の低たんぱく質食の管理にも用いられ，正常では約10前後である．たんぱく質の過剰摂取，脱水，たんぱく質異化亢進，消化管出血などで上昇する．

■ 尿酸(UA)

尿酸(UA)は，プリン体の最終代謝産物である．プリン体は体細胞の崩壊，体内での合成，食事摂取などで産生され，骨髄，肝臓，筋肉内で尿酸に代謝される．尿酸は大部分が尿中に，一部が便中に排泄される．

尿酸の体内産生過剰と排泄低下，プリン体やアルコールの過剰摂取，腎機能低下，利尿薬使用，脱水，肥満などにより高値を示す．高尿酸血症が長時間持続すると，尿酸を原因とする痛風発作や腎障害を生じる．

尿酸の産生低下，腎臓からの排泄増加により低値を示す．

男性のほうが高値傾向であるが，女性は閉経後に上昇することに注意が必要である．

肝・胆道系，膵臓機能検査

■ ビリルビン(Bil)

黄疸の診断と鑑別診断に有用で，通常は総ビリルビン(T-Bil)と直接ビリルビン(D-Bil)を測定し，間接ビリルビン(I-Bil)はその差から求める．

総ビリルビンは運動により上昇する．

直接ビリルビンは，肝細胞障害による胆汁生成過程の障害，肝臓からの胆汁の排泄障害，胆道通過障害などで高値を示す．

間接ビリルビンは，溶血や肝臓でのグルクロン酸抱合障害などにより高値を示すほか，長期間の絶食や低栄養状態により上昇する．

新生児黄疸では，間接ビリルビンが生後，一過性に上昇する．

■ アスパラギン酸アミノトランスフェラーゼ(AST)，アラニンアミノトランスフェラーゼ(ALT)

ASTは，肝臓だけでなく心臓，骨格筋，腎臓，赤血球などに広く存在する酵素である．これらの臓器や組織に障害が生じた場合には，細胞内から逸脱して上昇する．肝疾患，急性心筋梗塞，筋肉疾患などの診断に有用である．

同時にALTを測定することにより，肝疾患との鑑別が可能である．また，劇症肝炎や進行した肝硬変では肝細胞が減少しているため，肝機能は低下しているにもかかわらず，ASTとALTの値が基準範囲内になることもある．

ALTは，肝細胞に多く含まれ，肝臓特異性が高い酵素であり，血清ALTの上昇を示す場合では，まず肝障害を疑う．AST/ALT比により，肝細胞障害の程度を把握できる．

■ 乳酸脱水素酵素(LDH)

乳酸脱水素酵素(LDH)は，体内のほとんどの部位に分布しているが，特に心臓，肝臓，腎臓，骨格筋，血球に多い．これらの臓器に障害が起こっている場合に，逸脱酵素として上昇する．

■ アルカリホスファターゼ(ALP)

アルカリホスファターゼ(ALP)は有機リン酸エステルを加水分解する酵素であり，骨，肝臓，腎臓，腸管，乳腺，胎盤などに分布する．骨の発達が活発な小児では高い値を示す．

胆汁を介して肝臓から排出されるため，胆汁の流出障害を検出するうえで重要な指標とな

る．また，骨の新生状態や胎盤機能の評価にも役立つ．

■ γ-グルタミルトランスペプチダーゼ(γ-GTP)

γ-グルタミルトランスペプチダーゼ(γ-GTP)は，肝・胆道系疾患に特異性が高い酵素であり，肝・胆道系の閉塞による胆汁排泄障害や肝細胞障害の診断に有用である．特にアルコールや薬剤などが直接影響して高値を示すが，飲酒の習慣があっても必ずしも高値になるとは限らない．

γ-GTPは個人差が大きく，値の大きさと疾患の重症度は必ずしも相関しないため，他の検査値とあわせて判定することが大切である．

■ コリンエステラーゼ(ChE)

コリンエステラーゼ(ChE)は，コリンエステルをコリンと有機酸に加水分解する酵素であり，肝臓で合成される．血清総たんぱく質，アルブミン，総コレステロール，総リンパ球数とともに，栄養アセスメントの指標として用いられている．また，肝疾患の重症度や肝予備能力の指標となる．

低栄養状態で低値を示し，栄養障害の判定や経過観察に有用であるが，肝障害でも低値を示すため，判定には注意する．

脂肪肝，肥満，糖尿病，ネフローゼ症候群，高コレステロール血症などでは高値を示す．

■ アンモニア

アンモニアは，肝臓でのアンモニア処理能が低下する肝疾患(例：劇症肝炎，重症肝硬変，進行性肝がん)や，尿素サイクルの先天的異常により上昇する．

■ アミラーゼ(AMY)

アミラーゼ(AMY)は，膵炎・膵疾患，唾液腺疾患の診断に有用である．血液中のアミラーゼはP型(膵臓に由来する)とS型(唾液に由来する)が存在し，通常，血中ではほぼ等量である．一般的には，すべてのアミラーゼを含んだ総血清を測定する．

膵炎の初期では，膵細胞の障害により血中濃度が上昇するが，慢性膵炎非代償期や膵がんでは，アミラーゼ産生組織の荒廃により低値を示す．

腎不全による尿中への排泄障害でも，高値を示す．

■ リパーゼ

リパーゼは脂肪を分解する酵素であり，膵臓から分泌される．唾液腺からは分泌されないため，アミラーゼと組み合わせて検査をすることにより，膵疾患か唾液腺疾患か否かの鑑別診断が可能である．

膵臓の障害時には高値を示し，膵機能の低下により低値を示す．

炎症マーカー

■ C反応性たんぱく(CRP)

C反応性たんぱく(CRP)は，炎症により生じた体内の病的産物を除去するたんぱく質で，炎症が起きると速やかに上昇する．急性炎症の場合，6〜8時間で急速に上昇し，48〜72時間でピークとなり，炎症が治まると速やかに減少する．

疾患を特定することはできないが，炎症の有無・活動性・重症度・経過の判断に有用である．

高値を示す場合，炎症によるストレスが生じて異化亢進が起こっているため，エネルギー投与量を増やす必要がある．

引用・参考文献

1) 宮澤靖ほか：Knee-Height法の方法と問題点．臨床栄養 107(4)：411-416，2005
2) Charnery P et al：ADA Pocket Guide to Nutrition Assessment, 2nd edition, p160, American Dietetic Association, 2009

📖 略語

◆**1,5-AG**
1,5-アンヒドログルシトール：
1,5-anhydroglucitol

◆**3-MHls**
3メチルヒスチジン：3-methyl histidine

◆**A/G比**
アルブミングロブリン比：
albumin-globulin ratio

◆**Alb**
血清アルブミン：albumin

◆**ALP**
アルカリホスファターゼ：
alkaline phosphatase

◆**ALT**
アラニンアミノトランスフェラーゼ：
alanine aminotransferase

◆**AMY**
アミラーゼ：serum amylase

◆**AST**
アスパラギン酸アミノトランスフェラーゼ：aspartate aminotransferase

◆**BG**
血中グルコース：blood glucose

◆**Bil**
ビリルビン：bilirubin

◆**BS**
血糖：blood sugar

◆**BUN**
血中尿素窒素：blood urea nitrogen

◆**Ccr**
クレアチニンクリアランス：
creatinine clearance

◆**ChE**
コリンエステラーゼ：cholinesterase

◆**CHI**
クレアチニン身長係数：
creatinine height index

◆**Cr**
クレアチニン：creatinine

◆**CRP**
C反応性たんぱく：C-reactive protein

◆**D-Bil**
直接ビリルビン：direct bilirubin

◆**DNA**
デオキシリボ核酸：deoxyribonucleic acid

◆**eGFR**
推定糸球体濾過率：
estimated glomerular filtration rate

◆**FBS**
空腹時血糖：
fasting blood sugar

◆**GA**
グリコアルブミン：glycoalbumin

◆**γ-GTP**
γ-グルタミルトランスペプチダーゼ：
gamma-glutamyl transpeptidase

◆**Hb**
ヘモグロビン：hemoglobin

◆**HbA1c**
糖化ヘモグロビン／ヘモグロビンA1c：
hemoglobin A1c

◆**HDL**
高比重リポたんぱく：
high density lipoprotein

◆**Ht**
ヘマトクリット：hematocrit

◆**I-Bil**
間接ビリルビン：indirect bilirubin

◆**LDH**
乳酸脱水素酵素：lactate dehydrogenase

◆**LDL**
低比重リポたんぱく：
low density lipoprotein

◆**MCH**
平均赤血球ヘモグロビン量：
mean corpuscular hemoglobin

◆**MCHC**
平均赤血球ヘモグロビン濃度：mean
corpuscular hemoglobin concentration

◆**MCV**
平均赤血球容積：
mean corpuscular volume

◆**PA**
プレアルブミン：prealbumin

◆**Pt**
血小板：platelet

◆**RBC**
赤血球：red blood cell

◆**RBP**
レチノール結合たんぱく：
retinol-binding protein

◆**RTP**
急速代謝回転たんぱく質／ラピッドターンオーバープロテイン：rapid turnover
protein

◆**T-Bil**
総ビリルビン：total bilirubin

◆**T-Cho**
総コレステロール：total cholesterol

◆**Tf**
トランスフェリン：transferrin

◆**TG**
トリグリセリド：triglyceride

◆**TP**
血清総たんぱく：total protein

◆**TTR**
トランスサイレチン：transthyretin

◆**UA**
尿酸：uric acid

◆**Ucr**
尿中クレアチニン：urinary creatinine

◆**UIBC**
不飽和鉄結合能：
unsaturated iron binding capacity

◆**UUN**
尿中尿素窒素：urine urea nitrogen

◆**WBC**
白血球：white blood cell

4 栄養ケア計画の作成・実施

1 栄養ケア計画とは

栄養ケア計画とは，栄養アセスメントで整理した問題点に基づいて，栄養管理における問題点を回避するための栄養ルートと栄養量，時間，速度など，具体的な栄養管理計画を立案することである．

❶ 経口摂取における栄養ケア計画

経口で食べられる場合，患者の嗜好を聞き取り考慮しながら，咀嚼機能，嚥下機能などの機能的な問題を十分に評価したうえで，「具体的な献立内容」，「栄養補助食品の活用（ONS）」，食べ物の「かたさ，形態，とろみ調整の有無」などの対応の必要性を患者個々に計画していく．

❷ 経腸栄養法における栄養ケア計画

経腸栄養法のプランニングは主として，①嚥下障害や頭部顔面外傷などの摂食機能障害で，経口摂取が困難であると評価された場合に，主たる栄養ルートや治療の一部として行う場合，②経口摂取量が不十分で経口摂取からの栄養量だけでは目標となる栄養量が充足できない場合，③術前の栄養補給，術後の摂取量の低下が予測される際に不足分を補う目的で行う場合，④重症病態に伴う経静脈栄養管理から消化管機能の回復後に経腸栄養へ移行する場合などがある．いずれの場合も，まずは目標となる栄養量を算出し，病態や病期，消化管の機能や症状などを評価したうえで，適切に用途に見合った経腸栄養剤を選択し，投与量，投与速度，投与時間を決定していく．その際，経腸栄養開始に至るまでの腸管の使用実態を考慮し，長期間腸管を使用していなかった場合は少量から腸管を慣らしながら徐々に目標栄養量を目指すなど，投

与量と投与時間（持続投与や間欠投与）を考慮する必要がある．

形態や組成を考慮した栄養ケア計画

胃や食道の逆流の減少，下痢の予防，食後高血糖の是正，瘻孔からの栄養剤の流出（漏れ）を予防する必要がある場合やリハビリテーションに必要な時間の確保，姿勢保持に伴う負担を軽減する目的にて半固形状の栄養剤や液体の栄養剤を凝固剤で固形化する方法などを計画することで，投与時間を短縮することなども考慮する．

❸ 経静脈栄養法における栄養ケア計画

経静脈栄養法のプランニングは，経腸栄養法と同様に，食事の経口摂取が困難な場合（意識障害，咀嚼・嚥下障害，急性の食欲不振症など）や膵炎・炎症性腸疾患などの消化器疾患の急性期で腸管を使用できない場合，そして術後早期の栄養補給時に適応となる．短期的には末梢静脈栄養法（PPN）を選択し，長期化する場合は中心静脈栄養（TPN）にて静脈に直接栄養成分を補給する際にプランニングする．

これらの栄養法は腸管を使用せず，生理的な栄養補給法ではないことから，さまざまな代謝障害などの合併症を起こす可能性がある．特に小腸粘膜（絨毛）の萎縮によるバクテリアルトランスロケーション（BT）などが起こるため，腸管を使用した栄養補給法に移行していく計画を立てることが重要である．

2 栄養ケア計画における情報収集と連携

❶ 初期計画

疾患における栄養治療計画は，医師の治療計画を考慮し，医師や看護師と十分に話し合った

うえで行われることが望ましい．しかし，外来や病棟業務のどちらにおいても必ずしも十分に話し合う時間がとれるわけではないため，コミュニケーションツールとしてもカルテ(診療録)における介入記録からの情報収集は重要である．医師の診療記録や看護師の看護記録を読み，医師や看護師の治療計画を概ね理解したうえで，適宜，確認のためのコミュニケーションを行い，効率よく情報を得ながら必要な栄養ケア計画を立てる．

栄養管理計画の良否が治療効果に影響を及ぼすことが明確になり，医療保険において入院基本料算定の施設基準に栄養管理体制の基準が設けられたことに伴い，入院診療計画書を作成する段階から特別な栄養管理の必要性の有無を評価することが必須となり，栄養管理計画書の作成と栄養ケアの記録は標準化が進み，より重要になっている．

平成30年の診療報酬改定においても入退院支援における計画が効率よく治療から退院支援につなげることが重視されるようになり，入院時から退院時を見据えた治療計画を行うことが評価され重要となってきている．

3 栄養管理体制の基準

栄養管理計画には，「栄養補給に関する事項」(栄養補給量，補給方法，特別食の有無等)，「栄養食事相談に関する事項」(入院時栄養食事指導，退院時の指導の計画等)，その他栄養管理上の「課題に関する事項」，栄養状態の「評価の間隔」等を診療録に記載することが必須とされている．

また，栄養管理計画書を作成した当該患者に

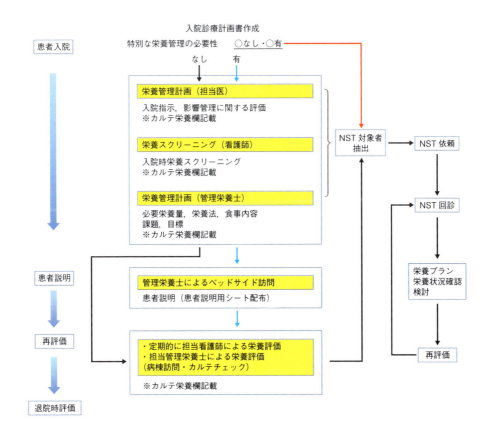

図1 栄養管理計画の作成手順

ついて，栄養管理計画に基づいた栄養管理を行うとともに，栄養状態を「定期的に記録」しなければならない．さらに，当該患者の栄養状態を定期的に評価し，必要に応じて栄養管理計画を「見直し」ていることが基準を満たす要件となっている．

4 特別な栄養管理の必要性

入院時に患者の栄養状態を医師，看護師，管理栄養士が共同して確認し，特別な栄養管理の必要性の有無について検討し，入院診療計画書に記載する(図1).

特別な栄養管理の必要性については，患者の栄養状態と治療計画において特別な栄養法を考慮すべきかどうかを判断するための一定のルールを決めておくことが望ましい．

❶ 特別な栄養管理が必要だと判断する場合の例

栄養状態
・体重減少，または，るい痩著明
・低アルブミン血症
・その他，明らかに栄養状態が悪い．

栄養法
・経口摂取していない期間が2日を超える，または数日にわたる食止め期間が予定されている．
・食欲不振，食事摂取不良
・主に経管栄養や静脈栄養によって栄養が賄われている．
・特別治療食による管理
・その他，明らかに通常の栄養摂取法ではない．

■ 補足事項
・体重減少：SGAでは半年で10%以上減少
・るい痩著明：標準体重より20%以上少ない体重．体重がわからない人もいるので主観的判断でよい．
・異常な肥満：るい痩著明と同様に主観的判断でよい．
・低アルブミン血症：3.0g/dL以下

・絶食：点滴などの補助があったとしても2日以上の絶食があれば該当する．
・食事摂取不良：50%以下が数週間以上→代謝異常も栄養障害.「例：食べていないのに太る」
・食事摂取量が非常に多い：主観的判断でよい．
・認知症や体重不明の人は不明でよいか：不明なこと自体がチェック内容として重要なので，認知症や体重不明は大切な情報である．

5 栄養ケア計画の作成

栄養ケア計画を作成する場合，病状が不安定な急性期における短期的栄養ケアプランと，病状が比較的安定しているときの長期的栄養ケアプランを作成し，実施した後の再評価の時期をあらかじめ設定する．再評価の時期は急性期の病態で入院しているのか，慢性期の病態であるのかによって異なる．なお，重症病態を中心とした高度急性期医療においては，日々の栄養量のintake量と排泄やドレナージなどのout量，経管栄養法を実施している場合には胃内の栄養剤の貯留がないかなど，日々の経過で，再評価の計画よりも早期に栄養ケア計画を見直す必要性も生じることに留意する．

また，長期的な栄養計画であっても，病棟やチームごとに効率よく実施するために，例えば毎週何曜日の何時などと決めて実施するなど，再評価が漏れなく適切に行うことができるよう計画して実施する方法もある．栄養管理は治療の補助としての役割もあれば，疾病の治療の中心になり得ることを理解し，病態を理解するように努め，適宜，多職種と連携しながら治療計画の見直しを行うこと望ましい．

❶ 栄養プランニングの方法

①投与栄養量を決める．
②投与ルートを決める．
③投与方法(速度など)を決める．

投与栄養量の決め方

①投与エネルギー量を決める.

②たんぱく質を決める.

③脂肪を決める.

④炭水化物(糖質)を決める.

⑤水分量を決める.

⑥微量栄養素(微量元素, ビタミンなど)を忘れずに入れる.

6 必要栄養量 (投与栄養量)の設定

　目標とする栄養量は, 身長や現体重などの身体計測値または標準体重, 年齢, 侵襲の大きな急性期であるのか寛解にある慢性期なのか, さらには血液生化学検査値による炎症反応の所見や病態, 活動量などを加味して決定することが重要である.

　栄養量算出に必要な病態の評価と栄養状態のアセスメントを行ったうえで, 目標となるエネルギー必要量およびたんぱく質必要量の決定を行う. 全体の総エネルギー量に占める脂質投与量の割合を決め, 総エネルギー量からたんぱく質と脂質の投与エネルギー量を差し引いた量を炭水化物の目標量として決定する.

　また, 投与エネルギー量と投与たんぱく質量から算出される非たんぱくカロリー/窒素比

(NPC/N比)を確認し, 病態に見合った量となっているかどうかを検証することが重要である. さらに, 投与エネルギー量や脱水症状の有無, 溢水状態の有無を考慮しながら, 水分の投与量を決定していく.

❶ エネルギー必要量の算定

　標準体重を元にした算定式や, 現体重を元に基礎代謝量(BEE)の推算を行い, それに活動係数(AF)やストレス係数(SF)を加えて算出するハリス・ベネディクト(Harris-Benedict)の式や国立健康・栄養研究所の式, あるいは間接熱量計などを用いて安静時代謝を実測して算出する方法などがある(表1)[1〜3].

　それぞれの算出方法の特徴として, 間接熱量計は刻々と状態が変化するような状態の患者のエネルギー消費量を測定することができるため, エネルギー消費量の値から各患者のその時期における必要エネルギー量を推算することができる. 例えば代謝が亢進しているような疾患や寝たきりでも筋肉を硬直させる動きをしながら寝ている患者などの消費エネルギー量は高く, 前述の体重からの推算式と比べて大きく必要とするエネルギー量に差異が生じてしまうため, このような患者のエネルギー量の設定には間接熱量計が適する. 一方で, 間接熱量計の呼気分析装置が高額であることから, 必ずしもどの施設にも設置されているわけではなく, 設置さ

表1　基礎代謝量の推算式

1. 国立健康・栄養研究所の式

・男性　BEE(kcal/日)＝(0.0481×w＋0.0234×h−0.0138×a-0.4235)×1.000/4.186

・女性　BEE(kcal/日)＝(0.0481×w＋0.0234×h−0.0138×a-0.9708)×1.000/4.186

[w:体重(kg), h:身長(cm), a:年齢(歳)]

2. Harris-Benedictの式

・男性　BEE(kcal/日)＝66.4730＋13.7516w＋5.0033h −6.7550a

・女性　BEE(kcal/日)＝655.0955＋9.5634w＋1.8496h −4.6756a

[w:体重(kg), h:身長(cm), a:年齢(歳)]

3. BEEを算出する簡易式

・男性　BEE(kcal/日)＝14.1w＋620

・女性　BEE(kcal/日)＝10.8w＋620

[w:体重(kg)]

(文献1〜3をもとに作成)

れている場合であっても測定時間が長いため，頻繁に測定できないのが実情である．

また，呼気や吸気の漏出により，消費エネルギー量が過小評価される可能性がある．重症患者ではしばしば高濃度酸素が投与されており，それを考慮せずに測定結果を用いると，過剰投与の原因となるため注意が必要である．

ハリス・ベネディクトの式は，高度の肥満や，極端なやせ患者では，必要エネルギー量よりも過大，過小に算出されるため，高度肥満では理想体重を用いたり，極端なやせ患者には健常時体重を用いることがある．また高齢者では過剰投与を避けるため基礎代謝量の平均値である25kcal/kg標準体重でエネルギー投与を開始し，その効果を評価したうえで投与量を増減する方法も手段の一つといえる．

現状では，どの方法が正確で簡便な方法であるかは議論が多く，どの方法を用いた場合であっても，その後の経過を十分にモニタリング

表2 活動係数とストレス係数

A）活動係数（AF）	
寝たきり	1.0
寝たきり覚醒	1.1
ベッド上安静	1.2
ベッド外活動	1.3
B）ストレス係数（SF）	
合併症を伴わない予定手術後	1.0
手術（高度侵襲）	1.3
長管骨骨節	1.1 〜 1.3
担がん状態	1.1 〜 1.3
腹膜炎/敗血症	1.1 〜 1.3
褥瘡	1.2 〜 1.6
熱傷	1.2 〜 2.0
重症感染症	1.2 〜 1.4
多発外傷	1.2 〜 1.4
多臓器不全	1.2 〜 2.0
頭部外傷	1.6

　＊熱傷範囲10%ごとに0.2up（Max2.0）
　＊＊体温36℃から1℃上昇ごとに0.2up（Max2.0）

(Long CL et al：Metabolic response to injury and illness：estimation of energy and protein needs from indirect calorimetry and nitrogen balance. JSPEN 3：452-456, 1979より一部改変)

し，必要に応じて変更していくことが重要である．なお，日常診療において多くの施設で実施可能であり，最も簡易で効率的な算定方法として一般的なのは，体重1kgに対して25 〜 35kcal/kg/日として計算する方法や，ハリス・ベネディクトの式を用いて推定した，基礎代謝量に活動係数[4]を加味して算出する方法である（表2）．

標準体重を用いたエネルギー必要量の算出は，次式で表される．

標準体重[身長(m)²×22]×標準体重1kgあたりの必要エネルギー量*

＊高齢者安静時：標準体重1kgあたり20 〜 25kcal，軽度の低栄養状態：25 〜 30kcal，重度の感染症・術前：30 〜 35kcal,侵襲の大きい術後・著しい体重減少がある場合：35 〜 40kcal

ハリス・ベネディクトの式に基づく総エネルギー消費量（TEE）はBEEをもとに算出され，次式で表される．

TEE＝BEE×活動係数（AF）×ストレス係数（SF）

❷ 間接熱量計を用いた算出

間接熱量測定は，呼気ガス分析装置を用い，栄養素の燃焼で消費される酸素消費量と炭酸ガス産生量を測定し，消費されているエネルギー基質の割合（呼吸商：RQ）やエネルギー消費量の算出を行うものである．エネルギー消費量をある程度正確かつリアルタイムに測定できるため，エネルギーの過剰投与や投与不足を防止することができる．

また，麻痺や関節変形などにより正確な身体計測ができず，ハリス・ベネディクトの式によるBEE算出が困難な場合にも有用である．

エネルギー消費量は，安静臥床時に測定されるため，安静時エネルギー消費量（REE）という．得られた測定値は，ハリス・ベネディクトの式により算出したBEEと比較して上昇していれば代謝亢進に，低下していれば代謝低下の状態にあると判断でき，代謝状態に見合ったエネルギー投与の参考とすることができる．

【留意事項】病状が安定しているか不安定な病状であるかにより必要量は増減する

　必要とすべき投与エネルギー量は，比較的病態が安定している状態では消費しているエネルギー量と等量になることが必要であるが，例えば集中治療室における重症急性期病態のように，外傷や感染症，手術侵襲によって生体が多くのストレスホルモンや炎症性サイトカインを分泌すると，内因性のエネルギーが供給されるため，経口摂取や経腸栄養，経静脈栄養でどの程度，栄養補給する必要があるかを評価することが困難になる．したがって，急性期には必ずしもエネルギー消費量と同等のエネルギ　投与量を早期から目標とするのではなく，エネルギー消費量よりも少ない投与量を設定して進めていくことが望ましい．一方で，外傷や手術では創部やドレーンから体外への栄養素の喪失をモニタリングすることにより，予測量との差異が少なくなることから，投与栄養量を算出しやすくなる．

　また，日本人の食事摂取基準に記載されている基礎代謝基準値を用いたエネルギー必要量は，過体重者ではより過大評価し，低体重者ではより過小評価されることにも注意する．ハリス・ベネディクトの式で得られた基礎代謝量は間接熱量計等で実測された基礎代謝量と比較すると，全年齢層の女性で過大評価されており，男女若年層，特に18〜29歳の女性で過大評価が顕著である．基礎代謝量は体重よりも除脂肪体重との間に有意な正の相関が認められたことにより，身体組成の評価でより精度が上がると考えられる[4]．

❸ たんぱく質必要量の算定

　たんぱく質の必要量は，たんぱく質代謝異常をきたす疾患や手術や外傷，熱傷などの侵襲がなければ，一般的に欠乏を回避する量が必要量となるため，窒素出納を維持するための計算式により算出する．「日本人の食事摂取基準2015年版」を参考に，成人では標準体重1kgあたり0.65g，高齢者では身体活動量が低下し，骨格筋のたんぱく質代謝が低下しているため，たんぱく質の必要量は大きくなることから，0.85gが欠乏を回避する目的での目標量とされている[5]．

病状が不安定な急性期の必要量と利用効率

　一方で，疾患や障害の程度により喪失する窒素量は異なるため，病態によって目標値を設定する．低栄養の患者では，十分なエネルギー量とともにたんぱく質の損失分を増やす必要がある．また，急性感染症や外傷，熱傷，敗血症など侵襲が大きい場合にはたんぱく質の必要量は増加する（表3）．

■非たんぱくカロリー/窒素比（NPC/N比）

　たんぱく質の利用効率を高めるためには，非たんぱくカロリー/窒素比（NPC/N比）は，平常時は150〜180を目標とするが，中等度の侵襲時は100〜150，高度侵襲時には80〜100を目標とする．また，血液透析導入前の保存期腎不全では180〜300を目標とする．

　たんぱく質の過剰症は報告されていないことから，日本人の食事摂取基準においても耐容上限量は設定されていない．しかし，たんぱく質の吸収には上限があると考えられており，一般的には2g/kg/日までに設定する．

❹ 脂質必要量の算定

　脂質の目標量は，一般的に1g/kg/日で，総エネルギーに占める割合として20〜30%を脂質で摂取または投与することが目標となる．

　「日本人の食事摂取基準2015年版」では，飽和脂肪酸は総エネルギー比率7%以下を目標量としており，n-3系およびn-6系脂肪酸は欠乏症を回避するために年齢区分に応じた目標量が設定さ

表3 代謝亢進時のたんぱく質必要量の設定

代謝亢進レベル	たんぱく質必要量（g/kg/日）
正常	0.6〜1.0
軽度	1.0〜1.2
中等度	1.2〜1.5
高度	1.5〜2.0

れており，成人では男性11g/日，女性8g/日を目標としている[7]．なお，脂質が不足すると，必須脂肪酸(リノール酸，リノレン酸，アラキドン酸)の欠乏につながるが，同時に脂溶性ビタミンの取り込みが低下するため，欠乏症を招くおそれがある．また，脂質が少ない場合は，代わりに炭水化物の摂取割合が増えることから，脂肪肝や耐糖能異常を招きやすい．一方で，ミトコンドリアを介さずに門脈から直接肝臓に運ばれ代謝を受ける中鎖脂肪酸は，消化管術後や膵炎，脂肪吸収障害が見られる場合には適している．

❺ 炭水化物必要量の算定

総エネルギー必要量を算出した後に，たんぱく質と脂質の必要量にアトウォーター係数(表4)を乗じたエネルギー量を差し引き，得られたエネルギー量を炭水化物の係数である4で除したものが，炭水化物必要量となる．

一般的には，炭水化物の必要量は総エネルギー必要量の50〜60%が推奨されている[5]．

ケトーシスを予防するために最低1日100g以上の摂取が推奨されているが，過剰摂取や過剰投与には注意が必要である．糖尿病治療における低糖質療法など，病態によっては炭水化物中における糖質の摂取割合を抑える必要性もある．なお，静脈栄養でのブドウ糖投与速度は5mg/kg/分以下にすることが推奨されている[6]．

❻ 水分必要量の算定

水分投与量を算定するには種々の方法があるが，尿量，不感蒸泄，便から排泄される水分量に見合う量の水分を投与する必要がある．

一般的には，①現体重(kg)あたり30〜35mL/日を基準とし，②総エネルギー必要量(kcal)×1mL，③体表面積(m^2)×1,500mLなどの計算式で算出する．なお，エネルギー投与量の1kcalあたりに水分1mLとして算出する場合は，エネルギー投与量が少ない場合に注意が必要であることに留意する(表5)．

❼ ビタミン必要量の算定

ビタミンは体内で合成できないため，一定量を体外から投与する必要がある．「日本人の食事摂取基準2015年版」において，脂溶性ビタミンおよび水溶性ビタミンの推定平均必要量と推奨量，または目安量が示されているため[5]，これに基づいて栄養計画を行う．

侵襲下においては，酸化ストレスに対応するためにビタミンCやビタミンEの必要量が増加するので，病態に合わせて増減し，適宜，血清濃度をモニタリングしながら決定する．

❽ ミネラル必要量の算定

原則的には，「日本人の食事摂取基準2015年版」において推定平均必要量と推奨量，または目安量が示されているため[5]，これに基づいて栄養計画を行う．

ただし，血清の電解質(Na，K，Cl)濃度をモニターしながら，脱水や出血などによって受けた侵襲から必要量は増減するため，浮腫や皮膚乾燥，口腔粘膜や舌の乾燥などを日々確認して，適宜，増減する．特に微量元素においては，侵襲下で需要が増加するため，病態や血清濃度を評価したうえで補充する必要があることに留意する．

表4 アトウォーター（Atwater）係数

栄養素の熱産生における係数	
炭水化物	4kcal/g
たんぱく質	4kcal/g
脂質	9kcal/g

表5 1日の水分バランスの目安

摂取量(mL)		排泄量(mL)	
食事中	800〜1,000	不感蒸泄	900〜1,000
飲水中	500〜1,500	尿	500〜1,600
代謝水	250〜300	糞便	150〜200
合計	1,550〜2,800	合計	1,550〜2,800

7 栄養投与ルートの決定

栄養必要量を計画した後は，投与ルートを決定する．経口摂取が可能な場合は，必ず優先して選択し，計画した栄養量との不足分がわずかな場合は末梢静脈栄養を追加して不足分を補正する．一方で，経口摂取が十分に行えない場合は，経腸栄養と静脈栄養で補うべきかを選択するが，消化管機能が機能していない場合や腸管の安静が必要な場合は静脈栄養の適応となるが，胃，小腸や大腸に通過障害がなく，栄養素を消化吸収できる機能を保持している場合は，経腸栄養を行う．

ASPEN（米国静脈経腸栄養学会）のガイドラインにおいて（図2），栄養療法と投与経路のアルゴリズムが示されており，栄養療法を行う上での大原則として，「腸が動いているならば腸を使う」ことがスタンダードとなっている．

8 栄養ケア計画の実施

栄養ケア計画を作成する上で短期的栄養ケアプランと長期的栄養ケアプランを作成し，再評価の時期を設定する．再評価の時期は急性期の病態で入院しているのか，慢性期の病態であるのかによって異なる．なお，重症病態を中心とした高度急性期医療においては，日々の栄養量のintake量と排泄やドレナージなどのout量，経管栄養法を実施している場合には胃内の栄養剤の貯留がないかなど，日々の経過で，再評価時期を見直す必要性も生じる．また，長期的な栄養計画であっても，病棟やチームごとに効率よく実施するために，例えば毎週何曜日の何時などと決めて実施するなど，再評価が漏れなく適切に行うことができるようルール化した計画に基づき実施する方法等もある．

栄養管理は治療の補助としての役割もあれば，疾病の治療の中心になり得ることを理解し，病態を理解するように努め，適宜，多職種と連携しながら治療計画の見直しを行うことが望ましい．

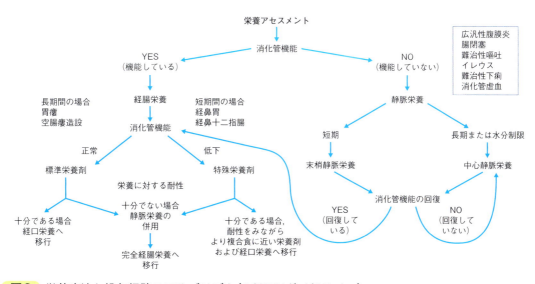

図2 栄養療法と投与経路のアルゴリズム（ASPENガイドライン）

(ASPEN Board of Directors and the Clinical Guidelines Task Force : Guidelines for the use of parenteral and enteral nutrition in adult and pediatric patients. JSPEN26（Suppl1）: 1SA-138SA, 2002より引用，一部改変)

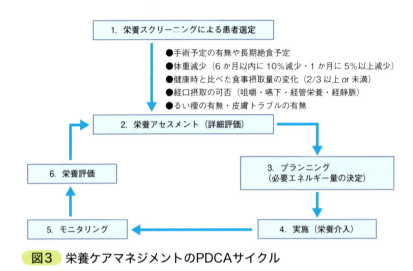

図3 栄養ケアマネジメントのPDCAサイクル

❶ 栄養管理のPDCAマネジメントサイクル

　栄養管理は，栄養スクリーニング，栄養アセスメント，栄養管理計画書の作成，栄養管理の実施，栄養管理の評価，栄養管理計画書の見直しから成り立ち，Plan（計画）⇒Do（実施）⇒Check（評価）⇒Action（改善）のPDCAマネジメントサイクル（図3）により実施される．患者の栄養状態は経時的に変化していくため，マネジメントを繰り返し行うことが重要である．

引用・参考文献

1) Harris JA et al：A biometric study of the basal metabolism in man．Washington DC：Carnegie Institution of Washington，Publication No.279，1919
2) Miyake R et al：Validity of predictive equations for basal metabolic rate in Japanese adults．J Nutrition Science Vitaminol 57：224-232，2011
3) 三宅理恵子ほか：基礎代謝の推定式について．臨床栄養121：786-790，2012
4) Long CL et al：Metabolic response to injury and illness：estimation of energy and protein needs from indirect calorimetry and nitrogen balance．JSPEN 3：452-456，1979
5) 厚生労働省：日本人の食事摂取基準（2015年版）策定検討会報告書，2014
6) Rosmarin DK et al：Hyperglycemia associated with high, continuous infusion rates of total parenteral nutrition dextrose．Nutrition Clinical Practice 11：151-156，1996
7) Rice TW et al：Initial trophic vs full enteral feeding in patients with acute lung injury：the EDEN trial．JAMA 307，795-803，2012
8) 日本病態栄養学会編：病態栄養ガイドブック，改訂第5版．南江堂，2016
9) 薄井澄誉子ほか：閉経後中高年女性の基礎代謝量に及ぼす身体組成の影響．体力科学 52(2)：189-198，2003
10) 北岡建樹：チャートで学ぶ輸液療法の知識，p15-16，南山堂，1995
11) 日本静脈経腸栄養学会編：静脈経腸栄養ハンドブック，南江堂，2017

📖 略語

◆**AF**
活動係数：activity factor

◆**ASPEN**
米国静脈経腸栄養学会：The American Society of Parenteral and Enteral Nutrition

◆**BT**
バクテリアルトランスロケーション：bacterial translocation

◆**BEE**
基礎代謝量：basal energy expenditure

◆**NPC/N比**
非たんぱくカロリー/窒素比：non-protein calorie/nitrogen raito

◆**ONS**
栄養補助食品の活用：oral nutrition supplementation

◆**PPN**
末梢静脈栄養法：peripheral parenteral nutrition

◆**REE**
安静時エネルギー消費量：resting energy expenditure

◆**RQ**
呼吸商：respiratory quotient

◆**SF**
ストレス係数：stress factor

◆**TEE**
総エネルギー消費量：total energy expenditure

◆**TPN**
中心静脈栄養法：toal parenteral nutrition

5 栄養ケア計画の記録

1 栄養ケア計画の記録方法

診療録への記録方法は，患者基礎データ，治療上の問題点リスト，初期計画，経過記録に分けられる．これに加え，全体を要約し，考察を加えたものが退院時要約となる．

❶ 患者基礎データの収集と記録

患者やその家族と対面し，栄養に関連した患者情報として，入院までの食事歴，食事環境，食物アレルギーなどの患者のプロフィールを聞き取り，これに加えて，栄養評価に必要な不可欠な栄養状態の情報(身体計測値，血液検査値，経口摂取の可否，栄養摂取量など)を聞き取り，診療録に記録する．

❷ 栄養治療上の問題点

医師の診療録や看護記録，前述した患者基礎データを元に栄養療法，栄養教育を実施するための問題点を明らかにし，問題点リストとして記録する．

なお，留意すべき点としては，現在の栄養状態の問題点のみを評価した計画ではなく，栄養不良の可能性がある(LOM)場合も考慮し，栄養治療上の問題点については，侵襲の大きな手術の予定や化学療法，放射線療法などの治療計画を踏まえるなど，今後の栄養学的リスクを多角的に踏まえた問題点の評価と栄養ケア計画を実施し，その記録を行うことが重要である．

栄養治療上の問題点の例

①栄養状態の問題：体重やBMIからるい痩や肥満の有無，血液生化学データ，咀嚼・嚥下機能
②栄養摂取量の過不足：エネルギー摂取量の過剰と不足，たんぱく質摂取量の過剰と不足，

食塩摂取量の過剰と不足，脂質摂取量の過不足，電解質異常の有無
③排泄状況の問題：下痢や便秘の有無，尿量，排便量，便性状
④入院前の食習慣：欠食，飲酒量や頻度，菓子類の間食習慣，外食や中食の頻度
⑤社会的な問題：独居，経済力，家族の協力度合など
⑥疾病の治療後の問題：侵襲の大きな手術，化学・放射線療法等の治療後に予測される症状

栄養不良の可能性がある(LOM)を見逃さないための入院時のコメント例

【栄養計画における問題点の記録】
①気管内挿管により数日間の食止めの必要性があるため
②ショック状態，意識障害，嚥下障害などがあるため
③手術のために数日間の食止めが予定されているため
④今は元気だが，今後化学療法，放射線療法を行う予定があるため
⑤検査もしくは治療のために数日間の食止めが予定されているため
⑥糖尿病や肝硬変などの代謝異常を伴う病態があるため
⑦原疾患の症状が進行しており，栄養状態の悪化が予想されるため
⑧呼吸状態の不良かつ長期化が見込まれるため
⑨流動食や経管栄養，静脈栄養など，特殊な栄養療法の必要性があるため
⑩重症急性期の状態により，数日間の食止めが予定されているため
⑪十分な栄養摂取がしばらく行えない可能性があるため
⑫抑うつ状態の悪化により，食欲不振となる可能性があるため
⑬悪性疾患またはその可能性があり，今後低栄

表1	栄養管理計画の記録例

20XX-03-10　入院　管理栄養士

【栄養管理計画】
- 入院時の栄養状態に関するリスク
　# 右舌癌　3/11 右舌悪性腫瘍切除術施行（全身麻酔下）
- 栄養状態の評価：適正
　（L/D検査結果）　CRP 0.0 T-P 6.7 Alb4.0 L
　身長 151.3cm 体重48.8kg BMI21.3 理想体重率 %IBW 96.8%
- 課題：栄養量と内容
　術後の食形態の調整と理解
　誤嚥しにくい食形態や姿勢の理解
- 現在の栄養補給法：経口
- 嚥下調整食の必要性：あり（学会分類コード：4）
- 現在の食事：軟菜食，主食7分粥
　エネルギー量1,450kcal　たんぱく質量60g
- 目標：経口栄養内容の充実
　術後経口摂取開始となったら，咀嚼嚥下の能力に応じた食形態に調整し，
　摂取量の改善に繋がるように努めていく
　病院食の食形態を参考に，適した食形態の理解を深めてもらう
　エネルギー必要量　1,220 〜 1,464kcal
　投与カロリーの設定　1,387kcal（活動係数1.3 ストレス係数1.1）
　たんぱく質必要量　195kcal = 49g（1.0g/kg）
　脂質必要量　347kcal = 39g（脂質率 25.0%）
　糖質必要量　845kcal = 211g
- 栄養食事相談
　入院時栄養食事指導の必要性：なし
　栄養食事相談の必要性：あり
　退院時の指導の必要性：あり
　退院時の食事形態に合わせ，栄養指導の日程を調整いただく
- 栄養状態再評価の時期：　実施予定日　20XX-03-17

養になることが予想されるため
⑭しばらくベッド上安静が必要であり，骨格筋の減少や摂取量の減少が予想されるため
⑮手術の結果に応じて化学療法を行う可能性があるため
⑯ステロイド治療により耐糖能が悪化した場合，治療計画を見直すことが予想されるため
⑰高齢であるため　　など

❸ 栄養ケアの計画および介入と経過の記録

　治療的計画とその介入および記録については，エネルギー量，栄養素量などの設定，栄養ルート，治療食の選択と食品構成，調理形態の選択などの栄養ケア計画，そして，患者や家族に対する栄養教育とその計画を記録する．

介入経過の記録例

　栄養治療上の問題点とその問題点に応じた栄養療法による治療計画と内容について，SOAP形式にて記録する（表1 〜 3）．

■ S（subjective data）

　主観的データであり，患者自身や家族が直接訴えた会話内容を記録する．食意欲や食嗜好，疼痛や嘔気，味覚変化などの食事摂取に影響を及ぼす身体的状況の有無とその変化，疾病への理解，治療方針に対する認識など，栄養療法を行っていくうえで，何を選択すべきかを計画するために必要な情報を聞き取り，記録する．

■ O（objective data）

　客観的データであり，疾患とその病態，治療内容，食事摂取量，輸液や経腸栄養剤からの投

表2 栄養ケアの介入記録の例

F#0 20XX-04-01　入院　管理栄養士	
S	もともとお粥の方が食べやすいです．おかずは残しますが，果物は食べられています．ゼリーは味も好きだし食べやすかったので，半分くらいは食べました．
O	＃ 急性右腎盂腎炎 ＃ MRSA菌血症 ＃ 再発性膀胱がん 全粥食(小) 1,400kcal：摂取量1割 ONS：HCゼリー/朝 + カロリーメイトゼリー/昼 + プロッカZnゼリー/夜 PPN：ビーフリード(アミノ酸・ビタミンB₁加総合電解質輸液) 1,000mL
A	栄養指標 身長 152.3cm　体重57.8kg　BMI 24.9　測定日20XX-04-01 上腕周囲長(AC) 24cm 上腕皮下脂肪厚(TSF) 8mm AMC (cm) 21.49 AMA (cm²) 36.76 理想体重(IBW) 51.0kg 理想体重率(%IBW) 113.3% 簡易式によるBEE 1,435kcal Harris-Benedict BEE 1,054kcal エネルギー必要量　1,445 ～ 1,734kcal 投与カロリーの設定　1,391kcal(活動係数1.2 ストレス係数1.1) たんぱく質必要量　185kcal=46g (0.8g/kg) 脂質必要量　348kcal=39g (脂質率 25.0%) 糖質必要量　858kcal=215g 食事摂取不良．経口補助食品としてゼリー3種類つけており，各々半量程度摂取している．果物を好んでいるため，毎食追加する． 現時点では経口からの熱量は500 ～ 600kcal/dayほどであり，800kcalほどPPNで補う必要がある．
P	腎機能やや悪いため，アミノ酸輸液の増量は見送ることとし，脂肪乳剤の追加を推奨する．脂肪乳剤20%・200mL追加できれば，Totalで必要熱量を充足できる計算であり，引き続き，経口からの摂取量の増減をモニタリングする．

与栄養量，尿量や排便量，内服薬や血液検査値，身体計測値など，現在実施している栄養療法に関する客観的な情報を記録する．

■ A (assessment)

現在の病態や栄養治療上の問題点，あるいは実施された栄養療法・栄養教育に関する評価と考察を記録する．主観的データや客観的データを元に，栄養状態を総合的評価した栄養ケアの内容を記録していく．

■ P (plan)

栄養ケアの経過記録における栄養ケアプランは，計画時に最も優先すべき短期的な栄養治療計画とともに，退院後を見据えた長期的な栄養治療計画も視野に入れたうえで，実施される治療と並行して起こる栄養上の問題点を改善させ

るための具体的な栄養計画を立案し，記録する．

2 チーム医療における栄養ケアの記録

栄養サポートチームによるチーム医療における介入時の栄養治療計画および実施記録については，サポートしたスタッフ名やその職種を明記し，介入前のカンファレンス記録とチーム回診後の栄養ケアの記録は，区別して記録する(図1)．

表3 栄養ケアの再評価の記録例

F#0 20XX-05-01　入院　管理栄養士	
O	# うっ血性心不全 # ACS # 脂質異常症 # 軽度誤嚥性肺炎
	（栄養） 5/6 〜 ペプタメンAF 300mL/2h×3 ⇒胃管戻り400mLと多く，胃管十二指腸留置とし，持続投与へ変更 5/7 〜 アイソカルサポート 30mL/h持続投与 5/9　便なし/戻り50mL/BS130 〜 210 パレプラス輸液 500mL ビオスリー配合OD錠 モサプリドクエン酸塩散1%（ガスモチンGE） 大建中湯エキス顆粒 　＊投与栄養量：熱量1,290kcal たんぱく質39g
A	栄養指標 身長 150.0cm　体重56.0kg　BMI 24.9　測定日20XX-05-01 理想体重（IBW）49.5kg 理想体重率（%IBW）113.1% 簡易式によるBEE 1,225kcal Harris-Benedict BEE 1,106kcal エネルギー必要量　1,400 〜 1,680kcal 投与カロリーの設定　1,460kcal（活動係数1.1 ストレス係数1.2） たんぱく質必要量　269kcal=67g（1.2g/kg） 脂質必要量　365kcal=41g（脂質率25.0%） 糖質必要量　826kcal=07g ＊目標熱量1,500kcal たんぱく質65 g
	ENを持続投与へ変更を提案してからは，胃管逆流は改善傾向． 目標栄養量は充足できていないため，今後はEN増量を目指す．

📖 略語

◆**AC**
上腕周囲長：
arm circumference

◆**ACS**
急性冠症候群：
acute coronary syndrome

◆**AMA**
上腕筋面積：
arm muscle area

◆**AMC**
上腕筋囲長：
arm muscle circumference

◆**BEE**
基礎エネルギー消費量：
basal energy expenditure

◆**BMI**
体格指数：
body mass index

◆**IBW**
理想体重：
ideal body weight

◆**LOM**
栄養障害高リスク症例：
likelihood of malnutrition

◆**MRSA**
メチシリン耐性黄色ブドウ
球菌：methicillin-resistant
Staphylococcus aureus

◆**ONS**
経口栄養補助剤：oral nutri-
tion supplementation

◆**PPN**
末梢静脈栄養：peripheral
parenteral nutrition

◆**TSF**
上腕三頭筋部皮下脂肪厚：
triceps skinfold thickness

（別紙様式5の2）

栄養治療実施計画 兼 栄養治療実施報告書

患者氏名	てすと01	患者ID	00000001	性 ：男・女	年齢 44 歳	生年月日： 1973/12/15	入院日	
病棟	2号館5階東	主治医		NST患者担当者			初回回診日	2018年04月23日

NST回診 実施者名	医師	テスト医師	看護師	テスト看護師	薬剤師	テスト薬剤師	管理栄養士	テスト管理栄養士
実施者								
NST回診 実施者名	歯科医師	テスト歯科医	臨床検査技師	テスト技師	PT・OT・ST MSWほか		NST専従者 氏名	テスト専従者

現疾患	先天性胆道拡張症	褥瘡	なし あり（　　　　　　）	嚥下障害	なし あり（　　　　）	前回回診日	2018/04/05
その他の 合併疾患※1		感染症	なし あり（　　）	社会的 問題点	なし あり（　　）	回診日	2018/04/12

身長	148 cm	現体重	55 Kg	BMI：	25 kg/m²	標準体重 (BMI=22)	48 Kg	通常時体重	49 Kg

栄養評価	実施日	主観的栄養評価	アルブミン	リンパ球数	ヘモグロビン	中性脂肪	トランスサイレチン (TTR：プレアルブミン)	総合評価 (栄養障害の程度)
	2018/04/10	良・普通・不良	2 g/dL	1470 /mm³	7.5 g/dL	187 mg/dL	mg/dL	厚・軽厚・中等度・軽度
前回（ 2018/04/04 ）との比較			改善・不変・増悪	改善・不変・増悪	改善・不変・増悪	改善・不変・増悪	改善・不変・増悪	改善・不変・増悪

栄養管理法

経口栄養	☑ 普通食 □ 咀嚼困難食 □ 嚥下障害食 （濃厚流動食・経腸栄養剤）	経腸栄養※2	□ 経鼻（　　　　） □ 胃瘻（　　　　） □ 腸瘻（　　　　）	経静脈栄養	□ 末梢静脈栄養 □ 中心静脈栄養 （鎖骨下・ソケイ部・PICC・リザーバー）
栄養投与法の推移 （前回との比較）	中心静脈栄養→ 末梢静脈栄養	経静脈栄養→ 経腸栄養	経腸栄養→ 経口栄養	経腸栄養→ 経口栄養	経口栄養→ 経腸栄養	終口栄養→ 経静脈栄養	経腸栄養→ 経静脈栄養

投与組成・投与量（異常を認める栄養素について記載）

	水分量 (ml/日)	エネルギー (kcal/日)	蛋白・アミノ酸 (g/日)	脂質 (g/日)	糖質 (g/日)	ビタミン （　/日）	電解質 （　/日）	その他 (微量元素など)
前回栄養管理 プラン※3	必要水分量 	必要エネルギー 1951	必要蛋白(アミノ酸) 63	必要脂質量 54	必要糖質量 303	一般推奨量	必要電解質量 一般推奨量	必要量 一般推奨量
実投与量	1610	58	31	190	一般推奨量	一般推奨量	一般推奨量
投与バランス※4	概ね妥当	概ね妥当	概ね妥当	概ね妥当	概ね妥当	概ね妥当	概ね妥当	概ね妥当
新規栄養管理 プラン	必要水分量 上記プラン継続	必要エネルギー 上記プラン継続	必要蛋白アミノ酸 上記プラン継続	必要脂質量 上記プラン継続	必要糖質量 上記プラン継続	必要ビタミン 上記プラン継続	必要電解質量 上記プラン継続	必要量 上記プラン継続

栄養管理上の 注意点・特徴※5	常食(ハーフ)＋エンジョイゼリー＋ONS／朝夕　昼は持ち込み食 パレプラス500ml

活動状況・評価

他チームとの 連携状況	嚥下障害チーム （あり　なし）	褥瘡対策チーム （あり　なし）	感染対策チーム （あり　なし）	緩和ケアチーム （あり　なし）	その他のチーム 呼吸サポート チーム

治療法の総 合評価※6 【②】 ①改善 ②不変 ③増悪	【評価項目】※7 1. 身体的栄養評価：　改善度　5・4・3・2・1（改善項目：　　　） 2. 血液学的栄養評価：　改善度　5・4・3・2・1（改善項目：　　　） 3. 摂食・嚥下状態：　改善度　5・4・3・2・1 4. 褥瘡：　　　　　　改善度　5・4・3・2・1 5. 感染・免疫力：　　改善度　5・4・3・2・1 6. 創傷治癒：　　　　改善度　5・4・3・2・1 7. 早期離床：　　　　短縮度　5・4・3・2・1（離床までの期間：　　　） 8. 在院日数：　　　　短縮度　5・4・3・2・1	コメント※8【入院中・転院・退院】： 病状の変化に注意し細かく確認する

※1：褥瘡・嚥下障害・感染症以外で、栄養管理に際して重要と思われる疾患を優先的に記載すること。

※2：投与速度と形状（半固形化の有無など）を含めて記載すること。

※3：初回時には記載を要しない。

※4：栄養管理の上で特に注意を要する点や特徴的な点を記載すること。

※5：必要に応じ患者及び家族等に確認し、提供している食事・薬剤のみではなく、間食等の状況を把握した上で、体内へ入った栄養量を記載するよう努めること。

※6：栄養療法による効果判定を総合的に行うこと。【　】内には、①～③のいずれかを記載すること。

※7：評価項目中変化があった項目を選択し、程度を「5：極めて改善」「4：改善」「3：不変」「2：やや悪化」「1：悪化」の5段階で記載すること。また、改善項目の詳細も記載すること。

※8：治療評価時の状況として「入院中」「転院」「退院」のうちいずれか一つを選択し、栄養治療の効果についての補足事項や詳細を記載すること。特に、「転院」又は「退院」の場合にあっては、患者及び家族に対して今後の栄養管理の留意点等（在宅での献立を含む。）について丁寧な説明を記載するとともに、転院先又は退院先で当該患者の栄養管理を担当する医師等に対し、治療継続の観点から情報提供すべき事項について記載すること。

図1 栄養サポートチームの場合の栄養治療計画および栄養治療実施の記録

（厚生労働省医政局：平成30年医科診療報酬様式を活用した計画兼報告書の作成例）

6 栄養ケア計画のモニタリング・評価

1 はじめに

　栄養ケアプランは管理栄養士を中心に多職種で進められ，立案されたプランは食事を中心とした総合的な栄養法によって実践される．しかし，以下に述べる要因によって当初の計画を変更すべき場面に遭遇することは多い．自然な臨床経過の結果を待つのではなく，計画的に方針の修正を進めることで合理的かつ有効な栄養療法を進めることができる．本項では，影響する因子の評価について述べる．

2 栄養ケアに影響する要因

❶ 病状の変化

　高齢者は複数の疾患に罹患していることが多く，日常の管理が必要となっているが，疾患の経過が変化し，同じ栄養ケアを続けているとかえって不都合を生じることもある．

❷ 栄養摂取・吸収・代謝の変化

　前述の病状変化や加齢などにより，摂食嚥下機能が低下すると身体へ投与すべき栄養素の量が不足したり内容に偏りが現れたりする．精神神経的な変化で食欲が低下し，咀嚼嚥下機能の低下で摂食量が減少することは多いが，同じく影響力が大きいのは腸管の機能であり，術後の腸管長の変化や再建方法，麻痺性腸閉塞等の機能的変化による吸収障害はケアプランの修正を余儀なくさせる．また，耐糖能や肝機能の状態を考慮したケアプランの修正も必要となることが多い．

❸ 療養環境の変化

　施設の設備条件が摂取直前の準備調理や頻回の洗浄に向いていない場合はパッケージからそのまま摂取できるような準備やパッケージ商品を購入したりする工夫が要求され，清潔操作が困難な環境では静脈栄養を避けるべきである．さらに大きく影響するのはケアを担当する人の条件であり，看護師やヘルパー，家族の看護，介護時間や管理基準に合わせたケアプランが必要となる．

❹ 対象者の将来的方向性の変更

　病状や年齢などを考慮し，療養の方向性を関係者で話し合い，患者本人の尊厳を守った結果，方針が変化することがある．

3 モニタリング

　病状へ悪影響を及ぼしたり対象者の尊厳を損ねることがないように，当初立案した栄養ケアプランが期待した効果を示しているか否かについて，それぞれの現場で可能な方法を用いて監視しなければならない．

❶ 栄養計画のモニタリング

　栄養計画の実施後に，計画した経口，経腸栄養，経静脈栄養などの栄養治療が計画通りに実施されているか，また計画どおりに行われた経過で，病態の変化や栄養状態に問題が生じていないか等を観察することを栄養計画のモニタリングという．

モニタリングすべき項目とその方法

①モニタリングを行う項目として，経口摂取の場合はその喫食率と主食，主菜，補助食品ごとの喫食量の違い，消化機能や嚥下機能などに応じた食事形態の適否，嗜好の変化，発熱

表1 モニタリングを行うべき様々な栄養指標

静的栄養指標	動的栄養指標
1. 身体計測指標	1. 血液・生化学的指標
1)身長・体重 　①体重変化率　②%平常時体重　③身長体重比 　④%標準体重　⑤body mass index（BMI） 2)皮厚：上腕三頭筋部皮厚 3)筋囲：上腕筋囲．上腕筋面積 4)体脂肪率	1)Rapid Turnover Protein 　①トランスフェリン　　②レチノール結合たんぱく 　③トランスサイレチン（プレアルブミン） 　④ヘパプラスチンテスト 2)たんぱく代謝動態 　①窒素平衡　②尿中3-メチルヒスチジン 3)アミノ酸代謝動態 　①アミノグラム　②Fischer比　③BTR
2. 血液生化学的指標	2. 間接熱量計
1)TP，Alb，T-cho，ChE 2)クレアチニン身長係数 3)血中ビタミン，微量元素 4)末梢血中総リンパ球数	1)安静時エネルギー消費量 2)呼吸商 3)糖利用率
3. 皮内反応：遅延型皮膚過敏反応	

や嘔吐，誤嚥，浮腫や脱水の有無，排便の量および形状，排尿状況，経腸栄養剤投与に伴う合併症の観察，経静脈栄養の場合は感染性合併症の有無やルートのとり方，すべての栄養計画に共通してモニタリングすべき項目として，体重の変化，骨格筋量や体脂肪量などの体組成，筋力，血液検査の変化などの推移を評価する．

②経腸栄養ルートにて栄養剤の投与を行っている場合には，腸管の蠕動運動が十分に行われているか胃内残留量を定時的に評価しながら，胃内の栄養剤の残留量（胃管への逆流による戻り）を再評価する．例えば，24時間の持続投与の場合であっても7時間注入ごとに1時間程度経腸栄養を止め（クランプし），栄養剤が吸収できずに胃内に逆流していないかを評価する．胃管から200mL以上の栄養剤が吸引される場合など，栄養剤の胃内残留量が多い場合は栄養剤を投与している経腸栄養チューブの留置先を胃内から十二指腸まで伸ばすか，栄養剤の投与速度を減速し，流量を加減しながら経過を再評価していく．

③便秘の有無や水様便や泥状便など，消化吸収の適否を判断するために，排便量と便性状をモニタリングすることが不可欠である．

モニタリングにおける栄養指標

モニタリングに用いる客観的な評価指標には，静的栄養指標，動的栄養指標，総合的栄養指標がある．

①静的栄養指標は，急激に変動しない栄養指標である．栄養状態の短期間の変化を評価することは困難であるが，普遍的な栄養状態を把握できる．静的栄養指標が著しく障害されている場合は，長期にわたって栄養不良が持続していて，著しい栄養障害に陥っている可能性がある．

②動的栄養指標は，急激に変動する栄養指標である．普遍性には欠けるが，現時点あるいは1週間以内の栄養状態の変化をリアルタイムに把握することができる．したがって，現在行っている栄養管理の効果を評価するのに適している．

より詳細な栄養障害の程度を把握するために，静的栄養指標と動的栄養指標(表1)をともに測定して評価することが重要である．

単独の指標ではなく，複数の栄養指標を組み合わせて，外科手術を受ける患者の手術危険度や予後を推定する数式が考案されている(表2)．1980年にアメリカのBuzbyらが消化器手術を受ける患者を対象とした栄養指数を提唱したことがはじまりで，その後，わが国でも胃がん患者，食道がん患者，ステージⅣの消化器がん患者などを対象とした栄養指数が示されている．これらの指数は臨床現場で用いられ，術後合併症の発生防止や回復の目安として使用されている．

表2 複合的なモニタリングを行うべき様々な栄養指標

①消化器手術の予後予測指数（PNI）＝Buzby，1980
PNI＝158－（16.6×Alb）－（0.78×TSF）－（0.2×Tf）－（5.8×DCH） PNI＜40；low risk　　　40≦PNI＜50；intermediate　　　50≦PNI；high risk
②胃瘻患者に対する栄養学的手術危険指数（NRI）＝佐藤真，1982
NRI＝（10.7×Alb）＋（0.0039×TLC）＋（0.11×Zm）＋（0.044×Age） 60≦NRI；low risk　　　NRI≦55；high risk
③食道がん患者に対する栄養評価指数（NAI）＝岩佐正人，1983
NAI＝（2.64×AC）＋（0.6×PA）＋（3.76×RBP）＋（0.017×PPD）－53.8 60≦NAI；good　　　NAI＜40；poor
④ステージIV消化器がん患者に対するPNI＝小野寺時夫ほか，1984
PNI＝（10×Alb）＋（0.005×TLC） PNI≦40；切除・吻合禁忌　　　40＜PNI；切除・吻合可能

PNI：prognostic nutritional index　　　NRI：nutritional risk index　　　NAI：nutritional assessment index

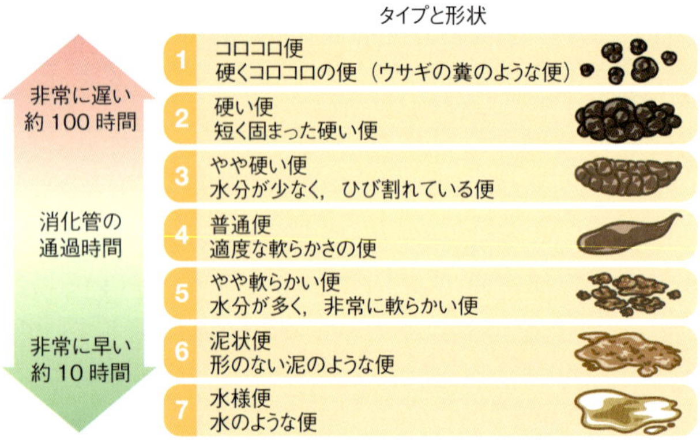

図1

便の種類（ブリストル便形状スケール）

(Longestreth GF et al：Functional bowel disorders. Gastroenterology 130(5)：1480-1491，2006より引用)

エネルギー基質のモニタリング

呼気ガス分析装置を用いた間接熱量測定により，栄養素の燃焼で消費される酸素消費量と炭酸ガス産生量を測定し，酸素消費量と炭酸ガス産生量の比を求めることで，その時点でエネルギー基質として何が燃焼しているか（RQ：呼吸商）を判断できる．

通常0.7から1.0の間で変化し，「0.7では脂肪」が，「1.0では糖質」が燃焼していることを示す．健常者では通常，糖質優位の燃焼パターンを示すが，飢餓状態・肝硬変・糖尿病など異化亢進状態では内因性の脂肪が動員され脂肪優位の燃焼パターンを示す．

便のモニタリング

便性状のモニタリングには，評価が異なることがあってもブリストル便形状スケール（図1）やKing's Stool Chartなどの再現性の高い評価方法を用いる．

下痢便や泥状便が続いている場合は，①細菌性の下痢であるのか，②浸透圧性の下痢であるのか，③小腸絨毛の萎縮に伴う消化管吸収能の低下によるものか，④膵外分泌機能の低下による脂肪の消化不良であるのか，⑤食物繊維の不足に伴う便塊形成の不良であるのか，⑥急速な腸管への輸送に伴う吸収不良によるものか，⑦緩下剤などの過剰な投与がないか等，便性に影響を与えた要因を評価し，要因に見合った調整を行う必要がある．

4 評価項目

病院では医学的評価が行いやすく，特に血液

尿検査等が院内の機器で行えるが，慢性期疾患の療養を行う施設や老人ホーム，在宅医療現場では，やや困難である．しかし，それぞれの現場で行える方法を駆使し，状況を把握する努力が必要である．モニタリングで得られた結果が的確に評価されるためには，一人で判断をせず，複数の多職種で話し合い，間違ったり感情によって左右されることがないように配慮する必要がある．

❶ 栄養状態の評価

それぞれ有効性と並んで安全性の評価が必要である．
①量，重さ
・体重
　身長別(BMI)，年齢別，性別等で評価
　身体組成(上腕筋囲等，インピーダンス法による測定，DXAによる測定)
・上記体重の変化
・血液中の物質の量(血清アルブミン値，血清トランスサイレチン値，血清コリンエステラーゼ，末梢血中リンパ球数等)
②長さ，距離
・速度(例：一定時間に歩ける距離)
・速度の変化
③機能
・表情
・会話の状況(滑舌等)
・細かい動き
・活動性：原因にかかわらず本人の活動性の変化を確認することで，電解質異常などの併発症が発見できる可能性がある．

❷ 栄養方法の評価

それぞれ有効性と並んで安全性の評価が必要である．
①誤嚥の危険性
・発熱や酸素飽和度，頻脈など
・むせの有無
②下痢や便秘，腹部膨満など
③経管栄養カテーテルや静脈栄養カテーテルの

異常(逸脱，位置異常，カテーテル挿入部皮膚の異常等)

❸ 社会的な変化の監視

以下について確認する．
①気分の変化
②表情の変化
③考え方の変化
④治療方針や療養の方法に関する本人と家族など関係者の考え方

5 まとめ

一般の食事とは異なり，医療や介護が介入することが多い栄養ケアプランでは，その効果の状況把握と有害事象の発見を目的としたモニタリングとその評価が必須である．

📖 略語

◆BMI
体格指数：body mass index

◆DXA
二重エネルギーX線吸収測定法：
dual-energy X-ray absorptiometry

◆PNI
予後推定栄養指数：
prognostic nutritional index

◆NRI
栄養学的手術危険指数：
nutritional risk index

◆NAI
栄養評価指数：
nutritional assessment index

◆RQ
呼吸商：respiratory quotient

引用・参考文献

1) 本田佳子編：新臨床栄養学栄養マネジメント，第3版，医歯薬出版，2016
2) 日本静脈経腸栄養学会編：静脈経腸栄養ハンドブック，南江堂，2017
3) Longstreth GF et al. Functional bowel disorders. Gastroenterology 130(5)：1480-1491, 2006

7 栄養指導法

患者の疾病の治療にかかわる栄養問題を解決するため，食行動の変容・維持を通して，栄養状態の改善，および病態の維持・改善に導く教育的な指導を行うことを，栄養指導という．

疾病の治療を目的とした，管理栄養士による栄養指導では，患者やその家族を対象として，具体的な食事量の目安，食形態，調理における工夫，あるいは栄養食事療法を補助する特殊食品に関する情報提供などが行われる．

患者や家族が理解しやすく，また継続しやすい工夫を提示していくことが重要である．

1 目標設定と患者の栄養評価

❶ 栄養指導の前に行う栄養指導計画

患者の病態，薬物療法，医師の治療方針や治療計画，その他の指示事項などを事前に確認したうえで，患者の体格や活動量に見合った目標エネルギー量，塩分量など，栄養管理に関する目標を設定する．目標に基づいて，可能な範囲で指導計画を練っておくことが重要である．

主治医により栄養指導の依頼がある場合，指示された事項と異なる提案などがある場合には，主治医や担当看護師と栄養計画について事前に話し合いを行い，指導内容のすり合わせを行う必要がある．

❷ 食事記録など食生活状況の調査

事前に検討する栄養計画では，疾患の特性や現在の病態において，その療養上，必要なことが計画されている．一方，療養において病態の悪化を招くような食事量や食べ方をしていないかなど，患者の食事状況にかかわる食生活調査を行い，栄養計画に加味していく必要もある．

患者の食生活の実態を知るための調査方法としては，アンケートにより食習慣を申告してもらう方法，朝昼夕の具体的な食事内容を記録して持参してもらう方法，管理栄養士が直接聞き取りを行う調査方法などがある．

食事内容の記録では，主食・主菜・副菜の品数，食品の種類，料理の内容，嗜好品(菓子や酒類)などの食事摂取状況を，客観的に振り返りながら記入してもらう．

食生活のアンケートや食事記録を行うことにより，医療者側は，患者の食生活の一部を知ることができ，どのような食事内容や食べ方をしているのか，習慣性も含めて確認することができる．

食事状況の調査の視点

食事記録や聞き取り調査時に注意すべきなのは，患者が自らの食事量を「多くないはず」と思い込む場合である．また，摂取した食品を忘れてしまうこともある．これらは食事量の過少評価・申告，食事記録への記載もれにつながる．さらに患者は，一部の菓子や清涼飲料水などが栄養量に大きな影響を及ぼすことを認識していないこともある．例えば，ケーキは菓子類と認識していても，菓子パン類が菓子類に準ずる食品であることを認識していないなどの「認識のずれ」が生じやすい．

このような認識のずれを最小限に抑え，実態に近い食事調査を行ううえでは，より具体的な量を，フードモデルや実物大写真などによって提示して，明確な量を示しながら，確認することが重要である．

嗜好品類に関する認識のずれについては，具体的な菓子類や清涼飲料水の写真などを提示し，該当するものを食べる頻度などを明確に聞き取り，食事記録に書き足していく．

このような働きかけによって患者は，自分の食習慣の「ずれ」や「くせ」を客観的に認識できる

ようになり，思い込みに伴う影響，および自己認識していた課題の両方を，自ら見直すことにつながる．

食事記録を通して，自分自身の食生活を可視化することで，患者は食生活が，病態の変化，体重や血液検査の結果などにどのような影響を与えているかを，客観的に認識することができる．このような治療法を認知行動療法というが，これにより患者は，食事内容をスムーズに見直していくことができる．

「聞き上手」になることが重要

患者の一言一言に，性格や生活背景を知るヒントが隠れている．相手と同じ目線に立って，できることを選択させて，段階的に進めていく．

医療者と患者の双方が，患者自身の日々の食事量や食事内容，生活リズムなどについて，適切に把握しなければ，患者個人が実践しやすい食事計画を提案することはできない．栄養指導を行う際には，患者や家族からの食生活を十分に聞き取れるよう，「聞き上手」になる姿勢が重要である．

❸ 患者教育の考え方

栄養指導を介した患者教育は，単なる知識の習得が目的ではなく，患者やその家族が，自己管理をうまく行えるようになることが重要である．適切な患者教育により，栄養療法の種類とその意味を理解することは，患者の不安を取り除くこと，栄養療法に対する心構えをもつことにつながる．

慢性疾患などでは，食事管理を長期にわたって継続する必要があるため，患者が治療を中断することなく，栄養食事療法を含めた治療を継続できるよう，食事管理を継続することの重要性について，動機づけと支援を続けていくことが大切である．

効果を高めるうえでの要因分析，継続性を向上させるための目標設定

効果的で継続性のある食事管理を行うには，患者個人に特有な食習慣の問題点や要因などを把握するとともに，患者にとって強みとなる要因，その阻害要因を評価する必要がある．

さらに，患者や家族が何を知りたいか，どのように進めていきたいと願っているかを聞き取り，患者や家族の意向も十分に理解しながら，患者自身が「これならできそうだ」と前向きな姿勢になれるよう，目標設定する．

例えば，菓子や清涼飲料水などの嗜好品を習慣的に摂取している場合，「菓子や清涼飲料水は摂らない」という目標は，実行困難な目標である．しかし，「無糖や低カロリー食品で代替しながら減らしていく」「食べる間隔・曜日や量を決めて減らす」「買い置きはしない」などの目標は実行されやすく，望ましい目標であるといえる．

効果的な指導媒体の活用

栄養食事療法の考え方や，摂取目安量などの重要な知識を正しく理解し，必要な時に確認して思い出せるように，理解度・到達度に応じた教育資材（テキスト，資料，食品摂取目安量表，献立集など）を配布することが望ましい．

食品量については，「何g」といった指導だけではイメージできない場合が多いため，実際の病院食と献立をもとにした情報提供や，フードモデルを用いた摂取量の把握や指導を行うことが効果的である．

惣菜や外食，宅配食などを必要とする患者には，目的に応じた個別の資料を配布し，具体的な目標量や選び方を例示しながら説明することが必要である．テキストや資料に関して，書籍やパンフレットだけでなく，スライドや動画，実習など患者が理解しやすい学習方法を活用することが重要である．

❹ 限られた時間で食事状況の聞き取りから栄養評価までを適切に行う工夫

医療者は，限られた時間のなかで，患者の食習慣を把握し，さらに患者や家族の疑問や質問に答えながら，食行動変容へ向けた提案事項をわかりやすく伝えていく必要がある．

個人栄養指導は，診療報酬における加算指導を行う場合，初回指導で30分，継続指導で20分以上行うこととされている．しかし臨床にお

いては，栄養指導の対象とすべき患者数に対して，栄養指導を行う管理栄養士の人員が不足していることが多いため，これらの時間以上に指導時間を費やして，栄養指導を行うことはできない場合が多い．

外来指導では，診療科の医師や看護師と相談・協力して，診療科窓口で食事記録用紙を配布してもらうなどの方法も，1つの方法となりうる．

多職種連携の栄養管理により，聞き取り時間を効率的に省くとともに，その時間を患者教育にあてていくことが望ましい．

❺ 継続的な栄養指導の進め方

食行動の変容が実施され，治療経過が改善に向かってくると，患者には逸脱や再発（望ましくない食行動の習慣化）のリスクが高まってくる．これらのリスクを軽減し，あるいは望ましい食行動への回復につなげるためには，栄養指導を「継続的に」実施することが，必要不可欠となる．

継続的な栄養指導を行う場合，主に外来にて実施されるため，負担の少ない通院計画となるよう，医師の診察や臨床検査などで患者が来院する予定日に合わせて行うことも考慮する．患者によっては，1日中病院内に滞在することを望まない場合もあり，この場合は他の診療と重ならない日を提案する必要があるため，患者や家族と相談して，継続指導の計画を立てていく．

継続的な指導を行う場合には，次回の栄養指導の際に食事状況を聞き取る時間を短縮するため，食事記録用紙を持参してもらえるよう，指導終了後にあらかじめ記録用紙を配布しておくことも，望ましい方法の1つである．ただし，必ずしも具体的な摂取量を詳細に記載しなくてもよいこと，食品の組み合わせ内容や大まかな量が確認できる程度でも十分効果的であることを伝えたうえで，配布することが望ましい．

食事記録を記載することに抵抗感を示す場合は，携帯電話のカメラで数日分の食事の写真を記録してもらうなど，無理強いはせずに可能な範囲で促してみる．患者に応じた実行しやすい方法を，患者本人と相談しながら提案することが望ましい．

2 栄養指導における患者へのアプローチ方法

❶ 個人栄養指導（図1）

個人栄養指導は，管理栄養士と患者（または家族）が，一対一でかかわる指導方法である．患者個人に特有な食生活上の問題点などに応じて，具体的な摂取目安量，より実践しやすい方法を考え，提案することができる．

患者の生活リズム，食事摂取量，菓子類や酒類などの嗜好品の摂取状況，外食の内容や頻度，調理能力，経済性などの情報を収集し，無理な生活変化をきたさないよう十分配慮しながら，理解力や実行力を加味した食事管理方法を提案する．

また患者が，病態・治療方針・具体的な食事量をどの程度理解できているか，疑問や不安がないか，継続していくうえでの意欲や理解は得られているかなどについて，指導中に適宜確認しながら，その反応に応じた指導が行える．さらに，提案を複数用意し，患者にその中から実践できそうだと感じた方法を選択させることで，より前向きに食事管理に取り組めるアプローチも可能となる．

個人栄養指導には，個人のプライバシーに配慮した空間を提供する必要がある．このような空間では，患者に疑問や不安がある場合には，それらをより引き出しやすくなるが，後述する集団栄養指導に比べると，人手や手間がかかる．

❷ 集団栄養指導

集団栄養指導では，対象となる疾患の治療に関する一般的な知識や，参加者に共通して必要なその他の知識について，一斉指導ができるため，人手や時間を省くことができ，効率的な指導が可能となる．

■**患者のプロフィール**
　54歳，女性．無職．糖尿病，脂質異常症，脂肪肝の既往歴あり．

1. 患者の背景
　障害のある長女への支援を行うため，現在無職で，在宅療養中．時間をもて余して，空腹感がない場合であっても，ダラダラと間食していた．
　糖尿病を指摘されていたが，病識不足，および意志の弱さから，食事管理には至っていなかった．運動施設に通っていた時期もあったが，腰痛を理由に今は行っておらず，全体として活動量が低いことがうかがえた．

2. 指導導入時の状態
　体重87.3kg（体脂肪率45.6%，BMI 31.7，%IBW（標準体重比）144%）．
　肥満症を呈し，摂取カロリーは約2,100kcal/日．

3. 食事の問題点
　朝食は主食および主菜の過剰，昼食は欠食が目立ち，栄養代謝の低下に影響している．夕食は主食が欠食で，代わりに主菜が増加しているなど，誤った知識に伴う，偏食習慣がある．
　食事記録より，最も過剰な摂取傾向が確認されたのが，果物の過食である．1日の摂取目安量の10倍以上の摂取に至る場合があり，糖質の過剰摂取が顕著に示唆された．
　加えて，揚げ物の摂取量，「あれば口にしてしまう」との発言があった菓子類摂取を含め，種々の食品の総合的な過食偏食を背景として，糖質および脂質の過剰摂取に至り，インスリン抵抗性を招いたと考えられた．

■**患者へのアプローチ**
●**患者の病識がある場合**
　問題患者は病識はあり，問題意識は有しているが，栄養管理の知識がなく，適切な行動が行えていない．
→①具体的な摂取量を示す．
　②調理の工夫を説明する．

●**患者の病識が不十分な場合**
　問題意識がなく，栄養管理の必要性を感じていないため，行動していない．
→①いきなり栄養指導を行うのではなく，生活上の聞き取りを優先して，病気に対する不安や考えを聞くことから始める．
　②病態と栄養・食事の関係性を説明する（※無理に話を聞いてもらおうとしないことが重要）．

■**栄養指導の実際**
A（アセスメント）：
・問題意識はあるため，目標設定（体重1kg減/月）を行い，体表面積と活動量に見合った必要量に改善する意義と方法について根拠を説明し，食事量により影響を受ける検査項目の管理目標を伝え，行動変容への動機づけを行う．

P（プラン）：
・1日の食事摂取目安量について，具体的な食材ごとの目安量を示し，概ねの適正量を把握しておくよう指導する（目標カロリーを1,500kcalに設定）．
・動機付けのため，食事記録を勧め，1日の主菜の品数，油料理の回数などを振り返るよう勧める．
・食材ごとの脂質含量の違いを目で理解させ，脂質の少ない食材選びや調理上の工夫を説明する．
・果物の買いだめは中止するよう促し，食物繊維の摂取による代替案を示し，摂取量を補正するよう指導する．

図1 栄養指導の事例

　集団栄養指導は，初めて栄養食事療法を開始する場合の初期教育の場としても利用できるが，やや上級者向けに，より具体的な内容に絞ったテーマ別教育も行える．また，同じ治療を行う患者同士にとっては，仲間づくり，体験談の共有，治療への意欲向上などの機会にもなることから，医療者から情報提供を受ける場合とは異なる相互作用も期待できる．

　一方，集団栄養指導は，教室や公開講座などの形態で，10～100人以上の患者に対して行うため，参加者個人の病態の違い，予備知識・理解度の違いに応じた指導は行いにくい．そのような場合，不安の解消，そして仲間づくりや体験の共有などにつながるよう，可能な限り，討論を含む患者参加型の指導を行うことが望ましい．

　情報提供を確実に行うためには，興味をひく教材を提供したり，参加人数に応じた大きさの場所などを確保することも必要である．

引用・参考文献
----
1) 厚生労働省：日本人の食事摂取基準2015年版
　　https://www.mhlw.go.jp/stf/seisakunitsuite/bunya/kenkou_
　　iryou/kenkou/eiyou/syokuji_kijyun.html（2018年7月閲覧）
2) 日本糖尿病療養指導士認定機構編著：糖尿病療養指導ガイドブック，メディカルレビュー社，2015
3) 坂本元子編：栄養教育論，p138-145，第一出版，2006

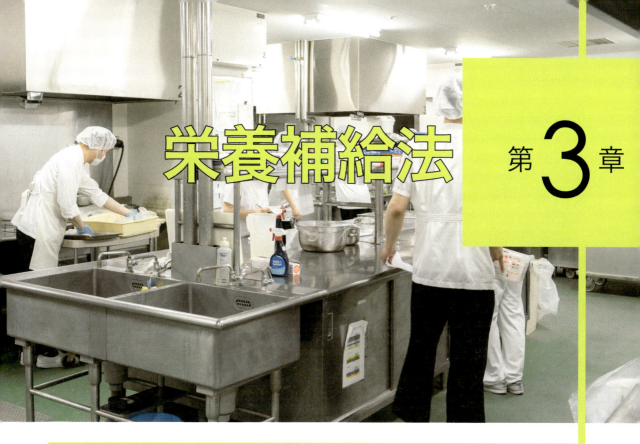

第3章 栄養補給法

CONTENTS
1. 栄養補給法とは
2. 静脈栄養法の実際
3. 経腸栄養法の実際
4. 経口栄養法の実際

1 栄養補給法とは

1 栄養補給の方法

　栄養補給の種類としては，経腸栄養(EN)と静脈栄養(PN)がある(表1)．

　経腸栄養には，口から飲んだり食べたりする経口栄養と，経管栄養がある．経管栄養は，経鼻アクセスや，消化管瘻アクセス(胃瘻，空腸瘻，PTEG)などを用いて，経腸栄養剤を投与する．

　静脈栄養には，末梢静脈内に栄養素を投与する末梢静脈栄養(PPN)と，中心静脈にカテーテルを留置して栄養素を投与する中心静脈栄養(TPN)がある．

表1 栄養補給の方法

種類	方法	
経腸栄養 (EN)	経口栄養	
	経管栄養	経鼻アクセス：経鼻胃管アクセス，経鼻幽門後アクセス
		消化管瘻アクセス：胃瘻，空腸瘻，PTEG
静脈栄養 (PN)	末梢静脈栄養(PPN)	
	中心静脈栄養(TPN)	

77

消化管機能のアセスメント，すなわち消化吸収能が十分機能しているか，どのレベルから消化管が機能しているのか，などを評価し，さらに栄養補給の必要な期間を想定して，補給方法を決定する．その際，誤嚥の有無，全身状態，基礎疾患などを考慮して，個々の症例において最も生理的な栄養補給法を選択することが大切である．

2 栄養補給法の選択基準

栄養療法の大原則は，"When the gut works, use it！（腸が働いているなら，腸を使おう！）"である．腸が機能しており，安全に使用可能であれば，原則的に経口栄養，経腸栄養を施行する（図1）．

❶ 経口栄養，経腸栄養

経口摂取が可能で，摂取量が少なければ，まずは経口からの経腸栄養剤内服などによる栄養補助を考慮する．

嚥下障害などで栄養が口から摂取できない場合は，経管栄養を選択する．

栄養補給が一時的，短期間の場合は，鼻から胃や十二指腸，空腸にカテーテルを入れ，経鼻カテーテルからの栄養法を選択する．

期間が4週間以上の長期になる場合は，胃瘻，腸瘻からの栄養法を選択することが勧められる．

❷ 静脈栄養法

腸閉塞や高度の下痢症など消化管の機能が侵されていて，消化管が安全に使用できない場合は，やむを得ず静脈栄養法を選択することになる．

静脈栄養は，腸が機能していない場合で，①腸を使った栄養法である経口栄養，経腸栄養が困難な場合，②消化管が安全に使用できない場合，③静脈からの栄養補給が有利な場合，などが適応である．静脈栄養法は，2週間未満の比較的短期間の場合にはPPNが，2週間以上の長期の場合には，TPNを選択するのが原則となる．

❸ ガイドライン

米国静脈経腸栄養学会（ASPEN）の栄養療法のアルゴリズムでも，消化管機能が維持され，消化管が使用可能であり，経腸栄養が禁忌であるような病態でない限り，経腸栄養を選択すべきであるとしている（図2）[1]．そして，経腸栄養の禁忌として，汎発性腹膜炎，腸閉塞，難治性嘔吐，難治性下痢，腸管虚血などが挙げられている．なお，このアルゴリズムで注目すべきは，栄養補給からの離脱の際の方針も示されているところである．

日本静脈経腸栄養学会（JSPEN）のガイドラインにおいても，「腸が機能している場合は，経腸栄養を選択することを基本とする」とされ，「経腸栄養が不可能な場合や，経腸栄養のみでは必要な栄養量を投与できない場合には，静脈栄養の適応になる」と記載されている[2]．

3 経腸栄養と静脈栄養

静脈栄養と経腸栄養の違いは，消化管を使用

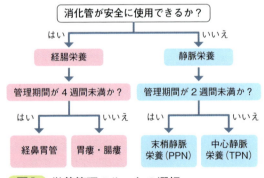

図1　栄養管理のルートの選択

(ASPEN Board of Directors : Guidelines for the use of parenteral and enteral nutrition in adult and pediatric patients. JPEN 17(suppl) : 1SA-52SA, 1993を改変)

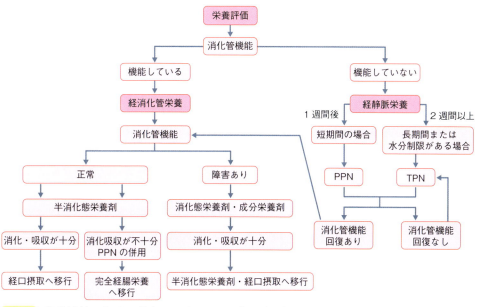

図2 栄養補給のための投与ルートのアルゴリズム（ASPEN）

(ASPEN Board of Directors and Clinical Guideline Task Force : Guidelines for the use of parenteral and enteral nutrition in adult and pediatric patients. JPEN 26(Suppl 1) : 1SA-138SA, 2002を改変)

するか否かにある．消化管を使用することの利点としては，①腸管粘膜の維持（腸管粘膜の萎縮の予防），②免疫能の維持，バクテリアル・トランスロケーション（bacterial translocation）の回避，③代謝反応の亢進の抑制（侵襲からの早期回復），④胆汁うっ滞の回避，⑤消化管の生理機能の維持（腸蠕動運動，消化管ホルモン分泌），などが挙げられる（表2）[3]．

❶ 腸管粘膜の維持

絶食で静脈栄養時には，腸管を使用しないため，腸管粘膜に一種の廃用性萎縮が生じる．腸管内栄養により，腸管粘膜の萎縮は防止することができる．

❷ バクテリアル・トランスロケーションの回避

腸管内には多数の細菌が存在しているが，腸管はこれらが体内に侵入するのを防ぐ物理的，免疫学的なバリア機能を有している．バクテリアル・トランスロケーションとは，この腸管のバリア機能が何らかの原因で破綻し，腸管内の細菌やその毒素が粘膜や粘膜固有層を通過し，腸間膜リンパ節や血液などの体内に侵入する現象をいう．

静脈栄養で，消化管を使用していないと，腸粘膜の萎縮に伴い，そのバリア機能が失われて，バクテリアル・トランスロケーションが起こると考えられている．一方，経腸栄養では，腸のバリア機能，免疫能が維持され，バクテリアル・トランスロケーションが回避できると考えられている．

表2 経腸栄養法の利点（静脈栄養法との比較）

1. 腸管粘膜の維持（腸管粘膜の萎縮の予防）
2. 免疫能の維持，バクテリアル・トランスロケーションの回避
3. 代謝反応の亢進の抑制（侵襲からの早期回復）
4. 胆汁うっ滞の回避
5. 消化管の生理機能の維持（腸蠕動運動，消化管ホルモン分泌）
6. カテーテル関連血流感染症（CRBSI），気胸などのTPN時の合併症がない．
7. 長期管理が容易である．
8. 廉価である．

❸ 代謝反応の亢進の抑制

生体は侵襲を受けると，それに対する全身反応として代謝が亢進するが，この代謝亢進はストレスに対する全身反応で，過度な反応は，時として生体にとって不利益な事態をもたらす．

経腸栄養は静脈栄養と比較して，この侵襲時の代謝の亢進を抑制することが，実験的・臨床的に確認されている．

❹ 病態に応じて選択することが重要

そのほか，経腸栄養を静脈栄養と比較した場合，①カテーテル関連血流感染症(CRBSI)，気胸などの中心静脈ライン留置時の合併症がない，②長期管理が容易である，③廉価である，なども挙げられ，経腸栄養の優位性が広く信じられてきた．

しかし，一方で，TPNにおいても適切なエネルギー量が投与されることにより，感染性合併症は増加しないとする報告や，静脈栄養がバクテリアル・トランスロケーションの要因になるかは明らかでないとする報告などもみられ，臨床的な有用性は経腸栄養と同等とする評価もある[4, 5]．

現時点では，必ずしもすべての病態で静脈栄養に対しての経腸栄養の優位性が実証されていないので，経腸栄養，静脈栄養の特徴をよく理解し，病態に応じて選択することが望まれる．

4 経管栄養の特徴と選択

経管栄養施行のためには，消化管アクセスルートが必要である．そのアクセスルートには，①経鼻アクセス〔経鼻胃アクセス，経鼻幽門後(十二指腸，空腸)アクセス〕，②消化管瘻アクセス(胃瘻，空腸瘻，PTEG)，がある．どのアクセスルートを用いるかは，栄養補給の期間と誤嚥のリスクによって判定する(図3)．

❶ 経鼻アクセス

経鼻アクセスは短期間の経腸栄養で適応となる．経鼻栄養カテーテルはなるべく細いほうが，咽頭食道への刺激，噴門逆流への刺激が少ない．一般的には5〜12Frを使用する．

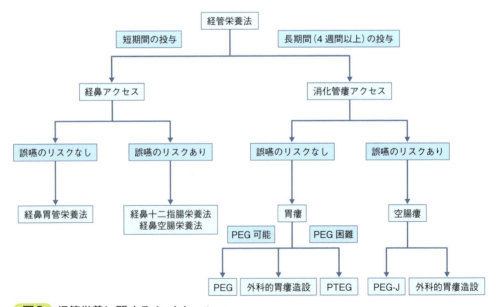

図3 経管栄養に関するdecision tree

(「信岡隆幸：栄養療法の選択基準，一般社団法人日本静脈経腸栄養学会 静脈経腸栄養テキストブック(一般社団法人日本静脈経腸栄養学会編)，p.196，2017，南江堂」より許諾を得て転載)

経鼻栄養カテーテルの先端を胃内に置く胃アクセスと，幽門輪を越えて十二指腸，空腸に先端を置く幽門後アクセスがある．

胃アクセスはベッドサイドで簡便に留置でき，ボーラス投与（急速大量投与）が可能である．しかし，栄養剤の逆流と誤嚥性肺炎の危険性が高くなる．

幽門後アクセスは，一般的にはX線透視下で行い，ボーラス投与では下痢の危険性が高いので，原則的には注入ポンプによる少量持続投与が必要である．栄養剤の食道への逆流の危険性は少ない．

❷ 消化管瘻アクセス

消化管瘻アクセスは，経腸栄養の栄養補給が4週間以上の長期に及ぶ場合，および長期になることが予想される場合に選択される．

胃瘻は，腹壁から胃内に直接，カテーテルを留置する．経皮内視鏡的胃瘻造設術（PEG）は内視鏡下で簡便に胃瘻を造設する方法で，現在広く行われている消化管アクセスの造設方法であり，長期間の経腸栄養の第一選択となっている．なお，従来の手術による造設や，最近では腹腔鏡を使った造設術も行われている．

わが国でPEG患者が急増していて，特に認知症末期や遷延性意識障害患者へのPEGの適応に関しては，倫理的な問題が議論されるところとなっている．

空腸瘻には，手術的に作成される手術的空腸瘻造設と経胃瘻的空腸瘻がある．消化器外科領域では，手術時に術後の栄養管理目的に，空腸瘻が造設される．食道がん，胃がん，膵臓がん手術時に造設されることが多い．

経胃瘻的空腸瘻は，先に作成された胃瘻または胃瘻カテーテルを通して，別のカテーテルを幽門後に留置する．PEG-J（経皮内視鏡的空腸瘻造設），JETPEG（jejunal tube through the PEG）もしくはTGJ（trans-gastric jejunal tubing）などと略して呼ばれる．

PEGの腸瘻化には，内視鏡を使う場合とX線透視下で行う場合がある．空腸瘻からの栄養剤のボーラス投与は下痢を起こすため，注入ポンプによる少量持続投与が原則である．患者が慣れてくれば，重力式の滴下でも可能となる．

PTEG（経皮経食道胃管挿入術）は，X線透視下で超音波ガイド下に頸部食道瘻を簡便に作る手技で，日本の大石により開発された[6]．造設された頸部食道瘻から留置カテーテルを挿入し，先端を経食道的に胃，十二指腸まで誘導する．胃切除後や腹水貯留などでPEGが困難な症例にも経腸栄養カテーテルが留置できることが最大の特徴である．

5 静脈栄養の特徴と選択

消化管の機能障害などで経腸栄養が不可能な場合や，経腸栄養のみでは必要栄養量を投与できない場合に，静脈栄養が選択される．

❶ 末梢静脈栄養（PPN）

PPNは，静脈栄養の施行期間が2週間以内の短期間の場合に選択される．栄養状態が比較的良好な場合や，経口摂取が不十分な場合，カテーテル感染などで中心静脈栄養が好ましくない場合などに，末梢静脈から可能な限り多くのエネルギーや栄養素を補給する目的で行われる．

末梢静脈から投与できるエネルギー量は，およそ600～1,200kcal程度のため，この投与期間は短期間に限られる．末梢静脈から投与できる輸液の浸透圧比は約3が限度である．浸透圧の高い液は，血管痛を起こすためである（血管障害性）．

TPNは，静脈栄養施行期間が2週間以上の場合に行われる．アクセスルートの中心静脈カテーテル（CVC）を中心静脈に留置する．輸液製剤としてTPN基本液，アミノ酸製剤，脂肪乳剤，それらが混合されたTPN輸液用などを用いる．その他，補正用電解質製剤，TPN用総合ビタミン製剤，微量元素製剤も使用する．

TPNの適応は，①腸管の吸収障害（例：短腸症

第3章 栄養補給法

候群の初期），②高度の消化管の安静が必要な場合（例：潰瘍性大腸炎・クローン病などの急性期，急性膵炎，重症下痢症，重症嘔吐，消化管縫合不全，消化管瘻など），③消化管の完全閉塞（例：腸閉塞，進行大腸がん，鎖肛，幽門狭窄など），④代謝異常や水・電解質の厳重な管理が必要な場合（例：急性腎不全，急性肝不全など），が挙げられる．

　合併症には，機械的合併症，代謝的合併症，カテーテル関連血流感染症（CRBSI）などが挙げられ，リスクを十分認識し，管理する必要がある．

　一般的にTPNは持続投与が行われるが，在宅静脈栄養法（HPN）の場合は，夜間もしくは昼間のみTPNを施行する周期的投与（cyclic TPN）が行われることもある．

引用・参考文献

1) ASPEN Board of Directors and Clinical Guideline Task Force：Guidelines for the use of parenteral and enteral nutrition in adult and pediatric patients. JPEN 26(Suppl 1)：1SA-138SA, 2002
2) 日本静脈経腸栄養学会編：静脈経腸栄養ガイドライン，第3版，p13-23，照林社，2013
3) 丸山道生：経腸栄養の特徴と適応．臨床で役立つ経腸栄養アドバンスドコース―経腸栄養の構造（丸山道生ほか著），p50-56，真興交易医書出版部，2016
4) Braunschweig CL et al：Enteral compared with parenteral nutrition：a meta-analysis. Am J Clin Nutr 74：534-542, 2001
5) Pacelli F et al：Enteral vs parenteral nutrition after major abdominal surgery：an even match. Arch Surg 136：933-936, 2001
6) 大石英人：経皮経食道胃管挿入術．経腸栄養バイブル（丸山道生編），p128-133，日本医事新報社，2007

略語

◆ASPEN
米国静脈経腸栄養学会：
American Society for Parenteral and Enteral Nutrition

◆CRBSI
カテーテル関連血流感染症：
catheter related blood stream infection

◆CVC
中心静脈カテーテル：central venous catheter

◆EN
経腸栄養：enteral nutrition

◆HPN
在宅静脈栄養：home parenteral nutrition

◆JSPEN
日本静脈経腸栄養学会：
Japanese Society for Parenteral and Enteral Nutrition

◆PEG
経皮内視鏡的胃瘻造設術：
percutaneous endoscopic gastrostomy

◆PN
静脈栄養：parenteral nutrition

◆PPN
末梢静脈栄養：peripheral parenteral nutrition

◆PTEG
経皮的経食道胃管挿入術：
percutaneous trans-esophageal gastro-tubing

◆TPN
中心静脈栄養：total parenteral nutrition

2 静脈栄養法の実際

輸液療法の重要な目的は，①体液の管理(例：体内の水分量の不足，各電解質異常時，酸塩基平衡の異常)，②栄養補給(例：消化管が使用できない場合，経腸栄養では栄養量が不足する場合)，③血管確保，薬剤投与ルートの確保，である．本節では，主に栄養補給のための静脈栄養の実際について説明する．

1 静脈栄養法の考え方と種類

静脈栄養法は，必要な栄養成分や所要量を，腸管を介すことなく確実に投与できる特徴があり，さらに治療効果が極めて優れているため，臨床的適応も広く，治療法として必要不可欠なものとなっている．

静脈栄養法は，末梢静脈カテーテルを介して栄養輸液を投与する末梢静脈栄養(PPN)と，中心静脈カテーテルを介して投与する中心静脈栄養(TPN)に分けられる．TPNは，完全栄養療法とも呼ばれ，生命活動や成長に必要な栄養素のほとんどを，静脈から供給することができる．

一般的にPPNとTPNは，静脈栄養法の実施期間(PPNでは2週間以内，それ以上の期間の場合はTPN)によって選択される．しかし実際には，投与するカロリーや輸液内容によって選択されることが多い．PPNは比較的栄養状態の良好な症例で，非侵襲時あるいは軽度侵襲時に用いられ，TPNは高度侵襲時や栄養状態の改善目的で使用されることが多い．

2 静脈栄養の適応と禁忌

❶ 適応

経口摂取ならびに経管栄養を含む経腸栄養が不可能な場合，あるいはTPNの実施が有利に働く場合がTPNの適応となる．絶対的適応(表1)と相対的適応(表2)とに分けられる．

❷ 禁忌

消化管機能がある限り腸を使う(When the gut works, use it !)が原則であるから，消化管機能があれば，TPNは禁忌といってもよい．また，終末期などにおいて本人や家族が望まない場合なども禁忌である．

表1 静脈栄養法の絶対的適応

患者の状態	主な疾患・症状
消化管に通過障害がある場合	腸閉塞
消化管の安静を必要とする場合	消化管出血，消化管穿孔，重症腹膜炎，炎症性腸疾患重症～劇症例，急性期重症膵炎，難治性下痢症・嘔吐，消化管虚血
厳密な水・電解質を要する場合	ショック，多臓器不全，重症心不全，小腸大量切除後
循環動態が安定しない重症侵襲症例	──

表2 静脈栄養法の相対的適応

患者の状態	主な疾患・症状
経口・経腸栄養で必要量を投与できない場合	外科周術期，抗がん剤・放射線治療時，重症感染症，経腸栄養不耐症

＊静脈からの投与量が少ない場合や短期間の場合は，PPNも考慮する．

3 静脈栄養剤の単位

　一般に静脈栄養剤の組成は メック(mEq)およびモル(mol)が用いられ，食品，経腸栄養剤ではg（グラム）が用いられている．身体に入るすべての栄養量を把握するためには，栄養士が通常用いている食事の単位への換算法を知っておく必要がある．本項では，輸液を理解するうえで必要な単位について説明する．

❶ パーセント(%)濃度

　溶液100mL中に溶けている溶質のグラム(g)数を表す．輸液の濃度は通常，%で表される．

❷ モル(mol)

　化学物質の重さ(質量)を示す単位．ある物質の1molの重さは，その物質の原子量または分子量のグラム数を表す．すなわち，Na1モルの重さは，Naの原子量グラム23gとなる(表3)．mol/Lは，溶液1L中に溶けている溶質のモル数を表す単位である．

- 1 μ mol×原子量＝X μ g
- X μ g＝原子量 μ mol÷1,000

❸ ミリグラム当量(mEq/L)

　当量はイオン量を表す単位で，Equivalent(エクイバレント)を略してEqという．生体の体液では電解質濃度が極めて低いので，当量(Eq)の1/1,000を単位とするミリグラム当量(mEq：milliequivalent)を用いる．これを略して「メック」という．mEq/Lからmg/dLへの換算式は，以下のとおりである．

- mEq/L＝mg/dL×(原子価×10÷原子量)

　この式で換算すると，静脈栄養剤に入っている主な電解質の1mEqは，以下のようになる．

- Na：mg/dL×10÷23
- K：mg/dL×10÷39
- Ca：mg/dL×10÷40×2
- Mg：mg/dL×10÷24×2

表3 原子ごとの原子量と原子価

原子	原子量	原子価
Zn	65.4	2
S	32.1	4
Cl	35.5	1
K	39.1	1
Ca	40.1	2
O	16.0	2
H	1.0	1
C	12.0	4
N	14.0	3
Se	79.0	4
Fe	55.8	3
Cu	63.5	2
Na	23.0	1
Mg	24.3	2
Mn	54.9	2
I	126.9	1
P	31.0	4

- Cl：mg/dL×10÷35.5
- HCO_3：mg/dL×10÷61
- PO_4：mg/dL×10÷30×1.8

❹ ミリオスモル(mOsm/L)

　溶液1L中に溶質が溶けているときの浸透圧である．溶液中に含まれる粒子(イオンも含む)の数に比例し，重量や原子価には関係しない．

4 静脈栄養剤の種類・特徴

❶ 糖質製剤

ブドウ糖

　糖質代謝の中心となり，代謝・利用率も良好であるため，栄養輸液のエネルギー源として最もよく用いられる．

　貯蔵たんぱくの減少防止，脂肪の不完全燃焼によるケトーシスの発生予防のためには，最低

100g/日以上の投与が必要である．

電解質液

Na，K，Clなどの電解質液に，糖濃度が7.5〜12.5％となるように糖質を添加した輸液製剤である．患者の病態に応じて臨機応変に輸液処方を変えられるので，高カロリー輸液の開始時によく用いられる．

これらの輸液製剤にはビタミンが配合されていないので，長期投与ではビタミンB_1欠乏症のリスクがある．

糖加アミノ酸製剤

電解質，糖質，アミノ酸にビタミンB_1が配合された輸液である．糖質濃度は7.5％であり，遊離アミノ酸濃度は3.0％である．ビタミンB_1のみ配合されたもの（ビーフリード®）と，水溶性ビタミンが配合されたもの（アミパレン®）がある．あらかじめビタミンB_1が配合されているため，欠乏症の心配はない．

末梢から投与できる輸液で，500mLでエネルギー210kcal，アミノ酸15gが得られるため，短期間の栄養管理に有益である．しかし，浸透圧比が約3と高いため，血管痛や静脈炎のリスクが高いというデメリットもある．

❷ 高カロリー輸液基本液（糖・電解質液）

TPNの導入・離脱時に使用する開始液（1号液）と維持期に使用するもの（2号・3号液）がある．通常，開始液を2〜3日投与して血糖値や肝機能の推移をみた後，特に異常がなければ，維持液に切り換える．

基本液は，投与の際に必ず総合ビタミン剤を添加し，アミノ酸製剤と組み合わせて使用する．電解質はNa，K，Cl，Mgを配合し，さらにPとCaを配合している．また微量栄養素のZnも維持量補給できる．

また，長期にわたって維持液を用いる場合には，血糖や電解質のモニタリングに加えて，肝障害の有無，微量元素欠乏症・過剰症の発現などに留意する必要がある．

糖質としてグルコース，フルクトース，キシリトールが配合されたトリパレン®は，血糖値の上昇が少なく，手術侵襲直後の耐糖能低下時や糖尿病患者に用いられる．

❸ ツインバッグ製剤

ツインバッグ製剤は，隔室を有する特殊容器に，高カロリー輸液用基本液と総合アミノ酸製剤をそれぞれ別個に充填し，ワンプッシュで両者の混合が可能な製剤である．糖濃度によって，開始液（1号液）と維持液（2号液・3号液）がある．

従来の高カロリー輸液基本液に比較して使いやすさ，無菌性が向上している．しかし，個々の患者の病態や病期などにより，必要な水分・エネルギー・電解質量は大きく変化するため，状態に応じて個別に糖質・電解質を組み合わせなければならない場合もある．

製品により，総合ビタミン・微量元素が配合されているものといないものがあり，また1,500〜2,000mL投与しなければ1日に必要なビタミン，微量元素が充足できないものまで，さまざまである．特徴をよく理解し，投与する必要がある．

❹ アミノ酸製剤

総合アミノ酸製剤

アミノ酸は，生体にとって重要なたんぱく合成の基質であり，種々の活性物質の前駆体となる．

飢餓などでは，アミノ酸はエネルギー源となる．したがって，投与に際してエネルギーが不十分な場合では，アミノ酸はグルコースに変換されて，たんぱく合成に利用されず，エネルギー源として消費されてしまう．

投与エネルギーが十分な場合は，アミノ酸はたんぱく合成に利用される．術後の回復期では，TPNによりエネルギーを十分に供給するとともに，十分なアミノ酸を投与することにより，たんぱく同化を促すことができる．したがって，アミノ酸製剤は必ず糖質製剤と併用しなければならない．

総合アミノ酸製剤は，FAO（Food and Agriculture Organization of United Nations）/WHOの基準や，人乳および人血清アルブミン

のアミノ酸比率に基づいて構成されていて，アミノ酸濃度は10〜12％であり，必須アミノ酸（E）と非必須アミノ酸（N）の比（E/N比）は，ほぼ1となっている[1]．アミノ酸製剤を500〜800mL投与することによって，1日に必要なたんぱく質量を補給することができる．

非窒素源カロリー/窒素比を，150〜200（kcal/N）の範囲で使用することが重要である．

特殊配合アミノ酸製剤

分枝鎖アミノ酸（バリン，ロイシン，イソロイシン）は侵襲下，ストレス状態においてエネルギー源として利用される一方，異化の亢進を抑制することが明らかにされている．

侵襲下にある患者のたんぱく合成を促進し，窒素平衡を改善する目的で，分枝鎖アミノ酸の配合が30〜40％と多いアミパレン®，アミゼット®，アミニック®などが利用される[2]．長期間投与する場合には，窒素バランスや血中アミノ酸パターンの異常に留意する必要がある．

腎不全時には，糖濃度が高くカリウムを含まないハイカリックRF®を基本輸液とし，ネオアミユー®，キドミン®をアミノ酸製剤として使用する．このことにより窒素異化を抑え，高窒素血症を抑制する．腎不全アミノ酸製剤の特徴は，必須アミノ酸を中心に最低限の非必須アミノ酸を配合し，E/N比は2.6，分枝鎖アミノ酸（BCAA）の含有量は42〜46％と高いことである．

肝不全時，特に肝性脳症の治療には，モリヘパミン®，アミノレバン®，テルフィス®などのBCAA製剤が用いられる．肝不全ではBCAAの低下と芳香族アミノ酸（AAA）の増加が認められる．BCAA含量が多く，フェニルアラニン，メチオニン，トリプトファン，チロシンを含まないアミノ酸輸液を投与することで，血中アンモニア低下作用，血中遊離アミノ酸パターンの改善作用，意識障害の改善効果が得られる．

❺ 脂肪乳剤

脂肪乳剤の投与の目的は，術前術後の栄養管理，消耗性疾患患者の全身状態改善，必須脂肪酸補給である．浸透圧は1であり，静脈炎のリスクは低い．脂肪乳剤の効果には，以下のものがある．

- 耐糖能異常：糖質の投与を制限することにより，血糖値の上昇を抑制する．
- 水分制限が必要な病態（心不全や腎不全，高齢者）：水分量を制限して，高いエネルギー量を投与できる．
- COPD：糖質に比べて呼吸商が低く，動脈血中CO_2分圧の上昇を抑えられる．
- 脂肪肝などTPNによる副作用を軽減できる．
- リン欠乏にも使用できる．

投与の目安は，総エネルギー量のおよそ10〜30％，投与速度は0.1g/kg/時以下とする[3]．脂肪乳剤の粒子は，輸液ラインのファイナルフィルターを通過しないので，末梢静脈から投与する．

脂肪の濃度（重量比）10％と20％製剤の2種類が製品化されており，主成分は大豆油由来のリノール酸が50％，オレイン酸，パルミチン酸，ステアリン酸が40％であり，リノレン酸の含有量は少ない[4]．過剰投与された場合は，肝障害などの副作用が現れることがある．

重症感染症，敗血症では禁忌である．脂肪乳剤は原料の大豆由来のビタミンKを含有していて，ワルファリンの作用に拮抗するおそれがあるため，ワルファリン投与中，特に重症病態下では，併用を避ける．

❻ ビタミン

ビタミンは生体に必要不可欠な物質であり，静脈栄養，特に高カロリー輸液施行時は，連日投与する必要がある．ビタミンB_1欠乏に起因する重症の代謝性アシドーシスが報告されており，ビタミン投与の重要性が再認識されている．

溶解後は非常に不安定な成分もあるので，遮光カバーをかけ，12時間以内に使用する必要がある[4]．

❼ 微量元素

微量元素製剤には鉄，マンガン，亜鉛，銅，ヨウ素が入っている．短期間のTPN管理では欠乏症状が出現することはないが，長期間施行で

表4 微量元素の食事摂取基準推奨量（30～49歳男性）

含有元素1管(2mL)中	μmol	mg	食事摂取基準推奨量
Fe	35	2mg	6.5mg
Mn	1	0.054mg	4.0mg
Zn	60	4.0mg	10mg
Cu	5	0.317mg	1.0mg
I	1	0.127mg	130μg

表5 TPN管理のポイント

・中心静脈栄養も食事と同じように，主食（グルコース），主菜（アミノ酸，脂質），副菜（ビタミン，ミネラル）が揃い，バランスがとれているかを確認する．
・食事と異なり，消化吸収の必要がなく生体反応が速いので，こまめなモニタリングが必要．
・糖質の投与速度：5mg/kg/分/日（耐糖能異常では4mg/kg/分/日）
・血糖値：180mg/dL以下で管理
・脂肪乳剤：原則として毎日投与する．
・投与速度：0.1g/kg/日
・ビタミンB$_1$：3mg/日以上必ず投与
・微量栄養素製剤：必要に応じて投与
・水分投与量：1,500～2,000mL/日（体重kg×30mL）

は，皮疹，白血球減少などの欠乏症が発現することがあるので投与は必須である（**表4**）．

製品化されていないセレン，クロム，モリブデンに関しては，長期TPN投与中に欠乏症状が生じることが報告されている[1]．

TPN管理のポイントを**表5**に示す．

5 TPNの合併症

TPNの合併症は，主に機械的合併症と代謝性合併症に分けられる．PPNよりもTPNで起こることが多い．

❶ 機械的合併症

中心静脈カテーテル（CVC）留置時の合併症

中心静脈カテーテルは，用途によってさまざまな種類がある．通常は，鎖骨下静脈や内頸静脈から挿入することが多いが，最近では穿刺の際の合併症（動脈穿刺や気胸など）が少ない末梢挿入式中心静脈カテーテル（PICC）も普及しつつある．

カテーテル位置の異常

長期間の留置により，物理的な力でカテーテルの先端位置が変わってくることがある．定期的に胸部X線写真を撮影し，確認する．

カテーテル関連血流感染（CRBSI）

CRBSIの原因は，血管内に存在するカテーテル先端部に付着する血栓やフィブリンが培地となり，細菌が付着することである．血栓やフィブリンの付着は，CVCを長期間留置して実施するうえでは避けることができないため，感染を制御することが重要である．

感染経路には，①輸液製剤の汚染，②輸液ルートの接続部からの汚染，③カテーテル皮膚刺入部からの汚染，などがあり，特に①には注意を要し，輸液からの感染を防ぐには，必要のない薬剤の混注を行わないことが重要である．

TPN管理中に高熱があり，他に感染源がなければ，CRBSIを疑う．

❷ 代謝性合併症（表6）

高血糖，低血糖

TPNでは，高エネルギーを供給するために，高濃度のブドウ糖を投与する．このため，TPN施行時には定期的に血糖値・尿糖・尿中ケトンを測定し，血糖管理に努める．

特に患者の耐糖能が低下している場合，血糖管理は重要であり，糖尿病はもちろん，高血糖を呈する状況下（例：糖尿病，ステロイド常用，多臓器不全，敗血症，手術後）では，容易に高血糖となる．高血糖では，高浸透圧性非ケトン性昏睡を惹起するため，血糖管理には十分な注意を払う．血糖値は180mg/dLを超えないような

表6 TPN時の代謝に基づく主な合併症と対処方法

合併症	症状	対処方法
高血糖	浸透圧利尿，口渇感，尿糖	感染・脱水の補正 輸液注入速度を緩徐にする インスリンの使用
低血糖	四肢冷感，顔面蒼白，冷汗，けいれん	輸液を急に中止しない インスリン過剰投与に注意 末梢より5〜10%糖液の投与
電解質異常	大量の発汗，嘔吐，下痢，けいれん，しびれ，意識混濁	血清レベルのチェック 電解質補正液の使用
必須脂肪酸欠乏症	皮膚の乾燥，湿疹，脱毛	脂肪乳剤の定期的投与
微量元素欠乏症・過剰症	貧血症状，皮疹の出現，口内炎，脱毛	血中レベルのチェック 微量元素製剤の投与
ビタミン欠乏症・過剰症	夜盲，くる病，乳酸アシドーシス	血中レベルのチェック 総合ビタミン剤の投与
その他	黄疸の出現	過剰熱量の投与を控える 糖を減量，脂肪乳剤を増量

管理が望ましい.

TPN試行中は，相対的にインスリンが不足している状態にあり，TPNを急に中止する(外出，入浴時など)と，低血糖となりやすい．TPNを中断・中止する場合は，中止直前の投与速度を30〜1時間前から半減すると安全である.

肝機能障害

過剰な糖質，グリコーゲンが肝細胞内に蓄積することにより肝臓が腫大し，脂肪肝となる．また，脂肪の投与がない場合，肝臓での脂肪合成能が高まるため，やはり脂肪肝となりやすい.

長期のTPN管理では，エネルギー源として脂肪乳剤を使用することが望ましい(全体投与量の20%〜30%を脂肪で投与).

高トリグリセリド血症

高トリグリセリド血症は，脂肪乳剤の投与を受けている患者に起こる場合がある．必ず0.1g/kg/時以下の速度で投与する.

胆汁うっ滞性肝障害

絶食では胆嚢が収縮せず，胆汁酸が胆嚢にうっ滞することで，肝障害が生じる．血清トランスアミナーゼ，胆道系酵素，直接型ビリルビンの上昇が認められる.

胆嚢炎などが否定されれば，早期に経腸栄養や経口摂取を開始し，胆汁酸の排出を促すことで改善されることが多い.

消化管粘膜萎縮

消化管が使われないことにより，消化管粘膜が萎縮する．これにより，腸管腔内の細菌や細菌が放出する毒素(エンドトキシン)が，腸管のバリア機構を突破して，腸間膜リンパ節内や門脈血中に移行する.

リフィーディング症候群

栄養不良患者では，静脈栄養により急速に栄養投与を行うと，急激な糖負荷に伴って，Mg，Pなどの電解質が枯渇し，これにより心不全，呼吸障害，肝機能障害などを生じることがある．これをリフィーディング症候群という.

高度の栄養不良患者や飢餓状態の患者に対してTPNを開始する際には，10kcal/kg程度の低エネルギーから開始し，ゆっくりと投与量を増量する．電解質のモニタリングは必須である.

酸塩基異常

ビタミン剤無添加のTPNの長期使用では，ビタミンB_1欠乏症による乳酸アシドーシス発症のおそれがある.

微量元素の過剰症・欠乏症

長期間TPNで管理する際には，製品化されていないセレン，クロム，モリブデンなどの欠乏症状が生じることが報告されている．長期TPN

施行時に，微量元素製剤を毎日投与すると，血清鉄は低値で推移し，フェリチン値は高い値を示す場合が多い．一方，投与しないと銅亜鉛欠乏性貧血が認められるなどの報告がある．

鉄過剰や銅欠乏性貧血のリスクを回避しながら，適切な間隔で微量元素製剤の投与を検討することが必要である．

略語

◆AA
芳香族アミノ酸：aromatic amino acid

◆BCAA
分枝鎖アミノ酸：branched chain amino acid

◆COPD
慢性閉塞性肺疾患：chronic obstructive pulmonary disease

◆CRBSI
カテーテル関連血流感染症：
catheter related blood stream infection

◆CVC
中心静脈カテーテル：central venous catheter

◆PICC
末梢挿入式中心静脈カテーテル：
peripherally inserted central catheter

◆PPN
末梢静脈栄養：peripheral parenteral nutrition

◆TPN
中心静脈栄養：total parenteral nutrition

引用・参考文献

1) 日本静脈経腸栄養研究会編：静脈経腸栄養ガイドライン，p14-19，へるす出版，1998
2) 吉田祥吾ほか：術後侵襲期における高分岐鎖アミノ酸製剤投与の意義と問題点，輸液・栄養ジャーナル 14：739-743，1992
3) 佐藤信昭ほか：静脈栄養の基礎的知識，消化器外科 15 (5)：541-549，1992
4) 入山圭二：脂肪乳剤の代謝とその使い方(Medical Practice編集委員会編：静脈栄養・経腸栄養ガイド，増補版—その実際・知識のすべて)，p79-82，文光堂，1995

第3章 栄養補給法

3 経腸栄養法の実際

食事で必要な栄養が充足できることが，最も望ましい栄養管理法である．しかし，経口摂取できない場合や，経口摂取のみでは必要栄養量が充足できない場合に，経腸栄養法(EN)が適応となる．

経腸栄養法は，高カロリー輸液などの経静脈栄養法に比べて，投与経路が生理的であり，また維持管理も比較的安全で，かつ合併症も少ないとされ，低栄養状態の改善や消化管手術前後の栄養管理などを目的として，各科領域で広く用いられている．

1 経腸栄養法の適応と禁忌

❶ 適応

消化管機能がある限り腸管を使うことが，栄養管理の原則である．腸管が栄養を消化・吸収することで，消化管ホルモン産生，免疫機能の調節が維持され，腸内細菌の遊出(バクテリアル・トランスロケーション)を予防するとされている．経腸栄養法の適応となる疾患・症状を表1に示す．

❷ 禁忌

経腸栄養法の禁忌を表2に示す．経腸栄養の禁忌症例は，静脈栄養法が選択される．

2 投与経路の選択

経腸栄養投与経路の選択は，経腸栄養法を施行する期間，誤嚥のリスクがあるかなどによって決められる(p.80図3参照)．

表1 経腸栄養法の適応となる疾患・症状

患者の状態	主な疾患・症状
食事摂取が不可能または不十分な場合	上部消化管の通過障害(例：口蓋裂，食道狭窄，食道がん，胃がん，上部消化管術後)，意識障害，誤嚥のリスクが高い患者，神経性食思不振症，抑うつ状態，化学療法・放射線療法治療中，高エネルギー外傷，高度熱傷
消化管の安静が必要な場合	上部消化管縫合不全，消化管瘻，急性膵炎
炎症性腸疾患	クローン病，潰瘍性大腸炎
吸収不良症候群	短腸症候群，放射性腸炎
周術期	――

表2 経腸栄養法が禁忌となる疾患・症状

患者の状態	主な疾患・症状
消化管の通過障害	腸閉塞
消化管の安静が必要な場合	消化管出血，消化管穿孔，重症腹膜炎，炎症性腸疾患重症～劇症例，急性期重症膵炎，難治性下痢症，難治性嘔吐，消化管虚血
厳密な水・電解質を要する全身状態不良	ショック，多臓器不全，重症心不全，小腸大量切除後
循環動態が安定しない重症侵襲症例	――

❶ 経鼻胃管

短期間であれば，経鼻胃管が選択される．経鼻胃管は，チューブを胃に留置するため，咽頭反射が温存されていること，胃食道逆流がないこと，胃内容排出能が正常であること，胃に原疾患がないこと，などが条件となる．

経鼻胃管には，アクセスが容易で，より生理的であり，胃液の殺菌効果が得られるなどの利点がある．

誤嚥のリスクが高い，胃内容排出能障害があ

る，胃食道逆流がある，胃に疾患がある，上部消化管術後など，胃への栄養投与が禁忌の場合では，チューブの先端を十二指腸，空腸に留置する．この利点としては，経腸栄養の早期開始が可能となること，胃食道逆流・誤嚥性肺炎を低減できることなどがある．

幽門後留置は，ダンピング症状（食物が小腸に一気に流れ込むことで，めまい，腹痛，頭痛などの全身症状が生じること）の可能性があるため，低速・持続投与が必要となる．

しかし，留置の難易度が高い（内視鏡またはX線透視が必要）ことが，デメリットである．

❷ 瘻管法

経腸栄養管理が4～6週間以上にわたると予想される場合は，瘻管法を選択する．瘻管法は，胃瘻と腸瘻に分けられる．

胃瘻

胃瘻は，腹壁と胃壁に囲まれた瘻孔にカテーテルを挿入し，栄養補給する方法である．造設方法には，主に開腹的胃瘻造設と経皮内視鏡的胃瘻造設術（PEG）がある．

わが国では明確な適応と禁忌は示されていないが，一般的に正常な消化管機能を有し，4週間以上の生命予後が見込まれる場合，とされている．また，こうした医学的な側面だけでなく，倫理的側面からも適応を考慮する必要がある．平成26（2014）年の診療報酬改定で，胃瘻造設前の嚥下機能評価の実施等の推進を図るため，胃瘻造設術の評価を見直すとともに，胃瘻造設時の適切な嚥下機能検査に係る評価が新設された．

腸瘻

腸瘻には，経皮内視鏡的空腸瘻造設術（PEG-J）や経皮経食道胃管挿入術（PTEG）などがある．

PEG-Jは，PEG造設の胃瘻部から専用カテーテルの先端を，幽門を越えて十二指腸，もしくは空腸に留置する方法であり，胃食道逆流がある場合，嘔吐が強い場合，また胃瘻からの漏れがある場合に有効とされている．

PTEGは，頸部食道瘻を造設し，留置チューブを食道内へ挿入し，チューブ先端を胃や十二指腸もしくは小腸まで，X線透視下に誘導・留置する方法である．PTEGはPEG造設が不可能な場合に選択される．

3 投与方法

投与方法は，持続的，周期的，間欠的，ボーラス投与法に分けられる（表3）．

❶ 持続的投与

持続的投与は，経腸栄養投与開始時，重症患者，十二指腸または空腸に留置された場合に適応となる．通常20～30mL/時の低速から開始し，患者の耐性に応じて漸増し，目標に達するまでに10～25mL/時増加していく．

❷ 周期的投与，間欠的投与

持続的投与で，消化器合併症，代謝性合併症の出現がなければ周期的投与法，間欠的投与法などに変更する．これらの投与方法ではリハビリテーションの時間が確保でき，また在宅での栄養法が可能となる．

❸ ボーラス投与

ボーラス投与は，胃瘻からの投与や消化器に問題のない安定した患者に適応される．

❹ 注入ポンプ使用のすすめ

自然滴下法では，60mL/時未満に下げることは難しいため，特に持続的投与では，注入ポン

表3　各種投与法の概要

名称	方法
持続的投与	24時間あるいは一定の時間をかけて持続的に投与
周期的投与	8～16時間/日かけて持続的に投与
間欠的投与	3～4時間ごとに投与
ボーラス投与	1回10～15分かけて注入

プを用いた管理が望ましい．急速な投与による胃部不快感・下痢・ダンピング症状などの予防に役立ち，安全に経腸栄養が施行できる．

4 経腸栄養剤の種類・特徴

経腸栄養剤は，窒素源の分解の違いで消化が必要かどうか異なり，半消化態栄養剤と消化態栄養剤に分けられている．消化態栄養剤のうち，窒素源が合成アミノ酸のみのものは，成分栄養剤(ED)と定義されている．

経腸栄養剤は，消化吸収が容易，栄養価・栄養バランスがよい，調整投与が容易，流動性に富む(細いチューブでも通過しやすい)，などの条件を満たしている必要がある(図1，表4)．

❶ 成分栄養剤

成分栄養剤(ED)とは，窒素源が合成アミノ酸のみから構成されている栄養剤であると定義されている．これにはエレンタール®，エレンタールP®，ヘパンED®の3製品が該当する．窒素源は，L型結晶アミノ酸，糖質はデキストリンが使用されている．

脂肪は全エネルギーの1.4％しか含まれていないので，必須脂肪酸欠乏症予防のために脂肪乳剤の併用が必須である．また，食物繊維も含まれていないため，小腸の微絨毛の萎縮や排便異常が起こるおそれがある．長期間の管理ではセレン欠乏症による不整脈，頻脈，急性心不全などの重篤な症状を呈することが報告されており，注意が必要である．

エレンタール®が適応とされる疾患は，膵外分泌機能や胆汁分泌機能不全などの吸収不良症候群，重症急性膵炎，短腸症候群，クローン病の寛解導入・寛解維持などに用いられる．エレンタールP®は小児用経腸栄養剤であり，2歳くらいまでが対象となる．ヘパンED®は肝不全用の経腸栄養剤である．

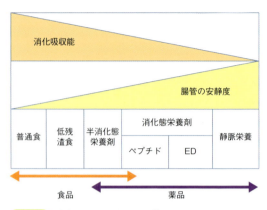

図1 病態による経腸栄養剤の選択

❷ 消化態栄養剤

消化態栄養剤は，窒素源としてアミノ酸や低分子(ジまたはトリ)ペプチドを使用している．薬剤ではツインライン®，食品ではハイネイーゲル®が該当する．

侵襲時でも小腸のペプチドトランスポーターが多く存在していることなどから，低分子ペプチドは消化吸収に優れている．周術期，クローン病，短腸症候群などに適応となる．食品のペプチーノ®は，脂質，脂溶性ビタミンが含有していないため，長期間，単独の使用は勧められない．

❸ 半消化態栄養剤

半消化態栄養剤は，自然食品を人工的に処理した高カロリー，高たんぱく質の栄養剤である．窒素源は牛乳と大豆のたんぱく質が主で，乳カゼイン，粉乳，ペプチド，アミノ酸を付加したものなど，さまざまである．

脂質は大豆油，乳脂肪，米油，コーン油，MCT(中鎖脂肪酸)などが使われている．脂肪の吸収障害がある病態では，MCTを含んだものが望ましい．糖質は浸透圧が高くならないように，ブドウ糖の代わりにデキストリンを主体としたものが多く，ショ糖，果糖などの二糖類を添加したものもある．高齢者は乳糖不耐症が多いが，最近の栄養剤は乳糖はほとんど含まれていない．

食物繊維やオリゴ糖を添加した栄養剤も多く，消化管粘膜の萎縮防止，腸内細菌叢の是正

表4 経腸栄養剤の種類と特徴

	成分栄養剤	消化態栄養剤	半消化態栄養剤	天然濃厚流動食
糖質	デキストリン	デキストリン	デキストリンなど	粉飴，はちみつなど
たんぱく質	結晶アミノ酸	ジペプチド トリペプチド	ペプチド たんぱく水解物	大豆・乳たんぱくなど
脂肪	少ない 1〜2%	比較的少ない	多い	多い
特徴	すべての構成成分が化学的に明らか		化学的に同定できない成分も含まれる	天然の食材を使用
消化	不要	一部要	一部要	要
吸収	要	要	要	要
残渣	なし	少量 ←	→	多量
適応	多い	適応に制限あり	適応に制限あり	消化吸収機能が正常な場合のみ使用可
味	まずい	まずい	比較的よい	
投与経路	経鼻経管 胃瘻・腸瘻 経口	経鼻経管 胃瘻・腸瘻	経鼻経管 胃瘻・腸瘻 経口	胃瘻・腸瘻 経口
投与方法	持続注入	持続注入	持続注入 分割注入	分割注入
栄養チューブサイズ	φ1mm（5Fr.）	φ2〜3mm（8Fr.）	φ2〜3mm（8Fr.）	φ3〜4mm以上
合併症の可能性	腹部症状，代謝状の合併症，嘔吐や逆流による誤嚥を起こすことがある			
その他	粉末製剤 調製時濃度変更可	液状製剤	液状製剤	液状製剤のみ

（「岩佐幹恵：経腸栄養各種投与法および経腸栄養剤の種類と特徴，コメディカルのための静脈・経腸栄養ガイドライン（日本静脈経腸栄養学会編），p.25, 2000, 南江堂」より許諾を得て改変し転載）

（下痢・便秘），腸内発酵による腸粘膜のエネルギー源などが期待されている．最近では，ビタミンや微量栄養素を強化した栄養剤もある．

半消化態栄養剤の成分中のたんぱく質や脂質は，消化吸収しなければならないので，消化吸収能が低下している場合，消化管の安静保持が必要な場合では適当ではない．

半消化態栄養剤には，医薬品と食品とがあるが，成分上の明確な違いはない．医薬品は医師の処方が必要であり，保険適応となるのに対し，食品は入院中では食事箋での指示となり，外来では医師の処方は必要ないが，自己負担となる．医薬品では，エンシュア・リキッド®，エンシュア®・H，エネーボ®，ラコール®などがある．

5 病態別の経腸栄養剤の種類・特徴

窒素源の違いなどだけではなく，さまざまな病態に応じた経腸栄養剤がある（表5）．疾患に応じて，3大栄養素のバランスが通常の栄養剤と異なっている．製品の特徴を理解し選択することは，栄養状態の改善だけでなく，原疾患のコントロールの改善も期待できる．

❶ 腎不全用経腸栄養剤

腎不全用経腸栄養剤には，リーナレン®LP，リーナレン®MP，レナウェル®A，レナウェル®，レナジー®bit，レナジー®Uなどがある．

腎不全用経腸栄養剤は水分，ナトリウム，リン，カリウム，マグネシウムなどの電解質やビタミンA，Dなどが制限され，高カロリーで水

表5 病態別の経腸栄養剤			
病態・疾患	栄養剤名	経腸栄養剤区分	薬品・食品の区分
腎不全	リーナレン®LP, リーナレン®MP レナウェル®A, レナウェル® レナジー®bit, レナジー®U	半消化態栄養剤	食品
肝不全	アミノレバン® ヘパンED® ヘパス®	半消化態栄養剤 成分栄養剤 半消化態栄養剤	薬品 薬品 食品
糖尿病 耐糖能異常	グルセルナ®-REX タピオン®α インスロー® ディムス® グルコパル®	半消化態栄養剤	食品
慢性閉塞性肺疾患	プルモケア®	半消化態栄養剤	食品

溶性ビタミンB_1, B_6, 葉酸などが強化されていることが特徴である．浸透圧は比較的高いものもあり，下痢に注意が必要である．たんぱく質は，1.0 g/100kcalと非常に少ないものから3.5 g/100kcal程度のものがあり，個々の腎機能や，透析前・維持期などによって適正量に調整する．

腹膜透析や持続的透析などの場合は，低カリウム血症をきたすおそれがあり，注意を要する．

② 肝不全用経腸栄養剤

肝不全用経腸栄養剤には，アミノレバン®（半消化態栄養剤：薬品），ヘパンED®（成分栄養剤：薬品），ヘパス®（半消化態栄養剤：食品）がある．分枝鎖アミノ酸（BCAA）を豊富に含有し，BCAAと芳香族アミノ酸（AAA）のフィッシャー比（AAAに対するBCAAの比率）を高くしている．アミノレバン®は38，ヘパンED®は61，ヘパス®は12である．

肝不全（例：急性・慢性肝炎，肝硬変，劇症肝炎，肝性脳症，肝性昏睡）では，芳香族アミノ酸を肝臓で代謝できず，逆に異常代謝により血中に放出されるため，フィッシャー比は低くなり，これらを是正する目的で使用される．

③ 糖尿病用経腸栄養剤

糖尿病用経腸栄養剤には，グルセルナ®-REX，タピオン®α，インスロー®，ディムス®，グルコ

パル®などがある．いずれも炭水化物含量の減量，脂質含有量（特に一価不飽和脂肪酸）の強化，食物繊維の添加，糖質の種類などに配慮し，血糖値が上昇しないような工夫がなされている．グルセルナ®-REXの脂質エネルギー比は51％と最も高い製品である．

④ COPD用経腸栄養剤

慢性閉塞性肺疾患（COPD）用経腸栄養剤には，プルモケア®がある．

呼吸商は基質によって異なり，糖質/脂質/たんぱく質ではそれぞれ1/0.7/0.84である．COPD用経腸栄養剤は，高脂肪かつ低炭水化物の構成となっていて，二酸化炭素の排出を抑えられることが特徴である．

急性期呼吸不全（ARDS）で二酸化炭素が貯留している場合にも用いられる．

⑤ IMD，IMF

生体の免疫能や防御能を高めるとされる特定の栄養素〔n-3系多価不飽和脂肪酸，MCT（中鎖脂肪酸），アルギニン，グルタミン，核酸，ビタミンC・Eなど〕が強化された経腸栄養剤を，免疫増強栄養剤（IED）または免疫調整栄養剤（IMD）という．

これらを用いて，感染予防，入院期間の短縮，死亡率の低下などを目指す栄養療法を，immunonutrition（免疫栄養）と呼ぶ．これにはインパクト®，イムン®α，メイン®，オキシーパ®などが該当する．待機的な消化器手術症例で，栄養障害がある患者が対象となる．IEDは，術前5〜7日より1,000kcal/日程度，術後早期経腸栄養として5〜7日用いることが推奨されている．

Immunonutritionの効果としては，①感染性合併症発生率の減少，②在院日数・抗菌薬使用量・人工呼吸管理期間・多臓器不全の減少，などが期待される．

重症敗血症状態にIEDを投与すると死亡率を増加させる可能性があることが報告され，特にアルギニン投与時は注意する．

❻ その他

急性期や侵襲下では，高たんぱく質の投与が推奨されている．ASPEN/SCCM（Society of Critical Care Medicine）ガイドラインでは，侵襲下の窒素バランスを考慮し，経腸栄養開始後のたんぱく質投与量を1.2〜2.0g/kg/日に調整することを考慮すべきであるとされている．

ICUでの適切なたんぱく質投与と早期リハビリテーションが，患者の機能的予後の改善に重要と考えられる．たんぱく質投与量は，患者の退院後のQOLの維持に影響する可能性がある．

ペプタメン®AFは，たんぱく質 6.3g/100kcal（窒素源がペプチド），脂質中の50％がMCT（中鎖脂肪酸）であり，早期経腸栄養投与時に使いやすい栄養剤である．しかし，高齢者などではBUN，Creの推移に注意を要する．

❼ がん患者用経腸栄養剤

がん悪液質は，飢餓，加齢による筋肉減少症，うつ，吸収障害，甲状腺機能亢進症などとは異なる病態として，食欲不振，炎症反応亢進，インスリン抵抗性，たんぱく異化亢進などの代謝異常がみられる．プロシュア®は，高エネルギー，高たんぱく質でEPA（エイコサペンタエン酸）1.0g，DHA（ドコサヘキサエン酸）0.8gが配合されている．

6 形状による分類

液体の経腸栄養剤のリスクとしては，胃食道逆流や誤嚥（性肺炎）があるほか，投与に時間を要する場合では，褥瘡の発症・悪化がある．胃瘻や腸瘻の場合，瘻孔部からの栄養剤の漏れなどの問題点がある．近年登場している半固形化栄養剤，また粘度可変型栄養剤は，これらの合併症の軽減につながっている．

❶ 半固形化栄養剤

半固形化栄養剤は，液体と固体の両方の属性をもつ物質で，液体より固体に近い半流動体と定義され，粘性があり自由に変形することを特徴とする．粘度は2,000mPa・sから20,000mPa・sのものまでさまざまであるが，一般に粘度が高いものほど，胃食道逆流防止や瘻孔からの漏れに有効とされている．

半固形化栄養剤の投与は，基本的に胃瘻からであるが，胃に異常がある患者（例：高度の食道裂孔ヘルニアのある患者，胃切除後の患者），消化吸収能低下のある患者などを除き，短時間での投与が可能である．

半固形化栄養剤短時間投与のメリットとして，正常な消化管運動・消化管ホルモン分泌や神経反射が起こることにより，胃食道逆流による誤嚥性肺炎を予防できるうえ，リハビリテーション時間が確保でき，患者のQOL・ADLの向上につながるほか，体位保持時間が短くなり褥瘡が予防できること，介護者の負担軽減，在宅移行後の活動性向上などが得られる．

❷ 粘度可変型栄養剤

投与前は液体なので，8Frほどの細いチューブでの投与が可能であり，経鼻胃管，また腸瘻にも使用できる．酸性下でリン酸CaからCaがイオン化し，ペクチンとの反応でゲル状に変化するタイプと，食物繊維のアルギン酸塩によって，酸性下でゲル化するタイプの2種類がある．こ

れらの栄養剤も，比較的短時間での投与が可能であり，半固形化栄養剤と同じようなメリットがある．

7 経腸栄養法の合併症と対応

経腸栄養法の合併症には，①栄養チューブによる機械的合併症，②消化器合併症，③感染，④代謝性合併症，などがある．

❶ 栄養チューブによる機械的合併症

栄養チューブによる機械的合併症には，①気道内への誤挿入・位置異常，②栄養チューブの閉塞(例：薬剤，汚れ，フラッシュ不足)，③栄養チューブの誤接続，④誤嚥，などがある(表6)．

気道内への誤挿入・位置異常

栄養チューブの挿入後は，X線にて適切な位置に先端が留置されていることを確認する．また，咳嗽や嘔吐，痰の吸引などの刺激により，チューブの位置に異常が生じ，栄養剤が気道に入るなどの合併症が起こりうるので，栄養剤投与前に，胃内容物を吸引して確認する．チューブの先端位置については，定期的にX線により確認することが望ましい．

栄養チューブの素材は，シリコンやポリウレタンが多く，皮膚に固定する際に，合併症を生じることがある．経鼻胃管の場合，栄養チューブは余裕をもって固定し，鼻翼部潰瘍とならないよう，エレファントノーズ型(象の鼻のようにチューブを下方に向けて鼻翼に接触しないように固定する方法，図2)とし，固定する位置を定期的に変更するなどの工夫を要する．

閉塞

チューブ閉塞の原因には，栄養剤のたんぱく質が変性してチューブ内に凝集すること，薬剤投与による場合などがある．対策として，栄養剤投与後，注射器で20〜50mLの水や微温湯でチューブ内フラッシュを行う．胃瘻チューブの場合，フラッシュ後に食用酢を水道水で10倍程度に希釈したものを栄養チューブ内に注入し，クランプするとよい．

誤接続

現在，経腸栄養用のカテーテル・接続チューブ・シリンジなどの接続部は，静脈ラインとの誤接続防止のために，国際規格が導入されており，誤って接続できないようになっている．

誤嚥

誤嚥の原因は，経鼻チューブ留置による逆流，下部食道括約筋機能低下による逆流，胃排泄能の低下などである．対策として，①経鼻チューブの先端は幽門輪を越えて留置する，②チューブはできるだけ細く(6〜8Fr)柔らかいものに変更する，③注入開始から終了後30〜60分間は，ベッドのギャッチアップ(30°以上)を保つ(右上仰臥位は胃食道逆流を起こしやすいので

表6 栄養チューブによる合併症
● 経鼻栄養チューブによる合併症 ・鼻咽頭部不快感，刺激 ・耳管閉塞，副鼻腔炎 ・鼻翼部潰瘍，びらん，鼻中隔膿瘍 ・食道炎，食道潰瘍，胃潰瘍 ・食道気管支瘻 ・腸管穿孔
● 胃瘻・空腸瘻(開腹法)による合併症 ・皮膚炎，皮下膿瘍，腹膜炎 ・腸閉塞，腸管狭窄，腸重積 ・チューブ抜去
● PEGに伴う合併症 ・挿入部での漏れ，創感染，腹膜炎 ・胃出血

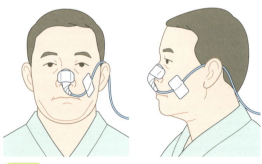

図2 エレファントノーズ型固定法

避ける），④1回の投与量を少なくする（高濃度の栄養剤を使用する，注入ポンプを使用する），などの工夫をする．

経腸栄養終了時にクランプし，再開時に胃残量をチェックする．「日本版重症患者の栄養療法ガイドライン2016」では，胃内残量が250mLまでならば胃内に戻し，経腸栄養を継続することを推奨している．廃棄しても高血糖や下痢，胃内容物排出遅延などの合併症は変わらないため，各施設の取り決めで行うとしている．

胃残量が250mL以上の場合は，胃排泄能を促進する薬剤の投与，経腸栄養剤の投与速度の見直し，減量や中止などを検討する．

❷ 消化器合併症

下痢

消化器合併症で最も多いのが，下痢と便秘である．下痢は，局所の便汚染により仙骨部や尾骨部の褥瘡のリスクを高める．

投与速度が最も大きな原因であるため，なるべく緩徐に投与する．また，栄養剤の組成（浸透圧，脂肪含有量と質，食物繊維含有量の有無など）を確認することが必須である．また，下痢の原因となる感染の有無を確認する．あるいはプロトンポンプ阻害薬の長期使用，抗菌薬の使用などによる腸内細菌叢の乱れが原因の場合もあるため，薬剤の変更や整腸剤などの投与を検討する．

便秘

便秘の場合は，便秘を起こしやすい薬剤を使用していないかを確認する．例えば向精神薬・神経系薬剤，モルヒネ，抗コリン薬，カルシウム拮抗薬などがあり，これらを服用している場合は他の薬剤に変更できるか否かを検討する．また，水分の摂取が不足して便秘になっている場合もある．

栄養剤は，投与量すべてが水分ではないため（水分量は約80％），不足している場合は補充する．

❸ 感染：細菌性腸炎，菌・敗血症

調製から注入まで，できる限り清潔操作で行う．1回の調製量は，8時間以内に注入を完了できる量とし，栄養剤の継ぎ足しはしない．栄養剤はRTH (ready to hung) のものを使用する．紙タイプの栄養剤は，使い捨てのバッグを使用するなどの工夫を行う（図3）．注入ライン（セット）は定期的に交換することが望ましい．

❹ 代謝性合併症

高血糖時の対策は，①投与方法を持続投与に変更する，②栄養剤の投与速度を緩徐にする，③熱量源として糖質を抑え脂肪を主とした栄養剤を選択する，などがある．

侵襲時には，内因性のエネルギーが産生されるため，高エネルギー（特に糖質）の投与は避けることが推奨されている．血糖値は180mg/dLを超えないことが望ましく，必要に応じてインスリンを投与し，良好な血糖値を維持するように努める．

❺ その他

微量栄養素欠乏症

微量栄養素欠乏の症状，原因，対策を表7に示す．

薬剤相互作用

抗凝固薬であるワルファリンは，ビタミンKの拮抗薬であることから，ワルファリン服用患者では，ビタミンK含有量を確認する必要がある．

抗菌薬などを長期投与されている患者では，腸内環境の乱れからビタミンK欠乏状態となって出血傾向となることがあり，注意を要する．

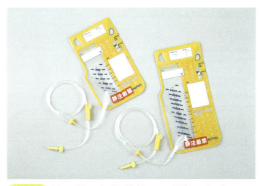

図3 使い捨て経腸栄養バッグ（ニプロ）

表7 微量栄養素欠乏の症状とその対策

栄養素	症状	原因	対策
亜鉛	脂漏性皮膚炎，創傷治癒遅延	消化吸収能の低下 消耗　摂取量不足	補助食品を使用 薬品で補充
銅	好中球減少，小球性低色素性貧血	消化吸収能の低下 摂取量不足	補助食品を使用 ココアで補充
クロム	耐糖能異常，末梢神経障害	消化吸収能の低下 摂取量不足	補助食品を使用
セレン	心筋障害，下肢の筋肉痛，筋力の低下	消化吸収能の低下 摂取量不足	補助食品を使用

略語

◆AAA
芳香族アミノ酸：aromatic amino acid

◆ADL
日常生活動作：activities of daily living

◆BCAA
分枝鎖アミノ酸：branched chain amino acid

◆BUN
血中尿素窒素：blood urea nitrogen

◆COPD
慢性閉塞性肺疾患：chronic obstructive pulmonary disease

◆Cre
クレアチニン：creatinine

◆DHA
ドコサヘキサエン酸：docosahexaenoic acid

◆ED
成分栄養（剤）：elemental diet

◆EN
経腸栄養法：enteral nutrition

◆EPA
エイコサペンタエン酸：eicosapentaenoic acid

◆IED
免疫増強栄養剤：immune-enhancing diet

◆IMD
免疫調整栄養剤：immune-modulating diet

◆MCT
中鎖脂肪酸：medium chain triglyceride

◆PEG
経皮内視鏡的胃瘻造設術：
percutaneous endoscopic gastrostomy

◆PEG-J
経皮内視鏡的空腸瘻造設術：
percutaneous endoscopic gastro-jejunostomy

◆PTEG
経皮経食道胃管挿入術：
percutaneous trans-esophageal gastro-tubing

◆QOL
生活の質：quality of life

引用・参考文献

1) 日本静脈経腸栄養学会：コメディカルのための静脈・経腸栄養ガイドライン，p25，南江堂，2000
2) 日本静脈経腸栄養研究会編：静脈経腸栄養ガイドライン，p14-19，へるす出版，1998
3) 吉田祥吾ほか：術後侵襲期における高分岐鎖アミノ酸製剤投与の意義と問題点，輸液・栄養ジャーナル 14：739-743，1992
4) 入山圭二：脂肪乳剤の代謝とその使い方(Medical Practice編集委員会編：静脈栄養・経腸栄養ガイド，増補版―その実際・知識のすべて)，p79-82，文光堂，1995
5) 静脈経腸栄養年鑑2000：製剤・器具一覧，p6-53，ジェフコーポレーション，2000

4 経口栄養法の実際

1 食事療養のしくみ

❶ 病院給食にかかわる施策の推移

病院給食が治療の一環として位置づけられ、制度として整理されたのは第二次世界大戦後である。1948（昭和23）年、医療法が制定され、病院食と栄養士が法的に位置づけられた。1950（昭和25）年、入院患者が補食をしないで病院食だけで適正な栄養量が確保できるように完全給食制度が策定され、1日あたり2,400kcalの食事が提供されるようになった。

その後、社会情勢の変化とともに、病院食は量の確保から質の改善へと変化した。療養の給付であった基準給食が廃止され、入院時食事療養費制度が開始された。従来の食事全体を療養の給付として画一的に提供する方法を改め、食事は医療の一環として提供されるべきであり、各患者の病状に応じて必要とする栄養素が与えられ、食事の質の向上と患者サービスの改善を目指して行われるべきことが定められた。

栄養サポートチーム加算は、多職種のチームによる栄養管理への取り組みを評価し、2010（平成22）年に新設された。

2012（平成24）年からは、栄養管理体制の確保が入院基本料および特定入院料の算定要件となっており、多様化する病院食に対する解決策として、臨床栄養管理を具現化するための取り組みが行われている。

❷ 医療施設における給食の意義

病院給食は、医療法の入院時食事療養制度によって運営されている。療養病床に入院する65歳以上の者に対しては、介護保険制度との兼ね合いから、入院時生活療養制度による運用となっている。

費用は、健康保険と患者の自己負担により賄われる。費用の構成は、入院時食事療養（Ⅰ）あるいは（Ⅱ）、入院時生活療養（Ⅰ）あるいは（Ⅱ）の療養費が基本となり、保険負担である「特別食加算」や「食堂加算」、自己負担である「特別メニュー」が加わる（図1）。

入院時食事療養（Ⅰ）などを行うには、所在地の社会保険事務局長に届け出が必要である。届け出の際の留意事項は、表1のとおりであり、食事療養費を単に入院中の食事代と解釈することは不適切である。

医療法施行規則では、病床数100以上の病院

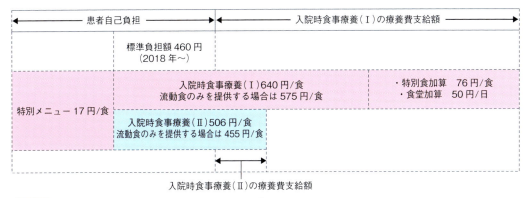

図1 入院時食事療養の内容（2018年の場合）

表1　届け出の留意事項

①栄養部門が組織化され，常勤の管理栄養士または栄養士が責任者である．
②病院の最終責任のもとで給食は業務委託ができる．
③普通食患者年齢構成表および給与栄養目標量の見直しを行っている．
④喫食調査や食事せん，献立表，患者入退院簿および食料品消費日計表等の食事療養関係帳簿を使用して食事の質の向上に努める．
⑤医師，管理栄養士または栄養士による検食が毎食行われ，所見が検食簿に記入されている．
⑥適時適温の給食が提供されている（夕食は18時以降，温冷配膳車などの使用）．
⑦患者の病状等により，特別食を必要とする患者については，医師の発行する食事せんに基づき，適切な特別食が提供されている．
⑧医師の指示の下，患者に十分な栄養指導を行う．
⑨職員食を提供している場合は，患者食とは明確に区別されている．
⑩食品衛生法などに定める基準以上の衛生管理を行う．

（厚生労働省：入院時食事療養費に係る食事療養及び入院時生活療養の実施上の留意事項について（平成28年3月24日厚生労働省告示第63号）より抜粋）

に栄養士の配置，特定機能病院には管理栄養士の配置を義務づけている．また，健康増進法では，病院は医学的管理を必要とする特定給食施設となるので，1回300食以上または1日750食以上の食事を提供する施設においては，管理栄養士の配置は必須となっている．

❸ 一般治療食と特別治療食

病院食は，すべてが治療食の意味合いをもち，一般治療食（一般食）と特別治療食（治療食）に分けられる（図2）．また，その種類は施設の特性により異なるが，概ね図3のように分類される．

2　一般治療食（一般食）

❶ 一般治療食の食事基準

一般治療食は，特別な食事療法を必要としない食事ではあるが，利用者個人の栄養アセスメントの結果から，日本人の食事摂取基準をもとに，個人が必要とする栄養素を算出し，個人が多数集まって集団になると考え，許容範囲内で集約して，給与栄養目標量を算定する．

給与栄養量の設定については，たんぱく質，脂

```
┌─ 一般治療食
│
│              ┌─ 特別治療食（エネルギー調整，たんぱく質調整食など）
│              ├─ 治療乳
└─ 特別治療食 ─┼─ 経管栄養流動食
               ├─ 無菌食
               └─ 検査食
```

図2　一般治療食（一般食）と特別治療食（治療食）

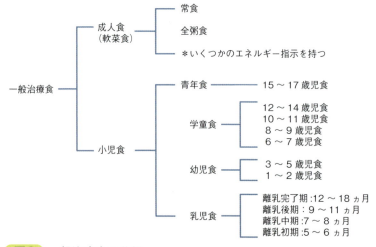

図3　一般治療食の分類

質，炭水化物，食物繊維，カルシウム，鉄，ナトリウム(食塩)，カリウム，ビタミン(A，B_1，B_2，C)は必須である．特定多数の対象者に対して望ましい食事を提供するためには，人的・物的な経営資源も考慮する必要があるため，許容される範囲内で，食事の種類(食種)を集約して効率化する．その集約には，まずエネルギーから行う方法が妥当であると考えられる．

❷ 食事摂取基準の活用とPDCAサイクル

食事摂取基準を特定施設などにおいて活用していく場合には，PDCAサイクルに当てはめて運用することが大切である．

まず，食事状況のアセスメントから始め，エネルギーや各栄養素の摂取量が適切であるかを判断していくことで，よりよい計画を立案できる(図4)．

❸ 具体的な算出方法

摂取量の幅を柔軟に活用しつつ，おいしく楽しく食べられる食事の提供を目指す．エネルギーの給与栄養目標量が決定されれば，そのエネルギー量をもとに，各栄養素について摂取量の幅を設定する．

各施設に従事する管理栄養士の判断で，食事摂取基準と習慣的・嗜好的に受け入れられやすい食事を考慮する．

具体的な算出方法は，①一般治療食常食患者の性・年齢・体位・身体活動・病状などの特性の把握，②身体活動量の決定，③給与エネルギー目標量の設定，④各栄養素の基準の設定，などの順に行う．

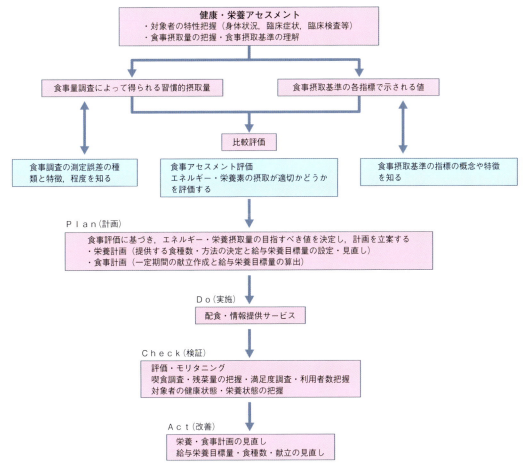

図4 食事摂取基準の活用とPDCAサイクル

一般治療食常食患者の特性の把握

　一例として，A病院における1年間の一般治療食常食患者の年齢構成と比率を調べると，患者の年齢比率では，男女ともに50〜69歳の患者が多く，次いで男女ともに70歳以上の患者が多いことがわかる（表2）．

身体活動量の決定

　入院患者においては，身体活動量が少なく，推定エネルギー必要量は基礎代謝量に近い値となる．しかし，ベッド上で仰臥位時間が長い人であっても，食事誘発性体熱産生を考慮すると基礎代謝量の10%の増加が，多少の動きが加わることを考慮すると20%の増加が見込まれる．また，熱傷などの一部の疾患では，基礎代謝量が亢進している場合があり，ストレス係数を乗じる必要性がある（表3）．

　①ベッドで横になっている時間が多い人（基礎代謝量の約1.2倍），②ベッドで起き上がる人，ベッド周辺を移動する時間が多い人，リハビリテーションを実施している人（基礎代謝量の約1.3倍），③病棟を移動できる人（基礎代謝量の約1.4倍），とすると，A病院では，入院患者でベッド近辺での座位時間が多い人が多かったので，それを基本として身体活動レベルを1.3と設定した．

給与エネルギー目標量の設定

　推定エネルギー必要量を算出し，暫定的な概算値を決めた後，給与エネルギー目標量を設定する．成人および高齢者を例に，最小値と最大値は1日あたり±200kcal程度の範囲に入るように設定する．なお，ハリス・ベネディクト式によると，50歳以上の男性では，基礎代謝量基準値を用いた場合より低い推定値が，それ以外の性・年齢階級の成人では，高い推定値が得られる．男女ともに若年ほど差が大きく，100kcal/日となることに注意する．

　このような計算の結果，A病院における一般治療食常食の給与栄養目標量は，以下のようになった．

　・患者の推定エネルギー必要量は，最小値

表2　A病院における1年間の一般治療食常食患者の年齢構成

	18〜29歳	30〜49歳	50〜69歳	70歳以上	合計
男性	37人(4.7%)	138人(17.4%)	311人(39.3%)	305人(38.6%)	791人
女性	37人(4.7%)	186人(23.7%)	296人(37.7%)	266人(33.9%)	785人

(食事摂取基準の実践・運用を考える会編：日本人の食事摂取基準(2015年版)の実践・運用—特定給食施設等における栄養・食事管理，第一出版，2016より引用)

表3　身体活動レベル別にみた活動内容と活動時間の代表例

身体活動レベル	低い	ふつう	高い
	（Ⅰ）	（Ⅱ）	（Ⅲ）
	1.5	1.75	2
	(1.40〜1.60)	(1.60〜1.90)	(1.90〜2.20)
日常生活の内容	生活の大部分が座位で静的な活動が中心の場合	座位中心の仕事だが，職場内での移動や立位での作業・接客等，あるいは通勤・買物・家事，軽いスポーツ等のいずれかを含む場合	移動や立位の多い仕事への従事者，あるいはスポーツなど余暇における活発な運動習慣をもっている場合
中等度の強度(3.0〜5.9メッツ)の身体活動1日あたりの合計時間(時間/日)	1.65	2.06	2.53
仕事での1日あたりの合計歩行時間(時間/日)	0.25	0.54	1

1,350kcal，最大値2,000kcalで，1日±200kcal程度の範囲に入るようにすると，給与栄養エネルギー量はおよそ1,500〜1,800kcalとなる．

- この数値にA病院の特性(例：性別，年齢，体位，身体活動レベル，症状)を考慮し，給与栄養目標量は1,600〜1,900kcalとする．
- エネルギー量の過不足については，主食で調整する．これ以外については，個別に対応する．

各栄養素の基準の設定

たんぱく質，脂質，炭水化物をバランスのとれた配分とする．以下にその目安を示す。

■たんぱく質のエネルギー量

- 1,600kcalに対して16〜18%(63〜70g)とする．
- 1,900kcalに対して14〜16%(68〜77g)とする．

■脂質のエネルギー量

- 1,600kcalに対して21〜24%(37〜43g)とする．
- 1,900kcalに対して21〜24%(44〜51g)とする．

■炭水化物のエネルギー量

- 1,600kcalに対して63〜58%(254〜233g)とする．
- 1,900kcalに対して65〜60%(308〜283g)とする．

その他の留意事項

- 飽和脂肪酸7%以下とする．
- ビタミンA・B_1・B_2・Cは，推定平均必要量から耐容上限量の間とする．
- Caは推奨量を目指し，耐容上限量2,500mgに留意する．
- 鉄は推奨量を目指し，耐容上限量に留意する．

- 食物繊維の摂取目標は，成人で10g/1,000kcal以上とする．
- 塩分は1日男性7g未満，女性8g未満とする．

一般治療食の設定の実際

以上をもとにA病院では，各患者の性や活動量などに対応できるよう，エネルギー・たんぱく質・脂質が異なる2種類の一般治療食を設定し，これに加えて主食の量の調整により，細やかな対応を可能とした(表4)．

なお食事提供の際は，栄養管理計画などに基づき，患者個々の特性について十分配慮する必要がある．

❹ 入院患者のための食事：院内約束食事箋

入院患者の食事は治療の一環であることから，患者個々の病態や安静度，年齢，嗜好などに合わせて，個別に栄養管理を行うことが原則である．しかし，多くの病院では標準的な病態や病状に合わせた食事基準を，「約束食事箋」(名称は施設により異なる)として設けている．以下の点について，留意する必要がある．

- 食事は治療の一環であり，患者個人を対象としている．
- 患者の疾患・病状などによって一般治療食か特別治療食かを決め，ついで，その食事形態(常食，全粥食，5分粥食，3分粥食，流動食など)を決める(表5)．
- 特別治療食は，栄養成分別(または疾患別)に，①食塩制限食，②エネルギー調整食，③たんぱく質調整食，④脂質制限食，⑤たんぱく質・カリウム・リン・水分・調整・食塩制限食，に分類される．この5分類を基本とし，その他に消化管機能，周術期，検査などに応じた食事基準を設ける．

表4 A病院における2種の一般治療食の設定

食種	エネルギー	たんぱく質	脂質	炭水化物	食塩
常食1,600kcal	1,600kcal	63〜70g (16〜18%)	37〜43g (21〜24%)	254〜233g (63〜58%)	男性：7g未満 女性：8g未満
常食1,900kcal	1,900kcal	68〜77g (14〜16%)	44〜51g (21〜24%)	308〜283g (65〜60%)	男性：7g未満 女性：8g未満

表5 粥食に関する食事基準の例

食種	エネルギー	たんぱく質	脂質	炭水化物	食塩
全粥食	1,600kcal	70g (18%)	40g (24%)	220g (58%)	男性7g未満 女性8g未満
5分粥食	1,300kcal	65g (20%)	40g (28%)	160g (52%)	男性7g未満 女性8g未満
3分粥食	1,100kcal	55g (20%)	35g (30%)	130g (50%)	男性7g未満 女性8g未満
流動食	800kcal	30g (13%)	25g (26%)	120g (61%)	男性7g未満 女性8g未満

❺ 小児の食事基準

日本人の食事摂取基準においての小児区分は，18歳未満までとしている．小児食の基準を表6に示す．

乳児用調製粉乳，特殊ミルク

新生児から乳児期にかけては，母乳が最も適している．母乳（人乳）は新生児の消化・吸収能力に応じて，炭水化物，乳糖が多く，特に初乳には母親の免疫物質が含まれる．何らかの理由により，母乳栄養が行えない場合は，人工栄養が行われる．人工栄養は一般的には，市販の乳児用調製粉乳を，月齢に応じた濃度で用いるのが安全である．母乳不足の場合は，混合栄養として不足分を補う．

疾患によっては，特殊なミルクを必要とする場合がある．主な調製粉乳および特殊ミルクを表7に示す．特殊ミルクは，分類により入手方法が異なるため，注意を要する．

表6 小児食の食事基準の例

食種	エネルギー	たんぱく質	脂質	炭水化物	食塩
15 ～ 17歳時食（青年食常食）	2,000kcal	80g (17%)	55g (24%)	280g (59%)	7g未満
12 ～ 14歳児食（学童食常食）	2,000kcal	80g (17%)	55g (24%)	280g (59%)	7g未満
10 ～ 11歳児食（学童食常食）	2,000kcal	80g (17%)	55g (24%)	280g (59%)	7g未満
8 ～ 9歳児食（学童食常食）	1,800kcal	75g (16%)	55g (27%)	300g (57%)	6g未満
6 ～ 7歳児食（学童食常食）	1,600kcal	60g (15%)	45g (26%)	220g (59%)	5.5g未満
3 ～ 5歳児食（幼児食常食）	1,300kcal	50g (15%)	40g (27%)	190g (58%)	4.5g未満
1 ～ 2歳児食（幼児食常食）	1,100kcal	35g (14%)	30g (25%)	160g (61%)	3.5g未満

表7 主な調製粉乳および特殊ミルク

一般乳	フォローアップ	低出生体重児	ミルクアレルギー	乳糖不耐症/ 難治性下痢	ペプチドミルク
ほほえみ® （明治）	ステップ® （明治）	LBW® （アイクレオ）	ミルフィーHP® （明治）　無乳糖	MCTフォーミュラ® （明治）	E赤ちゃん® （森永）
はぐくみ® （森永）	チルミル® （森永）	LW®（明治）	ニューMA・1® （森永）	ラクトレス® （明治）	
はいはい® （和光堂）	ぐんぐん® （和光堂）		エレメンタルフォーミュラ®（明治） 無乳糖	ノンラクト®（森永）	
すこやか® （ビーンスターク）	つよいこ® （ビーンスターク）		ボンラクトI® （和光堂）　無乳糖		

離乳食

乳児期の発育は，一生のうちで最も大きい．この時期の発育に対応するためには，次第に母乳だけでは栄養量が不足してくる．特に鉄などのミネラル類やビタミン類が不足し，貧血や栄養障害を生じる場合がある．

発育に伴って，母乳以外の食品から栄養摂取をすることが必要となり，離乳食が始まる．離乳・授乳のガイドを表8に示すが，乳幼児の発育や体格には個人差があるため，哺乳量や離乳の進行は焦らずに進めることが必要である．

乳幼児の食物アレルギー

乳幼児では，食物性のアレルギーがみられる場合がある．アレルゲン（抗原）の侵入経路は経口（摂取），経皮（接触），経気道（吸入），経粘膜，経胎盤，注射などが考えられる．症状として皮膚症状（例：瘙痒感，蕁麻疹），粘膜症状（例：眼瞼結膜，鼻粘膜などの炎症），呼吸器症状（例：咽頭違和感，喘鳴），消化器症状（例：悪心，嘔吐），神経症状（例：頭痛，活気の低下），循環器症状（例：血圧低下，頻脈）がみられる．

治療としては，アレルゲンを含む食品の除去が基本であり，耐性獲得期間まで除去が必要である．アレルゲンとなりやすい食品は，卵，牛乳，小麦，魚卵などである．症状発現回避のためのアレルゲン除去を行うが，①必要最小限の除去，②安全性の確保，③栄養面の配慮，④患者と家族のQOLの維持，の4つのポイントを心がける．

各施設では，食物アレルギーの誤食対策として，食札のコメント表記を色分けする，食事トレーの色を変えるなどのさまざまな取り組みがなされている．

3 特別治療食（治療食）

患者の病状などにより特別治療食を必要とする患者については，医師の発行する食事オーダーに基づき，適切な特別治療食が提供される．特別治療食については，各疾患のガイドラインや指針に基づき，その基準を設定する．治療食のうち，厚生労働大臣が示した一定条件を満たすものは，特別食加算が算定できる．

治療食には，心臓病食，妊娠高血圧症食，腎臓病食，肝臓病食，糖尿病食，胃潰瘍食，低残渣食など，さまざまなものがある（表9）．なお，

表8 離乳食の進め方の目安

区分			離乳初期	離乳中期	離乳後期	離乳完了期
月齢(月)			5〜6	7〜8	9〜11	12〜18
回数	離乳食(回)		1〜2	2	3	3
	母乳・育児用ミルク(回)		4〜3	3	2	*
調理形態			なめらかにすりつぶした状態	舌でつぶせる固さ	歯ぐきでつぶせる固さ	歯ぐきで噛める固さ
一回当たり量	Ⅰ	穀類(g)	つぶし粥から始める	全粥50〜80	全粥90〜軟飯80	軟飯90〜ご飯80
	Ⅱ	野菜・果物(g)	すりつぶした野菜なども試してみる	20〜30	30〜40	40〜50
	Ⅲ	魚(g) 又は肉(g) 又は豆腐(g) 又は卵(個) 又は乳製品(g)	慣れてきたら，つぶした豆腐，白身魚などを試してみる	10〜15 10〜15 30〜40 卵黄1〜全卵1/3 50〜70	15 15 45 全卵1/2 80	15〜20 15〜20 50〜55 全卵1/2〜2/3 100

*母乳または育児用ミルクは，1人ひとりの子どもの離乳の進行及び完了の状況に応じて与える．離乳の完了は，母乳または育児用ミルクを飲んでいない状態を意味するものではない．

（厚生労働省：離乳・授乳の支援ガイド，平成19年3月より引用）

表9　特別食加算対象の食事の種類

名称	対象疾患・対象症状や食事
心臓病食	心臓疾患に対する食塩相当量が1日総量6g未満の減塩食．腎臓病食に準ずる．
妊娠高血圧症食	腎臓病食に準ずるが，日本高血圧学会，日本妊娠高血圧学会の基準に準じた減塩食
腎臓病食	腎炎，ネフローゼ，腎不全，透析療法中の腎臓疾患に対する減塩食
肝臓病食	肝庇護，肝炎，肝硬変，閉塞性黄疸
糖尿病食	糖尿病
胃潰瘍食	胃潰瘍，十二指腸潰瘍．流動食は除く．
低残渣食	クローン病，潰瘍性大腸炎などによる腸管機能低下
術後食	侵襲の大きな消化管術後に提供する胃潰瘍食に準じた食事
貧血食	血中ヘモグロビン濃度10g/dL以下の貧血食（鉄欠乏由来）
膵臓食	膵炎
脂質異常症食	空腹時状態にてLDLコレステロール値140mg/dL以上またはHDLコレステロール値が40mg/dL未満，もしくは中性脂肪値が150mg/dL以上
肥満食	肥満度+70%以上もしくはBMI 35以上の高度肥満
痛風食	痛風
先天性代謝異常食	フェニルケトン尿症，楓糖尿症，ホモシスチン尿症，ガラクトース血症
治療乳食	乳児栄養障害（離乳を終わらない者の栄養障害）に対する直接調製する治療乳
検査食	潜血食および大腸X線検査・大腸内視鏡検査のための低残渣食
無菌食	無菌治療室管理加算を算定している患者への無菌食
てんかん食	難治性てんかん（外傷性含む）の患者に対し，グルコースに代わりケトン体を熱量源として供給することを目的に炭水化物量の制限および脂質量の増加が厳格に行われた治療食

＊食種名称は各医療機関の任意による．
（厚生労働省：入院時食事療養費に係る食事療養及び入院時生活療養費に係る生活療養の実施上の留意点について．2006年3月6日保医発第0306009号　改定2010年3月19日保医発0319第4号より作成）

胃潰瘍食については，流動食を除く．

　治療乳とは，いわゆる乳児栄養障害（離乳を終わらない者の栄養障害）に対する直接調製する治療乳をいい，治療乳既製品は含まない．

　現時点では，がんや嚥下調整，食物アレルギー，摂食障害などに対応する食事については，特別食加算対象ではないが，これらの食事も治療上において必要な食事であるため，適切な取り組みが必要である．

4　治療食の種類と適応

　多くの病院では，先に述べた「院内約束食事箋」にて栄養管理を行っており，食種の分類を，栄養成分別栄養管理または病態別栄養管理のどちらか，あるいは併用で行っている．

　両者の管理はそれぞれに特徴があり，どちらかが優れているわけではないが，栄養成分別が一般的となってきている．主な分類とそのポイントを表10に示す．

・栄養成分別栄養管理：主に調整する栄養成分の特性によって分類
・病態別栄養管理：病態別に分類・各疾患に特化した食事が必要な場合

　　脂質異常症→脂肪量の制限と脂肪酸の組成に注意，高食物繊維の食事

　　クローン病→脂肪量の制限や脂肪酸の組成に注意することは脂質異常症と同じであるが，食物繊維の積極的な摂取は推奨されない．

　病院の食事は一般治療食を軸に各治療食や軟食へ展開される．その一例を表11に示す．また，病院の院内約束食事箋の例を示す（表12）．

表10 主な分類とそのポイント

栄養成分別による分類	病態別による分類	ポイント
エネルギーコントロール	糖尿病	3食の栄養素バランス，食塩，食物繊維，脂肪酸組成
	肥満	厳しいエネルギー制限の場合は，ビタミン，ミネラル不足に注意
	脂質異常症	脂肪酸組成，コレステロール，食物繊維，食塩，アルコール
	高尿酸血症	プリン体，アルコール，果糖，水分
	肝臓病(肝硬変を除く)	食物繊維，飽和脂肪酸，アルコール
塩分コントロール	妊娠高血圧症候群	エネルギー，水分，脂肪酸組成
	心疾患	エネルギー，水分，脂肪酸組成
	高血圧	エネルギー，水分，脂肪酸組成
	腎臓病	エネルギー，カリウム，リン，水分
	肝臓病	食物繊維，飽和脂肪酸，アルコール
たんぱく質コントロール	腎臓病(腹膜透析療法含む)	エネルギー，食塩，水分
	糖尿病性腎症	エネルギー，食塩，水分
	肝硬変非代謝期・肝不全	BCAA製剤の使用，LES食の検討，鉄
たんぱく質・カリウム・リン・水分コントロール	腎臓病(血液透析療法)	エネルギー
脂質コントロール	膵炎	脂質の配分，アルコール
	胆石症・胆嚢炎	脂質の配分，コレステロール，食物繊維
食物繊維コントロール	胃腸疾患	コレステロール，脂肪酸組成

表11 病院の食事の例

種類	内容	種類	内容
一般治療食常食	ご飯220g 和風ハンバーグ80g おろしソース 金平ごぼう オクラと山芋の和え物	たんぱく質調整・減塩食	ご飯150g(低たんぱくご飯へ) 和風ハンバーグ(80gから60gへ量を減らす) おろしソース(味なし) 金平ごぼう(薄味へ) オクラと山芋の和え物(薄味へ) エネルギーアップ菓子(追加)
エネルギー調整食・減塩食	ご飯150g(米飯の量を減らす) 和風ハンバーグ80g おろしソース(味なし) 金平ごぼう(薄味へ) オクラと山芋の和え物(薄味へ)	5分粥食	5分粥250g ポタージュスープ ミートローフ 大根と人参の煮物 フルーツゼリー

表12 病院の院内約束食事箋の一例

食塩コントロール食

主食	食種コード	エネルギー	たんぱく質	脂質	炭水化物	塩分
常食	C1106	1,700kcal	70g(16%)	43g(23%)	260g(61%)	6g未満
全粥食	C1206	1,500kcal	65g(17%)	40g(24%)	220g(59%)	6g未満
軟菜常食	C2106	1,700kcal	70g(16%)	43g(23%)	260g(61%)	6g未満
軟菜全粥食	C2206	1,500kcal	65g(17%)	40g(24%)	220g(59%)	6g未満

＊このほかに「エネルギーコントロール食」「たんぱく質コントロール食」「たんぱく質・カリウム・リン・水分コントロール食」「脂質コントロール食」「消化管機能対応食」など，治療に対応した約束食事箋がある．
＊食種ごとにコードが振られており，カルテ上でこの食種コードを指定することで食事の指示を出す仕組みになっている．

表15 主な治療用特殊食品

たんぱく質調整食品	たんぱく質含有量を減らすことを目的とした食品	ごはん	1/25越後ごはん	木徳神糧（株）	1パック180ｇあたり	エネルギー306kcal，たんぱく質0.18ｇ，脂質0.8ｇ，炭水化物75.5ｇ，カリウム リン塩分0.01ｇ
			ゆめごはん1/35トレー	キッセイ薬品工業（株）	1パック180ｇあたり	エネルギー299kcal，たんぱく質0.13ｇ，脂質0.9ｇ，炭水化物72.5ｇ，塩分0.01ｇ
			たんぱく質調整米　真粒米1/25	木徳神糧（株）	炊飯前100ｇあたり	エネルギー362kcal，たんぱく質0.2ｇ，脂質1.1ｇ，炭水化物87.9ｇ，塩分微量
			グンプンのでんぷん米1/20	（株）グンプン	炊飯前100ｇあたり	エネルギー355kcal，たんぱく質0.3ｇ，脂質0.8ｇ，炭水化物86.7ｇ，塩分未測定
		パン	生活日記パン	ニュートリー（株）	50ｇ（1個）あたり	エネルギー221kcal，たんぱく質1.9ｇ，脂質11.8ｇ，炭水化物27.3ｇ，カリウム33mg，リン18mg，塩分0.01ｇ
			ゆめベーカリーたんぱく調整食パン	キッセイ薬品工業（株）	100ｇ（1枚）あたり	エネルギー260kcal，たんぱく質0.5ｇ，脂質5.9ｇ，炭水化物52.1ｇ，カリウム15.8mg，リン25mg，塩分0.07ｇ
		麺	アプロテンたんぱく質調整シリーズスパゲッティー	ハインツ日本（株）	100ｇあたり	エネルギー357kcal，たんぱく質0.4ｇ，脂質0.7ｇ，炭水化物87.2ｇ，カリウム15mg，リン19mg，塩分0ｇ
			げんたそば	キッセイ薬品工業（株）	乾麺100ｇあたり	エネルギー354kcal，たんぱく質2.9ｇ，脂質0.8ｇ，炭水化物83.7ｇ，カリウム93mg，リン51.5mg，塩分0ｇ
			そらまめ食堂たんぱく質調整うどん	（株）ヘルシーネットワーク	乾麺80ｇあたり	エネルギー294kcal，たんぱく質0.16ｇ，脂質3ｇ，炭水化物66.6ｇ，カリウム15mg，リン33mg，塩分0.04ｇ
エネルギー調整食品	エネルギー不足を補うことを目的とする食品	でんぷん糖	粉飴顆粒	（株）H＋Bライフサイエンス	100ｇあたり	エネルギー384kcal，たんぱく質0ｇ，脂質0ｇ，炭水化物96ｇ，カリウム0〜5mg，リン0〜5mg，塩分0ｇ
		油脂類を主成分	日清MCTオイル	日清オイリオグループ（株）	100ｇあたり	エネルギー900kcal，たんぱく質0ｇ，脂質100ｇ，炭水化物0ｇ，カリウム0mg，リン0mg，塩分0ｇ
			マクトンゼロパウダー	キッセイ薬品工業（株）	100ｇあたり	エネルギー789kcal，たんぱく質0ｇ，脂質78.9ｇ，炭水化物19.8ｇ，カリウム1.6mg，リン1.3mg，塩分0.06ｇ
		菓子類	たんぱく調整ビスコ	アイクレオ（株）	1袋2個あたり	エネルギー55kcal，たんぱく質0.3ｇ，脂質2.4ｇ，炭水化物7.9ｇ，カリウム6mg，リン6mg，塩分0.03ｇ
			MCT入りサンドビスケット	日清オイリオグループ（株）	1袋3枚あたり	エネルギー96kcal，たんぱく質0.9ｇ，脂質4.5ｇ，炭水化物13.2ｇ，カリウム14.1mg，リン8mg，塩分0.02ｇ
			カップアガロリー（ストロベリー）	キッセイ薬品工業（株）	1個あたり	エネルギー150kcal，たんぱく質0ｇ，脂質0ｇ，炭水化物37.5ｇ，カリウム11mg，リン2mg，塩分0ｇ
		飲料	元気ジンジン（アップル）	ヘルシーフード（株）	1個あたり	エネルギー125kcal，たんぱく質0ｇ，脂質0ｇ，炭水化物35.4ｇ，カリウム6.7mg，リン1.1mg，分0ｇ
			カロリーミックス（マスカット味）	日清オイリオグループ（株）	1個あたり	エネルギー160kcal，たんぱく質0ｇ，脂質0ｇ，炭水化物40ｇ，カリウム8mg，リン6mg，塩分0.02ｇ

引用・参考文献

1) 中村丁次：病院食を再考する；病院食の現状とこれから．病院 73（5）：346-349，2014

2) 日本摂食・嚥下リハビリテーション学会医療検討委員会：日本摂食・嚥下リハビリテーション学会嚥下調整食分類2013．日本摂食・嚥下リハビリテーション学会誌 17（3）：255-267，2013
3) 厚生労働省：日本人の食事摂取基準2015，2015
4) 食事摂取基準の実践運用を考える会編：日本人の食事摂取基準

表15 続き

食塩調整用食品	減塩を目的とする食品	調味料	だしわりしょうゆ	日清オイリオグループ（株）	5mLあたり	エネルギー 4kcal，たんぱく質0.2 g，脂質0 g，炭水化物0.6 g，カリウム2mg，リン2mg，塩分0.44 g
			減塩げんたポン酢	キッセイ薬品工業（株）	100 gあたり	エネルギー 52kcal，たんぱく質1.8 g，脂質0 g，炭水化物10.4 g，カリウム26.5mg，リン25.4mg，塩分4.3 g
			ブルドック塩分50%カットソース（中濃）	ブルドックソース（株）	100 gあたり	エネルギー 141kcal，たんぱく質0.9 g，脂質0.2 g，炭水化物32.7 g，カリウム未測定，リン未測定，塩分2.4 g
			減塩みそ	タケヤ（株）	100 gあたり	エネルギー 199kcal，たんぱく質11.2 g，脂質5.5 g，炭水化物28.2 g，カリウム452mg，リン180mg，塩分5.4 g
ビタミン・ミネラル補給	ビタミン・ミネラル不足を補うことを目的とする食品	飲料	毎日ビテツ（オレンジ）	アイクレオ（株）	1個あたり	鉄・亜鉛・カルシウム・ビタミンC・葉酸　配合
			Sunkistポチプラス（アップル＆キャロット）	（株）クリニコ	1個あたり	ビタミンC・鉄・亜鉛・食物繊維・オリゴ糖配合
			テゾン（アップル風味）	テルモ（株）	1個あたり	銅・亜鉛・マンガン・セレン・クロム・鉄配合
			ブイ・クレス（キャロット）	ニュートリー（株）	1個あたり	12種類のビタミンと鉄・亜鉛・銅・セレンなどを配合
食物繊維補給	食物繊維不足を補うことを目的とする食品	粉末	サンファイバー	太陽化学（株）	1包6 gあたり	食物繊維5.1g配合

表16 各粥期に適した食品と調理方法の例

	穀類	牛乳・乳製品・卵	魚・肉・豆製品	野菜・イモ類・果物
流動食	重湯，くず湯	牛乳，ミルクセーキ，ヨーグルト，具なし茶わん蒸し	具なしの味噌汁，具なしのコンソメスープ	具なしポタージュスープ，酸味の少ない果汁，　果肉の入らないゼリー
3分粥	3分粥，パン粥，麩，ビスケット	具なしオムレツ，卵とじ，はんぺん煮物，ホワイトシチュー	鶏ささみひき肉の肉団子やミートローフ，白身魚の煮魚，煮豆腐	野菜は軟らかく煮て，粗繊維の多い野菜は避ける（ゴボウ，ニラ，もやし，山菜など），果物缶詰を使用（バナナやリンゴなど一部の野菜は使用可），ジャガイモ，カボチャ（皮むき），サツマイモ（皮むき裏ごし）
5分粥	5分粥，カステラ，ホットケーキ，その他3分粥同様	3分粥同様	3分粥同様	3分粥同様
全粥	全粥，うどん，パン（揚げていないもの）	チーズ，具入りオムレツ，かに玉，チーズ	照り焼き魚（白身魚，青身魚），バター焼き魚，ハンバーグ，冷奴，揚げ物は避ける	硬い野菜は軟らかく煮るか，細切りで少量使用

（2015年版）の実践・運用―特定給食施設等における栄養・食事管理，第一出版，2016
5）厚生労働省：離乳・授乳の支援ガイド，2007
6）日本小児アレルギー学会編：食物アレルギー診療ガイドライン2016，協和企画，2016

7）吉田勉監，名倉秀子編著：給食経営管理論，第2版，学文社，2016
8）中村美知子，長谷川恭子編：わかりやすい栄養学―臨床・地域で役立つ食生活指導の実際，第4版，ヌーヴェルヒロカワ，2015

第4章 栄養アセスメントと食事療法

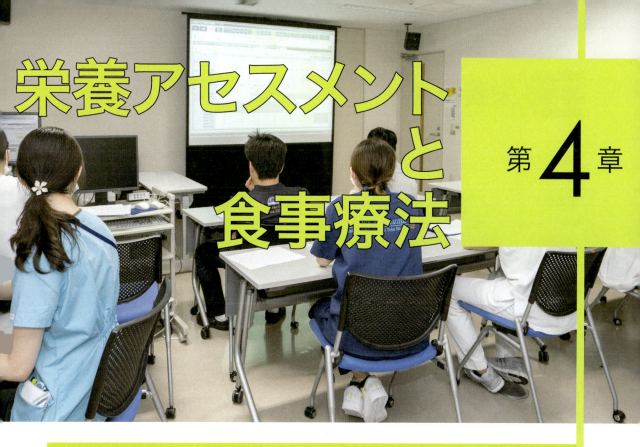

CONTENTS

1. 栄養障害
2. 栄養・代謝・内分泌疾患患者
3. 循環器疾患患者
4. 消化器疾患患者
5. 腎疾患患者
6. 呼吸器疾患患者
7. 脳神経疾患患者
8. 筋・骨疾患患者
9. 血液疾患患者
10. 摂食嚥下障害
11. 摂食障害（神経性食欲不振症, 神経性大食症）
12. 妊産婦
13. がん（化学療法, 放射線治療）
14. 褥瘡
15. 救急患者の栄養管理
16. 周術期の栄養管理
17. 乳幼児・小児疾患
18. 認知症患者の栄養管理
19. 人工呼吸器下の栄養管理
20. 食物アレルギーへの対応
21. 終末期における栄養管理

1 栄養障害

栄養障害(malnutrition)とは，必要栄養量に対して摂取量が少ない(栄養不足)，または多い(栄養過多)ことにより起こる健康障害のことである．

栄養過多は，健康食品やサプリメント摂取による栄養素の過剰摂取で引き起こされる障害や，疾患では肥満，高血圧，糖尿病・耐糖能障害，脂質代謝異常などの生活習慣病で生じている．しかし，臨床で栄養障害という言葉を用いる場合，主に栄養不足を指すことが多い．本項でも，栄養不足によって起こる障害を中心に説明する．

入院患者では，明らかな栄養不足の患者以外にも，栄養アセスメントを実施すると実は多くの患者が栄養不足の状態にある[1]．また入院後も検査や手術などで十分な栄養投与が行われない場合もある．あらゆる疾患で栄養障害が起こる可能性があり，それが治療効果や予後に影響するため，栄養障害の病態生理を理解することが重要である．

1 栄養不足の原因と機能障害

栄養不足は主に，①食欲不振や嚥下障害による食事量の減少，食事内容の偏りや質の低下，②消化管手術や慢性的下痢などによる栄養吸収量の低下，または透析やドレーンによる栄養の体外喪失，③手術や感染，熱傷などで生じた体内での炎症に起因する代謝亢進による栄養必要量増加，④肝疾患や悪性腫瘍による栄養貯蔵・合成障害，の4つの原因に分けられる．

栄養障害による影響は全身に及ぶ．呼吸器・循環器では，肋間筋や横隔膜筋などの呼吸にかかわる筋肉が減少し，ガス交換や気道分泌液の排出が障害され，肺気腫や無気肺などの呼吸障害となる．人工呼吸器からの離脱も困難となる．

消化管では，飢餓状態で食物が消化管を通過しない状態が続くと，消化管粘膜の萎縮が起こり，消化・吸収障害，バクテリアル・トランスロ

表1 栄養障害で起こる身体変化

栄養摂取状態	身体変化
良好	・栄養不足なし．
	・肝臓に貯蔵されているグリコーゲンが枯渇．
	・脂肪組織でホルモン感受性リパーゼ活性が上昇して脂肪分解が亢進し，脂肪分解により生じたグリセロールは肝臓で糖新生によりグルコースとなる． ・血中にはケトン体が増加．
	・骨格筋，心筋，平滑筋の減少および筋力低下． ・内臓たんぱくの減少(血漿アルブミン，トランスフェリンなど)． ・肝臓，筋肉でのたんぱく合成能の低下．
	・免疫機能の低下，易感染性(胸腺，リンパ節，扁桃，脾臓などの免疫組織の萎縮，末梢血リンパ球数の減少がみられ，細胞性免疫機能が低下．体液性免疫では免疫グロブリンの低下)． ・創傷治癒能の障害．
死亡	・主要臓器障害，多臓器不全に伴う生体適応性の破綻． ・生命維持機能の障害などの機能障害の出現． ・最終的には回復不能な生体適応性の障害から，生体の死に至る．

(Steffee WP：Malnutrition in hospitalized patients. JAMA 244(23)：2630-2635, 1980をもとに作成)

ケーションによる易感染性となる．

栄養障害が長期に続くと，身体は飢餓状態に陥り，進行に伴って表1のような機能障害が起こる．障害が進むと，最終的には回復不能な生体適応性の障害から死に至る．このような栄養障害の分類がたんぱく質・エネルギー栄養障害（PEM）である．

2 たんぱく質・エネルギー栄養障害（PEM）

PEMは，外部からの栄養摂取不足により起こる原発性PEMと，外傷や慢性疾患により代謝が変化して起こる二次性PEMに大別される（図1）．

原発性PEMはクワシオルコル（kwashiorkor）とマラスムス（marasmus）（図2）に大別され，発展途上国の乳幼児にみられる．日本では二次性PEMのほうが多くみられる．

❶ クワシオルコル

クワシオルコルは，たんぱく質摂取不足で発生する短期間の栄養障害である．著明な体重減少は認めないが，痩せた手足の一方，腹水や脂肪肝により腹部が大きく膨満していることが特徴である．

原発性PEMは，発展途上国の，ミルクが十分に与えられず，芋粥などの炭水化物中心の食事を与えられている乳幼児に多い．

二次性PEMとしてのクワシオルコル症状は，疾患による代謝変化や，食事摂取不良で長期に十分な栄養が摂取できない場合，あるいは長期の末梢静脈栄養管理で糖質主体となってアミノ酸投与が不十分な場合でも起こることがある．

症状とアセスメント

主な症状は，浮腫，腹水，発育障害，皮膚乾燥，鱗屑状の皮膚病変，脱毛，毛髪の退色などである．肝臓におけるたんぱく質合成能が低下して低アルブミン血症になると，浸透圧の調整ができなくなり，血管から細胞へ水分が移動して細胞外液が増加するため，浮腫となる．水分貯留のため，体重は大きな変化がない．さらに，脂肪を肝外へ輸送・代謝するβ-リポたんぱく質の合成が低下することにより，脂肪肝となる．

アセスメントでは，病歴と食事摂取状況の聞き取り，血液生化学検査によって総合的に栄養状態を評価する．また，治療開始後すぐの体重減少は，栄養不足ではなく体水分の移動により起こっている可能性が高い．

生化学検査では，血清アルブミンは半減期が長いため，プレアルブミンなど急速代謝回転たんぱく質で評価する．

栄養療法

栄養療法は，たんぱく質の欠乏がその原因であることから，必要エネルギーとともに，たんぱく質の補給を中心とした栄養管理を行う．

たんぱく質の代謝でリンを消費するので，リフィーディング症候群予防のため，血清リン値などの電解質を栄養投与前から評価し，少量から徐々に栄養投与量を上げていく．腎機能が正常であれば，適正体重で1〜1.5g/kg/日のたんぱく質投与を目標とする．

❷ マラスムス

クワシオルコルの状態に加えてエネルギー摂

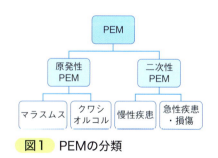

図1 PEMの分類

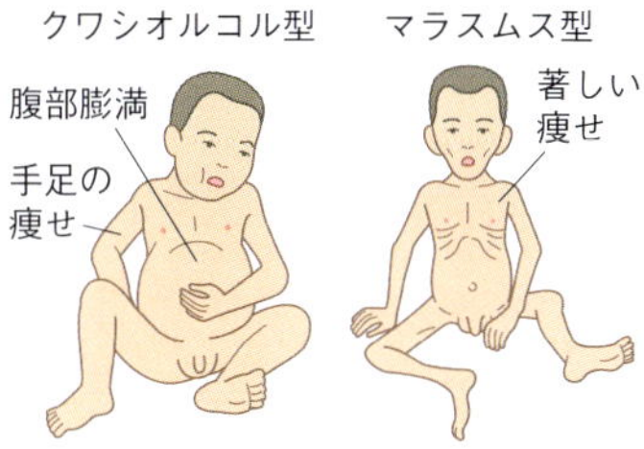

図2 クワシオルコルとマラスムスの特徴

取不足が長期にわたって続くと，飢餓状態となる．身体の異化が進行して，著明な体重減少，皮下脂肪や筋たんぱく質の喪失，貧血が起こるような重度の栄養障害を，マラスムスと呼ぶ．

二次性PEMのマラスムス症状は，神経性無食欲症，がん患者，低栄養の高齢者，消化管切除後，手術後患者，アルコール中毒などの患者でみられる．

症状とアセスメント

著明なるい痩がみられる．栄養欠乏状態にあるが，筋たんぱくが崩壊して血中に出てくるため，マラスムスでは見かけ上，血清アルブミン値は低下しにくい．また，グルココルチコイドや成長ホルモンの分泌は増加する一方で，インスリンや甲状腺ホルモンの分泌は抑制される．

アセスメントでは，病歴と食事摂取状況，身体計測，血液生化学検査により総合的に栄養状態を評価する．体重の評価では体格指数(BMI)のほか，％理想体重，％通常体重，体重変化率，体重年齢比なども用いられ，小児では成長を考慮した体重身長比，身長年齢比などが用いられる．

栄養療法

BMIが14kg/m²未満または15日間以上の絶食，またはそれに近い状態ならリフィーディング症候群(refeeding syndrome，後述)の高リスク患者である．急激な栄養補給は行わず，血清リン値などの電解質を栄養投与前に評価し，少量から栄養投与を開始して徐々に投与量を上げていく．

投与エネルギー量は，栄養開始後1〜2週間程度は現体重または健常時体重を基準に投与量を決定し，体重×5〜10kcal/kg/日から開始し，電解質をモニタリングしながら少しずつ増加する[2]．長期的には適正体重に近づけるように，適正体重もしくは健常時体重を基準に，体重×25〜30kcal/kg/日となるようエネルギー量を決定する．炎症などがある場合は代謝ストレスを考慮する．

なお，マラスムス患者は治療開始後すぐに体重が増加することがあるが，これは輸液による体水分の補充によるものである．

❸ リフィーディング症候群

慢性的な栄養不良状態では，生体は筋肉や脂肪を分解して対応している．しかし，ビタミンやミネラルなど体内で合成できない栄養素は，欠乏状態にある．その患者に積極的な栄養補給(リフィーディング)を行うと，糖質やアミノ酸により膵臓が刺激されてインスリンが分泌され，血糖が急速に細胞内に取り込まれる(図3)．同時にたんぱく質合成の亢進など，生体内で栄養を代謝する働きが急に高まる．

このときに，リンやカリウム，マグネシウムが血糖とともに細胞内に取り込まれる．また，たんぱく質合成のためにリンの消費，エネルギー産生のためにビタミンの消費が起き，ビタミン・ミネラル血中濃度が低下して欠乏症状が起きる．

この急激な栄養投与により起こる一連の代謝合併症をリフィーディング症候群という．特にリン欠乏とビタミンB₁欠乏が重症化する原因となるため，低栄養の患者に対して栄養補給を行うときには，必ずリフィーディング症候群の発症の可能性を考慮する．

リフィーディング症候群の高リスク患者の選択基準を表2に示す[3]．リフィーディング症候群を発症した場合には，心不全，乳酸アシドーシスなどに適切に対応するだけでなく，不足してい

①飢餓・低栄養
↓
②糖新生・たんぱく異化亢進
↓
③体重減少
④水分，ミネラル，ビタミン欠乏 ← リフィーディング：栄養不良の治療として積極的な糖，アミノ酸補給実施
↓
⑤リフィーディングによりインスリン分泌量増加
↓
⑥生体内での栄養代謝活発化
└リン，カリウム，マグネシウムの細胞内への取り込み
└たんぱく質合成のためのリン消費
└エネルギー産生のためのビタミン消費
↓
⑦ビタミン，ミネラル血中濃度低下
↓
⑧リフィーディング症候群となる

図3 リフィーディング症候群の発症機序

る電解質について早急に静脈から補給を行う.

リフィーディング症候群の栄養療法

　リスクのある患者に栄養療法を開始する際は，必ず血液検査と最近の摂食状況をふまえて，不足が疑われるミネラルやビタミンをともに投与する．投与エネルギー量は，最初は現体重×10kcal/kg程度から開始し（重症では5kcal/kg/日から開始），モニターしながら1日100〜200kcalずつ増量していき，1週間程度かけて現体重×25〜30kcal/kg)まで増やす[4].

　また糖の代謝にビタミンB_1を消費することから，ウェルニッケ脳症の予防のため，血中ビタミンB_1濃度も観察する．

　リフィーディング症候群は栄養投与開始後，4日前後で発症することが多いといわれているため，栄養開始前と栄養開始後から栄養量を増加している期間(1〜2週間)は，血清リン，マグネシウム，カリウム値の観察が必要である．また，TPNなどのグルコースを多く含む静脈栄養による管理は，特にリフィーディング症候群を起こしやすいので，なるべく腸を使用した栄養管理が望ましい．

表2	リフィーディング症候群の高リスク患者

下記の基準が1つ以上
- BMI 16未満
- 過去3〜6か月で15%以上の意図しない体重減少
- 10日間以上の絶食
- 再摂食前の低カリウム血症，低リン血症，低マグネシウム血症

下記の基準が2つ以上
- BMI 18.5未満
- 過去3〜6か月で10%以上の意図しない体重減少
- 5日間以上の絶食
- アルコール依存の既往または薬剤使用歴あり：インスリン，化学療法，制酸薬，利尿薬

(National Collaborating Centre for Acute Care (UK)：Nutrition Support for Adults：Oral Nutrition Support, Enteral Tube Feeding and Parenteral Nutrition. National Institute for Health and Clinical Excellence：Guidance, 2006より改変)

---

3 ビタミン欠乏症・過剰症

　ビタミンは生体の生化学反応において，補酵素として重要な役割を担う．またほとんどのビタミンが体内で合成されず外部からの摂取により充足される栄養素である．ほとんどのビタミンは十二指腸や空腸など小腸上部で吸収されるが，ビタミンB_{12}のみ回腸末端で吸収される．

　ビタミンの欠乏や過剰によって引き起こされる生体のさまざまな障害を，ビタミン異常症と呼ぶ．欠乏の原因はアルコール依存や食事のバランス不良，胃腸の切除や消化器疾患などによる吸収不良が考えられる．過剰症は脂溶性ビタミンのビタミンAやビタミンDで起こることがあるが，実際は食事由来であることは少なく，栄養ドリンクやサプリメントによるものが多い．

　一般的に水溶性ビタミンは体内から排泄されやすく，欠乏症はみられるが過剰症は起きにくいのに対して，脂溶性ビタミンは肝臓や脂肪組織に蓄積されるため，欠乏症・過剰症ともに注意する必要がある．

❶ 症状とアセスメント

　欠乏では皮膚や神経系の症状が多く，欠乏するビタミンにより異なる(表3)．特に水溶性ビタミンは体内での貯蔵量が少ないため，消化管術後の吸収障害や慢性的な肝障害により欠乏するリスクがある．

　栄養不良患者やアルコール依存症では，単一のビタミン不足ではなく複数の欠乏症が同時に起こっている可能性が高い．診断は臨床症状から特定のビタミン異常症を疑い，血中濃度などを評価するが，血中濃度が正常であっても体内で欠乏症が起こっている可能性もあり，確実な診断は難しいため，食事摂取状況と検査結果，症状から総合的に評価する．

❷ 治療

　欠乏症では欠乏するビタミンを経口，経腸ま

表3 主なビタミンの種類

		機能	欠乏症	過剰症	含有量の多い食品（1人前あたり）
脂溶性ビタミン	ビタミンA	視物質の成分，上皮細胞の維持および細胞発達	夜盲症，眼球乾燥症，皮膚乾燥症	肝脾腫大，皮膚剥離，食欲不振	レバー，うなぎ，卵黄，緑黄色野菜全般
	ビタミンD	小腸におけるカルシウムとリン酸の吸収増大	くる病（骨形成不全），骨軟化症，テタニー	食欲不振，高カルシウム血症，腎不全，異所性石灰化	さけ，いわし（丸干），さんま，ます，強化乳製品
	ビタミンE	抗酸化物質，電子伝達系の補助因子	溶血性貧血，血管障害，筋萎縮	出血傾向	ナッツ，うなぎ，銀だら，子持ちがれい，モロヘイヤ，かぼちゃ
	ビタミンK	血液凝固に関与	血液凝固異常，出血性素因	消化器異常，溶血性貧血（新生児）	納豆，モロヘイヤ，葉野菜，海藻類，青汁
水溶性ビタミン	ビタミンB₁（チアミン）	ブドウ糖代謝の酵素	脚気，循環器症状，ウェルニッケ脳症，浮腫		豚肉，うなぎ，まだい，ハム，ソーセージ，レバー
	ビタミンB₂（リボフラビン）	電子伝達，酸化還元反応皮膚・粘膜機能	口唇炎，口角炎，脂漏性皮膚炎		レバー，チーズ，さば，ぶり，さわら，牛乳，納豆，卵
	ビタミンB₃（ナイアシン）	末梢血管拡張，代謝促進に関与，先天性トリプトファン尿症の代謝障害	ペラグラ	皮膚紅潮	まぐろ，かつお，さば，まかじき，鶏肉，レバー
	ビタミンB₆（ピリドキシン）	アミノ酸代謝と糖代謝を連携する補酵素，糖新生，神経伝達物質産生，ヘモグロビン合成などに関与	けいれん，神経障害，うつ	末梢神経障害	まぐろ，かつお，さんま，さけ，レバー，バナナ，玄米
	パントテン酸	CoAの成分	皮膚炎，腸炎，円形脱毛症		鶏レバー，納豆，ししゃも，牛乳，鶏もも肉
	ビタミンB₁₂	造血機能に関わる ※胃液内因子と十二指腸で結合しないと吸収されない	巨赤芽球性貧血，神経障害		貝類，レバー，いわし（丸干），にしん，さんま
	葉酸	プリンやピリミジンの合成，細胞分裂に関与，造血機能に関わる	巨赤芽球性貧血，神経管奇形		レバー，モロヘイヤ，とうもろこし，ほうれんそう，枝豆，春菊，ブロッコリー
	ビタミンC	コラーゲン生成機序の補因子，細胞間組織，造血機能	壊血病，点状出血，創傷治癒遅延		アセロラ，柿，キウイフルーツ，いちご，柑橘類，赤ピーマン

たは経静脈的に投与する．投与期間は症状が改善するまでであり，血中濃度の測定を行いながら，投与量を調節する．長期投与が中毒のリスクとなるビタミンもあるため，薬剤投与は血中濃度が改善するまでと考え，モニタリングせずに漫然と投与しないようにする．過剰症の場合は制限を行う．

❸ 栄養療法

経口摂取の場合は食事摂取調査を行い，症状や検査値とあわせて過不足を評価する．摂取量の目安は，日本人の食事摂取基準を参考にす

る．またビタミン欠乏に陥りやすい因子である
アルコール摂取量，妊娠，過度の運動，喫煙な
どの聞き取りを行う．ビタミン摂取量が不足し
ている場合は，そのビタミンを多く含む食品を
紹介すると同時に，必要に応じてビタミンが強
化された栄養剤や補助食品を用いて，不足が起
こらないようにする．

　過剰症の場合は，原因となる食品の摂取を適
正にする栄養療法を行う．近年はサプリメント
による過剰が多く報告されているため，健康食
品や医薬品についても聞き取りを行う．

　胃切除後の大球性貧血（ビタミンB$_{12}$吸収障
害）など，臓器を切除したことによる吸収不良の
場合は，その栄養素を多く含む食品を定期的に
摂取して改善する場合もあれば，ビタミン製剤
の注射が必要な場合もある．定期的に血液検査
にて評価し，状況に応じて薬剤の使用を医師と
相談する．

　経腸栄養，静脈栄養管理の場合は，適正量の
ビタミンが投与されているかを確認する．TPN
においては，ビタミン配合型の輸液とそうでな
い輸液があるため，必要に応じて高カロリー輸
液用総合ビタミン剤を投与する．これには成人
の1日必要量が含まれており，1日1セット投与
することで，すべてのビタミンが充足する．し
かし高カロリー輸液用総合ビタミン剤に含まれ
ているビタミンKは2mgで，この量はワルファ
リンの効果に対して拮抗作用を示すことも理解
しておく[2]．

4 ミネラル欠乏症・過剰症

　ミネラルはビタミンと同様，代謝の補酵素と
して重要である．ミネラルは多量ミネラル（カル
シウム，リン，カリウム，ナトリウム，クロー
ル，マグネシウム）と微量ミネラル（亜鉛，鉄，
銅，ヨウ素，コバルト，マンガン，クロム，モ
リブデン，セレン）に分けられている．

　ミネラルは体内で合成ができないが，多量ミ

ネラルは恒常性が保たれており欠乏すること は
少なく，反対にナトリウムやリンのように過剰
摂取が問題となることがある．

　一方で微量ミネラルは，食事や水など外部か
らの栄養の影響を受けやすい．また疾患による
吸収障害でも欠乏が起こる．特に欠乏症が出や
すいのは亜鉛と鉄であるが，他にも特に偏った
食生活や中心静脈栄養による長期管理により，
欠乏症がみられる．

　特に近年，亜鉛欠乏が高齢者，糖尿病や肝硬
変などの慢性疾患で起きやすいことがわかって
きている．亜鉛欠乏は創傷治癒を低下させるた
め，臨床においては周術期や褥瘡患者の潜在的
な欠乏に注意する．

❶ 症状とアセスメント

　微量ミネラル欠乏または過剰による症状を**表4**
に示す．亜鉛欠乏では発育遅延や味覚障害，脱毛
などが特徴であり，鉄欠乏では小球性貧血や匙状
爪が主な症状である．

　鉄以外の微量ミネラルは欠乏または過剰の診
断が難しく，血中濃度が正常に保たれていても
症状が出る場合がある．検査値だけでなく，症
状や食習慣，生活習慣から，特定の微量ミネラ
ルの欠乏症を疑う．

❷ 治療

　欠乏症では，経口または経静脈的にミネラル
製剤を投与する．投与期間は症状が改善するま
でであり，血中濃度の測定を行いながら，投与
量を調節する．過剰症では，ミネラル摂取制限
を行うほか，鉄や銅過剰では排泄促進のためキ
レート剤を用いる．

❸ 栄養療法

　ビタミンと同様に，経口摂取をしている場合
は食事摂取調査を行い，症状や検査値とあわせ
て過不足を評価する．また，ミネラル欠乏に陥
りやすい因子であるアルコール摂取量，妊娠，
過度の運動，喫煙なども聞き取りを行う．ミネ
ラル摂取量が不足している場合はそのミネラル

表4　主な微量ミネラル

	機能	欠乏症	過剰症	含有量の多い食品 (1人前あたり)
亜鉛(Zn)	酵素成分, 糖質代謝, 核酸のたんぱく質合成	成長遅延, 味覚障害, 脱毛, 免疫力低下, 性腺萎縮	胃炎, 悪心, 免疫障害	かき, 牛もも, レバー, いわし
鉄(Fe)	ヘモグロビン主成分, 酸素運搬, 抗酸化酵素の成分	小球性貧血, 匙状爪, 倦怠, 筋異常	悪心, ヘモクロマトーシス	ヘム鉄:レバー, 牛肉, 羊肉, いわし 非ヘム鉄:貝類, 葉野菜, 豆類
銅(Cu)	鉄吸収の補助, 血管や骨の成分	骨・血管発達異常, 精神衰退	悪心, 肝不全, ウィルソン病	レバー, ほたるいか, かき, ナッツ, 豆類, 玄米
ヨウ素(I)	甲状腺ホルモンの主成分	甲状腺腫, クレチン病	甲状腺機能障害	海藻類, いわし, かつお
クロム(Cr)	糖質・脂質代謝に関与	耐糖能障害, 脂質異常症		レバー, いわし, ほたて, 全粒穀物
コバルト(Co)	ビタミンB$_{12}$の成分, 造血機能に関与	悪性貧血		貝類, レバー, いわし(丸干), にしん,
セレン(Se)	抗酸化作用	心筋症, 筋異常	脱毛, 悪心, 末梢神経障害	まがれい, まあじ, まぐろ赤身, かつお, レバー
マンガン(Mn)	骨の形成や代謝	低コレステロール血症, 体重減少	神経毒性, パーキンソン様症状	全粒穀物, 葉野菜, ナッツ, そば, 玄米
モリブデン(Mo)	尿酸代謝, 造血機能に関与	神経学的異常	生殖障害	牛乳, レバー, 大豆, 全粒穀物

を多く含む食品を紹介すると同時に，必要に応じてミネラルが強化された栄養剤や補助食品を用いて，不足が起こらないようにする．

　過剰症は医薬品やサプリメント，ある食品の抽出物(エキス)が原因となる．またコンビニ食や加工食品には，リン酸塩などの保水性や安定性を高める添加物が含まれ，本人も気づかないまま，ミネラルを大量に摂っていることもある．

　経腸栄養，静脈栄養管理では，適正量のミネラルが投与されているかを確認する．日本で市販されている微量元素製剤の処方には，1種類で成人における1日必要量が含まれているが，セレンはどの薬剤にも含まれず，長期の静脈栄養管理の場合は必ず欠乏するため，セレン製剤で補う必要がある．症状がなくても定期的(1か月～数か月に1回)に血清セレン値をモニタリングし，欠乏がみられた場合にはセレン100～500μg/日を静脈投与または経腸投与する．小児では5μg/kg/日を目安に投与する[2, 5]．

略語

◆BMI
体格指数：body mass index

◆CoA
補酵素A：coenzyme A

◆PEM
たんぱく質・エネルギー栄養障害：
protein energy malnutrition

◆TPN
中心静脈栄養：total parenteral nutrition

引用・参考文献

1) 福島亮治：栄養不良症の成因と疾病治療における重要性. Medicina 35(2)：219-221，2009
2) 日本静脈経腸栄養学会編：静脈経腸栄養ガイドライン，第3版，照林社，2013
3) National Collaborating Centre for Acute Care (UK). Nutrition Support for Adults：Oral Nutrition Support, Enteral Tube Feeding and Parenteral Nutrition. National Institute for Health and Clinical Excellence：Guidance. 2006
4) Mehanna H et al：Refeeding syndrome：awareness, prevention and management. Head Neck Oncol 1：4, 2009
5) 児玉浩子ほか：セレン欠乏症の診療指針2015. 日本臨床栄養学会雑誌 37(2)：182-217，2015

2 栄養・代謝・内分泌疾患患者

1 肥満症

❶ 肥満とは

肥満は疾患ではないが，肥満症は疾患であり，医学的に治療が必要となる．

肥満の指標としては，体格指数（BMI）が世界的に広く用いられる．WHOによる肥満の判定基準はBMI 30以上であるが，わが国ではBMI 25以上を肥満として日本肥満学会が定義している．

肥満症では，肥満に加えて，耐糖能障害，脂質異常症，高血圧，高尿酸血症・痛風，冠動脈疾患，脳梗塞，脂肪肝，月経異常および妊娠合併症，睡眠時無呼吸症候群・肥満低換気症候群，整形外科的疾患，肥満関連腎臓病のうち，1つ以上の健康障害を有する（図1）[1]．

❷ 肥満の種類

同じ肥満でも，脂肪がどの部分に蓄積するか

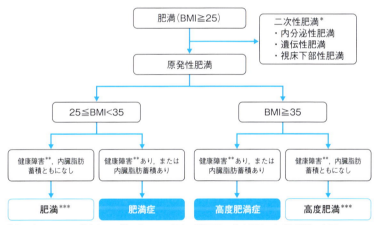

1. 肥満症の診断基準に必須な健康障害
   1) 耐糖能障害（2型糖尿病・耐糖能異常など）
   2) 脂質異常症
   3) 高血圧
   4) 高尿酸血症
   5) 冠動脈疾患：心筋梗塞・狭心症
   6) 脳梗塞：脳血栓症・一過性脳虚血発作（TIA）
   7) 非アルコール性脂肪性肝疾患（NAFLD）
   8) 月経異常・不妊
   9) 閉塞性睡眠時無呼吸症候群（OSAS）・肥満低換気症候群
   10) 運動器疾患：変形性関節症（膝・股関節）・変形性脊椎症・手指の変形性関節症
   11) 肥満関連腎臓病

2. 診断基準には含めないが，肥満に関連する健康障害
   1) 悪性疾患：大腸がん，食道がん（腺がん），子宮体がん，膵臓がん，腎臓がん，乳がん，肝臓がん
   2) 良性疾患：胆石症，静脈血栓症・肺塞栓症，気管支喘息，皮膚疾患，男性不妊，胃食道逆流症，精神疾患

3. 高度肥満症の注意すべき健康障害
   1) 心不全
   2) 呼吸不全
   3) 静脈血栓
   4) 閉塞性睡眠時無呼吸症候群（OSAS）
   5) 肥満低換気症候群
   6) 運動器疾患

図1 肥満症診断のフローチャート

（日本肥満学会編：肥満症診療ガイドライン2016, pxii-xiii, ライフサイエンス出版, 2016より引用）

によって，内臓脂肪型肥満と皮下脂肪型肥満に分類される（表1）．

内臓脂肪の増大は，ウエスト周囲径（へその上，腹囲）の増減が反映している．

❸ メタボリックシンドローム

ウエスト周囲径（へその上の腹囲）が男性で85cm，女性で90cmを超え，血圧，血糖，血清脂質のうち2つ以上が基準値を超えると，メタボリックシンドロームと診断される．

男性に比べて女性の腹囲のほうが大きく設定されているが，男女ともに同じ量の内臓脂肪が蓄積していた場合，女性のほうが腹部の皮下脂肪が多いことによる（表2）[2]．

❹ 治療法

食事療法

肥満の治療は，食事療法が主体となる．体脂肪を1kg減らすためには，約7,000kcalのエネルギーを減らすことが必要であり，この数値を踏まえて，まずは1日あたり「25kcal/kg×標準体重」以下のエネルギー設定で，3〜6か月で3％以上の体重減量を目標にする．例えば，身長170cm体重85kg（BMI 29.4）の人の場合，2.55kgを減量目標として開始する．

BMI≧30の肥満症や早急に減量が必要な肥

表1　肥満の種類

	内臓脂肪型肥満	皮下脂肪型肥満
性別の傾向	男性に多くみられる．	女性に多くみられる*．
体型	お腹がぽっこり出っ張ったりんご型	下半身に脂肪がついた洋ナシ型

| 横からみた様子 | | |

＊女性でも内臓脂肪型肥満がいる．女性は，閉経後に内臓脂肪が増える傾向にある．

表2　メタボリックシンドローム診断基準

必須項目	（内臓脂肪蓄積）ウエスト周囲径*		男性≧85cm 女性≧90cm
選択項目3項目のうち2項目以上	1.	高トリグリセリド血症　かつ／または 低HDLコレステロール血症	≧150mg/dL <40mg/dL
	2.	収縮期（最大）血圧　かつ／または 拡張期（最小）血圧	≧130mmHg ≧85mmHg
	3.	空腹時高血糖	≧110mg/dL

＊内臓脂肪面積は男女ともに≧100cm^{2}に相当する．
（厚生労働省：e-ヘルスネット—メタボリックシンドロームの診断基準より引用．https://www.e-healthnet.mhlw.go.jp/information/metabolic/m-01-003.html）

満症では，1,000 〜 1,400kcal/日，600kcal/日以下の超低エネルギー食(VLCD)の選択も検討する．

VLCDの1つに，1食250 〜 400kcal程度のフォーミュラ食(生命を維持するうえで必要なたんぱく質，糖質，脂肪，ビタミン，ミネラルなどの栄養素を含んだ食品)があり，短期間での減量が期待できる．ただし，フォーミュラ食を止めた場合にリバウンドしやすいことに注意を要する．また，ケトーシス(ケトアシドーシス)のおそれもあることから，管理栄養士がサポートしながら行う必要がある．

食事内容としては，ビタミン，ミネラルの不足は体の機能異常，疲労感を起こすので，緑黄色野菜，豆類，乳製品を十分に摂取する．また，便通を整えるために食物繊維を十分に摂取し，水分不足にならないよう水分も十分補給しておく．

食事の量・内容だけではなく，食習慣を正しく改善する必要がある．食習慣の見直しには，行動療法が重要である．1日の食事の時間，内容，摂取状況などを記録して，肥満の原因となる食行動や習慣を見直す．同時に体重を1日に数回測定してグラフにして記入しておくと，問題となる食行動がわかりやすくなる．

1日の摂取量の半分以上を夜にとることを，夜食症候群という．この場合は心療内科医，心理士が介入する治療も必要となる．

その他の治療法

薬物療法では，薬の作用により食欲や脂肪の吸収を抑える効果を期待できる．

高度肥満症の場合，食べる量や吸収量を減らすための外科的手術(胃バイパス術，胃バンディング術など)も治療の選択肢の1つになる．

しかしいずれの治療法においても，過食や暴飲暴食を自制する工夫を習慣づける行動療法が必須の治療法となる．

📖 略語

◆**BMI**
体格指数：body mass index

◆**HDL**
高比重リポタンパク：high density lipoprotein

◆**NAFLD**
非アルコール性脂肪肝：
nonalcoholic fatty liver disease

◆**OSAS**
閉塞型睡眠時無呼吸症候群：
obstructive sleep apnea syndrome

◆**TIA**
一過性脳虚血発作：transient ischemic attacks

◆**VLCD**
超低エネルギー食：very low calorie diet

2 糖尿病

① 糖尿病とは

血液中のブドウ糖を適正な範囲に保つうえで重要な働きをしているホルモンのインスリンが，十分に作用しないために起こる代謝疾患が，糖尿病である．

食事をすると，一時的に血液中のブドウ糖が増えるが，インスリンがブドウ糖を体内に取り込むことで，エネルギー源として使うことができる．健常人ではこのインスリンの働きによって，血糖値が一定の範囲内に収まっている．糖尿病患者ではインスリンが少なくなったり，その働きが悪くなることで，ブドウ糖を血液中から体内へとうまく取り込めなくなる．

高血糖が長期にわたると，合併症を引き起こす．糖尿病網膜症，糖尿病腎症，糖尿病神経障害は，糖尿病の三大合併症(細小血管障害)である．

糖尿病の種類

一般的に知られているものとして，1型糖尿病と2型糖尿病があるが，日本では，95％以上の糖尿病患者が，2型糖尿病である(表1)．

表1 糖尿病の病型と成因

病型	成因
1型糖尿病	膵β細胞破壊に基づく糖尿病 自己免疫機序 原因不明のもの
2型糖尿病	インスリン分泌低下 インスリン抵抗性
その他の特定の機序，疾患による糖尿病	遺伝子異常が解明されたもの 他の疾患や状態に伴うもの
妊娠糖尿病	妊娠中に発病あるいは発見された耐糖能異常

表2 糖尿病型と判定される条件

以下のいずれかが確認された場合，糖尿病型と判定される．
①早朝空腹時血糖値126mg/dL以上
②75gOGTTで2時間値200mg/dL以上
③随時血糖値*200mg/dL以上
④HbA1cが6.5%以上

＊食事と採血時間との時間関係を問わないで測定した血糖値．糖負荷後の血糖値は除く．
(日本糖尿病学会編・著：糖尿病治療ガイド2018-2019, p21, 文光堂，2018より引用)

❷ 検査方法

尿糖(検査方法：採尿)

採尿により，尿のなかにブドウ糖があるかどうかを調べる検査である．正常であれば，尿にブドウ糖が出ることはない．

血糖値(検査方法：採血)

採血により，血液のなかにブドウ糖があるかどうかを調べる検査である．測定時の状態によって，空腹時血糖値，食後血糖値，随時血糖値などをみる．

HbA1c(検査方法：採血)

HbA1c(ヘモグロビンA1c)は，血液中で酸素を運ぶヘモグロビンと，ブドウ糖が結合した物質である．過去1〜2か月の血糖コントロールの状態がわかる．

❸ 糖尿病の診断

糖尿病の診断は「糖尿病の臨床診断のフローチャート」に沿って行われる(図1)[1]．

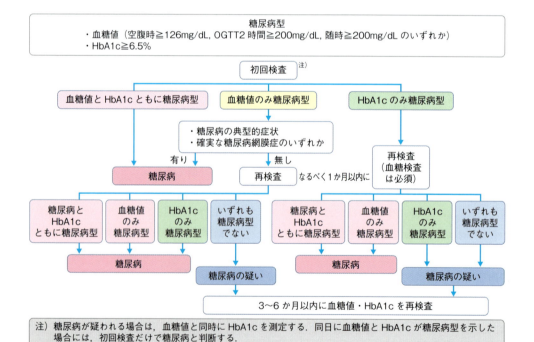

図1 糖尿病の臨床診断のフローチャート
(日本糖尿病学会編・著：糖尿病治療ガイド2018-2019, p23, 文光堂，2018より転載)

まず，一時点での高血糖の存在を確認する．検査の結果，表2に示すいずれかが確認されると「糖尿病型」と判定され，そのうえで慢性的な高血糖を示す検査結果や，糖尿病の典型的な症状，糖尿病網膜症の存在などが確認された場合に，糖尿病と診断される．

❹ 血糖コントロールの指標

血糖コントロール指標はHbA1cで示され，患者の状況に応じて，①血糖正常化を目指す際の目標，②合併症予防のための目標，③治療強化が困難な際の目標，が設定されている（図2）[2]．

コントロールに際しては，食事療法，運動療法，生活習慣の改善などの糖尿病教育をベースに，患者の年齢や病態などを考慮して薬物療法が選択・実施される．

❺ 薬物療法

薬物療法には，血糖値を下げる経口血糖降下薬と，自己注射によるインスリン療法がある（図3）[2]．

また，体内でのインスリン分泌には，一定の割合で終日分泌されている基礎分泌と，食事に伴って分泌される追加分泌がある．これに応じ

（65歳以上の高齢者については「高齢者糖尿病の血糖コントロール目標」を参照）

目標	コントロール目標値[注4]		
	血糖正常化を目指す際の目標[注1]	合併症予防のための目標[注2]	治療強化が困難な際の目標[注3]
HbA1c(%)	6.0未満	7.0未満	8.0未満

図2 血糖コントロールの指標

治療目標は年齢，罹病期間，臓器障害，低血糖の危険性，サポート体制などを考慮して個別に設定する．
注1) 適切な食事療法や運動療法だけで達成可能な場合，または薬物療法中でも低血糖などの副作用なく達成可能な場合の目標とする．
注2) 合併症予防の観点からHbA1cの目標値を7%未満とする．対応する血糖値としては，空腹時血糖値130mg/dL未満，食後2時間血糖値180mg/dL未満をおおよその目安とする．
注3) 低血糖などの副作用，その他の理由で治療の強化が難しい場合の目標とする．
注4) いずれも成人に対しての目標値であり，また妊娠例などは除くものとする．

（日本糖尿病学会編・著：糖尿病治療ガイド2018-2019, p21, 文光堂, 2018より転載）

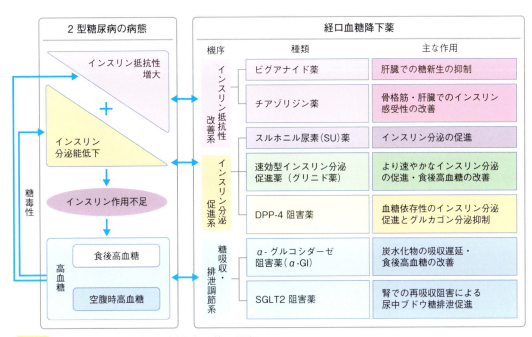

図3 病態に合わせた経口血糖降下薬の選択

（日本糖尿病学会編・著：糖尿病治療ガイド2018-2019, p33, 文光堂, 2018より転載）

て，インスリン製剤には，基礎分泌と追加分泌のいずれか，あるいは両方を補うものがあり，患者の病態によって使い分けられている(図4).

作用時間による分類(表3)もあり，単剤，また複数の薬剤を組み合わせて治療は行われる．

❻ 食事療法の基本

1日に必要な総エネルギー量

1日に必要な総エネルギー摂取量は，患者の年齢，性別，身長，体重，日々の活動量，合併症や併発疾患の有無と程度などによって異なる．実際には，患者の標準体重を基準に，生活活動強度，身体活動量を考慮して算出する(表4).

このように算定されたエネルギー量はあくまでも基準値であり，さらに年齢，肥満度，生活様式などを考慮する必要がある．また，小児期などのライフステージによっては，厚生労働省策定の日本人の食事摂取基準(2015年度版)を参考にする．

三大栄養素(炭水化物，たんぱく質，脂質)のエネルギー比率

- 炭水化物：総エネルギーの50〜60%
- たんぱく質：標準体重1kg当たり1.0〜1.2g（1日約50〜80g）
- 脂質：総エネルギーの20〜25%

食事時間：食べるタイミング

患者が食事の記録・写真撮影などを行い，次項に示す食事療法に努め，総エネルギー摂取量は許容内であっても，夕食が遅く，食べたらすぐに寝てしまうなどの習慣があると，血糖コントロールが改善しない場合もある．

食事療法を始める前に，生活全体の時間の流れを把握し，食事時間を確認する必要がある．食

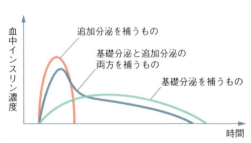

図4 インスリン製剤の種類

表3 作用時間によるインスリン製剤の分類

種類	投与後の作用タイミング	作用持続時間
超速効型	約10〜15分後	約3〜5時間
速効型	約30分後	約8時間
中間型	約1時間半後	約24時間
混合型	超速効型・速効型と中間型の特徴を兼ね備えており，比較的早く効き始める．具体的な作用タイミングは，使用されている超速効型・速効型の薬剤の特徴による．	超速効型・速効型と中間型の特徴を兼ね備えており，比較的長く効果が持続する．具体的な作用持続時間は，使用されている中間型の薬剤の特徴による．
持効型	約1〜2時間後	約24時間

表4 総エネルギー摂取量の算出

総エネルギー摂取量(kcal/日)＝1日の総エネルギー量(kcal)＝標準体重(kg)[*1]×身体活動量[*2]

[*1] 標準体重（身長(m)²×22）：身長と体重から計算される体格指数(BMI)を用いる．BMI＝22の時の体重を標準体重とする(BMI＜18.5をやせ，18.5≦BMI＜25.0を普通体重，BMI≧25.0を肥満とする)．標準体重と標準体重1kg当たりに必要なエネルギー量(身体活動量)から，1日に必要な総エネルギー摂取量を設定する．

[*2] 身体活動量
　・軽労作(デスクワークが多い職業など)：25〜30 (kcal/kg標準体重)
　・普通の労作(立ち仕事が多い職業など)：30〜35 (kcal/kg標準体重)
　・重い労作(力仕事が多い職業など)：35〜 (kcal/kg標準体重)

表5 主な食品のGI値

GI値	穀類・麺類	パン・シリアル類	いも類・豆・豆製品	調味料	野菜	果物
高(≧70)	ビーフン，白米，うどん，赤飯，胚芽精米	フランスパン，食パン，ロールパン，コーンフレーク	じゃがいも，やまといも	上白糖，黒糖，はちみつ，メープルシロップ	にんじん，とうもろこし	
中(69〜56)	そうめん，麦(押し麦)，スパゲティ，中華麺，そば，かゆ(精白米)，玄米	クロワッサン，ライ麦パン，オートミール	長いも，さといも，さつまいも		西洋かぼちゃ	パイナップル，すいか，バナナ
低(≦55)		全粒粉パン，オールブランシリアル	豆腐，納豆，枝豆，豆乳	みりん，しょうゆ，塩，米酢，ラカント(甘味料)	ごぼう，トマト，たまねぎ，キャベツ，ブロッコリー，ほうれん草	ぶどう(デラウエア)，桃，柿，りんご，キウイ，みかん

(永田孝行監：低インシュリンダイエット日常食品GI値ブック，宝島社，2002を参考に作成)

事療法のどのツールを活用する場合でも，食欲に任せて食べる食事習慣は改善する必要がある．

ただし，エネルギーなどの数字を羅列して，患者に過度なストレスを与える食事計画を立てることがないよう，患者一人一人の生活背景や精神状態を考慮し，その患者にとって最も取り組みやすい方法で，最大の効果が得られる食事計画を考案することに，最大限の努力を払うことが大切である．

❼ 食事療法のツール

糖尿病食事療法のための食品交換表

「糖尿病食事療法のための食品交換表」[3]は，糖尿病の食事療法のためにつくられた食品分類表である．6つの表からなり，各食品の1単位＝80kcalに相当する重量が示されていて，同じ表内にある食品で単位が同じであれば，自由に交換して献立をつくることができる．

カーボカウント

食後の血糖上昇に影響を与えるのは炭水化物であることから，炭水化物の質より「量」を重要視した考えられた食事療法である．

病型，治療法，知識レベルにより，2段階に分けてカーボカウントを導入することが推奨されている．

■ 基礎カーボカウント

基礎カーボカウントは第1ステップとして，すべての糖尿病患者に適用される．

適用にあたっては，まずどのような食品に炭水化物が含まれているのかを理解する必要がある．そして「食品交換表」を活用し，どの表に炭水化物が多く含まれているのかを把握し，過剰摂取していた食品を認識し，摂取量を抑えることで，食後高血糖を是正する．

■ 応用カーボカウント

第2ステップとして，炭水化物摂取量に応じた血糖変動パターンを理解する．

インスリン療法の際に利用され，基礎カーボカウントで覚えた炭水化物の摂取量に応じて，インスリン量の調節を行う．強化インスリン療法を実施している患者が対象となる．

グリセミックインデックス(GI)

グリセミックインデックス(GI)とは，ブドウ糖を摂取した後の血糖上昇率を100として，それを基準に，同量摂取したときの食品ごとの血糖上昇率を，パーセントで表した数値である(表5)[4]．

GI値が高いほど食後の血糖値を上げやすく，

低いほど上げにくくなる.

低炭水化物（糖質制限）食

糖質摂取量を制限し，かつ減量を目的とする食事法である．糖質を制限することから，食後血糖値は上がらない.

薬物療法で治療中の場合は，低血糖に注意が必要である.

📖 **略語**

◆**BMI**
体格指数：body mass index

◆**GI**
グリセミックインデックス：glycemic index

◆**OGTT**
経口ブドウ糖負荷試験：oral glucose tolerance test

---

3 脂質異常症

❶ 脂質異常症とは

脂質異常症とは，血液中の脂質（表1，図1）が，本来よりも多くなりすぎた，またはHDLコレステロールが少ない状態のことをいう.

2017年，日本動脈硬化学会は「動脈硬化性疾患予防ガイドライン2017年度版」を公表し，総コレステロール値を診断基準から除外し，「高脂血症」という病名を，「脂質異常症」に変更した（表2）[1].

脂質異常症には通常，特別な症状はないが，血管が傷つけられることで，動脈硬化を引き起こす（図2）．動脈硬化が進行し，それを放置していると，心臓や脳などの血液の流れが悪くなり，突然，狭心症，心筋梗塞，脳梗塞などの重大な病気を引き起こしうる.

❷ 発症の原因・要因

生活習慣の乱れ

食物繊維が少なく，肉類の脂肪など動物性脂肪の多い食事をとると，コレステロール値が高くなり，動脈硬化の進行を早める．また中性脂肪値は，食事の量自体が多すぎたり，アルコールを飲みすぎたり，清涼飲料水や甘いお菓子など糖質を摂取した場合に，高値になりやすい.

遺伝：家族性高コレステロール血症（FH）

家族性高コレステロール血症（FH）[2]は，LDL受容体関連遺伝子の変異による遺伝性疾患である．FHは遺伝的背景のない高コレステロール血症に比べて，LDLコレステロール増加の程度が著しく，動脈硬化の進展は早く，それに伴う臓器障害の程度も強いため，動脈硬化性疾患の予防を目的としたLDLコレステロール低下治療が必要となる.

FHは500人に1人以上とまれな疾患ではなく，治療を受けている高LDLコレステロール血症患者の約8.5％を占める．FHに対しても食事療法は実践すべきであり，その方法は他の脂質異常症に準ずるが，早期より厳格な食事療法を行う必要がある.

加齢

エストロゲン（女性ホルモン）には，血液中の悪玉コレステロールの増加を抑え，善玉コレステロールの合成を促進することで，血中のコレステロールを調整する働きがある.

そのため，閉経後の更年期では，エストロゲンが減少し，血中のコレステロールが増加し，脂質異常症になることが多い.

疾患や薬物の影響

甲状腺疾患，糖尿病，肝臓病，腎臓病などに罹患している場合，コレステロール値や中性脂肪値が上昇することがあるが，この場合，原因となる病気を治療することで改善される.

降圧薬，ホルモン薬，免疫抑制剤，角化症治療薬，向精神薬などの薬剤によっても，脂質異常症が引き起こされることがある.

❸ 治療法

食事療法が基本となる（図3）．日本動脈硬化学会により，高コレステロール血症患者の食事療法における注意点として，①飽和脂肪酸4.5％以上7％未満，②トランス脂肪酸の摂取削減，③

表1 コレステロールと中性脂肪の役割

	役割
コレステロール	①細胞膜の材料 　細胞膜を形成するために使われる． ②ホルモンの材料 　副腎皮質ホルモンや女性ホルモン，男性ホルモンなど，各種ホルモンの材料になる． ③胆汁酸の材料 　胆汁酸を肝臓で合成する際の材料になる．
中性脂肪	①エネルギーの貯蔵庫 　肝臓や脂肪組織に蓄えられ，エネルギー源である糖質が不足したときに，代わりに使われる． ②体温を保ったり，内臓を守る． 　皮下脂肪や内臓脂肪として蓄えられ，体を保持したり，外部からの衝撃から内臓を守る．

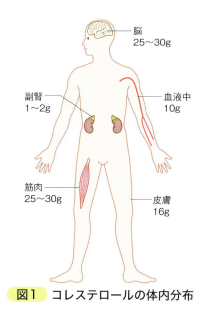

図1 コレステロールの体内分布

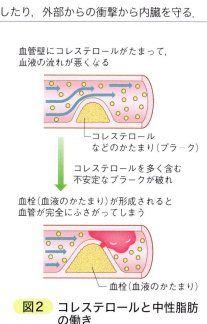

図2 コレステロールと中性脂肪の働き

表2 脂質異常症診断基準（空腹時採血）*

LDLコレステロール	140mg/dL以上	高LDLコレステロール血症
	120〜139mg/dL	境界域高LDLコレステロール血症**
HDLコレステロール	40mg/dL未満	低HDLコレステロール血症
トリグリセライド	150mg/dL以上	高トリグリセライド血症
Non-HDLコレステロール	170mg/dL以上	高non-HDLコレステロール血症
	150〜169mg/dL	境界域高non-HDLコレステロール血症**

＊10時間以上の絶食を「空腹時」とする．ただし水やお茶などカロリーのない水分の摂取は可とする．
＊＊スクリーニングで境界域高LDL-C血症，境界域高non-HDL-C血症を示した場合は，高リスク病態がないか検討し，治療の必要性を考慮する．
・LDL-CはFriedewald式（TC-HDL-C-TG/5）または直接法で求める．
・TGが，400mg/dL以上や食後採血の場合はnon-HDL-C（TC-HDL-C）かLDL-C直接法を使用する．ただしスクリーニング時に高TG血症を伴わない場合はLDL-Cとの差が＋30mg/dLより小さくなる可能性を念頭においてリスクを評価する．

（日本動脈硬化学会編：動脈硬化性疾患予防ガイドライン2017年版，p14，日本動脈硬化学会，2017より引用）

コレステロール200mg/日以下，が示されている．患者には，①摂取エネルギーを抑える，②食物繊維を積極的に摂取する，③摂取する脂質にこだわる，④コレステロールの多い食べ物を控える，などを指導する．

なお，肥満がある場合は，減量する必要があ

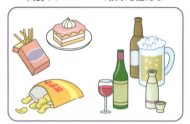
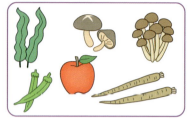
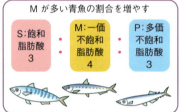

S (Saturated fatty acid) 飽和脂肪酸
M (Monounsaturated fatty acid) 一価不飽和脂肪酸
P (Polyunsaturated fatty acid) 多価不飽和脂肪酸

図3 食事療法の注意点

る．体重が適正になると，脂質異常症だけでなく，高血圧や糖尿病などの改善効果も得られる．また，持続的な運動は，中性脂肪を減らし，HDLコレステロールを増やす効果がある．狭心症や心筋梗塞の予防が必要な人では，食事療法や運動療法を3～6か月くらい続けても効果が現れない場合，薬物療法を検討する．

摂取エネルギーを抑える

食べ過ぎた過剰のエネルギーは中性脂肪として蓄えられ，肥満を生じる．特に脂肪分が多いお菓子やアルコール飲料は，控える必要がある．

食物繊維を積極的に摂取する

海藻やきのこなどに多く含まれる水溶性食物繊維は，血中コレステロールを下げる効果がある．

摂取する脂質にこだわる

肉類やバターなどに含まれる飽和脂肪酸を控え，魚油(サバ，イワシ，サンマなどの青魚に多く含まれる)の摂取割合を増やす．

コレステロールの多い食べ物を控える

レバーなどの内臓や，イクラなどの魚卵類は，コレステロールを多く含むので，控えるようにする．

略語

◆FH
家族性高コレステロール血症：familial hypercholesterolemia

◆HDL
高密度リポタンパク：high density lipoprotein

◆LDL
低密度リポタンパク：low density lipoprotein

4 高尿酸血症

❶ 高尿酸血症とは

尿酸は，アデノシン三リン酸(ATP)や核酸の構成成分であるプリン体の代謝産物であり，毎日同じ量が生成され，体外に排泄されるので，尿酸の体内量は一定に保たれている．遺伝的原因のほか，食生活や運動不足，ストレスなどの環境因子によって尿酸の生成と排泄のバランス

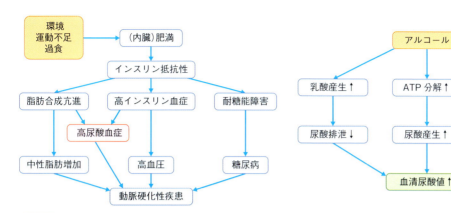

図1 肥満，インスリン抵抗性と高尿酸血症の関連

図2 飲酒による血清尿酸値の上昇機序
ビールや紹興酒などのプリン体含有量の多いアルコール飲料ではこれらに加えてプリン体の負荷も影響する．

が崩れ，血清尿酸値が上昇する．

高尿酸血症とは「性，年齢を問わず，血清尿酸値が7.0mg/dLを超えるもの」[1]と定義されている．持続する高尿酸血症は痛風や慢性腎臓病(CKD)のリスクとなる．また，高尿酸血症はメタボリックシンドロームと密接な関係があり，動脈硬化性疾患のリスクも高める(図1)[2]．

❷ 食事療法にあたっての留意点

高尿酸血症の頻度は，成人男性において30～40歳台が高く，30歳台では30%に達していると推定される[3]．働きざかりの世代に教科書通りのことを指導し，患者が実行したとしても，数か月後には元の生活に戻ってしまうことがしばしばである．患者の生活背景を聞き取り，無理なく改善できることから始め，よりよい生活習慣を獲得させることが大切である．

❸ 食事療法の実際

内臓脂肪型肥満の是正

肥満，特に内臓脂肪の蓄積と血清尿酸値との間には，正の相関関係が認められる[4]．内臓脂肪蓄積による代謝異常によって高インスリン血症となり，腎臓からの尿酸排泄を低下させ，血清尿酸値を上昇させると考えられている．

エネルギー量は，糖尿病治療に準じて設定する．急激に減量すると一時的に血清尿酸値が上昇することがあるため[5]，設定エネルギー量に注意する．過度な糖質制限による減量は，ケトン体による尿酸排泄低下となることが考えられ，さらに高たんぱく質食が重なるとプリン体過剰になりやすいため，超低糖質・高たんぱく質食は避けたほうがよい．

プリン体制限

体内にあるプリン体の7～8割は体内で合成され，残りの2～3割は食品から供給される．食品からの割合は少ないが，過剰にプリン体を摂取すると血清尿酸値は上昇する．

プリン体はほぼすべての食品に含まれており，厳格なプリン体制限は栄養バランス不良を招くため1日400mgを超えない量を目安とする[6]．プリン体は水溶性であるため，茹でる・煮るなどの調理法でプリン体を減らすことができる一方，だしやラーメンのスープには多く含まれる．

アルコール制限

アルコール飲料は，プリン体の有無にかかわらず血清尿酸値を上昇させる(図2)．1日の適量を純アルコール量20g程度(日本酒1合，ビール500mL)とし，休肝日や飲酒量を減らすための代替飲料(ノンアルコール，炭酸水など)や，プリン体の少ないおつまみ(もずく酢，豆腐サラダなど)の提案をするとよい．

果糖制限

ショ糖・果糖の摂取量と比例して血清尿酸値は上昇し、痛風のリスクも増加する[7]。飲料水や菓子類を習慣的に摂取している場合には、頻度や量を減らす。果物は果糖を含むが、ビタミンC、食物繊維、ポリフェノールの供給源となるので、1日80kcal程度は問題ない。

水分摂取

尿酸排泄を促すため、尿量を1日2L以上確保することを目標に水分を摂取する。水や麦茶などを中心に摂取し、砂糖の入っている飲料は控える。スポーツやサウナなど多量に発汗する時、あるいは飲酒時は脱水しやすいので、2Lよりもさらに多めに水を摂取する。

尿酸降下薬と栄養・食事の相互作用

尿酸降下薬は作用機序の違いによって、尿酸排泄促進薬と尿酸生成抑制薬に区別されるが、食品との相互作用は知られていない。尿酸排泄促進薬使用中は尿中の尿酸濃度が高まるため、尿路結石予防に尿アルカリ化薬の併用が必須である。

📖 略語

◆ATP
アデノシン三リン酸：adenosine triphosphate

◆CKD
慢性腎臓病：chronic kidney disease

5 甲状腺疾患

甲状腺機能亢進症・甲状腺機能低下症では、甲状腺ホルモンの分泌過剰または低下により、脈拍や心機能などの循環器症状、食欲や便通などの消化器症状、皮膚乾燥や嗄声・浮腫などが現れる（表1）。

❶ 栄養の観点からの検査値

甲状腺機能異常では、糖代謝をはじめ代謝の異常を示し、脂質異常や肝障害・糖尿病などと類似する検査結果が出る（表2）。甲状腺機能が正常化すると正常化するものもあれば、甲状腺機能異常により隠れてしまう場合もあるため、治療後再評価を行う必要がある[1]。

❷ 甲状腺機能亢進症

甲状腺ホルモンが過剰につくられ、甲状腺機能亢進を生じることで基礎代謝が亢進する自己免疫疾患である。

甲状腺機能亢進症と栄養

基礎代謝が亢進し、体重は減少傾向となる。エネルギーは35〜40kcal/kg/日、たんぱく質は1.2〜1.5g/kg/日必要とされている[2]。

多汗でエネルギー消費が激しいことによりやせていく場合が多いが、食欲も亢進するため、若年者においては食事量の増加から体重が増える場合もある。

甲状腺機能亢進症と食事療法

標準体重（IBW）を目標とした食事量の増減が好ましい。やせを認める患者でも早期に甲状腺機能のコントロールができる場合、基礎代謝も正常となるため、食事増量を必要としない場合もある。IBWは以下の方法で算出できる。

・IBW（kg）＝身長（m）×身長（m）×21.5〜24.9
（推奨BMI）[4]

甲状腺機能亢進により、食後高血糖になる。若年男性では、低カリウム性周期性四肢麻痺を起こすこともあるため、単糖類の過剰摂取は控

表1 甲状腺機能異常別の症状

	甲状腺機能亢進	甲状腺機能低下
全身症状	倦怠感, 微熱, 多汗, 体重減少	倦怠感, 寒気, 嗄声, 体重増加
精神症状	イライラ, 不安, 神経質	意欲低下, 抑うつ, 精神鈍麻, 眠気
消化器症状	下痢, 食欲増加	便秘, 食欲低下
循環器症状	動悸, 頻脈, 不整脈	徐脈, 浮腫
神経および筋症状	手指振戦, 周期性四肢麻痺	筋力低下, 筋けいれん, 筋肉痛

表2 甲状腺機能異常と検査データ

	基準値	機能亢進を疑う症状	機能低下を疑う症状
TSH（甲状腺刺激ホルモン）	0.3〜4.5μU/mL [2]	低値	高値
FT4（遊離サイロキシン・甲状腺ホルモン）*	0.8〜1.9ng/dL [2]	高値	低値
FT3（遊離トリヨードサイロニン：甲状腺ホルモン）*	2.5〜5.0pg/mL [2]	高値	低値
TC	128〜220mg/dL	低値	高値
TG	30〜150mg/dL	高値	低値
AST	10〜40IU/L	高値	高値
ALT	6〜40IU/L	高値	高値
血糖値	70〜110mg/dL	高値（食後高血糖）	
血圧	120/80mmHg未満	収縮期血圧上昇, 拡張期血圧低下	低血圧〜高血圧

＊遊離型は臨床症状と平行して動くため, FT3とFT4を測定する.

える[2].

また, ビタミン・ミネラルの必要量も増加している. 唐辛子や強カフェイン・アルコール類は代謝を高め心臓や肝臓への負担を増やすため, 控えたほうがよい. 海藻類などのヨウ素の制限は必要ないが, 放射性ヨウ素を使用した治療や検査を行う場合は, 制限が必要となる.

甲状腺機能が正常化すると, 糖尿病などの併存症がないかぎり, 食後の高血糖も正常化する. 基礎代謝も正常化するためIBWを目安に食事量を見直す必要がある[5].

❸ 甲状腺機能低下症

甲状腺ホルモンの産生・分泌が低下している状態である. 重症例では心不全や脂質異常症を示す.

甲状腺機能低下症と栄養

基礎代謝の低下, また倦怠感から活動量が減

ることで, 体重が増えやすい. 高コレステロールを示すこともある.

甲状腺機能低下症と食事療法

IBWを維持できるよう食事量の制限をする. また, 腸の蠕動運動の低下から便秘も起きやすいため, コレステロールの管理とあわせて水溶性食物繊維の摂取を勧める. 心不全・胸水・腹水がある場合は, 塩分制限を行う[2].

ヨウ素の摂り過ぎは甲状腺機能を低下させるため, 特にヨウ素の含有量が多い昆布の摂取や, 自宅での昆布だしの連日の使用や大量摂取は控えるよう指導する[5].

アブラナ科の野菜や豆製品に含まれるゴイトロゲン（甲状腺ホルモン産生に対する反栄養素）の摂取制限については諸説あるが, 食べ過ぎなければ問題ないとされている[5].

❹ 甲状腺機能疾患と栄養管理

　甲状腺機能の亢進もしくは低下時は，基礎代謝や糖・脂質代謝に変動があり，機能の正常化とともにそれらも正常化される．コントロール状況を医師と共有し，一過性の検査値異常なのか併存疾患なのかを把握し，食事指導に役立てるとよい．

📖 **略語**

◆**ALT**
アラニンアミノトランスフェラーゼ：
alanine aminotransferase

◆**AST**
アスパラギン酸アミノトランスフェラーゼ：
aspartate aminotransferase

◆**CKD**
慢性腎臓病：chronic kidney disease

◆**FT3**
遊離トリヨードサイロニン：free triiodothyronine

◆**FT4**
遊離サイロキシン：free thyroxine

◆**IBW**
標準体重：ideal body weight

◆**TC**
総コレステロール：total cholesterol

◆**TG**
トリグリセリド：triglyceride

◆**TSH**
甲状腺刺激ホルモン：thyroid stimulating hormone

引用・参考文献

1. 肥満症
1) 日本肥満学会編：肥満症診療ガイドライン2016，ライフサイエンス出版，2016
2) 厚生労働省：e-ヘルスネット―メタボリックシンドロームの診断基準
https://www.e-healthnet.mhlw.go.jp/information/metabolic/m-01-003.html（2018年5月閲覧）

2. 糖尿病
1) 日本糖尿病学会糖尿病診断基準に関する調査検討委員会：糖尿病の分類と診断基準に関する委員会報告（国際標準化対応版），糖尿病 55：494，2012
2) 日本糖尿病学会編著：糖尿病治療ガイド2016-2017，文光堂，2016
3) 日本糖尿病学会編著：糖尿病食事療法のための食品交換表，第7版，p28-33，文光堂，2013
4) 永田孝行監：低インシュリンダイエット日常食品GI値ブック，宝島社，2002

3. 脂質異常症
1) 日本動脈硬化学会編：動脈硬化性疾患予防ガイドライン2017年版，日本動脈硬化学会，2017
2) 日本動脈硬化学会編：家族性高コレステロール血症診療ガイドライン2017，日本動脈硬化学会，2017
http://www.j-athero.org/publications/pdf/JAS_FH_GL2017.pdf（2018年5月閲覧）

4. 高尿酸血症
1) 日本痛風・核酸代謝学会ガイドライン改訂委員会：高尿酸血症・痛風の治療ガイドライン，第2版，p30，メディカルレビュー社，2010
2) 細谷龍男：高尿酸血症とメタボリックシンドローム．Adiposcience 5 (3)：279-285，2008
3) 富田眞佐子ほか：高尿酸血症は増加しているか？：性差を中心に．痛風と核酸代謝 30：1-5，2006
4) Takahashi S et al：Close correlation between visceral fat accumulation and uric acid metabolism in healthy men. Metabolism 46：1162-1165, 1997
5) Arai K et al：Comparison of clinical usefulness of very-lowcalorie diet and supplemental low-calorie diet. Am J Clin Nutr 56 (Suppl.)：275S-276S, 1992
6) 日本痛風・核酸代謝学会ガイドライン改訂委員会編：高尿酸血症・痛風の治療ガイドライン，第2版，p111，メディカルレビュー社，2010
7) Choi HK et al：Soft drinks, fructose consumption, and the risk of gout in men；prospective cohort study. BMJ 336：309-312, 2008

5. 甲状腺疾患
1) 伊藤公一監：実地医家のための甲状腺疾患診療の手引き―伊藤病院・大須診療所式，第1版，p6-8，p63，全日本病院出版会，2012
2) 日本病態栄養学会編：病態栄養認定管理栄養士のための病態栄養ガイドブック，改訂第5版，p289-290，南江堂，2016
3) 菱田明ほか監：日本人の食事摂取基準2015年版，p54，第一出版，2015
4) 伊藤國彦監：甲状腺疾患診療実践マニュアル，第3版，p49，p247，文光堂，2007
5) 伊藤公一ほか編：甲状腺疾患を極める，p 227-231，新興医学出版社，2018
6) 伊藤公一企編：特集 伊藤病院スペシャル―甲状腺疾患の臨床力を磨く．Modern Physician 35 (9)，2015

3 循環器疾患患者

1 高血圧

❶ 高血圧とは

　血圧とは，血液の圧力によって血管壁が押される力のことであり，心臓から送り出される血液量(心拍出量)と血管の硬さ(末梢血管抵抗)の積で規定される．

　高血圧とは，収縮期血圧あるいは拡張期血圧が一定の基準レベル(表1)を超え，慢性的な血圧上昇を呈する疾患である．日本の高血圧者数は，約4,300万人と推定される[1~3]．

高血圧の分類

　原因が特定できない高血圧を本態性高血圧といい，ある特定の原因による高血圧を二次性高血圧という．

　二次性高血圧患者は，高血圧患者の10%あるいはそれ以上と考えられ，なかには適切な治療により治癒が期待できるものもある．二次性高血圧の原因で比較的頻度の高いものとして，腎実質性高血圧，原発性アルドステロン症，腎血管性高血圧，睡眠時無呼吸症候群などがある．

　二次性高血圧を示唆する一般的な特徴としては，重症あるいは治療の効果が得られない高血圧，若年発症の高血圧，急激な高血圧発症などがある[1]．

❷ 治療の方針

　高血圧治療の目的は，高血圧の持続によってもたらされる心血管病の発症・進展・再発を抑制し，死亡を減少させることである．そして，高血圧患者が健常者と変わらぬ日常生活を送ることができるよう支援することである．

　治療の基本は生活習慣の修正，薬物療法である．表2に降圧目標値を示す．

❸ 生活習慣の修正

　表3に生活習慣の修正項目を示す[1]．生活習

表1 成人における血圧値の分類(mmHg)

分類		収縮期血圧		拡張期血圧
正常域血圧	至適血圧	＜120	かつ	＜80
	正常血圧	120 ~ 129	かつ/または	80 ~ 84
	正常高値血圧	130 ~ 139	かつ/または	85 ~ 89
高血圧	I度高血圧	140 ~ 159	かつ/または	90 ~ 99
	II度高血圧	160 ~ 179	かつ/または	100 ~ 109
	III度高血圧	≧180	かつ/または	≧110
	(孤立性)収縮期高血圧	≧140	かつ	＜90

(日本高血圧学会治療ガイドライン作成委員会編：高血圧治療ガイドライン2014 (JSH2014), p19, ライフサイエンス出版, 2014より引用)

表2 降圧目標値(mmHg)

	診察室血圧	家庭血圧
若年，中年，前期高齢者患者	140/90mmHg未満	135/85mmHg未満
後期高齢者患者	150/90mmHg未満(忍容性があれば140/90mmHg未満)	145/85mmHg未満(目安)(忍容性があれば135/85mmHg未満)
糖尿病患者	130/80mmHg未満	125/75mmHg未満
CKD患者(たんぱく尿陽性)	130/80mmHg未満	125/75mmHg未満(目安)
脳血管障害患者冠動脈疾患患者	140/90mmHg未満	135/85mmHg未満(目安)

注：目安で診察室血圧と家庭血圧の目標値の差は，診察室血圧140/90mmHg，家庭血圧135/85mmHgが，高血圧の診断基準であることから，この二者の差をあてはめたものである．
(日本高血圧学会治療ガイドライン作成委員会編：高血圧治療ガイドライン2014 (JSH2014), p35, ライフサイエンス出版, 2014より引用)

第4章　栄養アセスメントと食事療法

表3		生活習慣の修正項目
1.	減塩	6g/日未満
2a.	野菜・果物	野菜・果物の積極的摂取[*1]
2b.	脂質	コレステロールや飽和脂肪酸の摂取を控える 魚(魚油)の積極的摂取
3.	減量	BMI(体重(kg)÷身長(m)^2)が25未満
4.	運動	心血管病のない高血圧患者が対象で,有酸素運動を中心に定期的に(毎日30分以上を目標に)運動を行う
5.	節酒	エタノールで男性20 ~ 30mL/日以下,女性10 ~ 20mL/日以下
6.	禁煙	(受動喫煙の防止も含む)

生活習慣の複合的な修正はより効果的である.

[*1]: 重篤な腎障害を伴う患者では高K血症をきたすリスクがあるので,野菜・果物の積極的摂取は推奨しない.糖分の多い果物の過剰な摂取は,肥満者や糖尿病などのカロリー制限が必要な患者では勧められない.
(日本高血圧学会治療ガイドライン作成委員会編:高血圧治療ガイドライン2014(JSH2014),p40,ライフサイエンス出版,2014より引用)

慣の修正は,それ自体で軽度の降圧が期待されるばかりでなく,降圧薬の作用増強や減量にもつながる.

食塩制限

「平成27年国民健康栄養調査」では,日本人の食塩摂取量は平均10.0g(男性11.0g,女性9.2g)であり,徐々に低下傾向ではある.DASH-Sodium[4]をはじめとする多くの欧米の介入試験でも減塩の降圧効果は照明されている.

2012年発表のWHOのガイドラインでは5g/日未満が強く推奨されているが[5],日本人の食習慣の実情を考慮し,わが国の減塩目標値は6g/日未満とされている.

DASH食

DASH食とは,野菜,果物,低脂肪乳製品が豊富な(飽和脂肪酸とコレステロールが少なくCa,K,Mg,食物繊維が多い)食事のことであり,欧米でのDASH食介入研究[4,6]では,有意の降圧効果が示されている.

わが国ではDASH食の資料として推奨できているものは乏しく,参考となるのは健常人を対象とした「食事バランスガイド」である.食品のカウントがDASH食プランに準じた表現で行われており,1日野菜が5 ~ 6つ(serving),果物が2つとされている.食品摂取量のおおまかな目安を知るには有用である.

ただし,重篤な腎障害を伴う者は高カリウム血症をきたすリスクがあるので,カリウムを多く含む野菜・果物などの積極的摂取は勧められない.また,糖分が多い果物の過剰摂取は,エネルギー摂取量の制限が必要な患者では注意する.

適正体重

肥満者はBMI 25未満を目標として減量し,非肥満者はこのレベルを維持する.肥満,特に高度肥満ではそれ自体がたんぱく尿とその後進行する腎機能低下の原因になるという.また肥満は,CKDの悪化要因でもある.

肥満解消による降圧効果は確立されており,約4kgの減量で有意の降圧をきたすとされている[7].

❹ 栄養指導の実際

患者が服用している薬剤を確認する.また,患者のQOLを配慮しながら指導をする.

栄養プランニング

■ 体格:体重変化,BMI

体重維持,減量などの目標設定をする.

■ 症状:嘔気,嘔吐,食思不振など

減塩による栄養摂取低下にならないよう注意する.

表4 塩分摂取量の評価方法		
実施者	評価法	位置づけ
高血圧専門施設	24時間蓄尿によるNa排泄量測定 栄養士による秤量あるいは24時間思い出し食事調査	信頼性は高く望ましい方法であるが，煩雑である．患者の協力や施設の能力があれば推奨される
一般医療施設	起床後第2尿，随時尿でのNa，Cr測定，食事摂取頻度調査，食事歴法（24時間尿Cr排泄量推定値を含む計算式による推定	信頼性はやや劣るが，簡便であり，実際的な評価法として推奨される
患者本人	夜間尿での計算式を内蔵した電子式食塩センサーによる推定	信頼性はやや低いが，簡便で患者本人が測定できることから推奨される

（土橋卓也ほか：高血圧管理における食塩摂取量の評価と応用．日本高血圧学会減塩委員会報告2012，p.46，日本高血圧学会，2012より引用）

■ **血液生化学検査**：糖代謝（血糖，HbA1c），脂質代謝（LDLコレステロール，HDLコレステロール，中性脂肪など），腎機能（BUN，クレアチニンなど）

各疾患の栄養管理ガイドラインに準じ，エネルギー・炭水化物・たんぱく質・脂質などの栄養素の設定を行う．

食塩摂取量の評価

食塩摂取量評価は，計算式による値でも限界があるので複数回の測定を施行し，食事内容の聞き取りなどもあわせて行う（**表4**）[8]．

❺ 薬物療法

降圧薬

降圧薬の心血管病抑制効果の大部分は，その種類よりも降圧度によって規定される[9, 10]．Ca拮抗薬，アンジオテンシンⅡ受容体拮抗薬（ARB），アンジオテンシン変換酵素（ACE）阻害薬，少量利尿薬，β遮断薬を主要降圧薬とし，積極的な適応や禁忌もしくは慎重使用となる病態や合併症の有無に応じて，適切な降圧薬を選択する．

一般的に，高血圧に対して最初に投与する降圧薬はCa拮抗薬，ARB，ACE阻害薬，利尿薬のなかから選択される[1]．

食品と降圧薬の相互作用

グレープフルーツやそのジュースを摂取した後に，ジヒドロピリジン系Ca拮抗薬を服用すると，その血中濃度が上昇することに注意する．

📖 **略語**

◆ACE
アンジオテンシン変換酵素：
angiotensin converting enzyme

◆ARB
アンジオテンシンⅡ受容体拮抗薬：
angiotensin Ⅱ receptor blocker

◆BMI
体格指数：body mass index

◆BUN
血中尿素窒素：blood urea nitrogen

◆CKD
慢性腎臓病：chronic kidney disease

◆DASH
高血圧を防ぐための食事方法：
dietary approaches to stop hypertension

◆HbA1c
ヘモグロビンA1c：hemoglobin A1c

◆HDL
高密度リポたんぱく：high density lipoprotein

◆LDL
低密度リポたんぱく：low density lipoprotein

◆QOL
生活の質：quality of life

◆WHO
世界保健機関：World Health Organization

2 動脈硬化

❶ 動脈硬化とは

動脈硬化とは，動脈壁の肥厚，弾力性が低下し内腔が狭窄する全身の多枝病変である．発生原因および形態学的特徴から，粥状硬化，細動脈硬化，中膜硬化の3つのタイプに分類される．

粥状硬化（アテローム性動脈硬化）

大動脈，冠動脈，脳動脈など比較的太い血管に起きる．

血管内皮細胞（血管平滑筋）が傷害され，単球が侵入しマクロファージとなる．マクロファージは酸化LDLコレステロールを取り込み貪食し，泡沫細胞となる．これが粥状動脈硬化の初期病変である脂肪線条である（傷害反応仮説）（図1）[1]．

近年では，メタボリックシンドローム（肥満，内臓脂肪蓄積，インスリン抵抗性）によってアディポサイトカイン機構の破綻（TNF-α・IL-6・MCP-1の過剰産生，アディポネクチンの産生減少）により，軽度の炎症状態が遷延することが，動脈硬化の前段階と考えられている[2]．

代表的な疾患として心筋梗塞，脳梗塞，大動脈瘤，末梢動脈疾患などがある．

細動脈硬化

目や腎臓などの毛細血管に起きやすく，長期にわたる高血圧が原因となることが多い．

代表的な疾患として慢性腎硬化症，脳出血，ラクナ梗塞などがある．

中膜硬化（メンケルベルグ型硬化）

中膜にカルシウムなどが蓄積し石灰化する．アテローム硬化症と合併することにより疾患を生じる．

代表的な疾患として，大動脈瘤などがある．

動脈硬化の危険因子

動脈硬化の予防・治療のためには，危険因子の管理が重要である．2017年度版の動脈硬化性疾患予防ガイドラインでは，吹田研究[3]をもとに冠動脈疾患発症予測モデルが示されている（図2）．また，個々の危険因子にとどまらず内臓脂肪蓄積や高血圧など複数を合併するメタボリックシンドロームは，重要な危険因子として

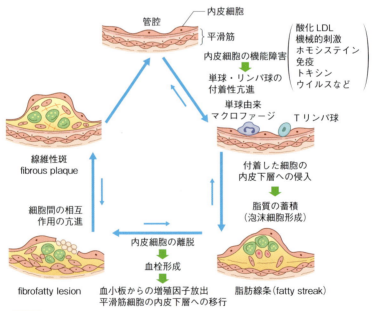

図1　動脈硬化の発症機序（傷害反応学説）

(Ross R : The pathogenesis of atherosclerosis : a perspective for the 1990s. Nature 362 (6423) : 801-809, 1993を改変)

危険因子①～⑧の流れを合算する。

(点数)

①年齢(歳)	35～44		30
	45～54		38
	55～64		45
	65～69		51
	70 以上		53
②性別	男性		0
	女性		－7
③喫煙*	喫煙有		5
④血圧*	至適血圧	<120 かつ <80	－7
	正常血圧	120～129 かつ / または 80～84	0
	正常高値血圧	130～139 かつ / または 85～89	0
	Ⅰ度高血圧	140～159 かつ / または 90～99	4
	Ⅱ度高血圧	160～179 かつ / または 100～109	6
⑤HDL-C(mg/dL)	<40		0
	40～50		－5
	≧60		－6
⑥LDL-C(mg/dL)	<100		0
	100～139		5
	140～159		7
	160～179		10
	≧180		11
⑦耐糖能異常	あり		5
⑧早発性冠動脈疾患家族歴	あり		5
①～⑧の点数を合計			点

吹田スコア(LDLモデル詳細)	①～⑧の合計得点	10 年以内の冠動脈疾患発症確率	発症確率の範囲 最小値	発症確率の範囲 最大値	発症確率の中央値	分類
	35 以下	<1%		1.0%	0.5%	低リスク
	36～40	1%	1.3%	1.9%	1.6%	
	41～45	2%	2.1%	3.1%	2.6%	中リスク
	46～50	3%	3.4%	5.0%	4.2%	
	51～55	5%	5.0%	8.1%	6.6%	
	56～60	9%	8.9%	13.0%	11.0%	高リスク
	61～65	14%	14.0%	20.6%	17.3%	
	65～70	22%	22.4%	26.7%	24.6%	
	≧70	>28%	28.1%		28.1% 以上	

＊高血圧で現在治療中の場合も現在数値を入れる. ただし高血圧治療中の場合は非治療と比べて同じ血圧値であれ冠動脈疾患リスクが高いことを念頭に置いて患者指導をする. 禁煙者について非喫煙として扱う. 冠動脈疾患リスクは禁煙後 1 年でほぼ半減し, 禁煙後 15 年で非喫煙者と同等になることに留意する.

図2 吹田スコアによる冠動脈疾患発症予測モデル

(日本動脈硬化学会：動脈硬化性疾患予防ガイドライン2017年版, p15, 日本動脈硬化学会, 2017より引用)

位置づけられている[4, 5].

❷ 治療

食事療法および生活習慣の改善を行う.

食事療法

食事療法は治療の基本である. 適正エネルギー量摂取による肥満の是正, コレステロール制限やn-3系多価不飽和脂肪酸摂取による脂質異常症の改善, 減塩による血圧管理など, 食事療法の果たす役割は大きい.

表1に動脈硬化性疾患予防のための目標値を示す.

The Japan Diet

国内の19年間の追跡調査の結果から, 減塩した日本型の食事パターンを摂取している日本人では, 冠動脈疾患での死亡率が20%低いことが報告されている[6].

「The Japan Diet」とも呼ばれる日本食パ

第4章 栄養アセスメントと食事療法

表1	動脈硬化性疾患予防のための食事指導における目標値

- 総エネルギー摂取量(kcal/日)は，一般に標準体重(kg，(身長m)^2×22)×身体活動量(軽い労作で25〜30，普通の労作で30〜35，重い労作で35〜)とする．
- 脂質エネルギー比率を20〜25%，飽和脂肪酸エネルギー比率を4.5%以上7%未満，コレステロール摂取量を20mg/日未満に抑える．
- n-3系多価不飽和脂肪酸の摂取を増やす．
- 工業由来のトランス脂肪酸の摂取を控える．
- 炭水化物のエネルギー比を50〜60%とし，食物繊維の摂取を増やす．
- 食塩の摂取は6g/日未満を目標にする．
- アルコールの摂取は25g/日以下に抑える．

(日本動脈硬化学会：動脈硬化性疾患予防ガイドライン2017年版，p58，日本動脈硬化学会，2017より引用)

ターンの食事の特徴は，肉の脂や動物脂(牛脂，ラード，バター)を控え，大豆，魚，野菜，海藻，きのこ，果物，未精製穀類を取り合わせて，減塩して摂取することにある．伝統的な日本食は，動脈硬化予防に有用と考えられる．

📖 略語

◆IL
インターロイキン：interleukin

◆LDL
低密度リポたんぱく：low density lipoprotein

◆MCP-1
単球走化性たんぱく質-1：
monocyte chemotactic protein-1

◆TNF
腫瘍壊死因子：tumor necrosis factor

3 虚血性心疾患

❶ 虚血性心疾患とは

心臓は全身に血液を供給するポンプの役割をしており，冠動脈という血管から酸素や栄養を得ている．虚血性心疾患とは，この冠動脈が狭くなったり，閉塞したりして心臓の筋肉(心筋)に血液が行かなくなることで起こる疾患である．

虚血性心疾患は心筋の傷害の程度により，狭心症と心筋梗塞に分類される．

狭心症

冠動脈の狭窄により，心筋に送られる血液が不足している状態である．血液不足に伴い，心筋が酸素不足となって痛みを生じることが多く，痛みの持続時間は数分から10分程度である．

速く歩いたり階段昇降などの労作時に胸が苦しくなり，休むと改善する「労作性狭心症」，安静時に起こる「安静時狭心症」がある．

心筋梗塞

冠動脈が完全に閉塞してしまうことで，心筋への血液供給が完全になくなり，心筋が壊死してしまった状態である．

多くは動脈硬化の進行により，冠動脈にできていたプラークが破綻することによって起こる．プラークとは，アテローム性動脈硬化において，脂質や平滑筋細胞などが血管内膜に沈着することで起こる動脈壁の肥厚性変化のことである．

心筋梗塞の症状は，急速に発症し30分以上持続する胸痛，胸内苦悶感であり，狭心症の胸痛よりも強く，冷汗などを伴うことが多い．また，頸部や左腕，背部痛などの痛みを伴うこともある(放散痛)．

原因

虚血性心疾患の大きな病因は，動脈硬化による冠動脈狭窄である．動脈硬化のリスク因子としては脂質異常症，喫煙，高血圧，糖尿病，慢性腎臓病，加齢，男性，メタボリックシンドロームなどがあげられる[1]．

❷ 食事療法

一次予防

虚血性心疾患の予防は，動脈硬化を予防することである．前述した動脈硬化のリスク因子を包括的に管理することが重要であるが，これらの因子は遺伝要素とともに食事や運動などの生活習慣が関係していることが多い．

健常者では，日本人の食事摂取基準や日本動脈硬化学会のガイドラインをもとに，エネル

ギー，たんぱく質，脂質，炭水化物，ビタミン，ミネラルなどの栄養素を適正量摂取する(表1).

脂質異常症治療の基本は食事療法と運動療法であり，薬物療法を開始した場合でも食事療法を継続することが重要である[2].

二次予防

心筋梗塞後の患者では，心臓死やその後の心不全による入院を防ぐことが必要である．心筋梗塞後はさらにLDLコレステロールの管理が重要となり，高LDLコレステロール血症にはHMG-CoA還元酵素阻害薬(スタチン)の投与が推奨されている．また，動脈硬化性疾患予防ガイドラインにおいて，冠動脈疾患の既往がある場合はLDLコレステロールを100mg/dL以下に管理することが推奨されている．

食事療法に関しては，①血圧管理，②脂質管理，③体重管理，④糖尿病管理についてそれぞれ示されている(表2)[3].

重症化予防

虚血性心疾患の重症化予防には医師，看護師，薬剤師，管理栄養士，理学療法士などのさまざまな職種の介入が必要である．近年，心筋梗塞の二次予防に運動療法が有効であることが認識され，「心臓リハビリテーション」と呼ばれる．

さらに近年では「包括的心臓リハビリテーション」として，運動療法だけでなくライフスタイルの是正など，包括的なケアの重要性が確認されている[4].

表1 虚血性心疾患の一次予防のための生活習慣の改善

食事管理	・適切なエネルギー量と，三大栄養素(たんぱく質・脂質・炭水化物)およびビタミン，ミネラルをバランスよく摂取する． ・飽和脂肪酸やコレステロールを過剰に摂取しない． ・n-3系多価不飽和脂肪酸の摂取を増やす． ・トランス脂肪酸の摂取を控える． ・食物繊維の摂取を増やす． ・減塩し，食塩摂取量を6g未満/日を目指す．
体重管理	定期的に体重を測定する．BMI<25であれば，適正体重を維持する． BMI≧25の場合は，摂取エネルギーを消費エネルギーより少なくし，体重減少を図る．
飲酒	アルコールはエタノール換算で1日25g以下にとどめる．
身体活動・運動	中強度以上(3メッツ以上)の有酸素運動を中心に，習慣的に(毎日30分以上を目標に)行う． 運動療法以外の時間もこまめに歩くなど，座ったままの生活にならないよう，活動的な生活を送るように注意を促す．

(日本動脈硬化学会：動脈硬化性疾患予防ガイドライン2017年版，p.58，日本動脈硬化学会，2017をもとに作成)

表2 虚血性心疾患の二次予防のための食事療法

血圧管理	減塩1日6g未満とする 1日純アルコール摂取量を30ml未満にする 毎日30分以上の定期的な中等度の運動が高血圧の治療と予防に有用である
脂質管理	体重を適正〔標準体重＝身長(m)×身長(m)×22〕に保つ 脂肪の摂取量を総エネルギーの25%以下に制限する 飽和脂肪酸の摂取量を総エネルギーの7%以下に制限する 多価不飽和脂肪酸，特にn-3系多価不飽和脂肪酸の摂取量を増やす コレステロール摂取量を1日300mg以下に制限する
体重管理	Body Mass Indexを18.5〜24.9kg/m²の範囲に保つようにカロリー摂取とエネルギー消費のバランスを考慮し，指導する[Ⅱa]
糖尿病管理	糖尿病を合併する患者では，ヘモグロビンA1c (HbA1c)7.0%［国際標準値，JDS値では6.6%］未満を目標に，体格や身体活動量等を考慮して適切なエネルギー摂取量を決定し，管理する

日本循環器学会：循環器病の診断と治療に関するガイドライン(2010年度合同研究班報告)：心筋梗塞二次予防に関するガイドライン(2011年改訂版)．
http://www.j-circ.or.jp/guideline/pdf/jcs2011_ogawah_h.pdf (2018年7月閲覧)

略語

◆BMI
体格指数：body mass index

◆LDL
低密度リポたんぱく：low density lipoprotein

◆HMG-CoA
ヒドロキシメチルグルタリル補酵素A：
hydroxymethylglutaryl-CoA

4 心不全

❶ 心不全とは

心不全とは，さまざまな原因により心臓のポンプ機能が低下し，全身の組織に必要な血液量を拍出できない状態である．1つの疾患を意味するのではなく，心疾患が最終的にたどり着く終末像を示す言葉である．

心機能分類

心不全における重症度分類としては，NYHA分類を用いることが多い（表1）．

心不全の病期の進行

心不全の病期の進行についてはACCF/AHAの心不全ステージ分類が用いられることが多い．このステージ分類は適切な治療介入を行うことを目的にされており，無症候であっても高リスク群であれば早期に治療介入することが推奨されている[1]（図1）．

心臓の働きによる分類

- 左心不全：左心機能低下により，心拍出量の減少と肺うっ血をきたした状態．呼吸困難，血圧低下，意識レベルの低下などがみられ，重篤となることも多い．
- 右心不全：右心機能低下により静脈のうっ血が生じている状態．下腿浮腫，腹水貯留，食欲不振などが起こり，多くの場合，左心不全に続発することが多い．

❷ 治療と栄養管理

栄養評価

重症心不全患者では栄養不良の患者が多くみられ，栄養不良は心不全の重症度とは独立した予後予測因子である[2]．また，心不全が重症化すると高度の栄養不良となり，さらに心不全が悪化するという悪循環に陥るため，早期の栄養介入が必要である．

栄養評価の指標としては体重を用いることが多い．標準体重を目安とし，BMI 30kg/m^{2}以上の場合は減量を目標とする．ただし，浮腫がある場合は生体電気インピーダンス法（BIA）や二重エネルギーX線吸収測定法（DXA）が有用であることも多い．これらを用いて，筋肉量や浮腫の評価を行い，個々に応じた栄養管理につなげていくことが必要である．

栄養管理

心不全患者における低栄養状態は生命予後を悪化させる．心不全患者では腸管浮腫に伴う吸収障害や，右心不全に伴う食欲低下が低栄養状

表1 NYHAの心不全重症度分類

NYHAクラス	定義
I	心疾患はあるが身体活動には制限はない． 日常的な身体活動で疲労，動悸，呼吸困難あるいは狭心痛を生じない．
II	軽度の身体活動の制限がある．安静時には無症状． 日常的な身体活動で疲労，動悸，呼吸困難あるいは狭心痛を生じる．
III	高度の身体活動の制限がある．安静時には無症状． 日常的な身体活動以下の労作で疲労，動悸，呼吸困難あるいは狭心痛を生じる．
IV	心疾患のため，いかなる身体活動も制限される． 心不全症状や狭心痛が安静時にも存在する．わずかな労作でこれらの症状は増悪する．

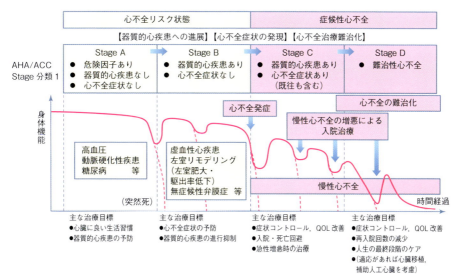

図1 心血管疾患患者の臨床経過のイメージ

(厚生労働省：第4回心血管疾患に係るワーキンググループ資料2より引用)

態を引き起こす原因として考えられるが，高齢心不全患者ではさらにエネルギー摂取量の不足，エネルギー消費の増加，同化作用の障害により複合的に低栄養状態を形成し，水分貯留や感染を生じやすい．

ガイドラインにおいては慢性心不全患者の減塩目標は1日6g未満と示されている．しかし過度の減塩は食欲を低下させ栄養不良の原因となるため，適宜調節が必要である．また，軽度の慢性心不全では水分制限は不要であるが，口渇により過剰な水分摂取をしていることがあるので注意する．重症心不全で低ナトリウム血症をきたした場合は水分制限が必要となる[1]．

肥満が心不全発症の危険因子であることは広く知られているが，心不全発症後は逆に低体重であることが予後不良因子になることが報告されており[3]，栄養状態を保ちながら，食塩量を調整できるような介入が必要である．

重症化予防

心不全患者は，患者の自己管理能力を向上させることにより，予後が改善するといわれている．特に毎日の体重測定は重要であり，短期間での体重増加は心不全の急性増悪の指標となる．

内服中断も増悪誘因の1つとなるため，薬剤師と連携した内服管理が必要である．

また，患者自身に心不全増悪の症状や対処法を理解してもらい，症状悪化時には速やかに受診するなど，多職種から患者教育を行うことが重要である．

緩和ケア

高齢化社会の進行に伴い，急性増悪による入退院を繰り返す高齢心不全患者は年々増加している．しかし急性増悪時の症状は治療によって速やかに改善するため，患者・医療者はともに予後に対する認識に現実と解離があることが知られている．終末期に至った際に，患者やその家族が納得した人生を送れるよう，患者や家族が望む治療と生き方を医療者が共有しておくことが重要である（アドバンス・ケア・プランニング）．

略語

◆ACCF/AHA
米国心臓病学会財団：American College of Cardiology Foundation
アメリカ心臓協会：American Heart Association

◆BIA
生体電気インピーダンス法：
bio-electrical impedance analysis

◆DXA
二重エネルギーX線吸収測定法：
dual-energy X-ray absorptiometry

◆NYHA
ニューヨーク心臓協会：New York Heart Association

引用・参考文献

1. 高血圧
1) 日本高血圧学会治療ガイドライン作成委員会：高血圧治療ガイドライン2014（JSH2014），ライフサイエンス出版，2014
2) 三浦克之ほか：厚生労働省科学研究費補助金循環器疾患・糖尿病等生活習慣病対策総合研究事業「2010年国民健康栄養調査対象者の追跡開始（NIPPON DATA2010）とNIPPON DATA80/90の追跡継続に関する研究」，平成24年度総括・分担研究報告書，2013
3) Miura K et al：Epidemiology of hypertension in japan. Circ J 77：2226-2231, 2013
4) Sacks F et al：DASH-Sodium Collaborative Research Group. Effects on blood pressure of reduced dietary sodium and the Dietary Approaches to Stop Hypertension（DASH）diet. N Engl J Med 344：3-10, 2001
5) World Health Organization（WHO）：Guideline：Sodium intake for adults and children, 2012
6) Appel L et al：DASH Collaborative Research Group. A clinical trial of the effects of dietary patterns on blood pressure. N Engl J Med 336, 1117-1124, 1997
7) Siebenhofer A et al：Long-term effects of weight-reducing diets in hypertensive patiens. Cochrane Database Syst Rev CD00824, 2011
8) 土橋卓也ほか：高血圧管理における食塩摂取量の評価と応用．日本高血圧学会減塩委員会報告2012，39-50，特定非営利活動法人日本高血圧学会，2012
9) Law M et al：Use of blood pressure lowering drugs in the prevention of cardiovascular disease：meta-analysis of 147 randomised trial in the context of expectation form prospective epidemiological studies. BMJ 338：b1665, 2009
10) Turnbull F et al：Blood Pressure Lowering Treatment Trialists Collaboration. Blood pressure-dependent and independent effects of agents that inhibit the reninangiotensin system. J Hypertens 25：951-958, 2007

2. 動脈硬化
1) Ross R：The pathogenesis of atherosclerosis：a perspective for the 1990s. Nature 362（6423）：801-809, 1993
2) 菅波孝祥ほか：肥満症と炎症．日本内科学会雑誌 100：989-995，2011
3) Nishimura K et al：Predicting coronary heart disease using risk factor categories for a Japanese urban population, and comparison with the Framingham risk score：the Suita study. J Atheroscler Thromb 217：84-98, 2014
4) Malik S et al：Impact of the metabolic syndrome on mortality from coronary heart disease, cardiovascular disease, and all causes in United States adults. Circulation 110：1245-1250, 2004
5) 大久保賢ほか：一般住民におけるメタボリックシンドロームの頻度．臨床と研究 81（11），1736-1740，2004
6) Nakamura Y et al：A Japanese diet and 19-year mortality：national intergrated project for prospective observation of non-communicable diseases and its trends in the aged, 1980. Br J Nutr 101：1696-1705, 2009
7) 一般社団法人日本動脈硬化学会：動脈硬化性疾患予防ガイドライン2017年版，日本動脈硬化学会，2017

3. 虚血性心疾患
1) 日本動脈硬化学会：動脈硬化性疾患予防ガイドライン2017年版，日本動脈硬化学会，2017
2) 2011年度合同研究班報告（日本循環器学会ほか）：虚血性心疾患の一次予防ガイドライン（2012年改訂版）
http://www.j-circ.or.jp/guideline/pdf/JCS2012_shimamoto_h.pdf（2018年4月4日閲覧）
3) 2010年度合同研究班報告（日本循環器学会ほか）：心筋梗塞二次予防に関するガイドライン（2011年改訂版）
http://www.j-circ.or.jp/guideline/pdf/JCS2006_ishikawa_h.pdf（2018年4月閲覧）
4) 牧田茂：包括的心臓リハビリテーションの有用性．心臓 39（3）：246-251，2007

4. 心不全
1) 日本循環器学会ほか：急性・慢性心不全診療ガイドライン（2017年改訂版）
2) Anker SD et al：Wasting as independent risk factor for mortality in chronic heart failure. Lancet 349：1050-1053, 1997
3) Hamaguchi S et al：Body Mass Index Is an Independent Predictor of Long-Term Outcomes in Patients Hospitalized With Heart Failure in Japan：A Report From the Japanese Cardiac Registry of Heart Failure in Cardiology（JCARE-CARD）. Circulation Journal 74（12）：2605-2611, 2010

4 消化器疾患患者

1 食道炎，胃炎，胃・十二指腸潰瘍

❶ 各疾患の概要

食道炎
食道炎とは何らかの要因で食道の粘膜が炎症を起こし，びらんや潰瘍ができている状態をいう（図1）．

感染，薬剤，放射線治療などが原因となるが，最も頻度が高いのは逆流性食道炎である．

胃炎
胃炎は急性胃炎と慢性胃炎に大別される．

■ **急性胃炎・急性胃粘膜病変（AGML）**

急性胃炎は何らかの要因で急性発症する胃粘膜の炎症性疾患である．X線や内視鏡検査により胃粘膜に多発するびらん，潰瘍，発赤，浮腫，出血などの異常所見を認める．

原因となる刺激があると，急激に発症するが，原因が除去されれば短時間で症状が改善されることが多く胃粘膜に生じた病変も正常化する[1]．

■ **慢性胃炎**

病理組織学的には，胃粘膜への慢性的な炎症性細胞浸潤（炎症における生体の防御反応として，炎症性細胞が血管内などから病巣へ遊走すること），および固有胃腺の萎縮をきたす病態をいう（図2）．

内視鏡検査によって表層性胃炎，びらん性胃炎，萎縮性胃炎，肥厚性胃炎に分類される．最も多いのはヘリコバクター・ピロリ（*Helicobacter pylori*）（ピロリ菌）感染によって表層性胃炎を引き起こし，その長期化に伴って萎縮性胃炎へと進行するタイプである（図3）．

ヘリコバクター・ピロリ感染の治療は，除菌療法によって行われる．高度の萎縮性胃炎は胃がんのリスクを高める．無症状のことが多く，典型的な症状はない．有症状としては，上腹部痛，悪心，食欲不振，腹部膨満感などがある[2]．

胃・十二指腸潰瘍

胃・十二指腸粘膜に生じ，粘膜筋板を越えて深く組織が欠損した状態である．胃・十二指腸粘膜に対する攻撃因子と防御因子のバランスが崩れることで発症するといわれている．

ヘリコバクター・ピロリ感染と，非ステロイド性抗炎症薬（NSAIDs）の内服が2大病因である．最も多い症状は心窩部痛であり，その他，腹部膨満感，悪心，嘔吐，胸やけ，食欲不振などがあるが，無症状の場合もある．胃潰瘍では食後に心窩部痛が多く，十二指腸潰瘍では空腹時に起こることが多い[3]．

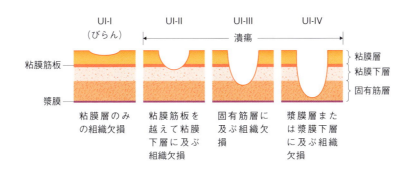

図1 潰瘍の深さによる分類

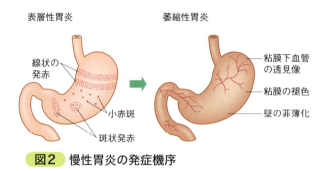

図2 慢性胃炎の発症機序

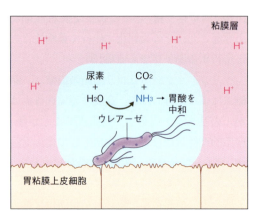

図3 ヘリコバクター・ピロリの感染

ヘリコバクター・ピロリ（ピロリ菌）はウレアーゼという酵素を分泌し，胃酸に含まれる尿素をアンモニア（アルカリ性）に分解することで胃酸を中和し，胃に生息することができる．

ピロリ菌が産生したアンモニアによって胃の粘膜がただれるほか，ピロリ菌が分泌する毒素や，ただれにより弱まった粘膜が胃酸に直接さらされることなどにより胃炎などの障害が引き起こされる．

合併症として潰瘍出血（吐血，下血），胃・十二指腸潰瘍穿孔，狭窄などがある．

❷ 疾患と栄養の関係

胃炎や胃・十二指腸潰瘍では，食生活での暴飲（アルコール，コーヒーなど胃粘膜を刺激するもの）や暴食，極端に冷たい（熱い）飲食物や香辛料などの刺激物の過剰摂取が，粘膜の炎症を引き起こし，疾患の誘因となることがある．

❸ 食事療法にあたっての留意点

食事療法では病巣修復のため，十分なエネルギー，良質のたんぱく質，ビタミン，ミネラルなどの補給と，病巣に刺激を与えない食事が中心となる．

❹ 食事療法の実際

食道炎

- 経口摂取が困難な場合は，経腸栄養や静脈栄養を用いる．
- 経口摂取が可能な場合は，食道粘膜の病変の程度により流動食や軟食を用いる．
- 軟らかく，滑らかな食品や調理法を用いる．
- 口内などでパサついたりばらけたり，貼り付きやすい食品は避ける．
- 食事だけでは栄養補給が不十分な場合は，経腸栄養剤の経口摂取により補助する．

胃炎，胃・十二指腸潰瘍

- 症状の強いときは禁食とする．
- 症状が軽快し経口摂取可能となったら流動食から開始し，症状の改善とともに普通の食事

に戻していく．経口摂取開始時は，消化のよい糖質を主体とし，徐々に軟食，常食と段階的に進めていく．

- 胃液分泌を促進するものは控える（表1）．牛乳・乳製品は胃酸濃度の低下作用があるため，摂取を勧める．
- 胃内での停滞時間が長い食品は控える（表2）．脂質は消化のよい乳化脂肪（マヨネーズ，バター，マーガリンなど）を中心に，少量使用する．
- 過度に冷たいもの，熱いものなど，胃粘膜への刺激となるものは避ける．
- 消化吸収のよい食事とするため，①消化の悪い食品は避ける（いか，たこ，貝類，干物など），②食品の切り方を工夫する（薄切りにする，繊維を断つように切る，湯むきするなど），③病状に適した調理法を用いる（煮る，蒸す，茹でるなど）（表3），などの工夫を行う．
- 長時間の空腹や過食を避けるため，間食や分割少量食などの工夫をする．
- 表層性胃炎では胃液分泌が亢進し，萎縮性胃炎では胃液分泌が低下することに注意する[2]．無酸(低酸)症の場合（胃液分泌低下）では，胃液分泌の低下によりたんぱく質の消化

機能が低下し，脂質も胃内に停滞しやすくなるため，消化のよい糖質を中心にし，良質のたんぱく質をとる．脂質はやや制限する．胃液分泌を亢進する香辛料や酸味の強い食品，カフェインなどを適度に摂取しても問題ない．

一方，過酸症の場合（胃液分泌亢進）では，胃液分泌を促進しないよう，刺激性の食品や胃の負担となる食品・嗜好品は避け，消化のよ

表1 胃液分泌を促進する食品類

分類	主な食品
甘味・塩味・酸味の強い食品	煮豆，漬物，梅干，酢の物など
柑橘類	みかん，オレンジ，グレープフルーツなど
香辛料	わさび，辛子，唐辛子，こしょうなど
嗜好飲料	コーヒー，濃いお茶，炭酸飲料，アルコールなど

表2 胃内での停滞時間が長い食品類

分類	主な食品
食物繊維を多く含む食品	海藻，きのこ，こんにゃく，ごぼう，たけのこ，にらなど
脂質の多い食品	脂質の多い肉，うなぎ，青魚，揚げ物など

表3 胃炎，胃・十二指腸潰瘍患者に適した調理法

	調理法
適	煮る，蒸す，茹でる
↕	焼く
	炒める
不適	揚げる

表4 胃液分泌能による食事療法の違い

無酸(低酸)症	過酸症
・胃運動，胃液分泌を適度に刺激する ・消化のよい糖質を中心にし，良質のたんぱく質をとる．脂質はやや制限する ・胃液分泌を亢進する香辛料や酸味の強い食品，カフェインなどは適度に摂取してもかまわない	・胃運動，胃液分泌の亢進を避ける ・消化のよい食事 ・刺激性の食品や胃の負担となる食品・嗜好品は避ける．化学的・物理的刺激を与えない

表5 関連する臨床検査値

検査項目	基準値	考えられる疾患
アルブミン（Alb）	3.8〜5.3g/dL	低値：低栄養
総リンパ球数（TLC）	≧20,000	低値：低栄養，炎症，免疫機能低下
ヘモグロビン	男14〜18g/dL 女12〜16g/dL	低値：貧血
C反応性たんぱく（CRP）	0〜0.3mg/dL	高値：炎症

（足立香代子：検査値に基づいた栄養指導，p233-238，チーム医療，2000を参考にして作成）

い食事とする[4]（表4）．

- 胃・十二指腸潰瘍では，たんぱく質摂取量の目安を1.3〜1.5g/kg/日にする．

❺ 関連する臨床検査値の読み方

食欲不振による摂取栄養量の低下や，消化・吸収機能が阻害されていることに留意する（表5）．

略語
◆AGML
急性胃粘膜病変：acute gastric mucosal lesion

◆Alb
血清アルブミン：albumin

◆CRP
C反応性たんぱく：C-reactive protein

◆NSAIDs
非ステロイド性抗炎症薬：
non-steroidal anti-inflammatory drugs

◆TLC
総リンパ球数：total lymphocyte count

2 胃食道逆流症

❶ 胃食道逆流症とは

胃食道逆流症（GERD）は，胃酸やそのほかの消化酵素を含む胃内容物が食道へ逆流することにより引き起こされる食道粘膜障害，かつ／またはそれによって起こる症状のことである（図1）．GERDは，食道の逆流防止機構が破綻して，酸を含む胃内容物が食道内に逆流することとともに，それが食道から排泄されにくくなることで発症する機能障害である．

GERDは，食道粘膜傷害を有するびらん性GERDと，症状のみを認める非びらん性GERDに分類される．このうち，びらん性GERDの頻度はGERD全体の10%程度とされていて，ほとんどのGERD患者は非びらん性GERDである．非びらん性GERDは，上部消化管内視鏡検査にて食道に粘膜症状を認めないGERDであり，こ

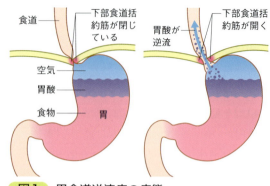

図1 胃食道逆流症の病態

のような病態はNERD（非びらん性胃食道逆流症）とも呼ばれる．

近年，日本人のGERDの有病率は増加しつつある．日本人はこれまで，欧米人と比べて胃酸分泌が少なく，GERDがあっても軽症のものが多いと考えられてきた．しかし，食生活などの生活習慣が欧米化することで，胃酸分泌能が向上するとともに，GERDとヘリコバクター・ピロリ（*H.pylori*）の有病率には逆相関性があることが示されていて，*H.pylori*感染率の減少や*H.pylori*除菌治療の普及などから，わが国でもGERDが増加するようになっている[1, 2]．

❷ 症状

GERDの典型的な症状は，胸やけと呑酸（口の中まで酸っぱい液体が上がる感じ）である．一方，非典型的な症状としては，嚥下困難，喉頭痛，咽喉頭の違和感，慢性咳嗽，喘息，非心臓性胸痛（NCCP）などがある．逆流による食道への刺激，あるいは逆流した一部が肺に吸い込まれることで，喘息症状が生じることもある．

なお，胆汁や膵液などの十二指腸液が逆流すると，食道粘膜障害を引き起こし，食道炎を引き起こしやすくなる．

❸ 原因

GERDは，食道胃接合部の噴門の逆流防止の役割を果たす下部食道括約筋（LES）の機能が一過性に低下することによって生じる．機能が低下した下部食道括約筋は，弛緩時に胃酸の逆流

をきたし，逆流した内容物は排出されにくくなり，食道炎の発症・増悪因子となる[3]．

さらにGERD患者では，食道裂孔ヘルニアを有することが多い．食道裂孔ヘルニアは，横隔膜にある食道裂孔から，本来はそれより下に位置すべき胃の一部が，食道の方向に逸脱する病態である．食道裂孔ヘルニアは，下部食道括約筋の機能低下に伴って生じることが多い．

GERDは生活習慣病の一つと考えられ，規則正しい生活習慣はGERD治療の基本である[4, 5]．主な原因・要因として，不適切な食事習慣，暴飲暴食，高脂肪食，胃運動の異常，胃排泄遅延，薬剤性LES圧低下（狭心症治療薬，高血圧治療薬の一部など）がある．

食事が引き起こすGERD

GERDの最も大きな原因は，暴飲暴食や高脂肪食であるとされている．暴飲暴食や高脂肪食は，げっぷを生じやすい．げっぷが出ると，一時的に噴門が開き，胃にたまった空気を放出するとともに，胃酸が逆流しやすくなる．

また，よく噛まずに食事をする人は，空気を大量に飲み込むため，げっぷが出やすく，胃酸も逆流しやすくなる．

GERDのその他の原因

下部食道括約筋の収縮圧がもともと低値である場合にも，胃酸は逆流しやすい．また，妊娠，肥満，便秘による腹圧上昇，腹圧を高める衣服の着用，骨粗鬆症による腰の曲がり，食後すぐに横になる習慣，前かがみ姿勢の習慣などは，過度の腹圧がかかるため，逆流をきたしやすい．

食道知覚過敏やストレスにより，食道が逆流した酸などに過敏に反応すると，内視鏡では食道炎が確認されなくても，顕微鏡的変化が生じ，GERDと診断されることがある．食道知覚過敏は，逆流時間は少ないにもかかわらず，特に酸を感じやすいため，症状が強くなりやすい．

また，激しい運動などによっても胃食道への逆流が生じることがある．

❹ 栄養評価

GERDに特異的な栄養障害はない．

一般的な栄養評価として，血清総たんぱく質，アルブミン値，出血を疑う場合は赤血球数，ヘモグロビン値，血清鉄などを観察する．

❺ 栄養療法

GERDでは，症状が強い場合，経過が長い場合，狭窄など重篤な合併症を有する場合では，食事摂取不良により低栄養状態となることがある．生活指導や薬物治療などにより，低栄養を予防することが重要である．

栄養療法の基本は，①胃酸分泌を過剰に促進しないこと，②食道胃運動機能を改善し，食道・胃の酸排泄を促進し，長く停滞させないこと，③障害された粘膜に刺激を与えず食道粘膜を保護すること，である．GERD患者の食事に関する注意点および食習慣の一般的注意事項を表1，2に示す[3]．

表1 GERD患者の食事に関する注意点

胃酸分泌を増す食品を控える
高脂肪食，チョコレート，アルコール飲料，カフェイン，香辛料，塩辛い食品，たばこなど

一過性LES弛緩を誘発しやすい原因を避ける
暴飲暴食，早食い，炭酸飲料

障害された粘膜の刺激となる食品を控える
アルコール飲料，酢の物，和菓子，飴，酸度の高い柑橘類，トマト，栄養ドリンク，果物，ジュース，熱すぎる物，冷たすぎる物

表2 食習慣の一般的注意事項

・1回の食事を少なくする（→多量の食事摂取は胃酸分泌を促進し，胃の拡張刺激により胃食道逆流を増加させるため）
・食後すぐに横にならない（→食後ただちに横になると，胃食道逆流の増加とともに食道内停滞時間が長くなり，症状が悪化するため）
・就寝前の2〜3時間は摂取を避ける（→同上）

略語

◆GERD
胃食道逆流症：gastroesophageal reflux disease

◆LES
下部食道括約筋：lower esophageal sphincter

◆NCCP
非心臓性胸痛：non-cardiac chest pain

◆NERD
非びらん性胃食道逆流症：non-erosive reflux disease

3 炎症性腸疾患（クローン病，潰瘍性大腸炎）

❶ 炎症性腸疾患とは

潰瘍性大腸炎（UC）とクローン病（CD）は，いずれも腹痛・下痢・下血などを繰り返す原因不明の慢性疾患であり，炎症性腸疾患（IBD）と総称される．

近年増加が著しく，発症は若年者層の特に男性に多くみられる特徴がある．病状によっては，治療や栄養療法などの制限によりQOLに影響がある場合もある．可能な範囲で栄養障害を予防または軽減するために，一般的な症状の原因・対処療法などを冷静に受け止められる時期に，患者の状態に応じた食事療法を身につけておくことが望ましい．

❷ 栄養療法の方針

潰瘍性大腸炎の臨床的重症度分類（表1）[1]やクローン病の活動性評価指数（IOIBDスコア）（表2）を，患者・家族・スタッフの共通指標としてアセスメントに活用し，適宜最適な栄養療法を検討していく．

❸ 栄養療法の実際

まずは，最新のエビデンスを網羅した「IBD診療ガイドライン」（表3）[2]などの指針における栄養療法に関する見解を十分理解したうえで，主治医の意向も踏まえながら，患者個人の意思を

表1 潰瘍性大腸炎の臨床的重症度分類

	重症	中等症	軽症
1)排便回数	6回/日以上	重症と軽症との中間	4回/日以下
2)顕血便	（＋＋＋）		（＋）～（－）
3)発熱	37.5℃以上		（－）
4)頻脈	90/分以上		（－）
5)貧血	Hb10g/dL以下		（－）
6)赤沈	30mm/時以下		正常

注)軽症の3) 4) 5)の（－）とは37.5℃以上の発熱がない，90/分以上の頻脈がない，Hb10g/dL以下の貧血がないことを示す．
注)重症とは1)および2)の他に全身症状である3)または4)のいずれかを満たし，かつ6項目のうち4項目以上を満たすものとする．軽症は6項目すべてを満たすものとする．
注)上記の重症と軽症との中間にあたるものを中等症とする．
注)重症の中でもとくに症状が激しく重篤なものを劇症とし，発症の経過により，急性劇症型と再燃劇症型に分ける．劇症の診断基準は以下の5項目をすべて満たすものとする．
　①重症基準を満たしている．
　②15回/日以上の血性下痢が続いている．
　③38℃以上の持続する高熱がある．
　④10,000/mm³以上の白血球増多がある．
　⑤強い腹痛がある．

（「難治性炎症性腸管障害に関する調査研究」（鈴木班）：潰瘍性大腸炎・クローン病 診断基準・治療指針，平成28年度改訂版，p2より引用）

表2 IOIBDスコア

1. 腹痛
2. 1日6回以上の下痢あるいは粘血便
3. 肛門部病変
4. 瘻孔
5. その他の合併症
6. 腹部腫瘤
7. 体重減少
8. 38℃以上の発熱
9. 腹部圧痛
10. 10g/100mL以下のヘモグロビン値

＊IOIBDスコア：1項目につき1点とした合計点数．0あるいは1を臨床的緩解とする．

尊重し，患者のQOL向上に寄与できるよう，長期的にかかわりをもっていくことが望ましい．

特にクローン病における成分栄養療法については，経鼻チューブや経腸栄養ポンプの取り扱いや診療報酬，成分栄養剤の特徴も理解しておく必要がある．また，成分栄養剤と食事との兼ね合い，食品選択・調理での留意事項，学校給食・外食との付き合いについて，必要に応じて

表3 IBD治療における栄養療法の有益性・有害性と適応は？

ステートメント	推奨の強さ （Delphi中央値）	エビデンスレベル
UCに対する経腸栄養療法，中心静脈栄養などの栄養療法単独での寛解導入効果は明らかではなく，薬物療法や血球成分除去療法を主体とすべきであり，安易に食事制限を強いるべきではない．	−	C
活動期CDに対する寛解導入療法として経腸栄養療法は有効である．経腸栄養療法は安全面では優れているが，治療に対する受容が困難な場合がある．	−	C
成分栄養療法はCDの寛解維持に有効である．	−	B

（「日本消化器病学会編：炎症性腸疾患(IBD)診療ガイドライン2016，p41，2016，南江堂」より許諾を得て転載）

推奨の強さ

推奨度	Delphi 中央値	
1（強い推奨）	8〜9	"実施する"ことを推奨する
		"実施しない"ことを推奨する
2（弱い推奨）	7	"実施する"ことを提案する
		"実施する"ことを提案する

エビデンスの質

A：質の高いエビデンス（High）
　　真の効果がその効果推定値に近似していると確信できる．

B：中程度の質のエビデンス（Moderate）
　　効果の推定値が中程度信頼できる．
　　真の効果は，効果の効果推定値におおよそ近いが，それが実質的に異なる可能性もある．

C：質の低いエビデンス（Low）
　　効果推定値に対する信頼は限定的である．
　　真の効果は，効果の推定値と，実質的に異なるかもしれない．

D：非常に質の低いエビデンス（Very Low）
　　効果推定値がほとんど信頼できない．
　　真の効果は，効果の推定値と実質的におおよそ異なりそうである．

不安を軽減するため，適宜助言も重要である．

❹ 周辺症状の対処・予防

- 下痢に対して：ヨーグルトなどのプロバイオティクス，オリゴ糖などのプレバイオティクスの摂取を勧める．
- 脱水に対して：電解質や水の補給を勧める．
- 学校・仕事・出産などに伴うストレスの軽減に努める．

📖 略語

◆CD
クローン病：Crohn's disease

◆IBD
炎症性腸疾患：inflammatory bowel disease

◆IOIBD
国際炎症性腸疾患研究機構：
International Organization for the Study of Inflammatory Bowel Disease

◆QOL
生活の質：quality of life

◆UC
潰瘍性大腸炎：ulcerative colitis

4 胃切除術後患者

❶ 胃切除術後に起こりやすい症状と栄養障害

胃切除術後の患者（図1）では，消化と吸収にかかわる部位が切除されることによって，ダンピング症候群（図2），小胃症状，下痢，便秘などの症状が出現しやすくなる（表1）．これに伴い，栄養障害が生じる（表2）[1]．

❷ 栄養管理の実際

術前

胃がんの患者は，術前から食欲不振などがあり，低栄養になっていることがある．術前の栄養障害は，術後の合併症の増加，予後の悪化につながる[2]．

術前から栄養状態を把握して十分な栄養管理を行うことは，患者の術後の回復を助けるため

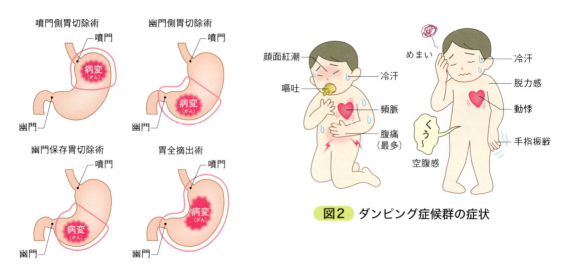

図1 代表的な胃手術の種類

図2 ダンピング症候群の症状

表1 胃切除術後の患者で出現しやすい症状

出現時期	症状	機序	対策
食直後〜30分	早期ダンピング症候群：腹痛，下痢，嘔吐等の消化器症状，冷汗，動悸，顔面紅潮，倦怠感等の全身症状が出現する	胃から，十二指腸あるいは上部空腸内に食事が急速に排出されることが引き金となって起こる	少量頻回食（分食）糖質が多い食品や飲料は避ける流し込まず，ゆっくりよく噛んで食べる食後はすぐ臥位にならず，しばらく坐位をとる
食後2〜3時間	後期ダンピング症候群：脱力感，冷汗，震え等が出現する	腸管からの糖質の吸収によって急に血糖値が高くなると，血糖を下げるホルモンであるインスリンの過剰分泌が起こり，逆に低血糖になることがある	食後2時間後の間食（分食）糖質が多い食品や飲料は避ける症状出現時は，早めに吸収のよい糖質（ブドウ糖など）をとる
食事再開後	小胃症状：一度にたくさん食べられなくなる	胃の容積が減少し，食べ物をためる機能が低下したり，手術直後で胃の動きが悪くなることで起こる	少量頻回食（分食）ゆっくりよく噛んで食べる食後はすぐ臥位にならず，しばらく坐位をとる
	下痢	手術後は，腸蠕動亢進，腸内細菌叢の変化，胆汁分泌・膵外分泌機能障害等により，下痢が起こることがある	薬物療法（腸蠕動抑制，乳酸菌製剤投与など）少量頻回食（分食）水分補給

表2 胃切除術後の患者で生じる栄養障害

出現時期	栄養障害	機序	対策
術後数か月〜4，5年	骨代謝障害	・カルシウムやビタミンDの吸収障害によって生じる． ・カルシウムは十二指腸や上部空腸で吸収されるが，胃切除後には，摂取不足や胃酸分泌低下による吸収障害が生じる．	・カルシウムやビタミンDが多い食材を多くとる． ・必要に応じてカルシウムやビタミンDを投与する．
	鉄欠乏性貧血	・胃酸の分泌が減少し，鉄の吸収に必要なイオン化が阻害されるために生じる．	・鉄分の多い食材を多くとる． ・鉄剤投与．
術後5，6年	巨赤芽球性貧血	・胃全摘後はほぼ必ず生じる． ・ビタミンB_{12}の吸収に必要な胃の壁細胞にある内因子の分泌が低下し，ビタミンB_{12}の吸収が阻害されるために生じる．	・ビタミンB_{12}補給（注射，内服）．

にも重要である.

周術期

　幽門側胃切除，噴門側胃切除，胃全摘術における，クリニカルパス上での食事の進め方の目安を表3に示す[3]．食事摂取状況は個人差があるため，この通りに進まない場合は，食べられる量に合わせて提供する．

術後から退院直前，退院後

　胃切除後に摂ってはいけない食材はないが，術直後は食べることに関する諸症状（表1参照）が起こることが多く，体重が減少することにより退院後の食事について不安を抱く患者も少なくない．患者の不安を傾聴し，自宅に戻ったときにできることを患者と一緒に考え，術後の食事に関する不安を軽減するとともに，おいしく食事ができるように支援する（表4）．

　退院後，外来栄養食事指導で栄養状態をアセスメントし，低栄養にならないようフォローすることも大切である．患者のなかには，退院直前に指導されたことを守り，不必要な制限を継続

表3　胃切除術後の食事の進め方の目安

項目	パス上での設定日	食事の目安
予防的抗菌薬投与	術当日までに	
胃管抜去	術後1日目までに	禁食
水分開始	術後1日目以降	飲水
食事開始	術後2～4日目より固形食を開始	2日目　術後流動食
硬膜外抜去	術後3日目までに	3～4日目　術後3分菜または5分菜 (1,000～1,200kcal)
尿道留置カテーテル抜去	術後3日目までに	
補液	術後5～7日目までに	術後軟菜・全粥（1,400～1,600kcal）
ドレーン抜去	ドレーンを留置した場合は術後5日目までに	
退院日	8～14日目	術後常菜・米飯（1,400～1,600kcal）

（日本胃癌学会編：胃癌治療ガイドライン医師用，第5版，p.34，金原出版，2018をもとに作成）

表4　栄養食事指導のポイント

● 食べ方
- よく噛んでゆっくりと食べる．
- 食後すぐ横にならずしばらく椅子に座る．またソファなどで少し角度をつけて休む．
- 1回の食事の量は，無理せず少なめから始め，様子をみながら徐々に増やしていく．
- 1回の食事量を少なくし，3回の食事＋1～3回の分食（おやつ）で摂取する．食事量が確保できるようになり，ダンピング症状がなければ，1日3回食に戻してよい．

退院直後の献立例　（5回食）

　　朝食　　　　　間食（10時）　　　　昼食　　　　　間食（15時）　　　　夕食

● 食品，料理の選び方
- 消化しにくいもの（不溶性食物繊維が多い食材，油脂が多い食材や料理）は徐々に開始する．
- 栄養のバランスのよい食事をする．
　主食＋主菜＋副菜をそろえて食べる．
　胃切除術後はカルシウムや鉄の吸収が減少するため，多く含む食材を意識してとる．
　食事が進まない場合は，濃厚流動食や経腸栄養剤を利用する（ONS）．
- 水分が不足しないよう，少しずつ，こまめにとる．流し込むように食べない．
- 飲酒は，主治医に相談する．

しているケースもある．食事摂取量を把握し，栄養素の過不足を確認するとともに，食事への思いをよく聴き取り，日常生活に合わせて指導する（栄養状態の評価については第2章を参照）．

📖 略語
◆ONS
経口的栄養補助：oral nutrition supplementation

5 過敏性腸症候群

❶ 過敏性腸症候群とは

過敏性腸症候群（IBS）は，腹部不快感や腹痛を伴う便通異常（下痢，便秘）があるが，検査による器質的異常や生化学的異常が見出せない疾患である．例えば，通勤や通学の途中で突然お腹が痛くなり駅のトイレに駆け込む，そしてこのことが不安で外出を控えるようになるなど，日常生活に支障をきたす．

治療に必要な検査と診断

IBSはRomeⅢ（表1）という国際的診断基準により定義・診断されている．腹痛あるいは腹部不快感が，最近3か月のなかの1か月につき少なくとも3日以上を占め，表1に示す項目のうち，2つ以上を満たせばIBSと診断できる．

表1 IBSのRomeⅢ診断基準

- 腹痛あるいは腹部不快感が
- 最近3か月のなかの1か月につき少なくとも3日以上を占め
- 下記の2項目以上の特徴を示す
  (1) 排便によって改善する
  (2) 排便頻度の変化で始まる
  (3) 便形状（外観）の変化で始まる

＊少なくとも6か月以上前に症状が出現
　最近3か月間は基準を満たす
＊＊腹部不快感＝腹痛とはいえない不愉快な感覚
　病態生理研究・臨床研究：対象者＝腹痛あるいは腹部不快感が1週間につき少なくとも2日以上を占める

（Longstreth GF, et al. Functional bowel disorders. Gastroenterology 131（2）: 688, : 1480-1491, 2006より作成）

診断を行う際，血液検査，便潜血検査，下部消化管内視鏡検査などを必要に応じて行い，大腸がんや炎症性腸疾患など，ほかの病気でないことを確認することが重要である．

症状により，下痢型，便秘型，混合型，分類不能型に分類される（図1）．便の形状は，ブリストル便形状尺度（図2）による[1]．腹部不快感には，腹部膨満感，腹鳴，放屁などのガス症状も多くみられる．

成因

IBSは，腸管が食事などの刺激に対して過敏に反応し，過剰な運動，けいれん，分泌亢進が起こり，腹痛や下痢，けいれん性の便秘を引き起こす．腸管の知覚神経の感覚閾値が低下することにより，少しの腸管の運動亢進やけいれんによる痛みが2〜3倍に増幅して感じられる．

また，腸管の運動機能や内臓知覚は中枢神経と密接につながっていることより，脳がストレスを感じると腸管機能の異常が起こり，それが内臓知覚過敏により増幅される．

便通異常や腹部不快感はさらなるストレスと

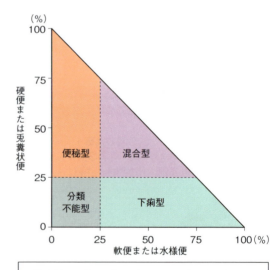

1 便秘型 IBS（IBS-C）：硬便または兎糞状便が便形状の25％以上，かつ，軟便または水様便が便形状の25％未満
2 下痢型 IBS（IBS-D）：軟便または水様便が便形状の25％以上，かつ，硬便または兎糞状便が便形状の25％未満
3 混合型（IBS-M）：硬便または兎糞状便が便形状の25％以上，かつ，軟便または水様便が便形状の25％以上
4 分類不能型（IBS-U）：便形状の異常が不十分であって，IBS-C，IBS-D，IBS-Mのいずれでもない

図1 IBSの型分類

タイプと形状

非常に遅い 約100時間	1	コロコロ便 硬くコロコロの便（ウサギの糞のような便）
	2	硬い便 短く固まった硬い便
消化管の 通過時間	3	やや硬い便 水分が少なく，ひび割れている便
	4	普通便 適度な軟らかさの便
	5	やや軟らかい便 水分が多く，非常に軟らかい便
非常に早い 約10時間	6	泥状便 形のない泥のような便
	7	水様便 水のような便

図2　ブリストル便形状スケール

(Longestreth GF et al：Functional bowel disorders.
Gastroenterology 130(5)：1480-1491，2006より引用)

なって脳に伝わり，不快な感情を増幅させるという悪循環を引き起こす[2]．

治療の実際

IBSの治療の目的は，症状を和らげコントロールすることである．そのために，生活や食事を見直し，運動を取り入れることで自律神経のバランスを整え，症状の緩和につなげる．また，必要に応じて薬物療法を取り入れる[3]．

❷ IBSの栄養アセスメント

消化吸収障害はなく栄養障害は起こらない．したがって，一般的な栄養アセスメントを行い，患者個々の栄養状態を評価する．詳細は，本書第2章「栄養管理の実際」を参照．

❸ IBSの食事療法

IBSは器質的な疾患ではないため，特別な制限は必要でない．食事療法の基本は，適正な量の食事を，栄養のバランスよく，1日3食規則正しく摂取することである．各栄養素は日本人の食事摂取基準(2015年版)[4]を参考に設定する．そのうえで，次のことに注意する．

食物繊維を摂取する

IBSの下痢および便秘の改善には，水溶性食物繊維の摂取が有効であることから[5]，積極的に摂取するよう勧める．

一方，不溶性食物繊維は腸の蠕動運動を亢進させることや，IBSの症状を悪化させるという報告があることから控える[5]．

腸内環境を整える

近年，IBSにおいて腸内細菌の役割が重視されていること[6, 7]，IBSにプロバイオティクスは有用であり治療法として用いることが推奨されていることより[8]，乳酸菌やビフィズス菌を含む食品(発酵食品や乳酸菌飲料等)を摂取する．

ただし，乳糖は大腸内でガスを発生させるため，乳糖を多く含むヨーグルトを摂りすぎないように注意する．

その他の配慮すること

・糖質や脂質が多い食事，コーヒー，アルコール，香辛料などは胃腸への刺激物となるため控える．
・まとめ食いや早食いの習慣を改める．
・リラックスして食事をとり，ストレス軽減につなげる．

❹ 栄養食事指導時の注意点

症状を悪化させる食品は患者によって異なるため，問診により，食事歴を確認することが大切である．下痢をしてしまう不安感から食べることを控えている，不規則な食生活である，外食中心であるなど，現在の食生活からみえてくる問題点を把握することができる．

患者の訴えを傾聴し，問題点と改善策を患者とともに考え，実行できるように支援していくことが重要である．

📖 略語

◆IBS
過敏性腸症候群：irritable bowel syndrome

6 肝炎，肝硬変

❶ 各疾患の概要

肝炎

急性肝炎とは，ウイルス，アルコール，自己免疫，薬剤などのさまざまな原因により，肝臓にびまん性の炎症が生じた病態である．

慢性肝炎とは，肝臓に6か月以上の炎症が持続している病態を指す．自覚症状に乏しく，肝硬変に移行し，肝がんに至ることもある．

肝硬変

肝硬変は，慢性的な炎症とそれに引き続く肝細胞の壊死と再生によって，肝全体に広範な線維化と再生結節がびまん性に形成された状態を指す．

代償期と非代償期に分類され，非代償期では黄疸，浮腫・腹水，肝性脳症，消化管出血などの肝不全症状が出現する．

❷ 疾患と栄養の関係

肝炎

急性肝炎の急性期では，エネルギー代謝が亢進していることが多い．慢性肝炎では肥満や耐糖能異常を合併していると，症状の進行が促進される．

C型肝炎では，腸からの鉄の吸収が亢進し，肝細胞での鉄の沈着による酸化ストレスが肝障害の要因となる[1]．

肝硬変

慢性肝炎から肝硬変へと進展すると，たんぱく質・エネルギー栄養障害(PEM)を生じる[2]．分枝鎖アミノ酸(BCAA)の減少，および芳香族アミノ酸の増加によって，アミノ酸代謝異常や耐糖能異常が現れる．

❸ 栄養アセスメント

肝疾患(肝炎，肝硬変)における栄養アセスメント指標を表1に示す．

栄養状態の低下が進むと合成能の低下が顕著となり，アルブミンなどが低下する．さらに低アルブミン血症は，血漿膠質浸透圧低下による浮腫・腹水の原因となる．

またアミノ酸代謝異常として，フィッシャー比の低下，総分枝鎖アミノ酸/チロシンモル比(BTR)の低下，さらに肝性脳症の原因となるアンモニア上昇がみられる．

❹ 食事療法にあたっての留意点と食事療法の実際

肝炎・肝硬変の栄養基準を表2に示す．

肝炎

急性肝炎の急性期では，消化器症状や黄疸が著明な場合は脂肪制限を行う．

急性肝炎の回復期および慢性肝炎では，肝細胞の修復に必要な栄養素を充足させるための食事を行うことが基本となる．肥満や糖尿病の合併が肝がん発生の危険因子であることからも，標準体重に見合った食事療法を実施する．

鉄の沈着による肝障害に対して，鉄制限を行う場合もある．

アルコールは肝炎の進展を促進させることからも，原則禁止とする．

肝硬変

非代償期においては，症状に応じた適切な食事療法を行う必要がある．たんぱく質不耐症がある場合は，BCAA製剤を食事療法と併用する．

肝硬変では，肝臓のグリコーゲン貯蔵量が少ないことにより，夜間にエネルギーが不足することから，夜間就寝前に軽食(LES)を摂取することが有効とされている[3]．設定栄養量のなかで200kcal程度のLESを設定する．

❺ 治療薬と栄養・食事の相互作用

慢性肝炎の治療では，ウイルス増殖阻止・排除を目的とした抗ウイルス薬が使用される．しかし，インスリン抵抗性を併発すると薬の効果が減弱することから，食事療法との併用が必要である．

肝硬変においては，食事摂取量が十分である

表1 肝疾患における栄養アセスメント指標

項目	内容
身体計測	身長, 体重, BMI, 体脂肪率, 除脂肪体重, %TSF, %AMC, 腹囲, ウエストヒップ比, 浮腫値 ＊浮腫・腹水を伴う場合は計測値の評価に注意する.
血液検査	■合成能の指標 　アルブミン, プレアルブミン, トランスフェリン, レチノール結合たんぱく, コリンエステラーゼ, 総コレステロール, プロトロンビン時間 ■汎血球減少の指標 　白血球, 赤血球, 血小板 ■肝障害の指標 　ビリルビン(黄疸), AST, ALT, γ-GTP, ALP, LAP ■アミノ酸代謝の指標 　フィッシャー比, BTR ■糖代謝の指標 　空腹時血糖, HbA1c ■脂質代謝の指標 　中性脂肪, LDL・HDLコレステロール, 遊離脂肪酸 ■その他 　アンモニア, フェリチン, 亜鉛
間接カロリーメータ	安静時エネルギー消費量(REE), 非たんぱく質呼吸商(npRQ)
身体状況	体重の変化, 消化器症状, 食欲・食事摂取量の変化, 肝硬変の重症度分類(Child-Pugh分類)
生活状況	体重歴, 飲酒歴, 運動歴, サプリメント服用歴 食生活歴(食事回数・食事時間, 間食・夜食習慣, 嗜好など) 食事摂取量(エネルギー, たんぱく質, 脂質, 炭水化物, ビタミン, ミネラル, 食物繊維, 塩分)

表2 肝炎・肝硬変の栄養基準(例)

病態 項目	急性肝炎	慢性肝炎 代償性肝硬変	非代償性肝硬変
エネルギー (kcal/kg標準体重/日)	30 ～ 35	25 ～ 30	25 ～ 35
たんぱく質(g/kg標準体重/日)	1.0 ～ 1.5	1.0 ～ 1.5	たんぱく不耐症がない場合: 　1.0 ～ 1.5 (BCAA顆粒を含む) たんぱく不耐症がある場合: 　0.5 ～ 0.7 ＋肝不全用経腸栄養剤
脂肪(エネルギー比率, %)	20 ～ 25	20 ～ 25	20 ～ 25
食塩	浮腫・腹水がある場合:5 ～ 7g/日		

が低アルブミン血症を呈する場合にBCAA顆粒(リーバクト®)を, 食事摂取量が不十分であり肝性脳症を伴う場合に肝不全用経口栄養剤(アミノレバン®EN)が用いられ, 食事療法と併用することで栄養状態の改善を行う.

略語

◆ALP
アルカリホスファターゼ：alkaline phosphatase

◆ALT
アラニンアミノトランスフェラーゼ：
alanine aminotransferase

◆AMC
上腕筋周囲長：arm muscle circumference

◆AST
アスパラギン酸アミノトランスフェラーゼ：
aspartate aminotransferase

◆BCAA
分枝鎖アミノ酸：branched chain amino acid

◆BMI
体格指数：body mass index

◆BTR
総分枝鎖アミノ酸/チロシンモル比：
branched chain amino acid & tyrosine ratio

◆γ-GTP
γ-グルタミルトランスペプチダーゼ：
gamma-glutamyl transpeptidase

◆HbA1c
ヘモグロビンA1c：hemoglobin A1c

◆HDL
高密度リポたんぱく：high density lipoprotein

◆LAP
ロイシン・アミノペプチダーゼ：leucine aminopeptidase

◆LDL
低密度リポたんぱく：low density lipoprotein

◆LES
夜間就寝前の軽食：late evening snack

◆npRQ
非たんぱく質呼吸商：non-protein respiratory quotient

◆PEM
たんぱく質・エネルギー栄養障害：
protein energy malnutrition

◆REE
安静時エネルギー消費量：resting energy expenditure

◆TSF
上腕三頭筋皮下脂肪厚：triceps skinfold thickness

---

7 脂肪肝，非アルコール性脂肪肝炎（NASH）

❶ 各疾患の概要

脂肪肝

脂肪肝とは，肝実質細胞に脂肪が蓄積した状態であり，肝細胞に1/3以上の脂肪滴を認める．原因は，肥満や糖尿病，アルコール多飲によるものが多い．

非アルコール性脂肪性肝疾患（NAFLD）

非アルコール性脂肪性肝疾患（NAFLD）とは，明らかな飲酒歴（アルコール20g/日以下）がないにもかかわらず，アルコール性肝障害に類似した所見を示す病態である．本疾患は，単純性脂肪肝および炎症・線維化を伴う非アルコール性脂肪肝炎（NASH）に分類される．

非アルコール性脂肪肝炎（NASH）

NASHは自覚症状に乏しいが，病態が進行すると，肝硬変・肝がんへ進展する可能性がある．

❷ 疾患と栄養の関係

脂肪肝のある患者の多くで，肥満，耐糖能異常，脂質異常症などの生活習慣病を合併しており，その発症に栄養は大きく関与する．

脂肪肝の原因として，アルコール多飲や過栄養がある．特に，炭水化物（ショ糖，果糖など）・脂質（特に飽和脂肪酸）の過剰摂取および多価不飽和脂肪酸・食物繊維・ビタミンの摂取不足が，NAFLD・NASHの発症および進展の危険因子とされている[1]．

一方で，飢餓やクワシオルコルなどのたんぱく質不足に起因する，リポたんぱく合成阻害に伴う低栄養性の脂肪肝も認められる．

❸ 栄養アセスメント

脂肪肝，NASHにおける栄養アセスメント指標を表1に示す．

身体計測

現体重，体脂肪率，内臓脂肪面積などの測定

表1 脂肪肝，NASHにおける栄養アセスメント指標

項目	内容
身体計測	身長，体重，BMI，体脂肪率，除脂肪体重，腹囲，ウエストヒップ比，内臓脂肪断面積
血液検査	■肝機能 　総たんぱく，アルブミン，AST，ALT，γ-GTP，コリンエステラーゼ，フェリチン，NEFA（遊離脂肪酸），血小板数 ■糖代謝 　空腹時血糖，HbA1c，HOMA-IR ■脂質代謝 　中性脂肪，総コレステロール，LDL・HDLコレステロール ■線維化マーカー 　ヒアルロン酸，IV型コラーゲン7S
食生活状況	体重歴，飲酒歴，運動歴，サプリメント服用歴 食生活歴（食事回数・食事時間，間食・夜食習慣，嗜好など） 食事摂取量（エネルギー，たんぱく質，脂質，炭水化物，ビタミン，ミネラル，食物繊維，塩分）

を行い，身体状況の変化を確認する．

血液検査

脂肪肝・NASHではトランスアミナーゼ（AST，ALT）の軽度上昇を認め，飲酒過多でγ-GTPが上昇する．

また，炭水化物や脂質などの栄養摂取過多により，コリンエステラーゼの上昇，中性脂肪の増加，その他糖代謝・脂質代謝マーカーの上昇が認められる．

進行したNASHでは，線維化マーカーの上昇，血小板数の低下を認める．

生活状況

栄養摂取量や食生活歴などを聴取し，患者のライフスタイルを把握することで，脂肪肝発症の原因となる要因を検索する．

❹ 食事療法にあたっての留意点と食事療法の実際

脂肪肝の栄養基準を**表2**に示す．NASHの病態進展にインスリン抵抗性が関与していること，またNASHの病態改善に体重減少が有効であることからも[2]，肥満や糖尿病などの生活習慣病が背景疾患となっている場合は，それらの病態に対する食事療法を行うことが重要である．

肥満である場合には，体重のコントロールが重要となるが，極端な食事制限はたんぱく質や

表2 脂肪肝の栄養基準（例）

項目	基準
エネルギー必要量	25～30 kcal/kg（標準体重)/日 ＊糖尿病の合併がある場合は糖尿病食に準じる
たんぱく質必要量	1.0～1.5g/kg（標準体重)/日
脂肪摂取量	エネルギー比：20％以下
ビタミン・ミネラル	食事摂取基準を基本とする
鉄	過剰な摂取は控え，6～8mg/日程度とする

ビタミンなどの栄養不足により脂肪肝を悪化させる場合もあるため，注意が必要である．

NASHへの進展機序に酸化ストレスが大きく関与していることからも，抗酸化ビタミンが不足しないようにする．またNASHでは，肝組織中に鉄の過剰蓄積が認められるため[3]，鉄の過剰摂取には注意を払う．

アルコールが原因である場合は，禁酒が望ましい．

❺ 治療薬と栄養・食事の相互作用

脂肪肝の治療薬として確立された薬物は，現時点では存在しない．多くは糖尿病，脂質異常症などを合併していることから，その病態に応じて薬物治療が行われる．

インスリン抵抗性改善薬であるチアゾリジン系薬剤やビグアナイド系薬剤，脂質異常症治療薬であるフィブラート系薬剤のほか，抗酸化薬，肝庇護薬としてのウルソデオキシコール酸などが有効とされているが，食事療法・運動療法を基本とした生活習慣の改善が脂肪肝・NASHの第一の治療となる．

📖 略語

◆ALT
アラニンアミノトランスフェラーゼ：
alanine aminotransferase

◆AST
アスパラギン酸アミノトランスフェラーゼ：
aspartate aminotransferase

◆BMI
体格指数：body mass index

◆HbA1c
ヘモグロビンA1c：hemoglobin A1c

◆HDL
高密度リポたんぱく：high density lipoprotein

◆HOMA-IR
ホメオスタシスモデル評価によるインスリン抵抗性指数：
homeostasis model assessment for insulin resistance

◆γ-GTP
γ-グルタミルトランスペプチダーゼ：
gamma-glutamyl transpeptidase

◆LDL
低密度リポたんぱく：low density lipoprotein

◆NAFLD
非アルコール性脂肪性肝疾患：
nonalcoholic fatty liver disease

◆NASH
非アルコール性脂肪肝炎：nonalcoholic steatohepatitis

◆NEFA
非エステル型脂肪酸：non esterified fatty acid

8 胆石症，胆嚢炎

❶ 各疾患の概要

胆石症

胆石症は，胆嚢あるいは胆管の中に発生する結石（胆石）が原因となって生じる炎症である．

胆石は存在部位によって胆嚢結石，総胆管結石，肝内結石に分類される．また，組成によりコレステロール結石，色素胆石（ビリルビンカルシウム石，黒色石）などに分けられ，コレステロール結石が約60%を占める．

症状を認めない無症状胆石も少なくないが，症状は食後30分〜1時間後くらいに起こる右季肋部から心窩部の疝痛発作が特徴であり，炎症を起こすと悪心・嘔吐，発熱などがみられる．総胆管結石では黄疸も生じる．

胆嚢炎

胆嚢炎は，胆汁の濃縮による化学的刺激や細菌感染によって生じる胆嚢の炎症性疾患であり，急性胆嚢炎，慢性胆嚢炎に分けられる．

胆石を伴うことが多く，急性胆嚢炎では90%が胆石を合併する．右季肋部痛，悪心・嘔吐，悪寒，発熱，黄疸などの症状がみられる．

❷ 疾患と栄養の関係

胆石の生成には食生活が大きく関与している．過食，高脂肪食，偏った食生活，肥満，糖尿病，脂質異常症などが関与することで，血清コレステロールが高まり，胆汁中へのコレステロール分泌が増加し，胆石生成が促進され，胆石症や胆嚢炎を発症するリスクが高まる[1]．

極端なダイエットなどによる急激な体重減少は，胆嚢収縮機能低下により胆石の生成が促進される[2]．

❸ 栄養アセスメント

胆石症では肥満が多くみられるが，急性胆嚢炎では疝痛や発熱から食欲不振が生じやすく，低栄養をきたしやすい．既往歴や栄養摂取量，血液検査等を正確に把握して，栄養評価を行うことが必要である．表1にアセスメント内容を示す．

❹ 食事療法にあたっての留意点と食事療法の実際

胆石症の食事療法は，病期や症状により食事内容が異なるため，段階的に栄養量の増量を

| 表1 | 胆石症, 胆嚢炎における栄養アセスメントの項目 |

1. 家族歴：胆道疾患の家族歴の確認
2. 既往歴：肥満，糖尿病，脂質代謝異常は胆石生成促進の因子
3. 身体計測
   ・ BMI：肥満の有無
   ・ ％上腕三頭筋部皮下脂肪厚，％上腕周囲：過栄養，または低栄養の重症度判定
4. 食生活状況，栄養摂取量
   ・ 胆石発作，胆嚢炎を発症した時の食事内容の確認
   ・ 食生活調査（日常の食事回数や内容，間食，アルコールの有無などの確認）
5. 消化器症状
   ・ 悪心・嘔吐などの有無とそれに伴う食欲低下の確認
6. 体重減少率（％）
   ・ 発症前の継続した食欲不振の有無とその期間，それに伴う体重変動の確認
7. 血液検査
   ・ 血清アルブミン，血清総たんぱく：栄養状態の判定
   ・ 白血球数，C反応性たんぱく：炎症反応の指標
   ・ ALP，γ-GTP，ALT，AST：胆嚢炎や胆管炎，肝機能障害合併時などに上昇
   ・ 総コレステロール，LDLコレステロール：高値であれば胆石生成リスクが上昇，脂質異常症の判定

図っていく（表2）．

急性胆嚢炎の食事療法は，胆石症の急性期〜回復期，慢性胆嚢炎は胆石症の回復期に準じる．

急性期
・絶食とし，静脈栄養管理を行う．経口摂取により胆嚢の収縮が起こり，疝痛が発生するため，疝痛の増強や再発作をきたさないようにする必要がある．経口への移行は，症状軽減後，炭水化物を主とした流動食から段階的に進めていく．
・脂質の摂取は胆嚢の収縮が活発になるため，できるだけ制限する（5g/日以下）．

回復期
・症状の軽減後，流動食→軟食→粥食へ，形態を段階的に上げていく．
・脂質は症状に応じて，徐々に増量を行う．

・コレステロール結石の場合，コレステロールや動物性脂肪の制限を行う．
・アルコール飲料，カフェイン飲料，炭酸飲料，香辛料などの刺激物は控える．

安定期
・脂質量はエネルギー比20〜25％程度とする．過度の脂肪制限は，脂溶性ビタミンの不足や胆嚢の収縮を弱めるため，注意する．
・コレステロールの排泄と便秘予防のため，食物繊維は積極的に摂取する．
・肥満者に対しては，標準体重を目標に摂取エネルギーの設定を行う．
・暴飲暴食は避け，栄養バランスのとれた規則正しい食生活を心がける．

❺ 治療薬と栄養・食事の相互作用

薬物療法では，胆汁うっ滞改善・胆石溶解作用薬として，胆汁酸製剤（ウルソデオキシコール酸）がコレステロール結石に適応となる．脂質やコレステロールの過剰摂取は控える必要があるため，食事療法は重要である．

| 表2 | 胆石症の栄養設定の例 |

区分		エネルギー（kcal）	たんぱく質(g)	脂質(g)	炭水化物(g)
急性期	I	900	30	5	185
回復期	II	1,300	55	10	250
	III	1,600	60	20	295
	IV	1,600	60	30	270
安定期	V	1,800	70	40	290

略語

◆ALP
アルカリホスファターゼ：alkaline phosphatase

◆ALT
アラニンアミノトランスフェラーゼ：
alanine aminotransferase

◆AST
アスパラギン酸アミノトランスフェラーゼ：
aspartate aminotransferase

◆BMI
体格指数：body mass index

◆γ-GTP
γ-グルタミルトランスペプチダーゼ：
gamma-glutamyl transpeptidase

◆LDL
低密度リポたんぱく：low density lipoprotein

9 急性膵炎，慢性膵炎

❶ 各疾患の概要

急性膵炎

急性膵炎は膵臓に生じた急性炎症により，膵酵素が膵臓内で活性化されることで，膵の自己消化が生じる病態である．

さまざまな原因によって膵酵素が膵臓内で生体防御能以上に活性化されると，他のたんぱく分解酵素が活性化され，膵の自己消化が進行し，発症する．

慢性膵炎

慢性膵炎では，膵臓の内部に不規則な線維化，細胞浸潤，実質の脱落，肉芽組織などの慢性的変化が生じる．この変化が進行すると，膵内外分泌機能の低下により，糖質代謝障害や消化吸収障害が引き起こされる．

慢性膵炎の病期は，膵内外分泌機能障害の程度により代償期・移行期・非代償期，あるいは初期・後期に分けられる．

また重症度は，腹痛，内外分泌機能障害から生じる脂肪便，糖尿病の出現などによって分類

される．

急性膵炎および慢性膵炎の特徴的な症状を表1に示す．

❷ 疾患と栄養の関係

急性膵炎

急性膵炎の初期治療の基本は，膵外分泌刺激を回避するために絶食とし，膵の安静を図ったうえで十分な初期輸液と除痛を行うことである．

軽症の場合，必要栄養量の増加は少ないため，早期から経口摂取が可能だが，膵炎が再燃する場合もある．したがって開始時期の決定は，腹痛の消失，血中膵酵素値などを指標とし[1, 2]，慎重に行う．

重症の場合，全身性炎症による代謝・異化の亢進により，必要栄養量が増大するため，ほとんどの場合で中心静脈栄養が必要となる．ただし，完全静脈栄養は経腸栄養に比べて，明らかに合併症発生率などの有害事象が増加するとの報告もあり[3]，経腸栄養が行えない場合以外は，中心静脈栄養と経腸栄養を併用するようにする．

経腸栄養は入院後48時間以内に開始することで，感染性合併症や高血糖の発生率を低下させ，入院期間の短縮や死亡率の低下につながる[4]．できるだけ早期から，少量からでも開始することが重要である．

表1 急性膵炎および慢性膵炎の特徴的な症状

分類	特徴的な症状	
急性膵炎	上腹部痛 軽度の圧痛から反跳痛まで，さまざまな腹部所見 嘔吐，発熱，頻脈 白血球数の増加 血中または尿中の膵酵素の上昇	
慢性膵炎	代償期(初期) ↓ 移行期 ↓ 非代償期 (後期)	上腹部痛，背部痛 ↓ 病期の進行とともに軽減 ↓ 膵性糖尿病 (糖質代謝障害) 脂肪便(消化吸収障害)

慢性膵炎

慢性膵炎では，病期に応じた食事療法が必要であり，代償期と非代償期で大別される．

■ 代償期

代償期では，腹痛発作の管理が最も重要である．脂肪の過剰摂取や飲酒により繰り返し腹痛発作が誘発されると経口摂取が困難となり，栄養状態の低下を引き起こす．また，腹痛の増強は膵炎の増悪にもつながるため，食事療法の基本は脂肪制限や断酒となる．

その一方で，過度な脂肪制限は，脂溶性ビタミンの不足につながるため，消化酵素薬を服用しながら，十分な脂肪を摂取することも必要である．

■ 非代償期

非代償期では，腹痛は消失していることが多く，消化吸収障害や膵性糖尿病に対する管理が主体となる．栄養状態が低下していることも多いため，個々の栄養状態や膵内外分泌機能の評価を行ったうえで，状態に応じた栄養管理が必要となる．

長期にわたって食事摂取が困難な患者では，ビタミンや微量元素などが欠乏するため，それらの補充が必要である．

膵性糖尿病に対する血糖管理は，適切なエネルギー量を投与した後に行うことが望ましい[5〜7]．一般的には高血糖を回避するエネルギー制限は行わず，栄養状態の改善を優先させる．

❸ 栄養アセスメント

栄養状態の評価は，複数の指標を用いて包括的に行うことが望ましい．基本的な指標を表2に示す．

食事・生活習慣調査は，直接本人に対して聞き取りを行い，日常生活の状況を把握する．本人に対して聞き取りが困難な場合は，家族から情報を得ることも1つの方法である．

身体計測では，最も基本の情報となる身長と体重の測定を行い，必要栄養量に対する充足率を確認する．

血液生化学検査は，栄養状態を評価するうえ

表2 急性膵炎，慢性膵炎における栄養アセスメント項目

分類	主な項目
食事・生活習慣調査	食事（栄養）摂取量，食習慣，食事摂取時の臨床症状の有無，日常生活活動量，運動量
身体測定	BMI，%標準体重，体重変化率，%上腕周囲長，%上腕三頭筋部皮下脂肪厚，%上腕筋囲長
血液生化学検査	血清総たんぱく（TP），アルブミン（Alb），コリンエステラーゼ，ヘモグロビン，プレアルブミン，トランスフェリン，レチノール結合たんぱく質，総リンパ球数（TLC）

で測定を行うことが望ましく，栄養療法の効果判定に有用である．

急性膵炎

急性膵炎の診断では，血中リパーゼ値が最も有用である．血中リパーゼ高値，C反応性たんぱく（CRP）高値，血中アミラーゼ高値は，腹痛の再燃と関連していたとする報告があることから[1, 2]，経口摂取開始時期の決定時においてもこれらの値は有用であり，腹痛の有無とあわせて指標とする．

慢性膵炎

非代償期では，膵内外分泌機能の低下により，糖質代謝障害や消化吸収障害が生じる．したがって，膵性糖尿病に対する血糖管理指標としてHbA1cや空腹時血糖値，食後2時間血糖値を確認することが必要であり，低血糖を起こさないようにすることも重要である．

また，消化吸収障害に伴う総コレステロール値や遊離脂肪酸の低下，脂溶性ビタミンや微量元素の低下にも注意する．

脂肪便の有無も，栄養状態を評価するうえで確認することが望ましい．

❹ 食事療法にあたっての留意点と食事療法の実際

急性膵炎

食事は，消化のよい食品を用いた少量の献立から開始し，必要量に向けて段階的に進めるこ

表3 慢性膵炎における病期別の設定栄養量

	代償期		非代償期
腹痛	あり	なし	消失していることが多い
エネルギー	標準体重(kg)×30〜33kcal/日		標準体重(kg)×30〜35kcal/日　または 標準体重(kg)×30kcal以上/日　または 安静時エネルギー消費量×1.5kcal/日
たんぱく質	標準体重(kg)×1.3g/日		標準体重(kg)×1.3g/日
脂肪	30〜35g/日　または 10g以下/食	40〜60g/日	40〜60g以上/日　または 全エネルギーの30〜40%

＊いずれの病期においても，消化酵素薬を服用しながら，十分な脂肪を摂取することが望ましい．

とができるように，量と調理方法に配慮した献立とする．

揚げる・炒めるなどの油を使用した料理は避け，煮る・蒸す・焼くなどの料理とする．また，過度の香辛料や脂肪の含有量が多い食品(油脂，脂身の多い肉など)の使用は避ける．

再発予防の観点からも，規則正しい食生活を送り，過食を控えるなど，食生活の基本を見直すことが大切であり，断酒については特に指導を行う．

また，膵刺激を増強させるカフェインや炭酸飲料の摂取は控える．

慢性膵炎

慢性膵炎では，病期に応じた食事療法が必要であり，それぞれの設定栄養量を表3に示す[5, 6, 8〜11]．

■ 代償期

代償期では，腹痛の有無により脂肪制限が異なるため，それに応じた脂肪摂取量となるよう献立を作成する．

使用食品や調理方法における注意点は，急性膵炎と同様である．

■ 非代償期

非代償期では，膵性糖尿病や消化吸収障害が出現している場合が多く，それに応じた食事療法が必要である．便中への脂肪喪失を考慮すると，一律に低脂肪食とすべきではなく，消化酵素薬の服用状況に応じて脂肪制限を緩和するなど，個々の病態に対応した食事療法の提案を行う．

■ アルコール性慢性膵炎

アルコール性慢性膵炎患者においては，生活習慣の是正が必要である．

断酒を原則とし，不規則な食生活を改め，過食，喫煙，精神的ストレス，不眠などを避けることが重要である．過度の香辛料・炭酸飲料の摂取がある患者においては控えるように指導する．

❺ 治療薬と栄養・食事の相互作用

急性膵炎

急性膵炎の初期治療として，十分な除痛が重要である．急性膵炎における激しく持続的な疼痛は，精神的不安を招き，臨床経過に悪影響を及ぼす可能性があるため，早期より対応が必要である．適切な鎮痛薬の使用は，疼痛を効果的に軽減する一方で，診療や治療の妨げにならないことが報告されている[12]．

初期治療では，膵外分泌刺激を回避するため，絶食とする．従来は，胃酸による膵外分泌抑制のため，ヒスタミンH_2受容体拮抗薬の投与が行われてきた．しかし，急性膵炎に対する直接的な有効性は認められず，急性胃粘膜病変や消化管出血の合併患者など，特別な理由がなければ使用すべきではないという報告がある[13]．

慢性膵炎

非代償期における膵外分泌機能の低下による消化吸収障害に対して，消化酵素薬を投与することは，消化吸収不全を改善し，脂肪便および便回数を減少させる効果が認められている[14]．投与による効果判定は，体重の維持・増加，下

痢の改善，便中脂肪量の減少などで行う．

明らかな吸収不良症候群を示す患者や，長期にわたって食事摂取が困難な患者に対しては，消化酵素薬とともに，脂溶性ビタミン薬の投与も考慮する．ただし，食事摂取が長期間にわたって困難でなければ，まずは適切な食事指導と栄養評価を行うことが大切である．

略語

◆Alb
血清アルブミン：albumin

◆BMI
体格指数：body mass index

◆CRP
C反応性たんぱく：C-reactive protein

◆HbA1c
ヘモグロビンA1c：hemoglobin A1c

◆TLC
総リンパ球数：total lymphocyte count

◆TP
血清総たんぱく：total protein

10 短腸症候群(SBS)

❶ 短腸症候群とは

短腸症候群(SBS)は，腸管の大量切除により，栄養の消化吸収を担っている小腸粘膜が絶対的に減少し，著明な消化吸収障害に陥る病態である．

診療報酬上の小腸大量切除の定義では，①小児：残存小腸が75cm以下，②成人：残存小腸150cm以下または3分の1以下，となっている．

SBSは，広範な腸管切除の結果，栄養素の吸収に必要な小腸長が不足して，吸収能が低下する．これにより，標準的な経口または経腸栄養では水分，電解質，主要栄養素，微量元素，ビタミンなどの必要量が満たされなくなる[1]．

症状

SBSの特徴的な症状として，重度の下痢，脂肪便，吸収不良，低栄養状態がある．症状の程

度と種類は，機能している小腸の長さ・部位，残存小腸の病変の有無，回盲弁の残存の有無，術後経過の期間などによって異なる[2]．

病因・原因

SBSは，腸管切除後に現れる状態のことであり，腸管切除に至った原因はさまざまである．主な原疾患は，成人と小児では異なる[3]（表1）．

❷ 栄養アセスメント

腸管は，部位によって吸収できる栄養素が異なるため（図1）[4]，切除部位，長さによってSBS患者の吸収できる栄養素も異なる．

ビタミンB_{12}と胆汁酸以外の栄養素は，空腸で吸収されるものが多いため，空腸切除後は有意に栄養吸収が低下する．しかし，回腸の絨毛長が延長し，後にその機能は代償される．したがって，残存回腸の有無がSBS患者の予後を左右する．

結腸温存により，水分や電解質の損失は有意に減少する．特に回盲部の有無は，SBS患者の経過予測のために重要であり[3]，100cm以上の切除では，脂肪便やビタミンB_{12}欠乏をきたす．また，回盲弁切除では細菌増殖が高まり，脂肪便，ビタミンB_{12}欠乏の頻度が高くなる．

また，大腸が残存すると下痢の頻度は低くなるが，シュウ酸尿路結石の頻度は高くなる．

❸ 栄養管理の進め方

一般的にSBSでは，栄養要求量に個人差はあるものの，基礎エネルギー消費量の1.5倍のエネルギーが必要とされる．吸収不良や栄養欠乏

表1 SBSを生じる主な原疾患

成人	小児
クローン病	小腸閉鎖症
上腸間膜動脈塞栓症	中腸軸捻転
絞扼性イレウス	ヒルシュスプルング病
外傷	腹壁破裂
放射線腸炎	壊死性腸炎
腹部腫瘍	腹部腫瘍
	外傷

第4章 栄養アセスメントと食事療法

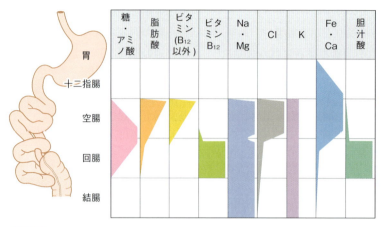

図1 正常腸管での各種栄養素の吸収部位
（千葉正博ほか：短腸症候群の栄養ケア．臨床栄養 117(6)：646，2010より転載）

が存在する場合，たんぱく質の要求量は増す．

小腸大量切除後の臨床経過は，第Ⅰ期（術直後期），第Ⅱ期（回復適応期），第Ⅲ期（安定期）の3期に分類され[5]，それぞれの時期に応じた栄養管理が必要となる（表2）[6]．

第Ⅰ期（術直後期）

第Ⅰ期（術直後期）では，術後2〜7日間の腸管麻痺に続いて，腸蠕動の亢進が起こる．これにより頻繁な水様便をきたし，水分・電解質を中心にすべての栄養素の喪失が生じ，多くの患

表2 小腸広範切除後の臨床経過と栄養管理の概略

病期	臨床経過分類		期間	病態	投与熱量 (kcal/kg/day)	栄養投与法 残存小腸の長さ（cm）			
						0	〜30	30〜70	70〜
Ⅰ期	術直後期 (immediate post-operative period)	a. 腸管麻痺 (paralytic ileus)	術直後2〜7日間	腸管の麻痺	40〜50	TPN	TPN	TPN	TPN
		b. 腸蠕動亢進期 (intestinal hurry)	術後3〜4週間	頻回（10〜20回/日）の下痢 水分・電解質不平衡 低タンパク血症，易感染性					
Ⅱ期	回復適応期 (recovery and adaptation period)		術後数〜12か月	代償機能の働きはじめる時期 下痢の減少（2〜3回/日） 消化吸収障害による低栄養	30〜40	TPN (在宅TPN)	TPN ED (在宅TPN) (在宅ED)	ED LRD (在宅ED) (在宅LRD)	ED LRD 普通食
Ⅲ期	安定期 (stabilized period)		Ⅲ期以降数年	残存小腸の能力に応じた代謝レベル	30〜50	在宅TPN	普通食 在宅ED 在宅LRD	普通食 在宅ED 在宅LRD	普通食

（片岡慶雅ほか：消化器病と栄養学―膵疾患の栄養管理．G. I. Reseach 10：619-618，2002および中村光男ほか：慢性膵炎と食事療法．栄養―評価と治療 13：47-53，1996を参考に作成）

者で1か月以上の中心静脈栄養(TPN)が必要となる。この時期のTPNは、日本静脈経腸栄養学会のガイドラインにおいても推奨レベルAであり、必須となっている。

通常の栄養状態の患者では、理想体重に基づいて目標40kcal/kg/日程度を投与する。アミノ酸は1.0〜1.5g/kg/日、脂質は総熱量の20〜30％程度とし、総合ビタミン薬、微量元素製剤も投与する。

水様便に対しては通常長期にわたるコントロールを要し、ロペラミド(ロペミン®)などの止痢剤や麻薬系の止痢剤の投与が行われる。また、ヒスタミンH2受容体拮抗薬やプロトンポンプ阻害薬も、胃液分泌を減らして下痢を抑えるのに有用である[7]。

第II期(回復適応期)

第II期(回復適応期)では、残存する小腸の機能が代償期に入り吸収能も改善するため、水様便の回数は徐々に減少することが多い。この時期には、下痢に注意しながら経腸栄養を開始する(表3)。

海外の報告ではアミノ酸吸収能の面から、成分栄養剤(ED)や消化態栄養剤のメリットはあまり認められていないため、一般的な半消化態栄養剤(LRD)の使用が勧められているが、わが国ではアミノ酸吸収能の面だけでなく、脂肪吸収障害に伴う下痢の発生を抑える面からも、脂肪含有量の少ないEDから開始することが多い。ただし、EDは浸透圧が高いため、下痢などの腹部症状を引き起こしやすく、導入時には希釈したり、投与速度をゆっくりにするなどの工夫が必要である。また、EDでは必須脂肪酸欠乏に陥る危険もあるので、定期的に経静脈的に脂肪乳剤を投与する必要がある。

状態をみながら、可能ならばEDからLRD、さらに経口摂取への移行を目指す[8]。

第III期(安定期)

第III期(安定期)では、残存腸管の代償レベルはほぼ最大限に達しており、下痢症状はコントロールされている。経腸栄養や経口摂取を進めながら、TPNから離脱することがこの時期の目標である(表4)。

TPNからの離脱には一般的に、小児では残存小腸20〜30cm以上、成人では残存小腸40〜60cm以上が必要と考えられている。EDやLRDの投与が必要な場合では在宅経腸栄養(HEN)が、TPNから離脱できない場合では在宅静脈栄養(HPN)が導入され、社会復帰を目指すことになる。

経口摂取が可能となった患者のうち正常な大腸をもつ患者では、複合炭水化物が多く脂肪が少ない食事(高炭水化物・低脂肪食)を、さらに尿路結石(シュウ酸結石)の発生を予防する目的で低シュウ酸塩食を指導する。可溶性食物繊維

表3 経腸栄養開始時(第II期)のポイント

●腸管適応を促す
●術後1か月以内に始める。術後7〜10日はTPNで行う
●投与する栄養剤に明確な基準はない
●ボーラス投与より、持続的な注入とする(より下痢が少ない)
●消化態栄養剤(成分栄養剤)の特徴
・低脂質
・消化を必要としない
・吸収のためには最低限の吸収面積が必要
・早期には腸管適応までの時間を要する
・腸粘膜の萎縮が起こりうる
・栄養剤が高浸透圧であるため、下痢の頻度が高まる
●半消化態栄養剤の特徴
・腸管適応早期であっても、消化態栄養剤と同じ程度に吸収される
・低脂質(MCTサプリメント)は栄養剤の有用性には関係ない
・下痢の頻度は低い
●ビタミン・ミネラル補給が必要
●ペクチン、短鎖脂肪酸、エンテログルカゴンは創傷治癒、残存腸管適応などを進める。

(下瀬川徹ほか：特集 慢性膵炎の断酒・生活指導指針．膵臓 25：617-681，2010を参考に作成)

表4	経口摂取開始時（第Ⅲ期）のポイント

- 高たんぱく，高エネルギー：不十分な吸収に対処する．経口摂取のみでは吸収不良状態にある場合，BEEの1.5〜2倍のエネルギーが必要
- 低脂質：約1年落ち着いている場合は，さらなる脂質制限は不要
- 低残渣食を摂る
- ビタミン，ミネラルのサプリメントを摂る
- 体内のシュウ酸の90％は食事由来のため，低シュウ酸塩食は無効なことも多い

（下瀬川徹ほか：特集 慢性膵炎の断酒・生活指導指針．膵臓 25：617-681，2010を参考に作成）

や短鎖/中鎖脂肪酸も大腸を有する患者には有用なエネルギー源である．微量栄養素（ビタミン，電解質，微量元素）の欠乏に陥らないよう，定期的に検査を行う[8]．

📖 略語

◆BEE
基礎エネルギー消費量：basal energy expenditure

◆ED
成分栄養剤：elemental diet

◆HEN
在宅経腸栄養：home enteral nutrition

◆HPN
在宅静脈栄養：home parenteral nutrition

◆LRD
半消化態栄養剤，低残渣食：low residue diet

◆MCT
中鎖トリグリセリド：medium chain triglyceride

◆SBS
短腸症候群：short bowel syndrome

◆TPN
中心静脈栄養：total parenteral nutrition

11 ストーマ造設患者

❶ ストーマ（人工肛門）とは

ストーマ（stoma）とは，消化管や尿路を人為的に腹壁の外に誘導して造設した開放孔を指し，人工肛門などの消化器ストーマと，人工膀胱などの尿路ストーマがある[1]．

ストーマの造設は，肛門，あるいは排便にかかわる筋群近傍に悪性腫瘍があって肛門を温存できない場合，脊髄損傷などで自然肛門の機能を失い排便管理が難しい場合，また，病変部や手術による吻合部を排泄物が通過することを避け術後合併症を減らす目的などで行われる．

ストーマ造設の原疾患は消化器系のがん（結腸がん・直腸がん）や炎症性腸疾患（潰瘍性大腸炎・クローン病）だけでなく，婦人科系のがん，神経・脊椎系疾患，先天性疾患など，さまざまである．

ストーマの種類

ストーマは，その使用目的・期間によって，一時的ストーマと永久的ストーマに大別される（表1）．

ストーマの位置

ストーマが造設される消化器の臓器は，小腸と大腸である[2]．

大腸の主な役割は水分の吸収と便の形成であるが，部位によってその役割は異なるため，ストーマの造設位置によって，便の特徴に違いが出る（表2）．

❷ ストーマ管理の実際

ストーマのセルフケア

ストーマ管理には，毎日行う排泄の管理と，数日に1回の間隔で行う装具交換管理があるが，最も大切なことは，衛生管理とストーマの状態を毎日チェックすることである．

表1	ストーマの分類

分類	特徴
一時的ストーマ	吻合が治癒した後は，再手術により自然肛門からの排便が復活される 一般的に回腸を用いて作製されることが多い
永久的ストーマ	肛門切除，排便管理困難などで永久に使用する 一般的にS状結腸を用いて作製される

皮膚トラブル（表3）

便・汗・パウチの粘着剤による刺激，長時間のパウチ貼付，剥がすときの機械的刺激，皮膚保護剤によるアレルギー，カンジダによる皮膚炎などが原因となって，ストーマ周囲は皮膚トラブルを生じやすい．

皮膚の清潔に努め，空気に触れさせる時間をつくり，適度なマッサージも効果がある．パウチ類はゆっくりと，皮膚を抑えながら剥がしていく．ただれ・かぶれがひどいときには医師へ相談する[3]．

下痢便は，アルカリ性の消化液や胆汁が含まれたまま排出されるので，皮膚に付着して皮膚トラブルを招きやすい．また，装具の溶解を進めてしまうので，早めにチェックして交換し，丁寧に皮膚のケアを行う．

ストーマ合併症

■ 術後早期合併症（表4）

術後1か月以内に起こるストーマ術後早期合併症には，ストーマの浮腫，壊死（循環障害），出血，創感染，粘膜皮膚離開などがある．

術後早期合併症を防ぐために，粘膜の変化，浮腫と循環障害，粘膜皮膚接合部，ストーマ周囲皮膚，近傍創などを観察する．

■ 術後晩期合併症

術後1か月以降になると，皮膚のトラブル（狭窄，脱出など）や装具のズレ，便の漏れなどが起こる．

ストーマ周囲の皮膚トラブルを生じさせないためにも，ストーマ装具の取り扱いと日常のスキンケアが大切である．

❸ 患者支援の実際

ストーマ造設患者は，これまで備わっていた排泄習慣の変化，ボディイメージの大きな変化などに関する不安に見舞われている．ストーマに慣れ，自分に適した食事や，ストーマ装具の交換を生活習慣の一部とした生活を考えていかれるよう，患者の思いに寄り添うことが大切である．

皮膚・排泄ケア認定看護師などの関連スタッフとの連携を密にし，患者だけでなく，家族などのキーパーソンも含めて段階的に進めていく．

手術を受けた病院だけでなく，患者が通院し

表2 ストーマの位置による便の性状

回腸ストーマ（イレオストミー）	結腸ストーマ（コロストミー）
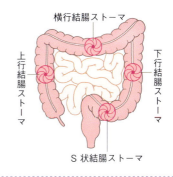	
・水分が多量に含まれている（水様～泥状） ・量は1,000～2,500mL ・pHは7.0～8.0（弱アルカリ） ・アルカリ性の消化酵素や胆汁が多く含まれている ・多量の水分と電解質（Na^+・K^+・Cl^-・HCO_3^-）が便とともに失われるため，脱水や低ナトリウム血症などの電解質異常を起こしやすい ・排泄間隔は，水分吸収が不十分なため断続的	・通常の便に近い（軟便～有形便） ・量は100～200g ・pHは6.9～7.2（弱アルカリ） ・排泄間隔は，胃・結腸反射や大蠕動により1日1～2回

表3 ストーマ周囲の皮膚障害

原因	説明
排泄物 腸液 汗	・長時間，密閉された環境でアルカリにさらされることによるただれ，びらん ・汗腺が閉塞されて発汗が阻害されることによる汗疹 ・汗，水分の面板貼付部への残存に伴う真菌感染
ストーマ装具	・皮膚保護剤による化学的刺激 ・皮膚保護剤の剥離刺激(毛囊炎を起こすこともある) ・テープによる刺激 ・その他装具の接触に伴う刺激
ストーマケア	・過度な洗浄，摩擦

表4 術後早期合併症

種類	説明
浮腫	腹壁切開口が狭いために腸管が締め付けられ，循環不全が生じることによる
壊死・脱落	造設時の腸管・腸管粘膜の過度の伸展に伴う腸周辺の血流障害が生じることによる
粘膜皮膚離開	壊死，創感染に伴い，縫合糸が外れてストーマと皮膚が離開してしまうことによる

やすいストーマ外来やクリニックなど，退院後の生活不安の相談，継続支援ができる場所を紹介し，安心して生活していかれるようにする．

❹ 術前・術後の栄養管理

術前の栄養管理

原疾患に伴う便通異常や出血などが原因で，すでに低栄養状態あるいは貧血をきたしている場合が少なくないため，術前の栄養状態には注意が必要である．

術後の栄養管理

手術後は一般に排便の変化が起こり，1日に5～6回の頻便になったり，下痢，軟便，便秘などがみられるため，消化のよい食事を心がける．

回腸ストーマでは，水様便で多量の水分と電解質が失われるので，脱水や電解質異常に注意する．水分出納量を管理するとともに，水分の体内保留時間を維持するよう，ゲル化剤，水様性食物繊維などを活用する．

ビタミンB_{12}，鉄，亜鉛，カルシウムの吸収障害がある場合は，栄養補助食品を活用する．

❺ 食生活の注意

下痢・腸閉塞予防，水分・電解質管理，排便コントロール，ガス・臭気抑制など，患者のさまざまな状況に応じて，食材を選択し，食事方法をサポートする(表5)．

バランスのよい食事を規則正しく食べる

・基本的には何を食べてもかまわないが，暴飲暴食を避ける．
・糖尿病や高血圧など基礎疾患がある場合は食事制限を続ける．

下痢・腸閉塞を予防する

・下痢をしないよう十分に注意し，消化のよい食品を選び，調理方法を工夫して，ゆっくりよく噛んで食べる．
・特に回腸ストーマでは，下痢や腸閉塞を起こさないように注意する．
・不溶性食物繊維を多く含む食品を一度にたくさん摂取すると，便量の増加やフードブロッケージ(food blockage：ストーマ部位に食物繊維がひっかかって詰まり，便や消化液の動きを阻害すること)を起こして，腸閉塞を招くことがある．
・食物繊維は便の性状を整える作用がある．一度に食べる量を少量にし，軟らかくして，よく噛んで食べる．
・脂肪は腸管への刺激が強く，下痢を助長するので摂取量に注意する．飽和脂肪酸を減らし，n-6系不飽和脂肪酸およびn-3系不飽和脂

表5　食事摂取の注意点

分類	主な食べ物
下痢しやすい	食事内容の偏り，暴飲暴食，冷たすぎるもの，脂肪の多い食品，刺激の強い食品，繊維が多く消化の悪いもの，アルコール類
便秘しやすい	水分摂取不足，食物繊維不足，運動不足，精神的ストレス，繊維が固い食品，繊維の多い食品，おかずの少ない食事
ガスが発生しやすい	腸内で発酵するもの・食物繊維の多いもの(芋類，根菜類，豆類)，炭酸飲料，ビール，チューインガム
悪臭を生じやすい	たんぱく質の多い肉類，甲殻類，卵，チーズ，ねぎ類，豆類，繊維の多い野菜，アルコール類
腸内環境を整え，ガス・悪臭改善効果がある	レモン，パセリ，アセロラ ヨーグルトなどの発酵乳製品・発酵食品

肪酸をバランスよく摂取する．なお，脂肪の吸収障害があると脂溶性ビタミン(A，D，E，K)の吸収量も低下する．

- 刺激の強いものは避ける．
- 下痢でも便秘でも水分補給は重要であり，脱水に注意する．

腸内環境を整える

- 水溶性食物繊維や発酵乳製品を利用して，腸内環境を整える．
- オリゴ糖，乳製品，乳酸菌飲料などは腸内細菌叢のバランスを整える効果がある．

ガスの発生を抑える

- 規則正しく，バランスのよい食生活によって便の状態が安定すると，ガスや便のにおいも処理しやすくなる．
- ガスや悪臭が発生しやすいものは控え，抑制効果のある食品を利用する．
- 飲み込んだ空気がガスとなるので，すすりこむような食べ方，食事中の会話，喫煙を控える．
- 高齢者の場合，咀嚼機能を評価し，義歯の不具合があれば歯科で調整する．

自分に合った食事を見つける

- 便性状によるストーマトラブルを防ぐための排便コントロールが重要であるが，下痢や便秘などの排便障害は，精神的な影響を受けやすい．下痢しやすいもの，便秘になりやすいもの，ガスや悪臭を生じやすいものなどは個人差があるので禁止する必要はない．気持ちを楽にして，体調を見ながら，自分に合った

食品，適量，調理法を見つけ出していくようにする．

- 食べ過ぎによる肥満によってストーマ管理上支障をきたすこともあるので，活動量に合う食事量で一定体重を維持するよう気をつける．

引用・参考文献

1. 食道炎，胃炎，胃・十二指腸潰瘍
1) 東健：急性胃炎・びらん性胃炎・AGML，消化器疾患最新の治療2013-2014，p121，南江堂，2013
2) 加藤慎吾ほか：慢性胃炎・ヘリコバクター・ピロリ感染症，消化器疾患ビジュアルブック，第2版，p77-81，学研メディカル秀潤社，2014
3) 大島忠之：胃・十二指腸潰瘍，病気がみえるvol.1消化器，第5版，p102-104，メディックメディア，2017
4) 野口球子：慢性胃炎，栄養食事療法必携，第3版，p26-28，医歯薬出版，2016

2. 胃・食道逆流症
1) 今枝博之：逆流性食道炎を巡る最新の知識，総合検診 41：29-33，2014
2) 藤原靖弘：GERD診療の進歩と問題　GERD疫学　最近の動向(解説/特集)，日本消化器病学会雑誌 114：1781-1789，2017
3) 原澤茂：胃・食道逆流症(GERD) VI．胃・食道逆流症の治療，日本内科学会雑誌 89：62-67，2000
4) 内藤裕二：特集GERD関連の話題2018　現状と課題，臨牀消化器内科 33：323-328，2018
5) 木下芳一ほか：生活習慣病と消化器疾患　生活習慣とGERD（解説・特集），Modern Physician 35：1177-1182，2015

3. 炎症性腸疾患(クローン病，潰瘍性大腸炎)
1) 潰瘍性大腸炎・クローン病 診断基準・治療指針，厚生労働科学研究費補助金 難治性疾患等政策研究事業「難治性炎症性腸管障害に関する調査研究」(鈴木班)平成28年度分担研究報告書 別冊，2017
　http://ibdjapan.org/pdf/doc01.pdf（2018年4月閲覧）
2) 日本消化器病学会編：炎症性腸疾患(IBD)診療ガイドライン2016，南江堂，2016

4. 胃切除術後患者
1) 丸山道生編：癌と臨床栄養，p67-173，日本医事新報社，2010
2) 日本静脈経腸栄養学会編：静脈経腸栄養ガイドライン－静脈・経腸栄養を適正に実施するためのガイドライン，第3版，p222-234，照林社，2013
3) 日本胃癌学会編：胃癌治療ガイドライン医師用，第4版，p9-23，p30，金原出版，2016

5. 過敏性腸症候群
1) 日本消化器病学会編：機能性消化管疾患診療ガイドライン2014－過敏性腸症候群(IBS)，pxvii-xviii，p37-40，南江堂，2014

2) 斎藤清二：日常よくみられる病気・症候について：下痢・便秘・腹痛，季刊ほけかん 52，富山大学保健管理センター，2010
3) 松枝啓：過敏性腸症候群の安心ごはん，p13，女子栄養大学出版部，2016
4) 菱田明ほか監：日本人の食事摂取基準2015年版−厚生労働省「日本人の食事摂取基準（2015年版）」策定検討会報告，第一出版，2014
5) 日本消化器病学会編：機能性消化管疾患診療ガイドライン2014−過敏性腸症候群（IBS），p56-57，南江堂，2014
6) 福士審：過敏性腸症候群（IBS），臨床栄養（臨時増刊号）120（6）：725-729，2012
7) 河口貴昭：下痢に対する栄養学的アプローチ：腸内細菌叢を中心に，臨床栄養129（7）：879-884，2016
8) 日本消化器病学会編：機能性消化管疾患診療ガイドライン2014−過敏性腸症候群（IBS），p60-61，南江堂，2014
9) 松枝啓：過敏性腸症候群，消化器診療最新ガイドライン，第2版，p102-108，総合医学社，2011
10) KOMPAS慶応義塾大学病院医療・健康情報サイト：過敏性腸症候群（IBS）
http://kompas.hosp.keio.ac.jp/contents/000779.html（2018年4月閲覧）

6. 肝炎，肝硬変
1) Iwasa M et al : Efficacy of long-term dietary restriction of total calories, fat, iron, and protein in patients with chronic hepatitis virus. Nutrition 20 : 368-371, 2004
2) Tajika M et al : Prognostic value of energy metabolism in patients with viral liver cirrhosis. Nutrition 18 : 229-234, 2002
3) Mito Y et al : Effects of oral branched-chain amino acid granules on event-free survival in patients with liver cirrhosis. Clin Gastroenterol Hepatol 3 : 705-713, 2005

7. 脂肪肝，非アルコール性脂肪肝炎（NASH）
1) Zelber-Sagi S et al : Long term nutritional intake and the risk for non-alcoholic fatty liver disease （NAFLD）: a population based study. J Hepatol 47 : 711-717, 2007
2) Promrat K et al : Randomized controlled trial testing the effects of weight loss on nonalcoholic steatohepatitis. Hepatology 51 : 121-129, 2010
3) Sumida Y et al : Effect of iron reduction by phlebotomy in Japanese patients with nonalcoholic steatohepatitis : A pilot study. Hepatol Res 36 : 315-321, 2006

8. 胆石症，胆嚢炎
1) Tsui WM et al : Primary hepatolithiasis,recurrent pyogenic cholangitis,and oriental cholangiohepatitis : a tale of 3countries. Adv Anat Pathol 18, 2011
2) Gebhard RL et al : The role of gallbladder emptying in gallstone formation during diet-induced rapid weight loss. Hepatolpgy 24, 1996

9. 急性膵炎，慢性膵炎
1) Lévy P et al : Frequency and risk factors of recurrent pain during refeeding in patients with acute pancreatitis : a multivariate multicentre prospective study of 116 patients. Gut 40 : 262-266(OS), 1997
2) Chebli JM et al : Oral refeeding in patients with mild acute pancreatitis : prevalence and risk factors of relapsing abdominal pain. J Gastroenteol Hepatol 20 : 1385-1389 (OS), 2005
3) Marik PE et al : Meta-analysis of parenteral nutrition versus enteral nutrition in patients with acute pancreatitis. BMJ 328 : 1407(SR), 2004
4) Li JY et al : Enteral nutrition within 48 hours of admission improves clinical outcomes of acute pancreatitis by reducing complications: a meta-analysis. PLoS One 8 : e64926 (MA), 2013
5) 下瀬川徹ほか：慢性膵炎の断酒・生活指導指針，膵臓 25：617-681，2010
6) 五十嵐久人ほか：膵炎の病態・治療とケア−慢性膵炎の病態・診断・治療，消化器肝胆膵ケア 13（2）：65-70，2008
7) 伊藤鉄英ほか：胆膵：膵性糖尿病の実態と治療指針，Annual Review 消化器，p214-222，中外医学社，2012．
8) 片岡慶正ほか：消化器病と栄養学−膵疾患の栄養管理．G. I. Research 10：619-628，2002
9) 中村光男ほか：慢性膵炎と食事療法．栄養−評価と治療 13：47-53，1996
10) 柳町幸ほか：慢性膵炎の食事療法と栄養管理．臨牀と研究 87：1389-1393，2010
11) Meier RF et al : Nutrition in pancreatic diseases. Best Pract Res Clin Gastroenterol 20 : 507-529, 2006
12) Brownfield E : Pain management. Making Health Care Safer : A critical analysis of patient safety practices, Agency for Healthcare Research and Quality in 2001.
13) Morimoto T et al : Acute pancreatitis and the role of histamine-2 receptor antagonists : a meta-analysis of randomized controlled trials of cimetidine. Eur J Gastroenterol Hepatol 14 : 679-686, 2002
14) Safdi M et al : The effects of oral pancreatic enzymes （Creon10capsule） onsteatorrhea : a multicenter, placebocontrolled, parallel grouptrial in subjects with chronic pancreatitis. Pancreas 33 : 156-162, 2006

10. 短腸症候群（3B3）
1) Scolapio JS et al : Short bowel syndrome.Gastroenterol Clin N Am 27 : 467-479, 1988
2) 日本病態栄養学会：病態栄養認定管理栄養士のための病態栄養ガイドブック，第5版，p154，南江堂，2016
3) SBS Expart : SBSとは，シャイアージャパン株式会社
http://www.sbs-expert.jp/academy/sbs/overview01.html（2018年4月10日閲覧）
4) 千葉正博ほか：短腸症候群の栄養ケア．臨床栄養117（6）：645-651，2010
5) Levy E et al : Continuous enteral nutrition during the early adaptive stage of the short bowel syndrome. Br J Surg 75 : 549-553, 1988
6) Booth IW : Enteral nutrition as primary therapy in short bowel syndrome. Gut 35 (Suppi 1) : s69-s72, 1994
7) A.S.P.E.N. Board of Directors and The Clinical Guidelines Task Force : Guidlines for the use of parenteral and enteral nutrition in adult and pediatric patients. JPEN26(1 Suppl) : 1SA-138SA, 2002
8) 日本静脈経腸栄養学会編：静脈経腸栄養ガイドライン−静脈・経腸栄養を適正に実施するためのガイドライン，第3版，p300，照林社，2013
9) 日本病態栄養学会：病態栄養認定管理栄養士のための病態栄養ガイドブック，第5版，p155，南江堂，2016
10) 小山真ほか：小腸広範切除後の代謝と管理．外科治療 51：43-50，1984
11) 飯合恒夫ほか：短腸症候群（小腸広範切除），救急・集中治療 16：1017-1021，2004
12) Sundaram A et al : Nutritional management of short bowel syndrome in adults. J Clin Gastroenterol 34 : 207-220, 2002

11. ストーマ造設患者
1) 渡邉千登世：これで解決！医療者のためのストーマケア・ナーシング
https://www.almediaweb.jp/stomacare/medical/contents/（2018年4月閲覧）
2) 大柄貴寛ほか：外科治療最前線−大腸外科，臨床栄養117（4）：380-388，2010
3) 笠原みどり：退院指導のポイント−ストーマ患者，エキスパートナース 5（13）：186-195，1989
4) 谷口英喜：臨床栄養に必要な周術期の知識，「改訂版」医師が伝える 実践クリニカルニュートリション−全身状態からみる栄養管理，p130-131，日本医療企画，2017
5) 金光幸秀：大腸がんの特徴と切除の基本，毎日おいしく食べる！大腸を切った人のための食事，p16-19，ナツメ社，2016．
6) 黒川有美子：疾患および疾患別栄養管理−外科疾患と栄養，臨床栄養認定管理栄養士のためのガイドブック，p189-192，東京医学社，2016

5 腎疾患患者

1 急性腎障害(AKI)，糸球体腎炎，ネフローゼ症候群

❶ 各疾患の概要

急性腎障害(AKI)

急性腎障害(AKI)は，短時間内に急激な腎機能低下と腎組織障害が認められる病態をいう．

診断基準は，KDIGO Acute Kidney Injury Work Groupから提案された国際基準(表1)と病期分類(表2)を用いることが推奨されている[1]．

表1 急性腎障害(AKI)の定義

以下の1～3のいずれかにより定義される．
1. 48時間以内に血清クレアチニン値が0.3mg/dL以上上昇した場合
2. 血清クレアチニン値がそれ以前7日以内にわかっていたか，予想される基礎値より1.5倍以上の増加があった場合
3. 尿量が6時間以上にわたって0.5mL/kg/時間未満に減少した場合

(日本腎臓学会ほか：急性腎障害のためのKDIGO診療ガイドライン，pxiii，東京医学社，2014より引用)

表2 急性腎障害(AKI)の病期分類

病期	血清クレアチニン	尿量
1	基礎値の1.5～1.9倍 または ≧0.3mg/dLの増加	6～12時間で <0.5mL/kg/時
2	基礎値の2.0～2.9倍	12時間以上で <0.5mL/kg/時
3	基礎値の3倍 または ≧4.0mg/dLの増加 または 腎代替療法の開始 または，18歳未満の患者では eGFR<35mL/分/1.73m²の低下	24時間以上で <0.3mL/kg/時 または 12時間以上の無尿

(日本腎臓学会訳：急性腎障害のためのKDIGO診療ガイドライン，pxiii，東京医学社，2014より引用)

症状として尿量の減少，血尿，浮腫，全身倦怠感などが現れるが，症状がみられない場合もある．

AKIは腎前性，腎性，腎後性に大別される(図1)．幅広い疾患症候群であるため，腎障害の原因，障害部位などについて，正確な診断を行い，それに応じた治療を行うことが重要である．

糸球体腎炎

糸球体腎炎は，糸球体が何らかの原因によって障害されることで，血尿，たんぱく尿，浮腫など，さまざまな病態を呈する症候群である．

分類と原因，および臨床経過を表3に示す[2]．可能な限り腎生検での確定診断を行い，適切な治療を行うことが重要である．

ネフローゼ症候群

ネフローゼ症候群は，腎糸球体係蹄障害によるたんぱく透過性亢進による大量の尿たんぱく，およびこれに伴う低たんぱく血症を特徴とする症候群である．

診断では，診断基準(表4)[3]の尿たんぱく量と低アルブミン血症の両者を満たすことが必須条件である．ネフローゼ症候群は，明らかな原因疾患がない一次性(原発性)と，原因疾患をもつ二次性に分類されるが，小児に多いものとして，微小変化型ネフローゼ症候群がある．

発症初期は局所的に浮腫を認めるが，進行すると全身性の浮腫がみられる．その他の症状として，腎機能低下，脂質異常症，凝固線溶系異常，免疫異常症などがみられる．

治療は，副腎皮質ホルモン療法(ステロイド薬)を基本とし，ステロイド薬に反応がみられない場合は，免疫抑制剤を併用する．

❷ 栄養評価

急性腎障害(AKI)

尿所見(尿量，血尿)，身体所見(体重，浮腫)，尿毒症症状などの臨床症状に加えて，血圧，血

第4章 栄養アセスメントと食事療法

173

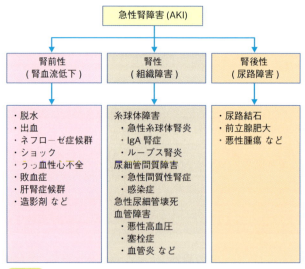

図1 急性腎障害（AKI）の全体像

表3 糸球体腎炎の分類

臨床症候分類	主な病態	主な疾患
急性腎炎症候群	・先行感染後に発症 ・血尿，たんぱく尿，浮腫，乏尿，高血圧，糸球体濾過値低下	管内増殖性糸球体腎炎 IgA腎症，膜性増殖性腎炎 ループス腎炎
持続性たんぱく尿・血尿症候群 （反復性/持続性血尿症候群）	たんぱく尿と血尿の一方または両者が持続的に認められるが，浮腫や高血圧，腎機能低下は認められない	IgA腎症 びまん性メサンギウム増殖性腎炎 膜性増殖性腎炎 巣状糸球体硬化症
慢性腎炎症候群	・持続的なたんぱく尿や血尿 ・浮腫，高血圧，腎機能低下	IgA腎症 びまん性メサンギウム増殖性腎炎 膜性増殖性腎炎 巣状糸球体硬化症，ループス腎炎
ネフローゼ症候群	・大量のたんぱく尿 ・低たんぱく血症（低アルブミン血症） ・浮腫，脂質異常症	微小変化型ネフローゼ 巣状糸球体硬化症 膜性増殖性腎炎 びまん性メサンギウム増殖性腎炎
急性進行性腎炎症候群	・短期間（数週間～数か月）で腎機能障害が進行 ・たんぱく尿や血尿，尿沈渣像，高血圧，貧血，高窒素血症	半月体形成性糸球体腎炎

（日本腎臓学会：腎疾患患者の生活指導・食事療法に関するガイドライン．日本腎臓学会誌 39(1)：4, 1997をもとに作成）

液検査（腎機能，電解質など）の評価を行う．

乏尿期は，尿量は乏尿（400mL/日以下）または無尿（100mL/日以下）となり，高窒素血症や電解質異常をきたす．その後，数日～数週間で尿量が増加し，2L/日以上の利尿期へと移行する．多尿となるが，乏尿期同様の症状に注意するとともに脱水を回避する必要がある．

病態は徐々に回復してくるが，腎機能が回復しない場合には，慢性腎不全に移行する場合がある．

糸球体腎炎

尿所見（尿量，血尿，たんぱく尿），身体所見（浮腫），臨床症状（全身倦怠感など），血圧，血液検査（腎機能，電解質など），食事摂取状況な

表4 ネフローゼ症候群診断基準

1. 蛋白尿：3.5 g/日以上が持続する(随時尿において尿蛋白/尿クレアチニン比が 3.5 g/gCr 以上の場合もこれに準ずる).
2. 低アルブミン血症：血清アルブミン値 3.0 g/dL 以下.
   血清総蛋白量 6.0 g/dL 以下も参考になる.
3. 浮腫
4. 脂質異常症(高 LDL コレステロール血症)

注：1) 上記の尿蛋白量, 低アルブミン血症(低蛋白血症)の両所見を認めることが本症候群の診断の必須条件である.
　　2) 浮腫は本症候群の必須条件ではないが, 重要な所見である.
　　3) 脂質異常症は本症候群の必須条件ではない.
　　4) 卵円形脂肪体は本症候群の診断の参考となる.

(厚生労働省難治性疾患克服研究事業進行性腎障害に関する調査研究班 難治性ネフローゼ症候群分科会：ネフローゼ症候群診療指針. 日本腎臓学会誌 53(2)：80, 2011 より引用)

どの評価を行う.

ネフローゼ症候群

尿所見(尿量, たんぱく尿), 身体所見(体重および体重変化, 浮腫など), 臨床症状(全身倦怠感など), 血圧, 血液検査(血清総たんぱく, アルブミン, トリグリセリド, 総コレステロール, LDLコレステロールなど), 食事摂取状況などの評価を行う.

❸ 栄養・食事療法

急性腎障害(AKI)

AKIに対する明確な食事療法基準はないが, KDIGO診療ガイドライン[1]において, 重症度および基礎疾患に応じた栄養療法を行うことが提案されている. 基本的な食事療法は, エネルギー量を十分に確保することによって体たんぱく質

の異化亢進を防ぎ, 病態に応じてたんぱく質と食塩の摂取管理を行い, 腎機能の負担を軽減することである.

エネルギー量は, どの病期のAKI患者に対しても 20 ～ 30kcal/kg/日, たんぱく質は0.8 ～ 1.0g/kg/日(腎代替療法を必要とせず異化亢進状態にある患者), または最高1.7g/kg/日(持続的腎代替療法中の患者)を目安とする[1]. 高度な電解質異常状態を除き, たんぱく質制限は行わない.

食塩は, 乏尿期では付加しない. 利尿期や回復期などでは6g/日未満を目安とし, 血圧や浮腫などの状態に応じて調整する.

水分摂取量は, 前日尿量＋不感蒸泄量と考える.

糸球体腎炎

慢性腎炎症候群は, 慢性腎臓病(p.176)の栄養療法に従い, 腎障害の程度(糸球体濾過量)に応じて, 腎機能低下の進行抑制を目指す.

急性腎炎症候群や急速進行性腎炎症候群では, 十分な安静と食事療法が重要である. 食事療法は, エネルギー量を十分に確保することによって体たんぱく質の異化亢進を防ぎ, たんぱく質と食塩の摂取制限を行い, 腎臓への負担を軽減することが基本である(表5)[2].

ネフローゼ症候群

ネフローゼ症候群に対するたんぱく質制限食(低たんぱく食)の有効性に関しては十分なエビデンスはないが, 過剰摂取は避ける.

食事療法は表6のとおり, 体たんぱく質異化を抑え, 窒素バランスを保つために十分なエネルギー摂取と食塩制限が基本である.

表5 急性腎炎症候群の食事療法

		総エネルギー(kcal/kg/日)	たんぱく質(g/kg*/日)	食塩(g/日)	カリウム(g/日)	水分
急性期	乏尿期	35**	0.5	0～3	5.5mEq/L以上の時は制限する	前日尿量＋不感蒸泄量
	利尿期					
回復期および治癒期		35**	1.0	3～5	制限せず	制限せず

＊患者の体重は標準体重で計算
＊＊高齢者, 肥満者に対してはエネルギーの減量を考慮する.

(日本腎臓学会：腎疾患患者の生活指導・食事療法に関するガイドライン. 日本腎臓学会誌 39(1)：19, 1997より引用)

表6 ネフローゼ症候群の食事療法

	エネルギー (kcal/kg/日)	たんぱく質 (g/kg/日)	食塩 (g/日)	カリウム (g/日)	水分
微小変化型以外	35	0.8	6.0以下	血清カリウム値により増減	制限せず
微小変化型	35	1.0〜1.1			

＊患者の体重は標準体重で計算し，食塩と水分は病態により制限する．
(日本腎臓学会：腎疾患患者の生活指導・食事療法に関するガイドライン，日本腎臓学会誌 39(1):1-37, 1997および厚生労働省難治性疾患克服研究事業進行性腎障害に関する調査研究班 難治性ネフローゼ症候群分科会：ネフローゼ症候群診療指針，日本腎臓学会誌 53(2):88, 2011をもとに作成)

略語

◆AKI
急性腎傷害：acute kidney injury

◆Cr
クレアチニン：creatinine

◆IgA
免疫グロブリンA：immunoglobulin A

◆KDIGO
国際的腎臓病ガイドライン機構：Kidney Disease Improving Global Outcomes

◆LDL
低密度リポたんぱく：low density lipoprotein

2 慢性腎臓病(CKD)，糖尿病腎症，透析療法

❶ 各疾患の概要

慢性腎臓病(CKD)

慢性腎臓病(CKD)は，慢性糸球体腎炎，糖尿病腎症，腎硬化症など慢性的な腎障害を呈する疾患の総称である．尿異常と糸球体濾過率(GFR)で示された腎機能の低下などの腎障害の所見によって定義される(表1)[1]．

CKDは，高血圧，糖尿病，脂質異常症などの生活習慣病や肥満などにより，発症リスクが高くなる(図1)[1]．さらに，CKD発症後の体液・電解質のコントロール不良の状態では，心不全のリスクが高くなる．

初期は無症状であるが，易疲労感，全身倦怠感，浮腫，貧血などの症状がみられたときには，腎障害が進行していることがほとんどである．重症度は，GFR，原疾患，たんぱく尿により分類されている(表2)[1]．

治療として，CKDの原因となっている疾患の治療，貧血や代謝異常などの症状に対する治療，生活習慣の改善などを行う．GFR 15未満では，嘔気や食欲不振などの尿毒症症状は強くなり，透析療法導入の準備を検討する．

腎機能の評価

腎機能は，イヌリンクリアランスやクレアチニンクリアランスで正しく評価することができるが，これらが測定できない場合，簡易式で算出する推算糸球体濾過率(eGFR)によって評価

表1 慢性腎臓病(CKD)の定義

1. 尿異常，画像診断，血液，病理で腎障害の存在が明らか．特に0.15g/gCr以上のたんぱく尿(30 mg/gCr以上のアルブミン尿)の存在が重要
2. GFR<60mL/分/1.73 m²

＊1，2のいずれか，または両方が3か月以上持続する．
(日本腎臓学会編：CKD診療ガイド2012, p145, 東京医学社, 2012)

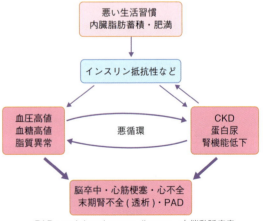

PAD：peripheral artery disease 末梢動脈疾患

図1 生活習慣と心腎連関

(日本腎臓学会編：CKD診療ガイド2012, p16, 東京医学社, 2012より引用)

表2 CKDの重症度分類

原疾患	蛋白尿区分		A1	A2	A3
糖尿病	尿アルブミン定量(mg/日) 尿アルブミン/Cr比(mg/gCr)		正常	微量アルブミン尿	顕性アルブミン尿
			30未満	30〜299	300以上
高血圧 腎炎 多発性嚢胞腎 移植腎 不明 その他	尿蛋白定量(g/日) 尿蛋白/Cr比(g/gCr)		正常	軽度蛋白尿	高度蛋白尿
			0.15未満	0.15〜0.49	0.50以上
GFR区分 (mL/分/ 1.73m²)	G1	正常または高値 ≧90			
	G2	正常または軽度低下 60〜89			
	G3a	軽度〜中等度低下 45〜59			
	G3b	中等度〜高度低下 30〜44			
	G4	高度低下 15〜29			
	G5	末期腎不全(ESKD) <15			

重症度は原疾患・GFR区分・蛋白尿区分を合わせたステージにより評価する．CKDの重症度は死亡，末期腎不全，心血管死亡発症のリスクを緑■のステージを基準に，黄■，オレンジ■，赤■の順にステージが上昇するほどリスクは上昇する．

(KDIGO CKD guideline 2012を日本人用に改変)
(日本腎臓学会編：CKD診療ガイド2012，p3，東京医学社より引用)

する．簡易式には，血清クレアチニン値(表3)や血清シスタチンCを用いたものがある．

糖尿病腎症

糖尿病腎症は，糖尿病の三大合併症(糖尿病腎症，糖尿病神経障害，糖尿病網膜症)の1つである．血糖・血圧・脂質のコントロール不良が長期間持続することによる酸化ストレスが増加し，腎臓の糸球体や輸出入細動脈に硬化性の病変や尿細管の線維化を生じた結果，腎臓の機能が低下する病態である．現在，糖尿病腎症は，透析療法における慢性透析患者，および新規透析導入患者の原因疾患の第1位を占めている．

症状は，初期は無症状であるが，緩やかにかつ段階的に進行する．特に顕性腎症以降のたんぱく排泄量の増加に伴って病態は進行し，浮腫や高血圧などのネフローゼ症状がみられる．腎不全期では尿毒症症状が強くなり，透析導入の準備が必要となる．

病態の進展抑制には，早期からの厳格な血糖管理(糖尿病の栄養管理に従う)，および血圧管理(目標130/80mmHg未満)が重要である．目標を達成できない場合は，薬物療法を併用する．アンジオテンシン変換酵素(ACE)阻害薬やアンジオテンシンII受容体拮抗薬(ARB)を用いた血圧管理は，早期腎症から顕性腎症に至るまでの進展抑制の効果が期待できる．

すべての糖尿病患者は腎症への進行リスクをもつことから，1年に1回は尿中アルブミン排泄量を測定し，早期発見と治療に努める必要がある．

❷ 栄養評価

慢性腎臓病(CKD)

栄養評価は，尿所見を基本に，体重，体重変化，浮腫，尿毒症症状などの身体所見や，血液検査値(ヘマトクリット，ヘモグロビン，血中尿素窒素，クレアチニン，血清総たんぱく，アルブミン，ナトリウム，カリウム，カルシウム，リン，C反応性たんぱく)，食事摂取量を評価す

表3 推算GFR

eGFRcreat (mL/分/1.73 m²)＝
194×Cr$^{-1.094}$×年齢(歳)$^{-0.287}$ (女性は×0.739)

＊Cr：血清Cr濃度(mg/dL)．酵素法で測定された血清Cr値を，小数点以下2桁表記を用いる．18歳以上に適用する．実臨床では，GFR推算式に基づくeGFR男女・年齢別早見表を利用する．

る．CKD発症の基礎疾患に関連する項目も確認する．

第3期以降は，24時間蓄尿を実施して食塩摂取量とたんぱく質摂取量を評価し，栄養指示量の遵守度を確認する（表4）．

糖尿病腎症

定期的な微量アルブミン尿や尿たんぱくの測定と腎機能の評価を行い，病期と病態の進行を確認する．肥満や脂質異常は，腎機能低下の危険因子である．血糖値や血圧の評価に加え，体重や体重変化，血清脂質にも注意する．

❸ 栄養療法

慢性腎臓病（CKD）

慢性腎臓病の食事療法基準に基づき，腎機能

表4	24時間蓄尿からの推定食塩摂取量および推定たんぱく質摂取量

・推定食塩摂取量（g/日）＝［尿中ナトリウム値（mEq/dL）×1日の尿量（dL）］÷17
・推定たんぱく質摂取量（g/日）＝［（尿中尿素窒素値（mg/dL）×1日の尿量（dL）＋31（mg）×体重（kg））÷1,000］×6.25

と個々の病態に応じたたんぱく質制限食を実施する（表5）[2]．

食事指導の際には，栄養状態の維持，合併症の発症・進展の抑制を目的として，たんぱく質や脂質の質に配慮した内容になっているか，たんぱく質の摂取制限に伴う異化亢進を防ぐためにエネルギー不足になっていないかなどに注意する．

糖尿病腎症

早期腎症（第1期，第2期）では，糖尿病食事療法を基本とした血糖管理に努める．高血圧の場合は，食塩摂取量を6g/日未満とする．顕性腎症（第3期）以降は，血糖管理に食塩およびたんぱく質の摂取管理を追加する（表6）[3, 4]．

体重管理に重要なエネルギー摂取は，糖尿病食品交換表を利用する．糖尿病食品交換表は，特に炭水化物量が多い食品群と少ない食品群（p.127参照）に大別されていて，食品の目安量や配分例がわかりやすく記載されている．

血糖管理に関しては，食べ物の種類によって摂取後の血糖上昇の違いを表した糖質指数（GI）や，炭水化物（糖質）を毎食一定に摂取す

表5	慢性腎臓病に対する食事療法基準：ステージ1〜5

ステージ（GFR）	エネルギー（kcal/kgBW/日）	たんぱく質（g/kgBW/日）	食塩（g/日）	カリウム（mg/日）	水分	リン
1（GFR≧90）		過剰な摂取をしない		制限なし		
2（GFR60〜89）		過剰な摂取をしない		制限なし		
3a（GFR45〜59）	25〜35	0.8〜1.0	3≦ ＜6	制限なし		
3b（GFR30〜44）		0.6〜0.8		≦2,000		
4（GFR15〜29）		0.6〜0.8		≦1,500		
5（GFR＜15）		0.6〜0.8		≦1,500		
5D：血液透析週3回	30〜35[注1, 2]	0.9〜1.2[注1]	＜6[注3]	≦2,000	できるだけ少なく	≦たんぱく質（g）×15
5D：腹膜透析	30〜35[注1,2,4]	0.9〜1.2[注1]	PD除水量（L）×7.5＋尿量（L）×5	制限なし[注5]	PD除水量＋尿量	≦たんぱく質（g）×15

＊エネルギーや栄養素は，適正な量を設定するために，合併する疾患（糖尿病，肥満など）のガイドラインなどを参照して病態に応じて調整する．性別，年齢，身体活動度などにより異なる．
注1）体重は基本的に標準体重（BMI＝22）を用いる．
注2）性別，年齢，合併症，身体活動度により異なる．
注3）尿量，身体活動度，体格，栄養状態，透析間体重増加を考慮して適宜調整する．
注4）腹膜吸収ブドウ糖からのエネルギー分を差し引く．
注5）高カリウム血症を認める場合には血液透析同様に制限する．

（日本腎臓学会：慢性腎臓病に対する食事療法基準2014年版．日本腎臓学会誌 56（5）：564，2014をもとに作成）

ることで食後血糖値を一定にするカーボカウンティング(carbohydrate counting)法の教育を取り入れるとよい.

これらを組み合わせることで,食事療法の大きな効果が得られる.

❹ 透析療法を行っている患者の栄養管理

透析療法とは

腎機能低下が進行(GFR15未満)すると,水分,塩分,終末代謝産物は体外へ排泄されなくなる.そのため,①体内にたまった尿毒症物質の除去(老廃物の排泄),②血液中に過剰となったナトリウム,カリウム,リンなどの除去,③体液量の調節,④酸性・アルカリ性のバランスの維持,などを目的として,透析療法が行われる.

透析療法は,人工膜を用いる血液透析と,生体膜(自分自身の腹膜)を利用する腹膜透析に大別される(表7).

十分な透析治療が行えていない場合,悪心・嘔吐,食欲不振などの消化器症状,高血圧や心疾患などの循環器症状などが出現する.透析患者では,生命予後に影響するさまざまな合併症を発症するリスクがあるが(表8),透析療法によってすべての腎臓の機能が代行できるわけではないため,透析治療とともに,食事と薬物療法を継続する必要がある.

栄養評価

透析患者の多くに,低栄養や過栄養,サルコペニア,フレイルなどの栄養障害が存在する.栄養状態を適切かつ総合的に評価するためには,定期的かつ継続的に血液生化学検査,標準化たんぱく異化率(nPCR),体重(ドライウエイト)の変化,身体計測値(筋肉量や体脂肪量),食事摂取量について評価を行う(図2).

糖尿病透析患者では,血糖値,HbA1c,グリコアルブミン(GA)も評価する.

表6 病期分類と食事療法

病期	尿アルブミン値 (mg/gCr) あるいは 尿たんぱく値 (g/gCr)	GFR (eGFR) (mL/分/1.73m²)	食事			
			エネルギー (kcal/kg体重/日)	たんぱく質 (g/kg標準体重/日)	食塩相当量 (g/日)	カリウム (g/日)
第1期 (腎症前期)	正常アルブミン尿 (30未満)	30以上[注1]	25～30	20%エネルギー以下[注2]	高血圧があれば6.0未満	制限せず
第2期 (早期腎症)	微量アルブミン尿 (30～299)[注3]	30以上				
第3期 (顕性腎症期)	顕性アルブミン尿 (300以上) あるいは 持続性たんぱく尿 (0.5以上)	30以上[注4]	25～30	0.8～1.0	6.0未満	制限せず (高カリウム血症があれば＜2.0)
第4期 (腎不全期)	問わない[注5]	30未満	25～35	0.6～0.8	6.0未満	＜1.5
第5期 (透析療法期)	透析療法中		慢性腎臓病に対する食事療法基準2014年版に従う			

注1) GFR60mL/分/1.73m²未満の症例はCKDに該当し,糖尿病腎症以外の原因が存在し得るため,他の腎臓病との鑑別診断が必要である.
注2) 一般的な糖尿病の食事基準に従う.
注3) 微量アルブミン尿を認めた症例では,糖尿病腎症早期診断基準に従って鑑別診断を行った上で,早期腎症と診断する.
注4) 顕性アルブミン尿の症例では,GFR 60mL/分/1.73m²未満からGFRの低下に伴い腎イベント(eGFRの半減,透析導入)が増加するため,注意が必要である.
注5) GFR30mL/分/1.73m²未満の症例は,尿アルブミン値あるいは尿たんぱく値にかかわらず,腎不全期に分類される.しかし,とくに正常アルブミン尿・微量アルブミン尿の場合は,糖尿病腎症以外の腎臓病との鑑別診断が必要である.
(糖尿病性腎症合同委員会:糖尿病性腎症病期分類2014の策定(糖尿病性腎症病期分類改訂)について.糖尿病 57(7):531,2014および日本糖尿病学会:糖尿病治療ガイド2016-2017,p84-85,文光堂,2016をもとに作成)

表7　透析の種類

分類	方法
血液透析	血液透析 血液透析濾過 長時間透析 頻回短時間透析 在宅血液透析
腹膜透析	連続携行式腹膜透析 自動腹膜透析

表8　主な透析合併症

分類	主な合併症
透析中の合併症	血圧低下，不均衡症候，筋けいれん，不整脈，など
長期透析患者の合併症	貧血，心血管疾患，骨ミネラル代謝異常，動脈硬化，感染症，手根管症候群，透析アミロイドーシス，慢性炎症，など

栄養状態の評価法には，主観的包括的評価法（SGA），低栄養・炎症スコア（MIS），高齢者栄養リスク指数（GNRI）を用いる（表9）．

栄養療法

透析患者の栄養管理の目的は，「個々に適した必要な栄養を摂り，QOL，ADLの維持・向上を目指す」ことである．CKDのガイドラインにおける数値（表5）はあくまでも目安であり，患者の栄養状態を定期的に評価し，生活背景なども加味して，随時変更する必要がある．

血液透析にせよ腹膜透析にせよ，適切な栄養管理と継続した食事管理が，栄養障害や合併症を回避する．食事療法のポイントを表10に示す．

表9　GNRI

GNRI＝[14.89×血清アルブミン値(g/dL)]＋[41.7×(現体重/理想体重*)]

*理想体重(kg)＝身長(m)^2×22．ただし現体重が理想体重より多い場合は現体重/理想体重の値を1とする
*評価：GNRI≦91　栄養障害リスクあり
　　　　GNRI≧92　栄養障害リスクなし

略語

◆AC
上腕周囲長：upper arm circumference

◆ACE
アンジオテンシン変換酵素：angiotensin converting enzyme

◆ADL
日常生活動作：activities of daily living

◆ARB
アンジオテンシンⅡ受容体拮抗薬：angiotensin Ⅱ receptor blocker

◆CC
下腿周囲長：calf circumference

◆CKD
慢性腎臓病：chronic kidney disease

◆Cr
クレアチニン：creatinine

◆eGFR
推算糸球体濾過率：estimated glomerular filtration rate

◆GA
グリコアルブミン：glycoalbumin

◆GFR
糸球体濾過率：glomerular filtration rate

◆GI
糖質指数：glycemic index

◆GNRI
高齢者栄養リスク指数：geriatric nutritional risk index

◆HbA1c
ヘモグロビンA1c：hemoglobin A1c

◆MIS
低栄養・炎症スコア：malnutrition-inflammation score

◆QOL
生活の質：quality of life

◆SGA
主観的包括的アセスメント：subjective global assessment

◆TSF
上腕三頭筋皮下脂肪厚：triceps skinfold thickness

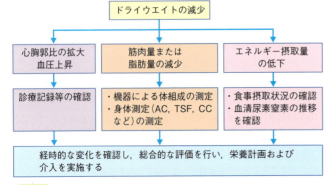

図2　透析時の総合的な栄養評価の例

表10 透析食事療法のポイント

	血液透析	腹膜透析
エネルギー	必要エネルギーの確保	必要エネルギーの確保(ただし,透析液からの吸収エネルギー量を差し引く)
たんぱく質	良質なたんぱく質の摂取(栄養状態の維持,サルコペニア・フレイル発症予防)	
食塩	減塩(体液コントロールのために重要) 工夫: ・食塩が多く含まれる食品や料理を知る ・調味料の計量 ・食材自体のもつ風味やうま味を利用 ・栄養成分表示の利用	
水分	目安:尿量+500～700mL 　　　透析間体重増加約3～5%	尿量や除水量によって調節
カリウム	摂取管理(血清カリウム値6.0mEq/L未満を目指す) 工夫: ・生果物は,特にカリウムが多く含まれるメロン,バナナ,キウイフルーツ,ドライフルーツの摂取は控える ・生果物は1日1種類60gを目安にする ・缶詰果物を利用する ・いも類は,調理前に切った食材を水にさらし,茹でこぼす	適量摂取(不足に注意)
リン	摂取管理(血清リン値6.0mg/dL未満を目指す) ・適正なたんぱく質の摂取 ・加工食品等からの無機リンの摂取を避ける ・服薬管理	
その他	・糖質や動物性脂肪の過剰摂取はエネルギーの過剰摂取となり,肥満や脂質異常の助長および合併症発症,進行に関係する ・患者の生活背景等に合わせた指導を行う ・高齢者や合併症をもつ者の食事量低下,食欲低下に注意する	

引用・参考文献

1. 急性腎障害(AKI),糸球体腎炎,ネフローゼ症候群
1) 急性腎障害のためのKDIGO診療ガイドライン【推奨条文サマリーの公式和訳】
   http://www.kdigo.org/pdf/2013KDIGO_AKI_ES_Japanese.pdf (2018年4月閲覧)
2) 日本腎臓学会:腎疾患患者の生活指導・食事療法に関するガイドライン,日本腎臓学会誌 39(1):1-37,1997
3) 厚生労働省難治性疾患克服研究事業進行性腎障害に関する調査研究班 難治性ネフローゼ症候群分科会:ネフローゼ症候群診療指針,日本腎臓学会誌 53(2):78-122,2011
   https://cdn.jsn.or.jp/jsn_new/iryou/free/kousei/pdf/53_2_078-122.pdf (2018年4月閲覧)

2. 慢性腎臓病(CKD),糖尿病腎症,透析療法
1) 日本腎臓学会編:CKD診療ガイド2012,p145,東京医学社,2012
2) 日本腎臓学会:慢性腎臓病に対する食事療法基準2014年版,日本腎臓学会誌 56:553-599,2014
3) 糖尿病性腎症合同委員会:糖尿病性腎症病期分類2014の策定(糖尿病性腎症病期分類改訂)について,糖尿病 57:529-534,2014
4) 日本糖尿病学会:糖尿病治療ガイド2016-2017,p84-85,文光堂,2016

6 呼吸器疾患患者

1 慢性閉塞性肺疾患（COPD）

慢性閉塞性廃疾患（COPD）は，主にタバコ煙などによる有害物質を長期的に吸入・曝露することで生じた肺の炎症性疾患であり，呼吸機能が正常に戻ることのない気流閉塞を示し，体動時の呼吸困難，慢性の咳嗽・喀痰などを特徴とする疾患である．

COPDは全身性の炎症をきたすため，栄養障害（脂肪量，除脂肪量の減少），骨格筋機能障害（筋量，筋力の低下），心血管疾患などの病態にも影響を及ぼす[1]．

わが国ではCOPDに罹患する患者は増加しており，男女ともに65歳以上あるいは75歳以上の割合が高いことが知られている．日本COPD疫学研究（NICE study）によれば，日本人の40歳以上の有病率は8.6％，患者数は530万人と想定されており，その原因の90％以上を喫煙が占め，喫煙が最も明確なリスク要因であると考えられている．

❶ 特徴的な症状・検査所見

COPDの主な症状として，労作性呼吸困難，咳嗽，喀痰，呼吸延長，口すぼめ呼吸，ビア樽状胸郭などがある．

重症度は，画像検査，動脈血液ガス分析，血液生化学検査，体重減少（栄養障害），気流閉塞（1秒率），呼吸困難の程度，運動耐容能などによって決定される．

特徴的な画像所見として，胸部X線写真では肺組織の破壊により肺野透過性の亢進が認められる．また，肺容積の増加により横隔膜の低位，平坦化，滴状心（tear drop heart）による心胸郭比の減少，肋間腔の開大など（図1）がみられる．二次的な血管変化として，末梢肺野での血管影の狭小化，中枢肺動脈の拡大などがある．

CTでは，気腫病変がLAA（低吸収領域）として捉えられる（図2）．

動脈血液ガス分析では，二酸化炭素の貯留は呼吸性アシドーシスの状態，酸素化の低下は呼吸困難感を反映する．

血液生化学検査では，代償期の場合，栄養学

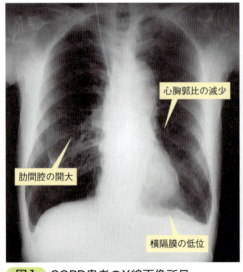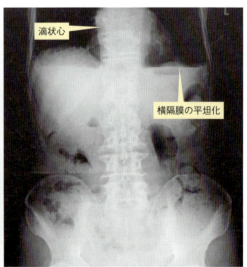

図1 COPD患者のX線画像所見

表1 GOLDにおける病期分類

病期		特徴
Ⅰ期	軽度の気流閉塞	%FEV$_1$≧80%
Ⅱ期	中等度の気流閉塞	50%≦%FEV$_1$<80%
Ⅲ期	高度の気流閉塞	30%≦%FEV$_1$<50%
Ⅳ期	極めて高度の気流閉塞	%FEV$_1$<30%

気管支拡張薬投与後の1秒率(FEV$_1$/FVC) 70%未満が必須条件.
1秒量(FEV$_1$):最初の1秒間に吐き出せる息の量
努力肺活量(FVC):思い切り息を吸ってから強く吐き出したときの息の量
1秒率(FEV$_1$%):FEV$_1$値をFVC値で割った値
対標準1秒量(%FEV$_1$):性,年齢,身長から求めたFEV$_1$の標準値に対する割合
(日本呼吸器学会COPDガイドライン作成委員会:COPD(慢性閉塞性肺疾患)診断と治療のためのガイドライン,第4版,p30,メディカルレビュー社,2013より引用)

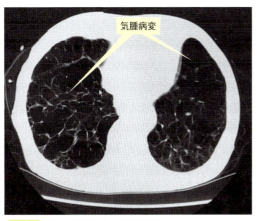

図2 COPD患者のCT所見

的パラメータに顕著な変化は認められないが,慢性閉塞性肺疾患のためのグローバルイニシアティブ(GOLD)(**表1**)の病期分類がⅢ期以上の非代償期に入ると,アルブミン,ヘモグロビン,総リンパ球数等の検査値に異常が認められ,客観的にも低栄養状態が明らかになってくる.

❷ COPD患者と栄養状態のメカニズム

栄養学的にみたリスク因子は,気流閉塞と肺過拡張である.呼吸困難に伴う食欲減退,肺の過拡張に伴う腹部膨満感が発現し,エネルギー摂取量の減少,およびエネルギー消費量の増大による異化亢進という,アンバランスな栄養代謝状況を呈する.

血液生化学検査値上でも,代償期と非代償期では栄養状態は大きく異なっているが,体重や筋力が比較的保たれている代償期では,増大する消費エネルギー量を,体組成の破壊(異化)によって補うことができる一方,非代償期ではそれらの蓄えが使い果たされた状態である.

非代償期以降になると症状の悪化に伴い,食事摂取量の減少によって摂取エネルギー量が低下するとともに,スムーズな呼吸が不可能となって呼吸筋の仕事量が増加し,消費エネルギー量が増大する.健常時よりも筋肉における酸素消費量が増加し,安静時代謝の1.5前後のエネルギー量が必要とされている[2].

つまり,体重および筋肉量の維持が,代償期と非代償期の境界であり,予後を大きく左右するものと推察できる.したがって,代償期では病期の進行予防に留意した栄養供給が,非代償期では不足することのない栄養供給が,栄養管理のポイントとなる.

❸ 栄養評価

COPDでは慢性的なエネルギー,たんぱく質不足に陥り,マラスムス型の栄養障害を呈する場合が多く,体重減少が顕著である[2].

血液生化学検査データに加え,上腕周囲長,上腕三頭筋皮下脂肪厚,下腿周囲長,握力などの身体計測を定期的に行い,骨格筋量の評価を行うことが重要である.経時的な変化を評価するうえで,生体電気インピーダンス法(BIA)に

よる体組成成分測定も有用である.

❹ 栄養管理

COPD患者では，消化管に問題がある場合が比較的少ないため，静脈栄養に比べて生理的である経口・経腸栄養法を第一選択とする.

経口摂取

経口摂取が可能と判断された場合は，倦怠感や呼吸苦によって食事摂取が不足することを予想して，短時間でも十分な栄養量が確保できるよう食事内容を調整するとともに，場合によっては少量で高エネルギーが摂取できる栄養補助食品を使用するなど，臨機応変に対応する.

水分量に関しては，肺野での血管透過性が亢進している病態であり，溢水による胸水貯留を防ぐためにも25mL/kg（表2）[3]程度とし，毎日の水分出納を確認・調整する.

経腸栄養

経口摂取では十分な栄養量が確保できない場合，呼吸状態が悪化して人工呼吸器管理となっている場合，意識状態が低下している場合など

では，可能な限り速やかに，経腸栄養法を選択する.

エネルギー消費量が増加して体重減少が進むことが，COPDの栄養学的特徴である．栄養障害に対しては高エネルギー・高たんぱく食が基本であり，たんぱく質源としてBCAAを多く含む食品の摂取が有効とされている．また，リン，カリウム，カルシウム，マグネシウムなどの摂取は，呼吸筋の作動に重要とされている.

換気不全を認め，高炭酸ガス血症を認める場合は，呼吸商の観点から脂質比率の高い栄養補助食品，濃厚流動食の選択も有用である.

📖 略語

◆BCAA
分枝鎖アミノ酸：branched chain amino acid

◆BIA
生体電気インピーダンス法：
bioelectrical impedance analysis

◆COPD
慢性閉塞性肺疾患：
chronic obstructive pulmonary disease

◆GOLD
慢性閉塞性肺疾患のためのグローバルイニシアティブ：
Global Initiative for Chronic Obstructive Lung Disease

◆LAA
低吸収領域：low ateunation area

◆NICE study
日本COPD疫学研究：
The Nippon COPD Epidemiology study

表2　年齢別必要水分量

年齢	水分量
成人	
25歳〜55歳	35mL/kg/日
56歳〜65歳	30mL/kg/日
>66歳	25mL/kg/日
小児	
1歳（平均体重9kg）	120〜135mL/kg/日
2歳（平均体重12kg）	115〜125mL/kg/日
4歳（平均体重16kg）	100〜110mL/kg/日
6歳（平均体重20kg）	90〜100mL/kg/日

（宮澤靖：現場発！臨床栄養管理—すぐに使える経験値 知らないと怖い落とし穴，p92，日総研出版，2010より引用）

引用・参考文献

1) 日本呼吸器学会COPDガイドライン作成委員会：COPD（慢性閉塞性肺疾患）診断と治療のためのガイドライン，第4版，メディカルレビュー社，2013.
2) 日本静脈経腸栄養学会：静脈経腸栄養ガイドライン，第3版，照林社，2013.
3) 宮澤靖：現場発！臨床栄養管理—すぐに使える経験知 知らないと怖い落とし穴，日総研出版，2010.

7 脳神経疾患患者

1 脳卒中（脳梗塞，脳出血）

❶ 脳卒中とは

脳卒中とは，脳血管に閉塞や破綻が生じ，脳機能に障害（意識障害や片麻痺などの神経学的異常）をきたした状態である．原因や発症の形態によって，出血性脳卒中と虚血性脳卒中に分類される（図1）．

わが国では，以前は脳出血が多く死亡率も高かったが，最近では脳出血が減少し，脳梗塞が増加傾向にある．これはライフスタイルの変化により，生活習慣病が増えたことが背景にあると考えられている．

脳卒中は，発症直前まで経口摂取ができていることから，急性期の栄養状態や消化管機能は比較的良好に保たれている．しかし発症後は，意識障害，摂食嚥下機能低下などの症状をきたし，十分な栄養補給が困難になる可能性を理解しておく．

脳卒中の原因

脳卒中は，動脈硬化や血栓をつくる因子すべてが危険因子といえる．なかでも「高血圧」は，動脈硬化を促進させ，血管に損傷を与えやすい．

このほか，動脈硬化を促進させて血栓をつくりやすい脂質異常症，糖尿病，心臓疾患，不整脈なども，脳卒中に大きく関与している．これらの病気の誘因となる喫煙，飲酒，肥満，加齢，ストレスなども危険因子である．

脳卒中の予防が重視されるのは，その発症が命にかかわるだけでなく，後遺症が残る可能性が高いからである．脳卒中は寝たきりとなる原疾患の第1位であるほか，介護を必要とする状態（要介護度4・5）になる原因でも高い割合を占めている．

栄養管理に影響を及ぼす後遺症（表1）には，

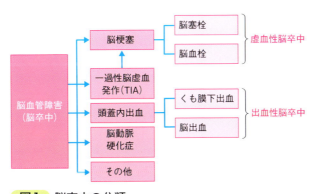

図1 脳卒中の分類

表1 栄養管理に影響を及ぼす脳卒中の後遺症

後遺症	意識障害	神経症状			高次脳機能障害
種類	遷延性，一時的	片麻痺，運動障害，感覚障害，構音障害，視野障害，運動失語	嚥下障害	排泄障害	記憶障害，失語，失行，失認
影響	食べられない	食べることが難しい	食べられない，食べることが難しい	排泄コントロール困難	食べることが難しい

意識障害，片麻痺・運動障害などの神経症状，および高次脳機能障害があり，特に神経症状と高次機能障害では，意識があっても食事摂取に影響を及ぼす可能性がある．

❷ 栄養管理の留意点

脳卒中発症後の約1週間(急性期)は，原疾患の治療が優先されることから，これまでは発症後1週間以降に栄養管理が開始されることが多かった．しかし最近では，急性期から栄養管理について検討し，亜急性期の期間中に栄養療法が実践される傾向にある．

「脳卒中治療ガイドライン2015」では，脳卒中超急性期の栄養管理として，高血糖または低血糖はただちに是正すべきこと，低栄養患者では十分なエネルギーやたんぱく質などの補給すること，が推奨されている[1]．

まずは患者の栄養評価を行うが，急性期では末梢静脈栄養を行い，その後は軽症か重症かによって，静脈栄養(末梢静脈栄養の継続，または中心静脈栄養の適応)，経腸栄養(経鼻胃管，胃瘻，腸瘻)，経口摂取のいずれかを選択していく．当然のことであるが，意識障害がある場合は経口摂取が難しく，静脈または経腸栄養で行うことが多い．

経口摂取が困難な患者では，発症7日以内から経腸栄養を開始したほうが，末梢静脈栄養だけを継続するよりも死亡率が少なく，また，発症1か月後以降も経口摂取が難しければ，経皮内視鏡的胃瘻造設術(PEG)を行ったほうがよい[1]．発症からの時間経過と重症度の栄養管理方法の目安を図2に示す．

嚥下機能評価

脳卒中後の神経症状として，嚥下障害は頻度が高く，栄養障害をきたす原因の1つとなる．また誤嚥による肺炎は予後を悪くする危険性が高い．そのため，早期より適切な嚥下機能評価をすることが必要であり，嚥下障害が疑われる患者では嚥下造影検査(VF)，またはベッドサイドでの簡便なスクリーニング検査として「水飲みテスト」を行うこと，これらの検査によって誤嚥の危険が高いと判断されれば，適切な栄養摂取方法と予防を考慮することが推奨される[1]．

安全かつ効率的な栄養療法を行うためには，摂食・嚥下障害の把握のほか，食物の認識や食事の行動にかかわる高次脳機能障害，片麻痺や視野障害などの神経症状を十分に理解して栄養管理を進めなければならない．

❸ 栄養管理の実際

脳卒中患者では，嚥下機能が低下して水が飲みにくくなること，また「トイレに行くのが面倒」という理由から，飲水量が少なくなりがちであることに注意する．

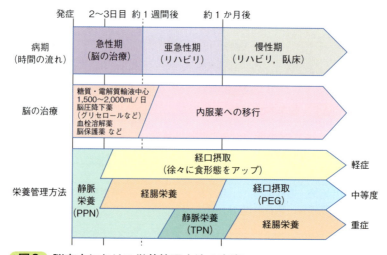

図2 脳卒中における栄養管理方法の実際

経腸栄養で栄養管理を行う場合には，水・電解質のバランスに注意が必要である．通常の経腸栄養剤にはナトリウムの含有量が少ないため，低ナトリウム血症を引き起こす危険がある．経腸栄養剤の選択にあたっては，1日に必要なエネルギーとそれに応じた水分・ナトリウム含有量などを把握している管理栄養士が必ずかかわることが望ましい．

嚥下リハビリテーションでは，嚥下造影検査，スクリーニング検査，内視鏡検査などを適宜行ったうえで，栄養摂取経路，食形態，姿勢などを検討するとともに，リハビリテーションとして，頸部前屈や回旋，咽頭冷却刺激，メンデルゾーン手技，息こらえ嚥下，バルーン拡張法などの間接訓練を行う．

経腸栄養が長期にわたる場合はPEGが行われるが，嚥下リハビリテーションをスムーズに進めていくためにも，PEGを単なる経腸栄養の投与手段と捉えるのではなく，食べる楽しみを安全かつできるだけ早く獲得するための手段と考えることが必要であろう．

脳卒中の高齢患者の大半には片麻痺が生じていて，このような場合，廃用性の筋萎縮をきたしやすい．また，骨格筋が非常に早く萎縮してしまうサルコペニアにも注意が必要である．たんぱく質・エネルギー栄養障害(PEM)にならないよう，栄養管理を継続することが大切である．

📖 略語

◆PEG
経皮内視鏡的胃瘻造設術：
percutaneous endoscopic gastrostomy

◆PEM
たんぱく質・エネルギー栄養障害：
protein energy malnutrition

◆VF
嚥下造影検査：
videofluoroscopic examination of swallowing

引用・参考文献

1) 日本脳卒中学会脳卒中ガイドライン委員会ほか編：脳卒中治療ガイドライン2015，協和企画，2015

2 パーキンソン病

❶ パーキンソン病とは

ヒトが身体を動かそうとすると，大脳の大脳皮質から全身の筋肉に，運動の指令が伝わる．このとき，意図どおりに身体が動くように，運動の調整を指令しているのが，神経伝達物質のドパミンである．ドパミンは，脳幹に属する中脳の黒質にあるドパミン神経でつくられている(図1)．

パーキンソン病では，中脳の黒質に異常が生じた結果，正常な神経細胞が減少して，そこでつくられるドパミンの量が低下する．ドパミン量の低下により，黒質から線条体(大脳基底核の構成要素の1つ)に至る情報伝達経路が正常に働かなくなり，運動がうまく調整できなくなって，姿勢の維持，運動の速度調整などに障害が現れると考えられている．

症状と治療方針

パーキンソン病では，中脳黒質の神経細胞が減少するだけでなく，他の中枢神経や自律神経にも異常が発生する．これにより震え，固縮，無動，姿勢障害の代表的な症状に加えて，精神症状，自律神経障害などが現れることがある．

代表的な精神症状として，抑うつ，幻覚がある．また，高齢で重度の場合は認知症を合併することがある．

自律神経障害では，便秘，排尿障害，異常発汗，立ちくらみなどがみられる．

治療は，症状を軽減して，日常生活に支障をきたさないようにすることを目的として，薬物療法，および運動機能低下を防ぐためのリハビリテーションが行われる．

パーキンソン病の治療薬

パーキンソン病の薬物療法では，レボドパなどの薬物が使用されるが(表1)，どの薬にも共通する副作用として，幻覚や幻視などの精神症状のほか，悪心・嘔吐などの消化器症状が現れる場合がある．また，薬の効果が現れるまでに時間

パーキンソン病における組織変化

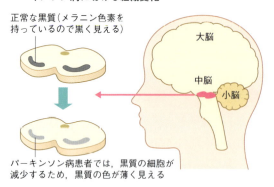

正常な黒質（メラニン色素を持っているので黒く見える）

パーキンソン病患者では、黒質の細胞が減少するため、黒質の色が薄く見える

重症度分類

Ⅰ度	片側の振戦，筋固縮
Ⅱ度	両側の振戦，筋固縮 日常生活に不便を感じる
Ⅲ度	明らかな歩行障害，姿勢反射の障害 生活は自立
Ⅳ度	ADLの著しい低下 歩行はかろうじて可能だが，日常生活に何らかの介助が必要
Ⅴ度	移動に車いすが必要，または寝たきり 日常生活に全面的な介助が必要

パーキンソン病の4大症状

振戦　　筋固縮　　動作緩慢・無動　　姿勢保持障害

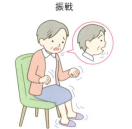 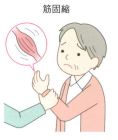 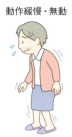 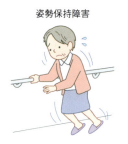

図1 パーキンソン病における組織変化，重症度分類，症状

表1 パーキンソン病の主な治療薬

薬物	主な作用
レボドパ	パーキンソン病患者では脳内のドパミン量を増やす必要があるが，ドパミン自体は血液脳関門を越えることができない．レボドパはドパミンの1つ手前の化合物で，脳に入ってドパミンに変わり，ドパミン受容体に作用する
ドパミンアゴニスト	ドパミン受容体を刺激してレボドパの効果を高める
カテコール-O-メチル基転移酵素（COMT）阻害薬	COMT（レボドパを分解する酵素）の働きを抑え，脳内にレボドパが行き渡るようにする
モノアミン酸化酵素B（MAO-B）阻害薬	MAO-B（ドパミンを脳内で分解する酵素）の働きを抑え，脳内のドパミン量が減らないようにする
アマンタジン	ドパミン放出の促進を図り，脳内のドパミン量を増やす
抗コリン薬	パーキンソン病患者では，脳内ドパミン量の減少によりアセチルコリンとのバランスが崩れ，アセチルコリンの作用が強く出ている．抗コリン薬の投与によりアセチルコリンの作用を弱め，ドパミンとのバランスをとる
ノルアドレナリン補充薬	歩いているうちに足がすくんで歩行が困難になる「すくみ足」に対して効果が期待できる

がかかること，長期間飲んでいると効果が低下してくること（ウェアリングオフ現象）がある．

どのような場合でも，自己判断で薬を中止することは危険であり，急に薬を中止すると，悪性症候群として高熱，体の硬直，意識障害などの重い症状が現れる．

❷ 栄養管理

パーキンソン病では，精神症状によるエネルギー消費の増大，抑うつ状態による食欲低下，自

律神経障害による便秘，薬剤の副作用による悪心・嘔吐・食欲不振・嚥下障害などが原因となって，栄養状態が悪化することがある．

　薬剤やリハビリテーションの効果を高めるためには栄養状態を適切に保つことが必要である．パーキンソン病は食事で治療するわけにはいかないが，薬剤の副作用に対応した食事，薬の効き目を最大限に引き出すための食事，リハビリテーションの効果を最大限に発揮するための食事を検討する必要がある．

　パーキンソン病患者では特別な食事の制限はないが，手の震えや筋肉の動きにくさから，食事にかかわる動作が悪くなること，さらに進行すると，食べ物を飲み込む力が衰えて嚥下障害が生じることに注意する．

❸ 栄養管理の実際

　パーキンソン病のほかに発症している病気がなければ，特に食事制限を行う必要はないが，病気の進行に伴って，以下の要素を食事に取り入れていくことが大切である．

バランスのとれた食事

　パーキンソン病の食事で大切なことは，バランスのとれた食事である．1日の食事摂取量を把握し，欠食しないように規則正しい食生活を送るよう支援する．

薬の効果を最大限に引き出す食事

　食事から多量のたんぱく質を摂取することにより，たんぱく質の分解物質であるアミノ酸が，パーキンソン病の治療薬であるレボドパと小腸上で競合して，レボドパが腸から吸収されることを阻害する．また，レボドパが血液脳関門を通過する際には，バリン・ロイシン・イソロイシンなどの分子量が大きい中性アミノ酸と競合するため，レボドパの脳内移行が低下し，効果が低下することがある．これらは，レボドパの構造がアミノ酸と似ているために起こる現象である．

　また，パーキンソン病患者の進行期では，薬の効果の持続性が短くなってしまう「ウェアリングオフ現象」が出現することがある．薬の種類・量・服薬時間などを変えても，ウェアリング

オフ現象がコントロール困難な場合では，朝食と昼食は「低たんぱく・高ミネラル」な食事にすることが有効であるといわれている（なお，夕食時は抑制したたんぱく質を補給するため通常の食事とする）．食事中のたんぱく質量は薬との相関関係があることを理解して，医師と相談して決定していく必要がある．

　アルコールと治療薬の同時摂取は薬の吸収を速めたり，相互作用によって副作用が生じることがある．病状の進行にもよるが，適切な時間に適量の飲酒であれば，気分転換にもなるため問題は生じないが，過度の飲酒は薬の作用に影響する．

水分・食物繊維を十分に摂取できる食事

　水分摂取を怠ると，脱水により悪性症候群を誘発する危険が高くなる．さらに自律神経障害によって便秘が起こることが多いため，水分は十分に摂取することが望ましい．緩下剤を服用している場合も，水分摂取を行うことでその効果は高まる．

　便秘を予防するためにも，食物繊維が豊富な食材を取り入れる．

嚥下機能低下に対応する食事

　パーキンソン病では嚥下機能の低下がみられることがある．誤嚥・窒息の危険性が高くなり，「食べにくい」「むせがある」などの症状により食事量や水分量が低下し，栄養が十分に摂れなくなる．

　まずは食事摂取時に適切な体位を保つこと，食事の速度や一口量に気をつけること，個々の嚥下状態に合わせた安全な食形態にすることが必要である（摂食嚥下障害については4章10節を参照）．

📖 略語

◆COMT
カテコール-*O*-メチル基転移酵素：
catechol-*O*-methyltransferase

◆MAO
モノアミン酸化酵素：monoamine oxidase

◆TIA
一過性脳虚血発作：transient ischemic attack

8 筋・骨疾患患者

1 骨粗鬆症

❶ 骨粗鬆症とは

骨粗鬆症は，低骨量，および骨組織の微細構造の異常によって，骨脆弱性が増加して，骨折リスクを高める疾患である[1]．加齢，エストロゲン欠乏，生活習慣病に伴う酸化ストレス増大，ビタミンDやビタミンKの摂取・合成不足などの要因によって，骨強度が減少することで生じる（図1）．わが国における骨粗鬆症の発生割合は0.8～1.8%/年で，特に女性に多い．

骨粗鬆症に伴う骨折の危険因子として，低骨密度，既存骨折，喫煙，飲酒，ステロイド薬使用，骨折の家族歴，運動，BMI（やせ），カルシウム摂取不足などがある[2]．代表的な骨粗鬆症性骨折は，骨粗鬆症性椎体骨折と大腿骨近位部骨折である．

骨粗鬆症には原発性のもの，および疾患に起因する続発性のものがある．

原発性骨粗鬆症の診断

原発性骨粗鬆症は，脆弱性骨折の有無と骨密度により診断される．大腿骨近位部骨折または椎体骨折が生じているか，骨密度が若年成人平均値（YAM）の70%（脆弱性骨折があれば80%）以下または−2.5標準偏差以下の場合に，原発性骨粗鬆症と診断される（図2）．

予防と治療

骨粗鬆症の予防には，若年期に高い最大骨量を獲得することが重要であり，強度のある運動が推奨されている[2]．一方，中高年者においてはBMIの増加，カルシウム摂取量の増加，運動，禁煙，節酒が予防策として重要である[2]．ただし最近のメタ解析によれば，カルシウム摂取量は骨密度の増加（0～1.2%/年）と関連するものの，骨折予防の臨床的効果に関しては疑問が呈されており[3]，議論が分かれる．

骨粗鬆症の治療は，カルシウム薬，活性型ビタミンD製剤，ビスホスホネート，抗RANKL抗体製剤，選択的エストロゲン受容体モジュレーターなどの薬物療法が中心となる．また，運動療法，栄養療法，禁煙などの生活習慣指導を並行して行う[2]．

❷ 栄養療法

骨粗鬆症の栄養療法としては，カルシウム，ビタミンD，ビタミンKの摂取量を増やすことが推奨されている[2]．食事からのカルシウム摂取

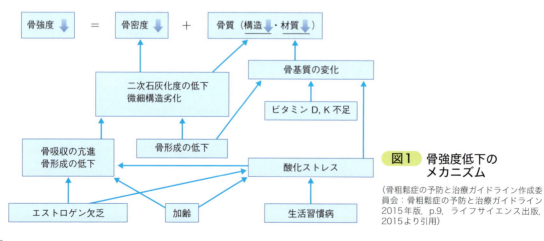

図1 骨強度低下のメカニズム

（骨粗鬆症の予防と治療ガイドライン作成委員会：骨粗鬆症の予防と治療ガイドライン2015年版，p.9，ライフサイエンス出版，2015より引用）

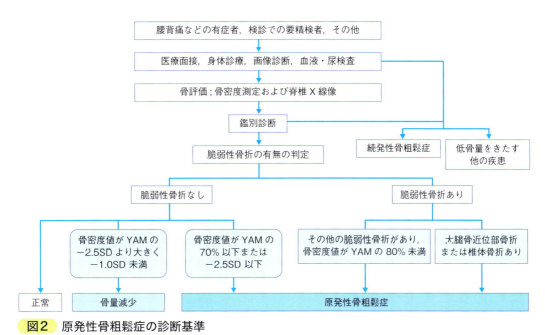

図2 原発性骨粗鬆症の診断基準

(骨粗鬆症の予防と治療ガイドライン作成委員会:骨粗鬆症の予防と治療ガイドライン2015年版, p18, ライフサイエンス出版, 2015より引用)

は,牛乳・乳製品・大豆製品・緑黄色野菜を通じて700〜800mgを目安とし,カルシウムを補助食品や薬剤として摂取している場合は許容上限摂取量(18歳以上で2,500mg)[4]を超えないよう注意する(表1,2).

ビタミンDは,15.5μg/日以上(18歳以上)の摂取を目標とする.ただし,血中ビタミンD濃度が低い場合(30ng/dL未満)は活性型ビタミンD製剤などによって補給する.

ビタミンKは,150μg/日(18歳以上)の摂取を目標とする.

表1 骨粗鬆症の治療時に推奨される食品,過剰摂取を避けた方がよい食品

推奨される食品	過剰摂取を避けた方がよい食品
・カルシウムを多く含む食品 (牛乳・乳製品,小魚,緑黄色野菜,大豆・大豆製品) ・ビタミンDを多く含む食品 (魚類,きのこ類) ・ビタミンKを多く含む食品 (納豆,緑色野菜) ・果物と野菜 ・タンパク質 (肉,魚,卵,豆,牛乳・乳製品など)	・リンを多く含む食品 (加工食品,一部の清涼飲料水) ・食塩 ・カフェインを多く含む食品 (コーヒー,紅茶) ・アルコール

(骨粗鬆症の予防と治療ガイドライン作成委員会:骨粗鬆症の予防と治療ガイドライン2015年版, p.79, ライフサイエンス出版, 2015)

表2 推奨摂取量

栄養素	摂取量
カルシウム	食品から700〜800mg (サプリメント,カルシウム剤を使用する場合には注意が必要である) (グレード B)
ビタミンD	600〜800IU (10〜20μg) (グレードB)
ビタミンK	250〜300μg (グレードB)

(骨粗鬆症の予防と治療ガイドライン作成委員会:骨粗鬆症の予防と治療ガイドライン2015年版, p.79, ライフサイエンス出版, 2015)

低栄養のリスクへの対応

骨粗鬆症性骨折を受傷した患者では低栄養のリスクが高く，大腿骨頸部骨折では12～53％に低栄養が認められる[5]．低栄養を認める場合，基礎代謝量×25～35kcal/日に活動係数と侵襲係数を乗じ，さらに除脂肪量増加のために200～400kcalを付加する．たんぱく質は1.0～1.5g/体重kgを目安に摂取する．

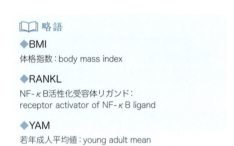

略語

◆BMI
体格指数：body mass index

◆RANKL
NF-κB活性化受容体リガンド：
receptor activator of NF-κB ligand

◆YAM
若年成人平均値：young adult mean

2 変形性膝関節症

❶ 変形性膝関節症とは

変形性膝関節症は，加齢，DNA多型などの遺伝的要因，肥満，力学的負荷などの要因によって生じる疾患である．関節軟骨の変性・摩耗，さらに増殖性変化を経て，膝関節に変形をきたす．近年では，骨変化にとどまらず，半月板・関節包・靱帯・筋などの関節構成体のすべてが退行的に変化していると考えられている（図1）[1]．

症状としては，動作開始時の膝の疼痛から始まり，徐々に荷重時や歩行時の痛みが出現する．さらに進行すると膝の伸展が困難となり，ADLに著しい障害をきたす．わが国における変形性膝関節症の有病者数は，2,530万人に上るとの報告もある[2]．

両側の膝関節に著しい変形を伴う変形性膝関節症は，通常65歳以上で適応になる要介護認定が，40歳以上の人でも適応となる「特定疾病」の1つに挙げられている．つまり，変形性膝関節症は若年から発症する可能性があり，ADLの制限からQOLを低下させる疾患であるといえる．

治療

変形性膝関節症の治療は，非薬物療法，薬物療法，外科的療法によって行う．

非薬物療法としては運動療法，肥満軽減のための食事療法，装具療法などがある．

薬物療法としては非ステロイド性抗炎症薬（NSAIDs）の服用や，NSAIDs外用薬などが用いられる．膝関節内へのステロイド薬やヒアルロン酸の注射が用いられることもある．

最もよく用いられる外科的療法は人工膝関節置換術で，変形が進んだ膝関節を，金属などでできた人工膝関節に置き換える方法である．その他，高位脛骨骨切術，関節内洗浄などが行われる．

❷ 栄養管理

変形性関節症国際研究学会（OARSI）による

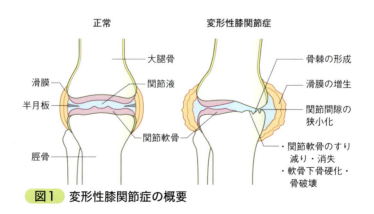

図1 変形性膝関節症の概要

変形性膝関節症に対する手術療法ガイドライン（OARSIガイドライン）では，すべての変形性膝関節症患者に適切と思われる介入として，生体工学的介入，関節内ステロイド薬注射，陸上・水中での運動療法，自己管理と教育，筋力トレーニング，体重管理が挙げられている[3]．このうち，特に体重管理については，栄養介入が重要な役割を担っている．

変形性膝関節症に特化した栄養管理の基準はないが，肥満・過体重は変形性膝関節症の発症，増悪の危険因子であることから，これらを改善するための栄養管理が推奨される．

減量計画

減量計画に関して，OARSIガイドラインでは20週間で5％の減量（1週間に0.25％）を進めることが推奨されている[3]．また日本肥満学会の基準も参考にできる（図2）[4]．

高度肥満症に対する低エネルギー食，超低エネルギー食は，医師と管理栄養士が医学的・栄養学的なモニタリングを十分に行いながら進めることが望ましい．エネルギー必要量の設定については，目標体重と達成までの期間に基づき，以下の式に基づくエネルギー削減量を必要栄養量から差し引いたものを，提供栄養量とする方法もある．

・エネルギー削減量（kcal/日）＝目標減少体重（kg）×7,000/予定介入期間（日）

栄養素の目安

糖質は総エネルギーの50〜60％を目安とする．糖質制限は，短期には減量に有効であるとの報告があるが，長期継続時の有用性・安全性は確立されていない．また近年のメタ解析では，減量効果と同時にLDLコレステロール上昇効果の双方が認められている[5]．心血管疾患の予防への有効性については，さらなる検証が必要である．

たんぱく質は，体たんぱくの異化亢進を抑制するために，最低1g/kg標準体重/日の摂取を推奨する．

エネルギー制限下ではビタミン・ミネラルが不足する可能性があるので，肉類，青魚，緑黄色野菜，海藻，きのこ類，果物類などを十分に摂取する．それでも不足する場合は，総合ビタミン，ミネラルのサプリメントの使用を考慮する．

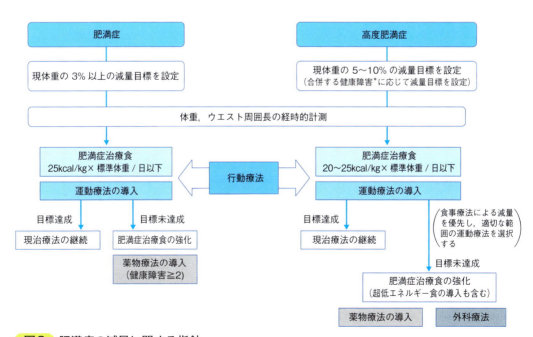

図2 肥満症の減量に関する指針

＊p.121，図1の下表の3に相当

（日本肥満学会肥満症診療ガイドライン作成委員会：肥満症診療ガイドライン2016, pxvii, ライフサイエンス出版，2016より引用）

略語

◆ADL
日常生活動作：activities of daily living

◆DNA
デオキシリボ核酸：deoxyribonucleic acid

◆LDL
低密度リポタンパク：low density lipoprotein

◆NSAIDs
非ステロイド性抗炎症薬：
non-steroidal anti-inflammatory drugs

◆OARSI
変形性関節症国際研究学会：
Osteoarthritis Research Society International

◆QOL
quality of life：生活の質

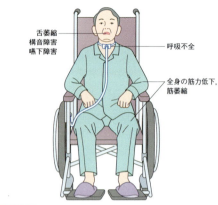

図1　ALS患者に見られる症状

3 筋萎縮性側索硬化症

❶ 筋萎縮性側索硬化症とは

　筋萎縮性側索硬化症（ALS）とは，主に40～50歳代に発症する運動ニューロン疾患で，上位・下位運動ニューロン双方が徐々に変性・消失することによって生じる原因不明の疾患である．原因の1つとして，フリーラジカルやグルタミン酸毒性の影響が考えられている．また一部の症例は家族歴があり（家族性ALS），特定の遺伝子の変異が確認されている．

症状と診断

　初発症状は巧緻性の低下，つまずきやすさ，疲労感などであり，次第に筋力低下，舌萎縮，嚥下障害，構音障害などが生じ，最終的に四肢麻痺，呼吸不全に至る（図1）．
　予後は不良で，発症からの平均余命は3.5年であるが，個人差が大きい[1]．診断は，①成人発症であること，②経過が進行性であること，③神経所見・検査所見で特定の項目を満たすこと，④他の鑑別診断（多発性硬化症，筋ジストロフィーなど）のいずれでもないこと，のすべてを満たすことで診断される．

治療法

　根治的な治療法は確立していないが，進行を遅らせる効果があるグルタミン酸拮抗薬（リルゾール）が認可されている．対症療法としてはリハビリテーション，進行した嚥下障害に対する代替栄養法（経管栄養，静脈栄養），痙縮に対する薬物療法などが行われる．
　呼吸不全が進行した場合は人工呼吸器の適応となる．

❷ 栄養管理

　ALSは低栄養リスクの高い疾患である．低栄養に至る要因としては，①脊髄ニューロンの変性によって咀嚼，口腔内移送が困難となり，食事時間延長や嚥下障害を生じること，②精神的ストレス，うつ状態，多剤服用によって食欲不振をきたしやすいこと，③腹部や骨盤の筋力低下や活動性低下，嚥下障害による意識的な水分制限や低残渣の食事を好むことにより便秘が生じ，さらなる食欲不振を招くこと，などが挙げられている[2]．エネルギー補給，摂食嚥下障害の診断と治療，経皮内視鏡的胃瘻造設術（PEG）のタイミングが栄養管理において重要となる．

エネルギー必要量の目安

　ALS患者では進行性の筋萎縮と活動性低下が認められるが，エネルギー要求量は比較的維持されていて，その理由として，呼吸労作に伴うエネルギー消費量増加，呼吸器感染症による侵

襲などが考えられている．

　二重標識水法を用いてALS患者のエネルギー消費量を詳細に調べた研究によると，平均エネルギー消費量は平均2,364±647kcalで，安静時代謝量の1.5倍相当である[3]．この数値は，日本人の食事摂取基準における最も低い身体活動レベル(生活の大部分が坐位)と同等であり，また個人差が非常に大きい．臨床でエネルギー投与量を決定する際は，間接熱量測定値×1.5，あるいは推定式により算出した基礎代謝量に1.5～1.6を乗じた値を用いることを推奨する．ただし，上記の研究対象は軽度～中等度の機能障害者であるため，人工呼吸器管理下など重度機能障害患者については個別に考慮する必要がある(おそらく活動係数はより低くなる)．その他のマクロ栄養素，ミクロ栄養素については，日本人の食事摂取基準等に準じて設定する．

PEGのタイミング

　ALS患者は遅かれ早かれ嚥下障害の進行が避けられず，経口摂取が困難となる．そのため，

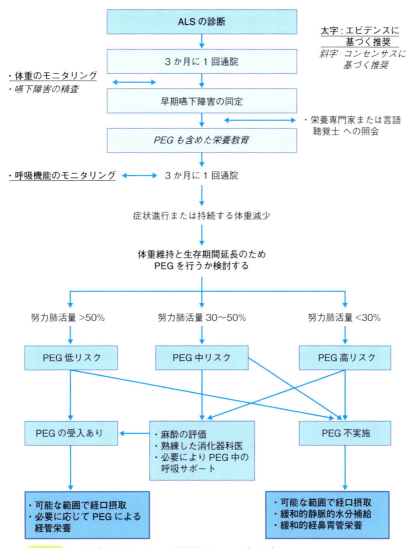

図2 ALS患者における栄養管理アルゴリズム

(Miller R et al : Practice Parameter update : The care of the patient with amyotrophic lateral sclerosis : Drug, nutritional, and respiratory therapies (an evidence-based review) Report of the Quality Standards Subcommittee of the American Academy of Neurology. Neurology 73 : 1218-1226, 2009を改変)

長期的な栄養ルートとしてPEGを考慮するタイミングが重要である.

American Academy of NeurologyによるALS患者ケアに関する声明では, PEGはALS患者の生存率改善効果が認められることから推奨されている. また, PEGは努力肺活量が50%以上のうちに, 造設することが望ましく[4], 努力肺活量50%未満の場合はPEG施行に伴うリスク(呼吸状態悪化など)を勘案する必要がある. PEGを行わない場合は, 可能な限りの経口摂取と代替栄養法(経鼻胃管や末梢静脈栄養)を実施する(図2).

📖 略語

◆ALS
筋萎縮性側索硬化症:amyotrophic lateral sclerosis

◆PEG
経皮内視鏡的胃瘻造設術:
percutaneous endoscopic gastrostomy

4 サルコペニア, ロコモティブシンドローム, 老年症候群

❶ 加齢に伴う筋骨格系の変化

年をとるに従って, 筋骨格系の減弱・変化が生じることはよく知られている. 例えば, 骨格筋は加齢とともに筋量・筋力ともに減少し, 大腿四頭筋面積は20歳時と比べて80歳時では約40%低下する. また, 骨密度は20〜40歳代をピークとしてその後低下し, 若年成人平均値の70%未満となると, 骨粗鬆症と診断される. 関節軟骨の変性や椎間板間隙の狭窄などが生じると変形性膝関節症や頸椎症などを生じ, 移動能力が制限されることもある. さらにうつ・認知症など精神認知面の変化, 低栄養, 閉じこもりなどから徐々にADLは低下し, 要介護状態となり, 健康寿命が損なわれることになる.

これら高齢者に特有の状態は, 骨格筋に着目した概念である「サルコペニア」, 運動器全般に着目した「ロコモティブシンドローム」, これらの問題を包括的に含む「老年症候群」など, 異なる専門領域において重複する概念が定義されていて, 高齢化の進むわが国において注目を集めている.

❷ サルコペニアと栄養管理

サルコペニアは「加齢に伴う骨格筋量の減少」として, 1988年にRosenbergによって提唱された概念である. 「サルコペニア」という語はギリシャ語のsarx(筋)とpenia(減少)に由来する.

加齢に伴う性ホルモンの変化, アポトーシス, ミトコンドリア機能不全, 内分泌系の変化が原因として生じ, 近年では加齢(一次性サルコペニア)だけでなく, 栄養摂取不足, 廃用, 疾患(二次性サルコペニア)もサルコペニアの原因に含むこととされている[1]. また, 骨格筋量減少だけでなく筋力低下または身体機能低下を伴うことが必須要件となっている. 高齢者のサルコペニアに関する欧州ワーキンググループ(EWGSOP)[1]とサルコペニアに関するアジア・ワーキンググループ(AWGS)[2]によるサルコペニア診断基準を図1に示す.

サルコペニアを生じると, 死亡リスク増加, 身体機能低下, 転倒による骨折など, さまざまな悪影響をもたらすため, 早期に評価し, 介入を行うことが重要である. サルコペニアに対する介入としては, 運動療法と栄養療法が中心となる.

栄養管理の実際

たんぱく同化ステロイドなどの薬物療法は, 現時点では効果が認められていない[3]. 栄養管理としては, 十分なエネルギーと1〜1.5g/kgを目安としたたんぱく質摂取が基本となる.

減少した骨格筋量を増加させるためには, 基礎代謝量や安静時代謝量により算出した栄養必要量に加えて, 体重増加分の蓄積エネルギーを200〜400kcal付加する.

他のマクロ栄養素, ビタミン, ミネラルに関しては, 現状では日本人の食事摂取基準に準じ

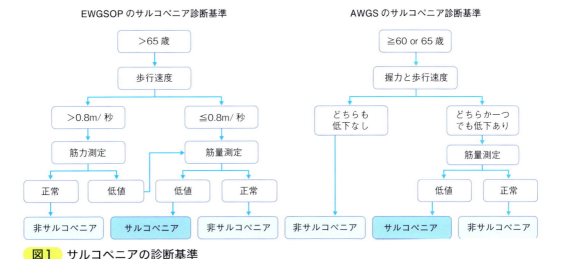

図1 サルコペニアの診断基準

(Cruz-Jentoft AJ et al : Sarcopenia : European consensus on definition and diagnosis : Report of the European Working Group on Sarcopenia in Older People. Age Ageing 39（4）: 412-423, 2010およびChen LK et al : Sarcopenia in Asia : consensus report of the asian working group for sarcopenia. J Am Med Dir Assoc 15（2）: 95-101, 2014より引用)

て設定する．必須アミノ酸，β-ヒドロキシ-β-メチル酪酸の付加は，骨格筋量，筋力，身体機能増加に有効な可能性がある[3, 4]．

❸ ロコモティブシンドロームと栄養管理

ロコモティブシンドローム(ロコモ，運動器症候群)は運動器の障害によって日常生活に制限をきたし，介護・介助が必要になった，あるいはそのリスクが高い状態を指す概念で，2007年に日本整形外科学会より提唱された[5]．

運動機能を発揮するための器官である運動器には，身体を支える骨，曲がる部位である関節軟骨や椎間板，動作を司る筋・靱帯・神経系が含まれ，これらのいずれかの障害によって，主に移動能力が制限された(あるいは制限されるリスクが高い)状態がロコモであるといえる(図2)．

栄養管理の実際

ロコモに特異的な栄養管理はないが，他項で述べたあらゆる筋・骨格系疾患がロコモの原因となりうるため，それぞれの疾患の予防・治療のための栄養管理を適応する．

骨粗鬆症の予防には十分な運動と同時に，日本人の食事摂取基準に準じたたんぱく質，カルシウム，ビタミンD，ビタミンKの摂取が求められる．

肥満により変形性膝関節症の症状が増悪している場合は，食事と運動の併用により減量を図る．

サルコペニアに起因するロコモの場合は，前項を参考に栄養管理を行う．

❹ 老年症候群とフレイル

老年症候群

年齢を経るにつれて，ヒトはさまざまな傷病や心身の不調をきたすようになる．さまざまな原因によって生じ，放置すると高齢者のQOLやADLに障害をきたす一連の症候を，老年症候群と呼ぶ(図3)．

老年症候群の原因と症状はさまざまであるが，①主に急性疾患に付随して現れる症候で，高齢者では若年者と異なり対処に工夫が必要なもの(めまい，呼吸困難，頭痛，不眠など)，②主に慢性疾患に付随して現れる症候で，65歳以上の前期高齢者から徐々に頻度が増加するもの(認知障害，視力低下，関節の変形など)，③75歳以上の後期高齢者から著明に増加する症候(骨粗鬆症，筋萎縮，低栄養，摂食嚥下障害，褥瘡など)，の3タイプに分類されることがある[6]．

老年症候群が原因となってADLが低下し，

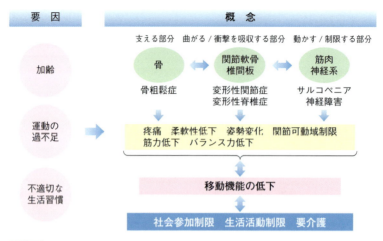

図2 ロコモティブシンドロームの概念図

(中村耕三：みてわかるロコモティブシンドローム，ロコモティブシンドロームのすべて(中村耕三ほか監)，日本医師会雑誌，144（特別号1）：S2，2015より引用)

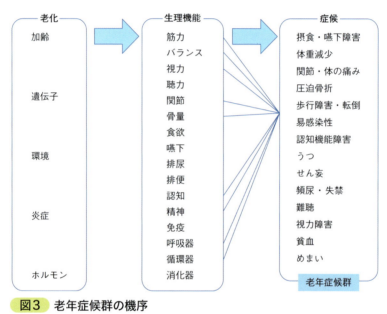

図3 老年症候群の機序

(神崎恒一：老年症候群とは．臨床栄養119(7)：751，2011より引用)

ADL低下によってさらに老年症候群が悪化する悪循環が存在していることが示唆される．

フレイル

老年症候群という一連の症状に対して，高齢による衰弱(老衰)そのものを表す概念をフレイル(frailty)という．要介護状態ではないものの，高齢に伴って「弱々しい状態」を呈する高齢者をもともとfrailtyと呼び，虚弱・脆弱などの日本語があてはめられていた．このfrailtyの認知度向上，予防の重要性を周知するために，日本老年医学会が2014年に提唱した新しい訳語が「フレイル」である[7]．

フレイルには身体的，精神心理的，社会的側面(フレイルの3要素)が含まれる．フレイルは死亡率増加，転倒増加，障害悪化，入院割合増加などの影響を及ぼすことがわかっており[8]，フレイルに陥る前から予防することが重要である．

フレイルに陥る要因はさまざまであるが，栄

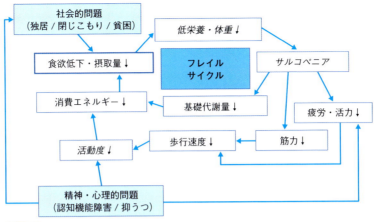

図4 フレイルと栄養の関係

(葛谷雅文:フレイルティとは. 臨床栄養119(7):758, 2011より引用)

表1 身体的フレイルの基準

1. 体重減少
2. 疲労感
3. 活動量低下
4. 緩慢さ(歩行速度低下)
5. 虚弱(握力低下)

＊上記のうち1〜2つを満たすと前フレイル，3つ以上を満たすとフレイルと判断する．

(Fried LP et al: Frailty in older adults: evience for a phenotype. Journal of Gerontology: Medical Science 56(3): 146-164, 2001を参考にして作成)

養とフレイルの関係を図4に示す[9]．低栄養やサルコペニアはフレイルの原因となり，さらに食事摂取量が低下することで低栄養やサルコペニアが助長される．

フレイルの3要素のうち，身体的フレイルに関してはFriedの基準がよく用いられている(表1)[10]．フレイルに対する栄養管理は確立していないが，低栄養，サルコペニアの予防・改善と同様，十分なエネルギーと1〜1.5g/kgのたんぱく質を摂取することが重要である．

最近の系統的レビューでは，アミノ酸補給を含めた栄養介入はフレイル改善に効果をもたらすことが示唆されたものの，さらなる研究が必要であると報告されており，今後の検証が待たれる[11]．

略語

◆ADL
日常生活動作:activities of daily living

◆AWGS
サルコペニアに関するアジア・ワーキンググループ:
Asian Working Group for Sarcopenia

◆BIA
生体電気インピーダンス法:
bioelectrical impedance analysis

◆EWGSOP
高齢者のサルコペニアに関する欧州ワーキンググループ:
European Working Group on Sarcopenia in Older People

◆QOL
生活の質:quality of life

引用・参考文献

1. 骨粗鬆症
1) World Health Organization：WHO Technical Report Series：Assessment of Fracture Risk and Its Application to Screening for Postmenopausal Osteoporosis, p1-129, 1994
2) 骨粗鬆症の予防と治療ガイドライン作成委員会：骨粗鬆症の予防と治療ガイドライン2015年版, ライフサイエンス出版, 2015 http://www.josteo.com/ja/guideline/doc/15_1.pdf（2018年4月17日閲覧）
3) Tai V et al：Calcium intake and bone mineral density：systematic review and meta-analysis. BMJ 351：h4183, 2015
4) 厚生労働省：「日本人の食事摂取基準（2015年版）」策定検討会報告書, 2015 http://www.mhlw.go.jp/file/05-Shingikai-10901000-Kenkoukyoku-Soumuka/0000114399.pdf（2018年4月閲覧）
5) Bell JJ et al：Concurrent and predictive evaluation of malnutrition diagnostic measures in hip fracture inpatients：A diagnostic accuracy study. J Clin Nutr 68（3）：358-362, 2014

2. 変形性膝関節症
1) 日本理学療法士協会：変形性膝関節症, 理学療法診療ガイドライン, 第1版, 日本理学療法士学会, 2011 http://www.japanpt.or.jp/upload/jspt/obj/files/guideline/11_gonarthrosis.pdf（2018年4月閲覧）
2) 吉村典子：一般住民における運動器障害の疫学―大規模疫学調査 ROADより. The Bone 24：39-42, 2010
3) McAlindon TE et al：OARSI guidelines for the non-surgical management of knee osteoarthritis. Osteoarthritis Cartilage 22（3）：363-88, 2014
4) 日本肥満学会肥満症診療ガイドライン作成委員会：肥満症診療ガイドライン2016, ライフサイエンス出版, 2016
5) Mansoor N et al：Effects of low-carbohydrate diets v. lowfat diets on body weight and cardiovascular risk factors：a meta-analysis of randomised controlled trials. Br J Nutr 115（3）：466-479, 2016

3. 筋萎縮性側索硬化症
1) 難病情報センター：筋委縮性側索硬化症（ALS）（指定難病2）http://www.nanbyou.or.jp/entry/214（2018年4月閲覧）
2) Cameron A et al：Nutritional issues and supplements in amyotrophic lateral sclerosis and other neurodegenerative disorders. Curr Opin Clin Nutr Metab Care 5：631-643, 2002
3) Kasarskis EJ et al：Estimating daily energy expenditure in individuals with amyotrophic lateral sclerosis. Am J Clin Nutr 99（4）：792-803, 2014
4) Miller R et al：Practice Parameter update：The care of the patient with amyotrophic lateral sclerosis：Drug, nutritional,and respiratory therapies（an evidence-based review）. Report of the Quality Standards Subcommittee of the American Academy of Neurology. Neurology 73：1218-1226, 2009

4. サルコペニア, ロコモティブシンドローム, 老年症候群
1) Cruz-Jentoft AJ et al：Sarcopenia：European consensus on definition and diagnosis：Report of the European Working Group on Sarcopenia in Older People. Age Ageing 39（4）：412-423, 2010
2) Chen LK et al：Sarcopenia in Asia：consensus report of the asian working group for sarcopenia. J Am Med Dir Assoc 15（2）：95-101, 2014
3) Yoshimura Y et al：Interventions for Treating Sarcopenia:A Systematic Review and Meta-Analysis of Randomized Controlled Studies. J Am Med Dir Assoc 18（6）：553.e1-553.e16, 2017
4) Hickson M：Nutritional interventions in sarcopenia：a critical review. Proc Nutr Soc 74：378-386, 2015
5) 中村耕三：ロコモティブシンドローム（運動器症候群）. 日本老年医学会雑誌49：393-401, 2011
6) 神﨑恒一：老年症候群とは. 臨床栄養 119（7）：750-754, 2011
7) 荒井秀典：フレイルの意義. 日本老年医学会雑誌 51（6）：497-501, 2014
8) Clegg A et al：Frailty in older people. Lancet 381（9868）：752-762, 2013
9) 葛谷雅文：フレイルティとは. 臨床栄養 119（7）：755-760, 2011
10) Fried LP et al：Frailty in older adults：evidence for a phenotype. J Gerontol A Biol Sci Med Sci 56（3）：M146-156, 2001
11) Lozano-Montoya I et al：Nonpharmacological interventions to treat physical frailty and sarcopenia in older patients：a systematic overview：the SENATOR Project ONTOP Series. Clin Interv Aging 12：721-740, 2017

9 血液疾患患者

1 貧血

　血液疾患には，赤血球の異常(貧血や赤血球増加症など)，白血球の異常(白血病や無顆粒球症など)，血小板の異常などがあるが，本項ではこれら血液疾患のうち，特に貧血について説明する．

　貧血とは，血液中のヘモグロビン濃度が基準値以下に低下した状態のことをいう．WHO(世界保健機関)の基準では，ヘモグロビン濃度が男性13.0g/dL未満，女性12.0g/dL未満，妊婦11.0g/dL未満，を貧血と定義している[1]．

　ヘモグロビンは，赤血球中の成分の約1/3を占める色素たんぱく質で，肺から各組織への酸素運搬を担っている．造血幹細胞の減少やヘモグロビン合成障害などによる「赤血球の産生減少」や，赤血球の破壊亢進や出血による「赤血球数の消失増大」により，産生と消失のバランスが崩れると，ヘモグロビンが欠乏する．

　ヘモグロビンが欠乏すると，体組織が酸素欠乏状態となり，頭痛，めまい，失神，耳鳴り，易疲労感，顔色不良，顔面蒼白，息切れ，動悸，頻脈などの症状をきたす．

❶ 平均赤血球指数を活用した貧血の分類

　赤血球数(RBC)，ヘモグロビン濃度(Hb)，血液全体に占める赤血球容積の割合(%)を示したヘマトクリット値(HtまたはHct)を用いて得られた平均赤血球指数(平均赤血球恒数)(表1)を活用して，貧血はその成因によって小球性低色素性貧血(鉄欠乏性貧血，鉄芽球性貧血，慢性疾患に伴う貧血，サラセミアなど)，正球性正色素性貧血(腎性貧血，溶血性貧血，再生不良性貧血，急性出血，白血病など)，大球性正色素性貧血(巨赤芽球性貧血，骨髄異形成症候群など)に分類される(表2)．

　以下では，鉄欠乏性貧血および巨赤芽球性貧

表1　平均赤血球指数の種類

種類	説明	単位	計算式	基準値
平均赤血球容積(MCV)	赤血球1個の平均の容積(大きさ)を表し，小球性・正球性・大球性に分けられる	fL*	$\dfrac{Ht}{RBC}\times10$	81～100
平均赤血球ヘモグロビン量(MCH)	赤血球1個あたりの平均ヘモグロビン量	pg	$\dfrac{Hb}{RBC}\times10$	26～32
平均赤血球ヘモグロビン濃度(MCHC)	一定の容積の赤血球あたりのヘモグロビン濃度を表し，低色素性と正色素性に分けられる	%	$\dfrac{Hb}{Ht}\times100$	32～36

＊fL（フェムトリットル）:10⁻¹⁵L

表2　平均赤血球指数による貧血の種類

分類	MCV	MCHC	主な貧血症
小球性低色素性貧血	低値	低値	鉄欠乏性貧血，鉄芽球性貧血，慢性疾患に伴う貧血(ACD)，サラセミア
正球性正色素性貧血	正常値	正常値	腎性貧血，溶血性貧血，再生不良性貧血，急性出血，白血病
大球性正色素性貧血	高値	正常値	巨赤芽球性貧血，骨髄異形成症候群

血の栄養管理について説明する．

❷ 鉄欠乏性貧血と栄養管理

鉄欠乏性貧血は，赤血球中のヘモグロビン合成に必要な鉄が欠乏することによって起こる小球性低色素性貧血である．貧血のなかでは最も頻度が高く，特に女性に多くみられる．

原因

鉄欠乏性貧血の原因は，①鉄の吸収量の低下（偏食や食事制限による摂取量不足，胃切除後，吸収不良症候群），②鉄の喪失の亢進（過多月経，消化管潰瘍やがんによる出血，痔核，子宮筋腫などの婦人科系疾患），③鉄の需要の増大（成長期，妊娠期，授乳期），などである．

病態と症状

鉄欠乏性貧血では，平均赤血球容積（MCV）の減少，平均赤血球ヘモグロビン濃度（MCHC）の減少のほか，貯蔵鉄の減少によりフェリチンおよび血清鉄が低下し，不飽和鉄結合能や総鉄結合能が増加する．

頭痛・めまいなどの貧血の症状以外に，スプーン状爪（匙状爪），異食症（嗜好の変化により氷などを食べる），舌炎，口角炎，嚥下障害などの特徴的な症状も現れる．

治療

原因となる疾患の治療と鉄の補充が主な治療で，鉄の補充では，フェリチンが正常となるまで経口鉄剤を投与とし，経口が困難な場合などは静注製剤を用いる．

栄養管理の実際

栄養管理では，鉄を多く含む食品（図1）を摂取する．

食品中の鉄は，肉や魚などの動物性食品に多く含まれるヘム鉄と，野菜や穀類などに多く含まれる非ヘム鉄に分けられ，ヘム鉄はそのままの形で吸収されるが，非ヘム鉄はそのままの形ではほとんど吸収されない．非ヘム鉄の吸収を高めるためには，肉類・魚類の動物性たんぱく質やビタミンCを多く含む食品（野菜類や果実類）とともに摂取するとよい．特に非ヘム鉄は，3価鉄イオン（Fe^{3+}）から2価鉄イオン（Fe^{2+}）に還元されて吸収されるため，ビタミンCの還元作用が有効となる．

胃酸の分泌も鉄の吸収率を上げるため，咀嚼を十分に行う．その他，造血に必要となる良質なたんぱく質，銅，ビタミンB群もあわせて摂取する．

一方で，コーヒー・紅茶・緑茶に含まれるタンニン酸は，鉄と結合して不溶性であるタンニン鉄となることで吸収しにくくなるため，食事の前後は摂取を控える．同様に，穀類・豆類に含まれるフィチン酸，ホウレン草やココアに含まれるシュウ酸，食物繊維なども鉄の吸収を阻害する因子である．

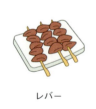
レバー

あさり（水煮）

きはだまぐろ

いわし

牛肉・もも

凍り豆腐

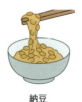
納豆

緑黄色野菜

図1 鉄を多く含む食品

鉄の摂取不足を防ぐため，欠食しないことも重要である．

❸ 巨赤芽球性貧血と栄養管理

巨赤芽球性貧血は，骨髄に巨赤芽球がみられる貧血の総称で，ビタミンB_{12}あるいは葉酸の欠乏から生じるDNA合成障害によって起こる大球性正色素性貧血である．

なかでも，自己免疫が関与する萎縮性胃炎により，壁細胞が減少して生じる貧血を，悪性貧血という．

原因

■ ビタミンB_{12}欠乏

ビタミンB_{12}欠乏による貧血の原因は，①ビタミンB_{12}の摂取不足（菜食主義者など），②ビタミンB_{12}の吸収不良（胃全摘術後，吸収不良症候群，悪性貧血），などである．

■ 葉酸欠乏

葉酸欠乏による貧血の原因は，①葉酸の摂取不足（アルコール依存者など），②葉酸の吸収不良（吸収不良症候群），③葉酸の需要の増大（妊娠，悪性腫瘍），などである．

病態と症状

平均赤血球容積（MCV）の増加のほか，血清ビタミンB_{12}値または血清葉酸値の低下がみられる．

頭痛・めまいなどの貧血の症状以外に，ハンター舌炎（摂食時の舌の痛みや舌乳頭萎縮），末梢神経障害（四肢末梢のしびれ，腱反射の減弱），後索障害，側索障害，食欲不振などの症状も現れる．

治療

■ ビタミンB_{12}欠乏

ビタミンB_{12}欠乏では，ビタミンB_{12}製剤を筋肉注射にて投与する．

■ 葉酸欠乏

葉酸欠乏では，葉酸を経口摂取する．

📖 略語

◆ACD
慢性疾患に伴う貧血：anemia of chronic disorders

◆Hb
ヘモグロビン：hemoglobin

◆Ht/Hct
ヘマトクリット：hematocrit

◆MCH
平均赤血球ヘモグロビン量：
mean corpuscular hemoglobin

◆MCHC
平均赤血球ヘモグロビン濃度：
mean corpuscular hemoglobin concentration

◆MCV
平均赤血球容積：mean corpuscular volume

◆RBC
赤血球数：red blood cell

◆WHO
世界保健機関：World Health Organization

引用・参考文献

1) World Health Organization : Iron deficiency anaemia:assessment, prevention, and control, a guide for programme managers
http://apps.who.int/iris/bitstream/10665/66914/1/WHO_NHD_01.3.pdf （2018年4月閲覧）

10 摂食嚥下障害

1 摂食嚥下障害とは

　摂食嚥下運動は便宜的に5期に分けられ(図1)，このいずれか，あるいは複数の期において障害がみられる状態を，摂食嚥下障害という．

　原因となる疾患はさまざまであり，日本人では脳血管障害による機能的障害が最も多い．また，加齢に伴う生理的変化は，摂食嚥下機能を低下させる要因となっている．

　摂食嚥下障害は食事摂取に影響を及ぼし，その結果，窒息，誤嚥，誤嚥性肺炎などの二次障害をきたすことがある．

❶ 窒息

　窒息の多くは，先行期や準備期の障害によるものが多く，咀嚼を十分にせずに飲み込んだり(丸呑み)，飲み込む前に次々と口に食べ物を取り込んだり(詰め込み食べ)といった食べ方に原因がある．

　摂食嚥下障害の有無にかかわらず，餅・パン・米飯・粥などの主食や，菓子類，果実類による窒息が多い．

❷ 誤嚥

　誤嚥とは，食べ物・飲み物・唾液が，喉頭を経て声門より下まで侵入することをいう．

　誤嚥に対する生体防御反応として，激しいむせや咳き込みが生じ，それらを声門上まで喀出することができるが，喀出力が不十分である場合，気管内にとどまることとなる．少量の誤嚥であれば，気管の上皮細胞の線毛運動により咽喉頭側に送り出すことが可能だが，量が多いと重力により肺のほうまで侵入し，後述する誤嚥性肺炎の原因となる．

　患者のなかには，誤嚥時にむせや咳き込みを生じない場合もあり，これを不顕性誤嚥(サイレントアスピレーション)という．声門より下に侵入した異物を感知できないことが原因であり，臨床では「誤嚥なし」との鑑別が必要となる．

誤嚥の分類

　誤嚥の機序を大別すると，気道防御が完了する前に食塊が咽頭に流入する嚥下前誤嚥，気道防御が不完全な嚥下中誤嚥，咽頭残留物が吸気や重力の作用で気道に流入する嚥下後誤嚥，の3つに分けられる．これらは治療的なアプローチが異なるため，誤嚥の原因は把握しておく必要がある．例えば，むせが食事の後半や食後しばらくしてから起こるようであれば，嚥下後誤嚥であることが多い．

　健常者でも，適切な食べ方の予測を誤ったり嚥下のタイミングがずれたりすることで，誤嚥を生じうる．誤嚥の有無のみではなく，頻度と

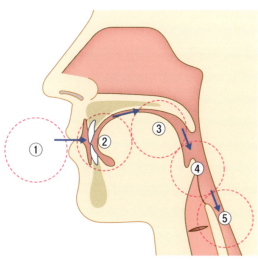

①	先行期	認知・食欲，口運び
②	準備期	食物摂取，咀嚼・食塊形成
③	口腔期	咽頭への食塊移送
④	咽頭期	咽頭通過(嚥下反射)
⑤	食道期	食道通過

図1　摂食嚥下の5期

その程度，喀出の可否により，重症度を評価することが重要である.

❸ 誤嚥性肺炎

誤嚥したものには，口腔内細菌が含まれている．この細菌が肺の内部で増殖し，炎症をきたした病態が，誤嚥性肺炎である．経口摂取を行っていなくても，唾液の誤嚥も誤嚥性肺炎の原因となりうることに，留意が必要である.

一般的には発熱，咳，痰などの症状を伴うが，なかには顕著な症状を伴わず，「元気がない」「失禁するようになった」など，日常生活における変化によって発見されることもある.

診断後，抗菌治療が行われるが，治癒するまでは経口摂取を一時中断する必要があることから，摂食嚥下機能のさらなる低下を招き，悪循環に陥りやすい.

2 摂食嚥下障害の評価方法

日常生活の観察所見，口腔内診査，食事中の観察所見などにより，摂食嚥下障害の有無や障害されている期を，大まかに把握することができる(表1)．また，標準化されたスクリーニングテストも有用であり，反復唾液嚥下テスト，改訂水飲みテスト，食物テストなどがある[1].

❶ スクリーニングテスト

反復唾液嚥下テスト(RSST)は，30秒間に可能な空嚥下の回数から判定するもので，誤嚥の

表1 摂食嚥下障害を疑う観察所見

	食事中	その他(日常，口腔内)
先行期	・摂食拒否(口を開けない，吐き出す) ・丸呑み，詰め込み食べ ・口の中のものを噛まない・飲み込まない ・摂食行為の開始困難，中断	・意識レベルが不清明，傾眠 ・失行がある ・姿勢保持が困難 ・上肢・手指に麻痺がある ・口腔過敏がみられる
準備期	・口の中に食べ物を取り込めない ・食べ物や液体を口からこぼす ・いつまでも噛んでいる ・やわらかいもの，水気の多いものばかりを好む ・噛むときに顎が上下には動くが，食物をすりつぶすような左右への動きがみられない ・頬と歯の間や舌の下に食べ物がたまる	・歯の欠損が多い ・義歯が合っていない ・口がしっかりと閉じない ・舌の片側が縮んでいる(舌に麻痺がある) ・マ・パなど唇を使う発音がしにくい ・ろれつがまわりにくい ・ラ・タ・カなど舌を使う発音がしにくい
口腔期	・咀嚼を要さない食べ物を飲み込むまでの時間が長い	・口がしっかりと閉じない ・歯の欠損が多い ・舌の片側が縮んでいる ・よだれがたまったり流れたりする ・ラ・タ・カなど舌を使う発音がしにくい
咽頭期	・甲状軟骨の動きが少ない ・むせやすい，咳き込みやすい ・食事の後半や食後に咳や痰が多い，ガラガラ声になる ・飲み物，汁物を敬遠する	・口がしっかりと閉じない ・よだれがたまったり流れたりする ・舌の片側が縮んでいる ・呼吸音に喘鳴が混ざっている ・咳の音が乾いておらず，ガラガラする ・痰が多い ・発熱を繰り返す ・咳をする力が弱い ・声が出にくい，弱い，声が長く続かない ・円背である ・体幹姿勢の保持が困難である

205

スクリーニングとして最も簡便な方法である.

改訂水飲みテスト（MWST）は，少量の冷水を嚥下させ，嚥下後の状態から咽頭期障害を評価する方法である.

MWSTと同様の手法で，プリンや粥などを嚥下させて評価するものが食物テスト（FT）であり，咽頭期障害に加え，口腔における食塊形成能や咽頭への送り込み能を評価できる.

評価方法や評価基準の詳細は，成書を参考にしてほしい.

❷ 精査のための検査

スクリーニングにより，摂食嚥下障害のリスクがあると判定されたら，嚥下造影検査（VF）や嚥下内視鏡検査（VE）により，精査を行う.

これらの検査では，障害を的確に評価するだけでなく，安全に確実に摂取できる食形態や摂取方法（姿勢，一口量，ペース，飲み方など）を確認することも重要な目的となる.したがって，検査に使用する食べ物や飲み物の形態・性状は，検査後の食事や飲み物を想定したものを準備する必要がある.

施設の都合によりVFやVEによる精査ができない場合でも，患者にとって適切な食形態や食べ方を見極めることは必要である.複数のスクリーニングテストを組み合わせ，食事場面を観察し，二次障害の有無を評価しながら，適切な食形態，摂取方法を把握するよう努める.

3 摂食嚥下障害における栄養療法

摂食嚥下障害の治療の目的は，誤嚥や窒息のリスクを減らし，栄養状態を維持し，医学的に安定した状態を保つことにある.まずは原因となる疾患の治療を優先し，摂食嚥下障害に対して，介助などの支援，および摂食リハビリテーションを行う.原疾患の治療薬が，摂食嚥下機能に影響を及ぼすこともあるため，薬剤の種類や量，服用のタイミングなどの変更を行う場合

もある.

❶ 先行期障害でのアプローチ

先行期障害に対しては，支援が主となる.集中できる食事環境の整備，食べ物の認知や食欲への配慮，全身機能に応じた口運びへの支援が必要となる.

❷ 準備期・口腔期・咽頭期障害でのアプローチ：摂食リハビリテーション

準備期・口腔期・咽頭期障害に対しては，摂食リハビリテーションが主となる.摂食リハビリテーションは，障害に伴う摂食能力の低下を改善し，機能に適応した食事摂取を獲得するためのプロセスであり，多職種によるアプローチとなる.

■ 段階的摂食訓練

摂食リハビリテーションは，大きく間接訓練と直接訓練に分けられる（図2）.このうち，食事療法と関連があるのは，直接訓練の段階的摂食訓練である.これは，飲み込みを安全・確実に行うことができ，栄養補給を目的とした食事の摂取が可能な患者に対して，個々の患者が有する摂食嚥下機能を生かしながら，摂取可能な食形態の食事を促す訓練であり，摂食能力の維持あるいは改善を目的として行われる.

■ 嚥下調整食

摂食嚥下機能・能力に配慮し，摂取しやすいように形態や性状を調整した食事のことを嚥下

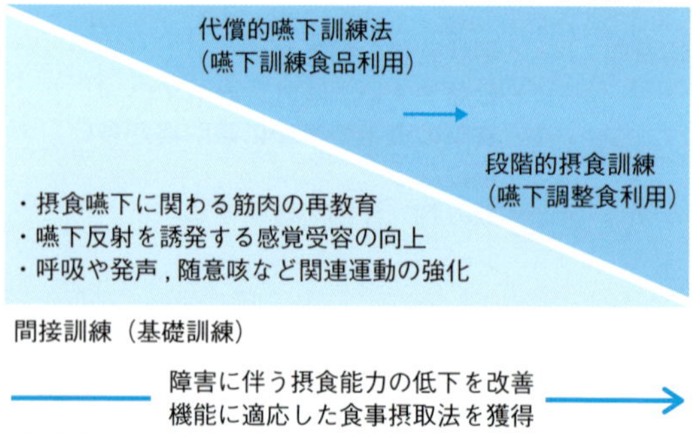

図2 摂食リハビリテーションの流れ

調整食という．大きく4タイプあるが，これらの選択は評価結果をもとに判断する．

原疾患の治療やリハビリテーションの効果，あるいは原疾患の進展などにより，摂食嚥下機能・能力は変化することが多い．食事場面をよく観察して変化を捉え，適宜，機能の再評価を行うことが重要である．

4 摂食リハビリテーションにおける食事療法の留意点

❶ 嚥下調整食の理解

患者が有する摂食機能・能力と，摂取する食事の形態・性状とをマッチングさせることは，患者の予後に大きく影響する．嚥下調整食の食形態・性状の特徴，およびそれらの摂取に必要な能力は，日本摂食嚥下リハビリテーション学会の「嚥下調整食分類2013」（以下，学会分類2013）にまとめられており[2]，患者への食事提供や食事指導のために，これらを十分に理解しておくことが求められる．

嚥下調整食は，学会分類2013のコード1j，2（2-1および2-2），3，4に該当する（表2）．各コードの特徴は言葉で説明されているだけであり，形態・性状の確認は主観的に行うことになるが，摂取に必要な患者の能力を十分に理解し，それを模した食べ方で試食してみるなど，十分に確認を行う．その際は，少量に取った一口量

表2 嚥下調整食の種類と特徴，必要な能力

コード・名称	主食の例と性状の特徴	必要な能力
コード1j 嚥下調整食1j	■主食の例：おもゆゼリー，ミキサー粥のゼリー ・均質 ・粘膜への貼り付き・残留感がない（低付着性） ・少量すくっても形状を保つまとまり（凝集性） ・丸呑みできる軟らかさ ・体温下（口腔内）での離水がほとんどない	若干の食塊保持能力が必要 送り込む際に多少意識して口蓋に舌を押しつける必要がある
コード2 嚥下調整食2	■主食の例：粒がなく，付着性の低いペースト状のおもゆや粥（コード2-1），またはやや不均質（粒がある）でも軟らかく，離水もなく付着性も低い粥類（コード2-2） ・なめらか（流動性） ・スプーンですくって"食べる"ことができるまとまり ・粘膜への貼り付き・残留感が少ない（低付着性） ・均質なもの（コード2-1）／軟らかい粒などを含む不均質なもの（コード2-2）	口腔内に保持したり，食塊状にまとめたり，それを送り込んだりと，舌や口唇・頬など口腔周囲の動きが必要
コード3 嚥下調整食3	■主食の例：離水に配慮した粥 ・舌で口蓋に押しつけてつぶせる軟らかさ（形がある，丸呑みはできない） ・体温下（口腔内）および押しつぶしによる離水が少ない ・つぶした後ばらばらにならず，食塊としてまとめやすい（凝集性） ・食塊の粘膜への貼り付き・残留感が少ない	舌とで口蓋で押しつぶし，食塊としてまとめ，送り込む必要がある
コード4 嚥下調整食4	■主食の例：軟飯・全粥 ・箸やスプーンで容易に切れる軟らかさ（舌と口蓋間で押しつぶすことは困難） ・体温下（口腔内）および粉砕・すりつぶし・押しつぶしによる離水が少ない ・粉砕・すりつぶし・押しつぶし後，ばらばらにならず，食塊としてまとめやすい ・食塊の粘膜への貼り付き・残留感が少ない	咀嚼様運動による粉砕・すりつぶし・押しつぶしが必要

（日本摂食嚥下リハビリテーション学会医療検討委員会：学会分類2013（食事），日本摂食・嚥下リハビリテーション学会嚥下調整食分類2013，日本摂食・嚥下リハビリテーション学会誌 17（3）：259，2013をもとに作成）

での試食ではなく，患者の一口量に合わせ，できれば1食分，試食してみることが望ましい．

なお，「コード4」として易消化食を当てている施設がしばしばみられるが，これらは類似している点は多いものの，誤嚥や窒息への配慮が不十分な場合もあるため，注意が必要である．

刻み食については，常食を刻んだだけのものは嚥下調整食には該当しない．「コード3」あるいは「コード4」に該当するものを刻み，それらにあんやソースなどでまとまりを付加することで，嚥下調整食となる．ただし，見た目が悪くなりやすいことに留意が必要である．あんなどのとろみの程度は，後述する水分のとろみを参考にする．

学会分類2013は食形態の分類であり，食種の分類ではない．一般にコード番号が大きい嚥下調整食を摂取できる患者は，それよりも番号が小さいコードに該当するものの摂取が可能である．嚥下調整食であっても食事であることを念頭に，1食の中に複数のコードを組み合わせ，食感の変化による食事の楽しみを加えることが望ましい．これは，食形態の段階的な変更をスムーズに行うことにも役立つ．

❷ とろみ

嚥下前誤嚥の予防を目的に，汁物や飲料にはとろみを付加することを勧めることが多い．とろみの必要性やその程度は，患者により異なるため，評価結果に基づいて判断する．患者によっては，とろみが強すぎることが嚥下後誤嚥の原因となることにも留意する．

とろみ付けには，市販のとろみ調整食品が用いられることが多いが，商品により添加量，経時変化，温度変化などの特徴が大きく異なる．また，牛乳や濃厚流動食などのたんぱく質を多く含む飲料や，酸味の強い飲料などには，とろみが付きにくいものもある[3]．使用にあたっては，特徴をよく把握し，各使用方法を遵守することを心がける．

特に経時変化，温度変化は見落とされがちである．患者の口に入る時点の性状を必ず確認する．性状の確認は，フォークを使うとわかりやすい（図3）．

❸ 栄養評価

摂食嚥下障害患者では，栄養や水分が摂取不足となるリスクが高い．栄養については，食事の摂取量が少ないことのほか，嚥下調整食のコード番号が小さいものは，常食に比べ水分が付加され，摂取量に対して含まれている栄養量が少ないことが，原因として挙げられる．

誤嚥性肺炎を予防するためにも，栄養状態を良好に保って免疫力を保持することは重要である．各人の栄養状態を的確に評価し，栄養給与目標量を充足できるよう，適宜栄養補給を行う．水分については，嚥下障害に起因する摂取不足の他，飲料へのとろみ付けによる清涼感の喪失や味の劣化，満腹感により飲水行動が抑制され

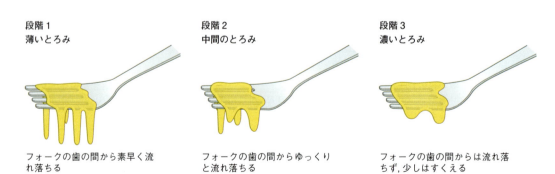

図3 フォークによるとろみ程度の確認方法

（日本摂食嚥下リハビリテーション学会医療検討委員会：学会分類2013（とろみ），日本摂食・嚥下リハビリテーション学会嚥下調整食分類2013．日本摂食・嚥下リハビリテーション学会誌 17（3）：263，2013をもとに作成）

やすいことが原因となる．患者の機能・能力を
考慮しながら，市販のゼリーやゼリー飲料など，
とろみ液以外の水分摂取方法を模索し，提案で
きるよう心がけたい．

📖 略語

◆FT
食物テスト：food test

◆MWST
改訂水飲みテスト：modified water swallow test

◆RSST
反復唾液嚥下テスト：repetitive saliva swallowing test

◆VE
嚥下内視鏡検査：
video endoscopic examination of swallowing

◆VF
嚥下造影検査：swallowing videofluorography

引用・参考文献

1) 才藤栄一ほか編：摂食嚥下リハビリテーション，第3版，p129-131，医歯薬出版，2016
2) 日本摂食・嚥下リハビリテーション学会医療検討委員会嚥下調整食特別委員会：日本摂食・嚥下リハビリテーション学会嚥下調整食分類2013．日本摂食・嚥下リハビリテーション学会誌 17(3)：255–267，2013
3) 小城明子：嚥下調整食学会分類ととろみ調整食品の種類．JCNセレクト12 摂食嚥下障害の栄養食事指導マニュアル―嚥下調整食学会分類2013に基づくコード別解説，p78-84，医歯薬出版，2016

11 摂食障害(神経性食欲不振症,神経性大食症)

1 摂食障害とは

摂食障害は，著しい食欲不振(拒食)や極端な過食など，食行動に重篤な障害が生じている状態であり[1]，神経性食欲不振症(AN，神経性やせ症ともいう)と神経性大食症(BN，神経性過食症ともいう)に大別される．

診断基準には，米国精神医学会によって作成された精神疾患の診断・統計マニュアル第5版(DSM-5)を用いることが多く，身体的・心理的・社会的なサポートが必要となる．

2 神経性食欲不振症(神経性やせ症)

神経性食欲不振症は，摂食制限型，および過食・排出型に分けられる．病的なやせ，体重増加への強い抵抗，重篤な低体重に対する病識の欠如などがみられる．

❶ 診断基準

DSM-5では，健康的(正常)な体重を下回ること，体重の増加に対して強い恐怖をもつこと，体重増加を防ぐ持続的な行動があることのほか，病識の欠如が診断基準としてあげられている．

反復的な排出行動(過去3か月間の過食，もしくは自己誘発性の嘔吐，緩下剤・利尿薬・浣腸の乱用)[2]などの有無により，摂食制限型と過食・排出型に分類される(表1)．

❷ 栄養状態の評価

栄養状態を評価するうえで，身体所見や検査所見は重要である[2]．標準体重の55%以下では，身体合併症の合併率が高くなる[3]．

表1 神経性食欲不振症(神経性やせ症)の診断基準(DSM-5)

A. 必要量と比べてエネルギー摂取を制限し，年齢，性別，成長曲線，身体的健康状態に対して有意に低い体重になっている
B. 有意に低い体重であるにもかかわらず，体重増加または肥満になることに対する恐怖，または体重増加を妨げる持続した行動がある
C. 自分の体重または体型の体験の仕方における，自己評価に対する体重や体型の不相応な影響，または現在の低体重の深刻さに対する認識の持続的欠如

■ 分類
摂食制限型：過去3か月間，過食または排出行動(自己誘発性嘔吐，または緩下剤・利尿薬・浣腸の乱用)の反復的なエピソードがないこと．
過食・排出型：過去3か月間，過食または排出行動(自己誘発性嘔吐，または緩下剤・利尿薬・浣腸の乱用)の反復的なエピソードがあること．

■ 重症度
軽度：BMI≧17kg/m²
中等度：16≦BMI≦16.99kg/m²
重度：15≦BMI≦15.99kg/m²
最重度：BMI<15kg/m²

(American Psychiatric Association，日本精神神経学会日本語版用語監修，髙橋三郎，大野裕監訳：DSM-5 精神疾患の診断・統計マニュアル，p332-333，医学書院，2014より作成)

身体所見

- 摂食制限型：やせ，便秘，無月経，低血圧，浮腫，徐脈，低体温など．
- 過食・排出型：便秘，歯牙侵食，唾液腺腫脹，吐きだこ，食道・胃裂孔など．

検査所見

- 摂食制限型：貧血，脱水，電解質異常，高アミラーゼ血症，低血糖，低たんぱく血症．
- 過食・排出型：代謝性アルカローシス，代謝性アシドーシス．

❸ 緊急入院の適応

全身衰弱(起立，階段昇降が困難)，重篤な合併症(低血糖昏睡，感染症，腎不全，不整脈，心不全，電解質異常)，標準体重の55%のやせ，の

場合は緊急入院が必要であり，積極的な治療が望ましいとされる．この段階では全身状態の改善が最優先とされる[4]．

❹ 栄養管理と栄養療法

摂食制限型

リフィーディング症候群(refeeding syndrome)予防のため，初期段階では基礎代謝量程度，または基礎代謝量から算出した必要エネルギー量より若干少ないカロリーを目標とする．患者はカロリーや体重の増加に敏感であるため，段階的にカロリーを増やしていく．

体重増加量は入院患者の場合，1週間当たり0.5～1.0kgの体重増が推奨される[5]．外来通院では，日常の活動量を踏まえ，体重増加に要する期間を長く設定する．

心理的抵抗の低い食品や料理から開始し，食事や体重の変化への心理的負担を軽減する．経口摂取で必要カロリーを充足できない場合は，経静脈・経腸栄養ルートとの併用を検討する．

過食・排出型

衝動的な過食の後に排出行動を行う過食・排出型では，飢餓が過食の大きな原因となり，排出行為は次の過食を惹起する．食事の時間や間食の回数を決め，絶食時間を少なくして飢餓刺激を低減し，20回以上噛むように指導する[6]．

緩下剤・利尿薬の乱用や嘔吐によって電解質バランスが乱れている場合は，電解質の補正を検討する．

3 神経性大食症 (神経性過食症)

神経性大食症の特徴の1つとして，体重増加を防ぐために不適切な代償行動を繰り返すことがある．これらの行動を「排出行動」，あるいは「パージング」と呼ぶ[7]．

DSM-5では，繰り返す過食のほかに不適切な代償行為がない病態を，過食性障害(BED)と呼んでいる．

❶ 診断基準

DSM-5（表2）では特徴の1つとして，「食べることや種類や量をやめることができない感覚」を挙げている．患者のほとんどは「排出行動」型であるが，過食・過剰な運動・絶食を繰り返す例もある[8]．

❷ 栄養状態の評価

神経性食欲不振症の項目を参照．

表2 神経性大食症(神経性過食症)の診断基準(DSM-5)

A. 反復する過食エピソード．過食エピソードは以下の両方によって特徴づけられる．
  (1)他とはっきり区別される時間帯に(例：任意の2時間の間に)，ほとんどの人が同様の状況で同様の時間内に食べる量よりも明らかに多い食物を食べる．
  (2)そのエピソードの間は，食べることを抑制できないという感覚がある(例：食べることをやめることができない，または，食べる物の種類や量を抑制できないという感覚)．

B. 体重の増加を防ぐための反復的な不適切な代償行動(例：自己誘発性嘔吐，緩下剤，利尿薬，その他の医薬品の乱用，絶食，過剰な運動など)

C. 過食と不適切な代償行動がともに平均して3か月間にわたって少なくとも週1回は起こっている．

D. 自己評価が体型および体重の影響を過度に受けている．

E. その障害は，神経性やせ症のエピソードの期間にのみ起こるものではない．

■ 重症度
重症度の低い，不適切な代償行動の頻度に基づく．他の症状および機能低下の程度を反映して，重症度が上がることがある．
  軽度：不適切な代償行動のエピソードが週に平均して1～3回
  中等度：不適切な代償行動のエピソードが週に平均して4～7回
  重度：不適切な代償行動のエピソードが週に平均して8～13回
  最重度：不適切な代償行動のエピソードが週に平均して14回以上

(American Psychiatric Association，日本精神神経学会日本語版用語監修，髙橋三郎，大野裕監訳：DSM-5 精神疾患の診断・統計マニュアル，p338-339，医学書院，2014より作成)

| 表3 | 神経性食欲不振症（神経性やせ症）患者の経静脈高カロリー栄養法の留意点 |

1. 脱水のためカテーテル挿入が困難なことがあり，十分な末梢点滴を行う．
2. 鎖骨下静脈アプローチでは気胸の合併が多いので，頸静脈アプローチが勧められる．
3. 超音波で内頸静脈内腔の拡張と位置を確認して挿入する．
4. 腎の希釈能が低下しているので，水分量は1,000mL程度から，インスリン分泌能が低下しているので，エネルギー量は500kcal/日程度から開始して，3〜5日おきに200〜500kcal増量する．
5. 摂食量が1,000kcal程度なら，経静脈性高カロリー栄養は1,000〜1,500kcalで維持し，総カロリーは2,500kcal以下．総合ビタミン製剤は必ず投与し，必須脂肪酸欠乏を予防するため脂肪製剤は週2回以上使用し，欠乏に応じて微量元素を補う．
6. 体重増加は1週間に1kg，1か月で4kg以下が適切．
7. 中止時には，総カロリーは1日ごとに2/3，1/2，1/3に漸減し，増加した体重を維持できるエネルギーを食事で摂取でき，試験外泊でも体重が減らないことを確認して，カテーテルを抜去する．
8. 重要な合併症は高血糖，肝機能障害，カテーテル汚染，リフィーディング症候群（refeeding syndrome）である．
9. 夜間頻尿に対しては夕方〜夜間の注入量を減量．再栄養（リフィーディング）時に出現する全身浮腫には少量のループ利尿薬とカリウム保持性利尿薬を併用．過剰栄養による肝機能障害には投与エネルギーを一時的に減量．血糖，肝機能，カリウム，リン，マグネシウムなどの電解質，亜鉛などの微量元素のモニタリングを行い，リフィーディング症候群による血清リン値の低下傾向が認められたらリン製剤を補充する．

（摂食障害治療ガイドライン作成委員会編：摂食障害治療ガイドライン，p147，医学書院，2012より転載）

❸ 栄養管理

基礎代謝量，または基礎代謝量から算出した必要量を設定して，身体機能維持に必要な栄養量を確保する．

食事時間，食事に要する時間を決め，リズムをつくり，「だらだら食い」を防ぐ．

体重増加への恐怖が強く，排出行動を繰り返す場合には，必要栄養量を提示し，食べた食事をすべて排出する必要はないこと，継続的な排出行動は身体的負担が大きく，身体合併症を誘発する可能性があることを説明する．

❹ 栄養療法

重篤な低栄養状態，もしくは身体合併症を発症している場合は，生命維持を目的として，経静脈・経腸栄養によって栄養量の確保と改善を図る．電解質異常として，嘔吐による胃酸の喪失が代謝性アルカローシスを誘発することや，緩下剤や利尿薬の乱用により頻繁な下痢や脱水を起こすと代謝性アシドーシスを生じることに留意する[9]．

4 摂食障害とチーム医療

食事や体重に対して深いこだわりのある患者と向き合う際に，具体的な数字は目安として提示し，患者の心理負担とならないように配慮することが重要である．

また，必要栄養量や目標体重（もしくは設定理由）を尋ねられた際には，根拠に基づいた明確な説明ができることも必要である．言動を通して，自分の望む方向への働きかけを強めやすい患者によって医療者が振り回されないよう，関連する多職種がカンファレンスなどを通して，意思統一を図っておくことも重要である．

多職種がそれぞれの専門性を発揮し診療をサポートするチーム医療の実践が，摂食障害の治療と患者の社会復帰に不可欠である．

略語

◆AN
神経性食欲不振症：anorexia nervosa

◆BED
過食性障害：binge eating disorder

◆BMI
体格指数：body mass index

◆BN
神経性大食症：bulimia nervosa

◆DSM
精神疾患の診断・統計マニュアル：
Diagnostic and Statistic Manual of Mental Disorders

引用・参考文献

1) 中村丁次：チーム医療に必要な人間栄養の取り組み―臨床栄養管理のすべて，p388，第一出版，2012
2) 髙橋三郎ほか監訳：DSM-5 精神疾患の診断・統計マニュアル，p332-333，医学書院，2014
3) 日本病態栄養学会編：病態栄養認定管理栄養士のための病態栄養ガイドブック，改訂第5版，p292，南江堂，2016
4) 田村菜穂：摂食障害における身体合併症，臨床栄養 127(7)：907-912，2015
5) 厚生労働省：神経性食欲不振症のプライマリケアのためのガイドライン（2007年）
http://hikumano.umin.ac.jp/AN_guideline.pdf（2018年4月閲覧）
6) 摂食障害治療ガイドライン作成委員会編：摂食障害治療ガイドライン，p92，医学書院，2012
7) 鈴木（堀田）眞理：神経性やせ症の栄養療法，日本内科学会雑誌 104(7)：1479-1485，2015
8) 前掲2) p340
9) 前掲3) p294
10) 前掲2) p342
11) 日本静脈経腸栄養学会編：静脈経腸栄養ガイドライン―静脈・経腸栄養を適正に実施するためのガイドライン，第3版，照林社，2013
12) 雨海照祥編：JCNセレクト3 ワンステップアップ栄養アセスメント応用編，医歯薬出版，2010
13) 井上善文編：JCNセレクト6 栄養療法に必要な水・電解質代謝の知識，医歯薬出版，2011

12 妊産婦

1 妊産婦の栄養指導

❶ 妊産婦の栄養指導の現状

妊娠期の栄養・体重管理は，胎児の発育や妊婦の健康状態維持に重要であり，妊娠中の栄養管理は，胎児の将来の生活習慣病にも影響するといわれている．したがって，妊婦では妊娠中の過栄養や低栄養がないよう，管理していく必要がある．

一般的に妊婦への生活指導は，母親学級での集団指導として1〜4回程度実施される．しかし栄養指導に関しては初回の1回のみで，指導時間も施設によって長短があるのが現実である．また，妊娠期は，家族の適正な栄養管理を考えるよい機会でもあるが，残念ながら母親学級への参加は「義務」ではない．

妊婦個人への指導は妊娠糖尿病，妊娠高血圧症候群，肥満妊婦，低栄養などについて，継続的に実施されている．

❷ 妊娠中の栄養管理

妊娠中の栄養管理の基本は，バランスのよい食事である．それに加えて，適切な体重増加といくつかの栄養素に留意する必要がある．

体重管理

妊娠中の急激な体重増減は，母胎の健康や出生体重など出産に伴うあらゆるリスクとなるた

め，適切な管理が必要となる．非妊娠時のBMIを踏まえ，適切な体重増加量，および1週間ごとの体重増加速度にも注意する必要がある（表1）．特に悪阻が治まる中期では，食欲回復に伴い，摂食量が急激に増える可能性がある．肥満の場合には，個別の管理が必要となる．

体重には，母体への脂肪の蓄積や循環血液の増量も影響するため，栄養評価が必要な場合には，血液検査の結果なども参考にする．

エネルギー

年齢や身体活動の程度による推定目標エネルギー量に，妊娠期の変化に伴うエネルギー摂取代謝を付加することで，適正量とする（表2）．妊娠末期には，胎児の発育により胃が圧迫され，1回の摂食量が低下するため，4〜5回の分食として目標量を確保する．

たんぱく質

たんぱく質は，母体の体重増加に応じて付加する（表2）．たんぱく質の摂取不足は児の低体重の原因に，過剰摂取は妊娠高血圧症候群の原因となるため，適正量を摂取する必要がある．

脂質

アラキドン酸やDHAは，神経組織の重要な構成成分であり，不飽和脂肪酸であるn-3系の摂取が必要となる（表2）．

脂質は，ビタミンAやビタミンDなどの脂溶性ビタミンの吸収も助ける．油脂の種類にかかわらず，摂り過ぎによるエネルギー摂取過剰には注意する．

表1 妊娠中の推奨体重増加量

非妊娠時BMI	18.5未満低体重（やせ）	18.5以上25.0未満（普通）	25以上（肥満）
推奨体重加量	9〜12kg	7〜12kg	個別対応
妊娠中期から末期における1週間あたりの推奨体重増加量	0.3〜0.5kg/週	0.3〜0.5kg/週	個別対応

＊妊娠中期：妊娠16〜28週未満，妊娠末期：妊娠28週以降

表2 推定目標栄養必要量への妊娠各期における蓄積量

妊娠	初期	中期	末期
エネルギー	＋50kcal/日	＋250kcal/日	＋450kcal/日
たんぱく質	＋0g/日	＋5g/日	＋10g/日
脂質	妊娠各期の総エネルギー必要量の20 ～ 30% n-6系脂肪酸は非妊娠時より1g/日増量 n-3系脂肪酸は非妊娠時より1.9g/日増量		

ビタミンA（レチノール）

ビタミンAは，胎児の皮膚や粘膜の形成に必要であり，体内で合成できないため，母胎から胎盤を介して胎児に移行する．

しかし，妊娠初期の過剰摂取によって，胎児の水頭症や口蓋裂などの催奇形性が報告されているため，注意する必要がある．特に妊娠を予定している場合，摂取しているサプリメントがあれば，組成を確認する．

ビタミンD

ビタミンDは，カルシウムの吸収を促進するために必要である．ビタミンDは紫外線により活性化されるため，極端に日差しを避けないようにする．

葉酸

葉酸は，DNAやRNAの合成を助ける補酵素として，細胞の分化に重要な役割を担う．胎児の神経管閉塞障害によって起こる無脳症や二分脊椎などのリスクを軽減するため，妊娠7週までの摂取が欠かせず，妊娠を予定している時期から，400μg/日以上の摂取が必要となる．

また，葉酸の摂取は造血作用にも働くため，貧血予防にもつながる．しかし，葉酸を食事のみで補充することは難しいため，サプリメントによる摂取が勧められる．

鉄

鉄は，必要なエネルギー量を摂取していても，循環血液量の増加によって鉄分の需要も増加する．特に妊娠中期から末期には鉄の需要が増加するため，貧血になりやすい．

鉄欠乏となった場合にはサプリメントや鉄剤で補充し，ビタミンCで鉄の吸収を促進する．妊娠中は，血液検査により貧血を確認するが，産後はほとんど管理されないため，母乳の鉄含有量が低下し，乳児の貧血につながることもある．

カルシウム

カルシウムは，骨・歯を形成するために必要であるものの，妊娠中はカルシウムの吸収率が著しく増加するため，付加する必要はないとされている．しかし，日本人ではカルシウム摂取量が必要量を充足していない人も多いとされることから，意識して摂取するよう勧めるが，過剰とならないように注意する．

摂取を避ける，または控えたほうがよいもの

- 喫煙・飲酒は避ける．
- 胎児には体外に水銀を排出する機能がなく，神経障害や発達障害をもたらす危険があるため，食物連鎖を通じて，他の魚介類と比較して水銀濃度が高いとされているキンメダイ，メカジキ，マグロ類などの15種類の魚に対して，妊婦が食べてもよい量と1週間の回数が厚生労働省より示されている．

📖 略語

◆BMI
体格指数：body mass index

◆DHA
ドコサヘキサエン酸：docosahexaenoic acid

◆DNA
デオキシリボ核酸：deoxyribonucleic acid

◆FFA
遊離脂肪酸：free fatty acid

◆RNA
リボ核酸：ribonucleic acid

2 妊娠糖尿病

❶ 妊娠糖尿病とは

妊娠中の糖代謝異常には妊娠糖尿病(GDM)，妊娠中の診断された明らかな糖尿病(overt diabetes in pregnancy)，すでに糖尿病と診断されている糖尿病合併妊娠(pregestational diabetes)の3つがある．

妊娠糖尿病は，妊娠中に初めて発見または発症した，糖尿病に至っていない糖代謝異常と定義されている(図1)．

妊娠期の糖代謝

妊娠期は，胎盤性ホルモン(ヒト胎盤性ラクトゲンなど)，および成長ホルモンによって，インスリン抵抗性が生じる．母体は糖質を取り込みにくくなり，優先的に胎児に，主なエネルギー源であるブドウ糖を供給している．

母体において糖質が不足した分のエネルギーは，胎盤性ホルモンや成長ホルモンなどによる脂質の分解促進により，胎盤を通過しにくい遊離脂肪酸(FFA)やグリセロールによって補われている．

妊娠後半はインスリン抵抗性が強くなり，高血糖・高インスリン血症となる．

発症リスク因子

妊娠糖尿病の発症リスク因子として，①糖尿病の家族歴，②肥満，③高年齢(35歳以上)，④巨大児分娩既往，⑤原因不明の習慣性流早産歴，⑥原因不明の周産期死亡歴，⑦先天奇形児の分娩歴，⑧強度の尿糖陽性もしくは2回以上反復する尿糖陽性，⑨妊娠高血圧症候群，⑩羊水過多症，などが知られている．

なお，筆者が所属する施設において1年間(平成28年度)に栄養指導を実施した妊娠糖尿病患者は167名であったが，患者は高齢の傾向にあり，BMIは18以下が21.6％，19〜24が64.7％，25以上が13.8％で，特に18〜20が48.5％と多かった(表1)．

診断基準

妊娠糖尿病は，75g経口ブドウ糖負荷試験(OGTT)において，次の基準の1項目以上を満たした場合に診断する．

①空腹時血糖値≧92mg/dL（5.1mmol/L）
②1時間後血糖値≧180mg/dL（10.0mmol/L）
③2時間後血糖値≧153mg/dL（8.5mmol/L）

起こりやすい合併症

妊娠中の血糖コントロールが不良であると，

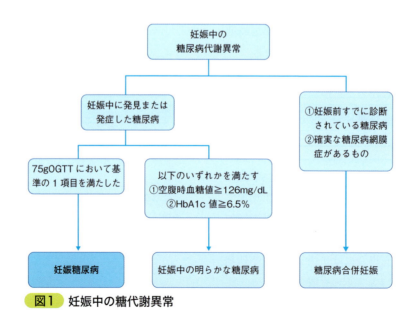

図1 妊娠中の糖代謝異常

表1 当院における妊娠糖尿病栄養指導の対象者の検査値（平成28年度，167名）

	年齢(歳)	BMI (kg/m²)	空腹時血糖値 (mg/dL)	1時間後値 (mg/dL)	2時間後値 (mg/dL)	HbA1c (%)	グリコアルブミン(%)
平均	35.8	21.7	86.4	175.5	152.2	5.4	13.1
標準偏差(SD)	±4.7	±3.6	±10.1	±30.9	±32.6	±0.4	±1.1

合併症のリスクが高まる（表2）．糖代謝異常合併妊娠の患者から生まれた児は，将来的に肥満，糖尿病，脂質異常症，高血圧となる危険性が高くなるといわれている．

治療

妊娠糖尿病の合併症予防のためには，妊娠中の厳密な血糖コントロールが必要であり，その治療の基本は食事療法となる．食事療法により母体の血糖および体重のコントロールを良好に保ち，適正な食事療法を実施しても血糖コントロールが難しい場合にインスリン療法を行う．

現在，インスリン抵抗性改善薬を妊婦に投与することは禁忌となっている．

妊娠中の血糖管理

・血糖値：朝食前血糖値70 ～ 100mg/dL，食後2時間血糖値120mg/dL未満
・HbA1c：6.2%未満
・グリコアルブミン：15.8%未満

妊娠糖尿病と診断された場合には，分娩後6 ～ 12週の間に糖尿病を再評価するため，75gOGTTを行う．

出産後に血糖が正常化しても，糖尿病発症の危険性が高いため，長期的に管理を継続する必要がある．

❷ 食事療法の要点

妊娠糖尿病の食事療法は2型糖尿病とは異なり，毎食後2時間の血糖値を120mg/dL以下でコントロールする必要があるため，診断された当日の栄養指導が望ましい．しかし，妊娠糖尿病の場合には糖尿病内科も併診すること，栄養指導は予約制となっていることも多いため，それが難しい施設もある．

栄養指導は初回月に2回，その後は月1回を継続する．低糖質ダイエットや2型糖尿病の食事療法を取り入れるケースもあり，食品交換表やカーボカウントなどを使用した栄養管理が理想ではあるが，仕事や子育てなど，自己管理に十分な時間を使うことができない妊婦も多いのであまり現実的ではない．

1日の必要栄養量

1日の必要エネルギー量は，標準体重〔身長

表2 妊娠糖尿病による母体および胎児の合併症

母体合併症	胎児合併症
■糖尿病合併症 ・糖尿病ケトアシドーシス ・糖尿病網膜症の悪化 ・糖尿病腎症の悪化 ・低血糖(インスリン使用時) ■産科合併症 ・早産・流産 ・妊娠高血圧症候群 ・羊水過多症 ・巨大児による難産	■臨床症状 ・巨大児 ・先天性奇形 ・低血糖 ・低カルシウム血症 ・多呼吸 ・心拡大 ・高ビリルビン血症 ■予後 ・神経学的発達障害(胎児低酸素症, 新生児仮死, 新生児低血糖など) ・将来の糖尿病発症 ・子宮内発達不全・低出生体重児

$(m)^2 \times 22$〕×30kcalとして，妊娠期ごとのエネルギー量を付加する．エネルギー比は脂質20～30％，たんぱく質13～20％，炭水化物50～60％とする．

❸ 栄養指導の実際

初回

生活に合わせて食事時間を決める，1日3食を同じくらいの量で摂ること，主食・主菜・副菜を揃えて栄養バランスのよい食事を心がけること，食品分類(特に炭水化物)など，食事療法の基本を説明する．

そのうえで，食生活状況を確認し，必要な栄養量，果物や甘い菓子などの摂取を調整する．また，食事の最初もしくは前半に野菜を摂る，主食は玄米やブランパン(小麦の外皮を含むパン)など，食物繊維が多いものを取り入れることも勧める．食事の記録は，次回の栄養指導時に持参してもらう．

2回目

この頃には血糖自己測定(SMBG)を導入しているため，食後2時間血糖と食事記録で献立内容を評価する．

食事内容に問題がない場合でも，食後2時間血糖値が120mg/dL以上であれば5～6回の分食とする．分食も時間を決め，炭水化物を調整する．

■ 食事

主食は量を決め，芋類，果物などの炭水化物や牛乳・乳製品を減らしエネルギー調整する．

■ 補食

果物，牛乳・乳製品，サンドイッチ，ナッツ類，市販の低糖質の菓子などを使用してもよい．

3回目以降

食事記録とSMBG，および体重増加の状況により食事内容と量を調整する．

外食の際にもSMBGを行い，料理やメニューによる血糖上昇の違いを確認するようにする．

📖 略語

◆**BMI**
体格指数：body mass index

◆**FFA**
遊離脂肪酸：free fatty acid

◆**GDM**
妊娠糖尿病：gestational diabetes mellitus

◆**HbA1c**
ヘモグロビンA1c：hemoglobin A1c

◆**OGTT**
経口ブドウ糖負荷試験：oral glucose tolerance test

◆**SMBG**
血糖自己測定：self-monitoring of blood glucose

---

3 妊娠高血圧症候群

❶ 妊娠高血圧症候群とは

妊娠高血圧症候群(PIH)は以前，妊娠中毒症と呼ばれていた病態であり，2004年に診断名称が改称された．その後，定義・分類・診断基準が改定され，2009年にガイドラインが作成されたが，病型分類に高血圧合併妊娠は含められなかった．

しかし近年，妊産婦の高齢化に伴い高血圧合併妊娠が増えていることもあり，現在，妊娠前からの高血圧症，重症高血圧による母体の脳卒中の危険性と長期的な母児の予後などを考慮した新たな定義・分類・診断基準が，国際基準の統一基準も踏まえて審議されているところであり(2017年6月現在)，英文表記もhypertensive disorders of pregnancy (HDP)に変更されている．

2018年5月に妊娠高血圧症候群の診断基準が改定され，妊娠時に高血圧を認めた場合，妊娠高血圧症候群とすると定義されている．

原因

妊娠すると，プロゲステロンの影響を受けて血管が拡張するため，血圧は変化しない，または軽度低下するが，妊娠高血圧症候群では何ら

かの原因により，血圧が上昇する．その原因はなお十分に解明されておらず，最近では，胎盤形成不全後に，胎盤虚血，胎盤内酸化ストレスの発生によって発症するともいわれている．

妊娠に合併する高血圧疾患は全妊婦の5〜10%にみられる．重症化すると，母子ともに命の危険にさらされる．

発症リスク因子

妊娠高血圧症候群の発症リスク因子として，以下のことが知られている．

①母体年齢：35歳で発症率が高くなり，40歳以上になるとさらに危険度が高くなる．15歳以下でも発症率は高い．

②出産：初産，妊娠間隔の延長（特に5年以上）．

③肥満：BMI25以上や非妊娠時55kg以上．

④妊娠初期の血圧：非妊娠時または妊娠初期の収縮期血圧が130〜139mmHgあるいは拡張期血圧が80〜89mmHgの妊婦．

⑤遺伝的要因：本態性高血圧症，母の妊娠高血圧症候群，アフリカ系人種．ただし，遺伝的な要因だけではなくさまざまな要因（栄養，ストレスなど）が組み合わさって発症する．

⑥合併症（高血圧，腎疾患，糖尿病など）．

⑦妊娠高血圧症候群の既往（特に前回の妊娠からの期間が5年以上経過している場合）．

⑧妊娠関連（多胎妊娠）．

⑨感染症（尿，歯周病）．

妊娠高血圧症候群の定義と病型分類（表1）

2018年5月の改定により子癇が削除され，妊娠高血圧腎症(PE)，妊娠高血圧症(GH)，加重型妊娠高血圧腎症(SPE)，高血圧合併妊娠(CH)の4つとなった．主な変更点は以下のとおりである．

①妊娠高血圧症：高血圧と母体臓器障害，または子宮胎盤機能不全がない場合にはたんぱく尿がなくても妊娠高血圧症と診断される．

②重症度は高血圧が重症の場合，もしくは母体臓器障害（肝機能障害，血小板減少，腎機能障害など），子宮胎盤機能不全を認める場合で，たんぱく尿の多寡による分類を行わない．なお，軽症という表現はハイリスクではない妊娠高血圧症候群と誤解されるため，原則用い

ない．

③発生時期による病型分類は欧米諸国の定義に合わせて34週を基準としている．

2018年中にはガイドラインが提示される予定となっているため，現段階で検討中となっている内容については確認する必要がある．

母児における合併症

母児における主な合併症として，以下のものがある．

①子癇：妊娠20週以降に初めてけいれん発作を起こし，てんかんや二次性けいれんが否定されるもの．繰り返す場合には重篤となり，誤嚥性肺炎や肺水腫を生じうる．

②妊産婦脳卒中：脳出血，くも膜下出血，脳梗塞，脳静脈血栓症，もやもや病，脳動静脈奇形（AVM）．

③HELLP症候群：溶血性貧血(Hemolytic anemia)，肝逸脱酵素上昇(Elevated Liver enzymes)，血小板低下(Low Platelet count)を3大徴候とする妊娠高血圧症候群の妊婦や子癇に合併する予後不良な症候群．

④常位胎盤早期剝離：子宮体部に付着する胎盤が胎児娩出前に剝離した状態．発生から短時間で子宮内胎児の死亡，母体のDIC（播種性血管内凝固症候群），母体死亡などをきたす．

外来健診の役割

早期に発見するためにも，外来において症状（表2）や妊婦の訴えなどに注意し，危険な徴候を見逃さないことが重要となる．

治療

降圧薬療法，輸液療法，抗凝固療法以外に，非薬物療法として入院療法，食事療法がある．

❷ 食事療法の実際

妊娠高血圧症候群の発症原因は十分に解明されていないため，予防方法も明確ではない．食事療法に厳しい制限はなく，適正なエネルギー量でバランスのよい食事となるよう管理する．制限が必要な場合においても，低栄養とならないように注意する．

表1 妊娠高血圧症候群について

1. 名称:
   従来"妊娠中毒症"と称した病態は妊娠高血圧症候群(pregnancy induced hypertension；PIH)との名称に改める.

2. 定義:
   妊娠20週目以降，分娩後12週まで高血圧が見られる場合，または高血圧にたんぱく尿をともなう場合のいずれかで，かつこれらの症状が単なる妊娠の偶発合併症によるものではないものをいう.

3-1. 病型分類:
   ・妊娠高血圧腎症(preeclampsia)
   　妊娠20週以降にはじめて高血圧が発症し，かつたんぱく尿をともなうもので分娩後12週までに正常に復する場合をいう.
   ・妊娠高血圧症(gestational hypertension)
   　妊娠20週以降にはじめて高血圧が発症し，分娩後12週までに正常に復する場合をいう.
   ・加重型妊娠高血圧腎症(superimposed preeclampsia)
   　(1)高血圧症(chronic hypertension)が妊娠前あるいは妊娠20週までに存在し妊娠20週以降たんぱく尿をともなう場合,
   　(2)高血圧とたんぱく尿が妊娠前あるいは妊娠20週までに存在し，妊娠20週以降，いずれか，または両症状が増悪する場合,
   　(3)たんぱく尿のみを呈する腎疾患が妊娠前あるいは妊娠20週までに存在し，妊娠20週目以降に高血圧が発症する場合をいう.
   ・子癇(eclampsia)
   　妊娠20週目以降にはじめて痙攣発作を起こし，てんかんや二次性痙攣が否定されるもの，痙攣発作の起こった時期により，妊娠子癇・分娩子癇・産褥子癇と称する.

3-2. 症状による亜分類
   ・重症，軽症の病型を高血圧，たんぱく尿の程度によって分類する.
   　軽症:血圧:次のいずれかに該当する場合
   　　収縮期血圧　140mmHg以上，160mmHg未満の場合
   　　拡張期血圧　90mmHg以上，110mmHg未満の場合
   　　たんぱく尿:≧300mg/日，＜2g/日
   　重症:血圧:次のいずれかに該当する場合
   　　収縮期血圧　160mmHg以上の場合
   　　拡張期血圧　110mmHg以上の場合
   　たんぱく尿:たんぱく尿が2g/日以上のときはたんぱく尿重症とする．なお，随時尿を用いた試験紙法による尿中たんぱくの判定量は24時間蓄尿検体を用いた定量法との相関性が悪いため，たんぱく尿の重症度の判定は24時間尿を用いた定量によることを原則とする．随時尿を用いた試験紙法による成績しか得られない場合は，複数回の新鮮尿検体で，連続して3＋以上(300mg/dL以上)の陽性と判定されるときにたんぱく尿重症とみなす.
   ・発症時期による病型分類
   　妊娠32週未満に発症するものを早発型(EO；eary onset type)，妊娠32週以降に発症するものを遅発型(LO；late onset type)とする.

[付記]:
1) 妊娠たんぱく尿(gestational proteinuria):妊娠20週以降にはじめてたんぱく尿が指摘され，分娩後12週までに消失した場合をいうが，病型分類には含めない.
2) 高血圧症(chronic hypertension):高血圧症は病型分類には含めないが，妊娠高血圧腎症(pre-eclampsia)を併発しやすく，妊娠高血圧症候群(pregnancy induced hypertension)と同様の厳重な管理が求められる.
3) 下記の疾患は必ずしも，"妊娠高血圧症候群"に起因するものではないが，かなり深い因果関係があり，また重篤な疾患であるので，注意を喚起する意味で[付記]として取り上げることにした．しかし，"妊娠高血圧症候群"の病型分類には含めない.
   肺水腫，脳出血，常位胎盤早期剥離およびHELLP症候群.
4) 症状の記載は従来どおり高血圧h，H，たんぱく尿，p，P，子癇C(軽症は小文字，重症は大文字)などの略語を用い，さらに加重型はS(superimposed type)，早発型:EO(early onset)，遅発型:LO(late onset)を記入する.
   例:妊娠高血圧(H-EO)，(h-LO)など
   妊娠高血圧腎症(HP-EO)，(Hp-LO)など，
   加重型妊娠高血圧腎症(HP-EOS)，(hp-LOS)などのように記入する.

(江口勝人ほか:妊娠高血圧症候群研究の歴史と疾患概念の変化．産婦人科の実際．67(6):597，2018より引用)

表2 妊娠高血圧症候群の主な症状

- ・急激な体重増加（2kg/週以上）
- ・尿量減少（500mL/日以下の乏尿）
- ・頭痛・眼華閃発・上腹部痛（心窩部痛や嘔気・嘔吐）
- ・常位胎盤早期剥離徴候（強い子宮収縮，性器出血）
- ・胎児発育不全（2週間以上の発育停止）
- ・胎児well-beingの悪化
- ・子宮内胎児死亡（胎動がない，または減少）

（福島ひとみ：The保健指導助産師による保健指導と食事指導. ペリネイタルケア36（8）：23，2017より引用）

食塩

軽症，重症にかかわらず，7〜8g/日とする（予防には10g/日以下が勧められる）．妊娠高血圧症の患者では，すでに循環血液量が減っている．厳しい食塩制限はさらなる循環血液量減少をきたし，病状が悪化することが指摘されている．

高血圧合併妊娠で妊娠前より食塩制限を指導されている場合には，妊娠中も継続する．

水分

水分の制限も循環血液量の減少をきたすため，口渇を感じない程度にとどめる．

1日尿量が500mL以下となった場合や肺水腫をきたした患者では，前日尿量に500mLを加える程度に制限することを考慮する．

エネルギー

非妊娠時BMI≦24では30kcal×理想体重（kg）＋200kcal/日，非妊娠時BMI≧24では30kcal×理想体重（kg）とする．

体重の変化にも注意しながら調整する．

たんぱく質

理想体重（kg）×1.0g/日とする．

予防には理想体重×1.2〜1.4g/日が望ましい．

脂質

動物脂肪は制限する．魚油などのn-3不飽和脂肪酸を摂るように勧める．

ビタミン・ミネラル

妊娠高血圧症候群ではビタミンB_1，B_2の欠乏が多いため，ビタミンの摂取を勧める．カルシウム，カリウム，マグネシウムは高血圧予防効果があるとの報告もある．

予防には，食事摂取カルシウム1日900mgに加え，1〜2g/日のカルシウム摂取が有効であ

るとの報告がある．

生活

十分な睡眠，およびストレスのない生活を送るように促す．

📖 略語

◆AVM
脳動静脈奇形：arteriovenous malformation

◆BMI
体格指数：body mass index

◆CH
高血圧合併妊娠：chronic hypertension

◆DIC
播種性血管内凝固症候群：
disseminated intravascular coagulation

◆GH
妊娠高血圧：gestational hypertension

◆HDP
妊娠高血圧症候群：
hypertensive disorders of pregnancy

◆PE
妊娠高血圧腎症：preeclampsia

◆PIH
妊娠高血圧症候群：pregnancy-induced hypertension

◆SPE
加重型妊娠高血圧腎症：superimposed preeclampsia

引用・参考文献

1）医療情報科学研究所編：病気が見える vol.10 産科，第3版，メディックメディア，2017
2）厚生労働省：「日本人の栄養摂取基準（2015年版）策定検討委員会」報告書：＜参考資料1＞対象特性1 妊婦・授乳婦，p345-352，2015
http://www.mhlw.go.jp/file/05-Shingikai-10901000-Kenkoukyoku-Soumuka/0000114401.pdf（2018年4月17日閲覧）
3）日本静脈経腸栄養学会編：静脈経腸栄養ガイドライン，第3版，p376-383，照林社，2013
4）猿倉薫子ほか：将来の生活習慣病予防と母子栄養：妊娠・授乳期，乳児期の栄養管理について．産科と婦人科 80（5）：638-643，2013
5）日本糖尿病・妊娠学会編：妊婦の糖代謝異常 診療・管理マニュアル，メジカルビュー社，2017
6）日本妊娠高血圧学会編：妊娠高血圧症候群の診療指針2015，メジカルビュー社，2015
http://minds4.jcqhc.or.jp/minds/hypertension_in_pregnancy/hypertension_in_pregnancy.pdf（2018年4月閲覧）
7）大野泰正編：PIHからHDPへ 妊娠高血圧症候群まるわかり―外来，降圧薬，分娩，産後の母体管理まで最新アプローチ．ペリネイタルケア 35（8）：9-57，2017
8）増山寿編：特集 PIHからHDPへ 妊娠高血圧症候群up to date．産婦人科の実際 67（6）：592-661，2018

13 がん（化学療法，放射線治療）

がん治療における栄養管理の目的は，治療の完遂率の向上とQOLの維持・向上である．

その目的達成のために，医師，看護師，薬剤師，栄養士など，多職種が連携して患者の栄養サポートを実施する．治療にかかわる医療スタッフは，共通の言語や評価基準を用いて，患者情報を共有する必要がある．

がん治療では，治療と並行してその効果を判定しながら，治療方針を決定していく．化学療法や放射線治療施行中に発生する有害事象の予防と評価・対応が必要となる．

がん患者の栄養管理は，医師の指導のもと，管理栄養士が中心となり，看護師・薬剤師らと連携をとりながらかかわることでその効果が向上する．がん患者にかかわる管理栄養士は，手術，化学療法，放射線治療などの主たる治療の基本を理解したうえで，患者の生活状況，栄養状態，予後を考慮した栄養管理に努める必要がある．

本項では，化学療法と放射線治療施行中の栄養管理について概説する．

1 化学療法と放射線治療

❶ 化学療法とは

化学療法とは，がんの根治，腫瘍の縮小，生存期間の延長，症状緩和を目的として，抗がん剤の投与による薬物治療を行うことである．

化学療法は単独で行われることは少なく，ほとんどの場合で手術や放射線治療を組み合わせて行われる．このような治療法として，術前補助化学療法，術後補助化学療法，化学放射線治療がある．

がん化学療法薬（抗がん剤）の分類と作用機序を**表1**に示す．

化学療法中の副作用，および発現時期のイメージを**図1**に示す．

❷ 放射線治療とは

がんに対する放射線治療とは，X線，γ線，電

表1　がん化学療法薬の分類

薬剤	特徴・作用期序
分子標的薬	腫瘍細胞の増殖，浸潤，転移に関連する分子的欠陥を標的として，腫瘍増殖を抑制し，腫瘍進展過程を阻害する．
代謝拮抗薬	DNA合成周期S期に特異的に作用し，RNA，DNAの合成過程を阻害することで腫瘍細胞増殖を抑制する．葉酸代謝拮抗薬，ピリミジン代謝拮抗薬，プリン代謝拮抗薬の3種類に分類される．
白金製剤	がん細胞増殖に必要なDNAの二重鎖に結合し，DNA複製を阻害したり，アポトーシスを誘導する．アルキル化薬に分類されることもある．
アルキル化薬	がん細胞増殖に必要なDNAに結合し，アルキル化することでDNA複製を阻害する．
抗がん性抗生物質	細菌や真菌が産生する物質のうち他の菌の増殖を抑える物質を抗生物質という．そのうち，がん細胞増殖に必要なDNA合成を阻害し，がん細胞の増殖を抑える活性を持つ物質を指す．
トポイソメラーゼ拮抗薬	トポイソメラーゼの働きを阻害し，DNAの結合を阻止することによってがん細胞を死滅させる．
微小管阻害薬	細胞分裂や細胞機能維持に重要な微小管を抑制することで抗がん作用を示す．
ホルモン類似薬	がんの増殖を止めて活動を休止させる作用がある．乳がん・前立腺がん・子宮内膜がんなどのホルモン依存性腫瘍において使用される．

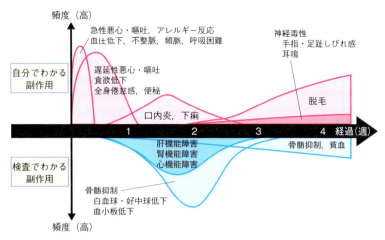

図1 化学療法中の副作用と発現時期のイメージ

表2	放射線治療の種類
分類	使用される放射線と方法
外部照射	電子線,X線,γ線,陽子線,重粒子線
内部照射	密封小線源,非密封放射性同位元素

表3	照射部位と栄養関連の副作用
照射部位	栄養関連の副作用
頭頸部照射	味覚異常,嚥下痛,口腔乾燥,粘膜炎,嚥下困難
胸部照射	食道炎,嚥下困難,食道逆流
腹部照射	吐気,嘔吐,下痢,腸炎,吸収不良

子線などの放射線を体外または体内からがん細胞に照射して,がん細胞の消滅を目指す治療法である(表2).

放射線治療はその目的により,根治的照射,予防的照射,術前・術後照射,緩和的照射などに大別される.

放射線治療の副作用は,照射される部位,線量,回数,期間によって異なる.ほとんどは急性で,治療開始の2～3週目頃から発症し,終了後2～3週間で軽減する.放射線照射部位と栄養に関連する副作用を表3に示す.

2 治療による効果の判定,有害事象

❶ がん治療の効果判定

がん治療の効果の判定は,胸部X線写真,CT,MRIで測定し,ベースラインと比較する.この判定により,その後の治療方針を検討する.

治療の判定に関しては文献2を参照のうえ確認いただきたい.

❷ がん治療に伴う有害事象

がん治療中には有害事象(AE)が起こりやすいため,有害事象の評価とその予防と対策が必要となる.

がん治療中に起こる有害事象の程度(グレード)を表4に示す.また,栄養関連の有害事象を表5に示す.

3 栄養管理の実際

がん患者では,がん治療に伴う有害事象により,食欲・体重・活動量が低下し,栄養障害を起

表4 有害事象のグレード

Grade 1	軽症；症状がない，または軽度の症状がある； 臨床所見または検査所見のみ； 治療を要さない
Grade 2	中等症；最小限／局所的／非侵襲的治療を要する； 年齢相応の身の回り以外の日常生活動作の制限*
Grade 3	重症または医学的に重大であるが，ただちに生命を脅かすものではない； 入院または入院期間の延長を要する； 活動不能／動作不能；身の回りの日常生活動作の制限**
Grade 4	生命を脅かす； 緊急処置を要する
Grade 5	有害事象による死亡

＊身の回り以外の日常生活動作(instrumental ADL)：食事の準備，日用品や衣服の買い物，電話の使用，金銭の管理などを指す．
＊＊身の回りの日常生活動作(self care ADL)：入浴，着衣・脱衣，食事の摂取，トイレの使用，薬の内服が可能で，寝たきりではない状態を指す．

(有害事象共通用語規準 v4.0 日本語訳JCOG版より引用，改変(JCOGホームページhttp://www.jcog.jp))

表5 栄養関連の有害事象

	Grade 1	Grade 2	Grade 3	Grade 4	Grade 5
便秘	不定期または間欠的な症状；便軟化薬／緩下薬／食事の工夫／浣腸を不定期に使用	緩下薬または浣腸の定期的使用を要する持続的症状；身の回り以外の日常生活動作の制限	摘便を要する頑固な便秘；身の回りの日常生活動作の制限	生命を脅かす；緊急処置を要する	死亡
口腔粘膜炎	症状がない，または軽度の症状がある；治療を要さない	中等度の疼痛；経口摂取に支障がない；食事の変更を要する	高度の疼痛；経口摂取に支障がある	生命を脅かす；緊急処置を要する	死亡
悪心	摂食習慣に影響のない食欲低下	顕著な体重減少，脱水または栄養失調を伴わない経口摂取量の減少	カロリーや水分の経口摂取が不十分；経管栄養／TPN／入院を要する	－	－
嘔吐	24時間に1～2エピソードの嘔吐(5分以上間隔が開いたものをそれぞれ1エピソードとする)	24時間に3～5エピソードの嘔吐(5分以上間隔が開いたものをそれぞれ1エピソードとする)	24時間に6エピソード以上の嘔吐(5分以上間隔が開いたものをそれぞれ1エピソードとする)；TPNまたは入院を要する	生命を脅かす；緊急処置を要する	死亡
味覚異常	味覚の変化はあるが食生活は変わらない	食生活の変化を伴う味覚変化(例：経口サプリメント)；不快な味；味の消失	－	－	－

(有害事象共通用語規準 v4.0 日本語訳JCOG版より引用，改変(JCOGホームページhttp://www.jcog.jp))

こしやすい．また，化学療法の完遂率を低下させる要因として，体重減少が報告されるなど[1]，栄養障害ががん治療の施行を妨げることもある．したがって，患者の食事状況，身体所見，臨床検査値に基づいて栄養評価を行い，適切な栄養計画を作成・実施する必要がある．

化学療法，放射線治療施行中の栄養管理の流れを**表6**に示す．

表6 栄養管理の流れ

Step	実施事項
1	食欲，食事量，体重変化，活動量，排便，排尿について聴取
2	身体所見(体重測定，皮膚観察)
3	血液・生化学検査
4	必要栄養量の算定
5	摂取栄養量の評価・充足率算出
6	問題点の抽出・栄養計画
7	医師への確認・栄養計画の実施

表7 脱水・水過剰に伴う徴候・検査異常

状態	徴候	検査異常
脱水	口渇，体重減少，乏尿 皮膚ツルゴール低下，口腔内・唇乾燥 皮膚のしわ，眼球周囲のくぼみ 体温低下，頻脈，不穏，せん妄	血清ナトリウム・アルブミン・BUN・クレアチニン濃度の上昇
水過剰	血圧上昇，徐脈，浮腫	血清ナトリウム・カリウム・BUN・クレアチニン濃度の低下

(American Dietetic Association, et al : Manual of Clinical Dietetics 6th ed. Chicago Ill. p.235-252, American Dietetic Association, 2000より引用)

4 栄養評価のポイント

- 食事関連：喫食・飲水量の変化，口腔環境の確認，嚥下状況
- 身体状況：活動量の変化，体重の変化，排尿・排便状況，皮膚の観察
- 血液・生化学検査：栄養関連(アルブミン，プレアルブミン，CRP，総リンパ球数，コレステロール，ヘモグロビン)，腎機能(eGFR，BUN，クレアチニン)，肝機能(AST・ALT，γ-GTP，LDH，ビリルビン，コリンエステラーゼ)，糖代謝(ヘモグロビンA1c，血糖)
- 喫食・飲水の低下があると脱水となり，急性腎障害を引き起こしやすくなる．脱水や水過剰に伴う徴候と検査異常を表7に示す．

5 栄養計画のポイント

- 化学療法や放射線療法を施行する場合，一時的な入院治療もあるが，多くは外来通院による治療が多い．
- 栄養管理を実践するうえでは，患者および家族への栄養管理指導が必要となる．
- 患者に必要な水と栄養の目安が理解できるよう，栄養指導を実施する．成人の必要栄養量の算出の目安を表8に示す．
- 食べる環境の整備と患者および家族の負担軽減を考慮した調理指導が望ましい(表9)．
- 治療中に生じやすい栄養関連の有害事象とその対応のポイントを表10に示す

表8　成人の必要栄養量の算出の目安

項目	目安
水分	30〜40mL/kg
熱量	25〜30kcal/kg
たんぱく質	1.0〜1.2g/kg

表9　食事の環境と調理

項目	内容
食事環境	明るさ，色彩，音，食器，いす，テーブルなどを患者に合わせる
口腔ケア	歯・舌磨きの実施，義歯の調整
食事のにおい	喫食時の温度調整
食事の味	味覚の過敏・鈍化に対する味つけの調整
調理方法	簡単にできる料理の情報提供
食品衛生	手指衛生，保存方法，加熱調理の指導

表11　代表的な経口補水液

取り扱い	製品例
医薬品	ソリタ®−T配合顆粒3号
食品	オーエスワン®，アクアソリタ®，アクアサポート®

表10　がん治療中に生じやすい有害事象と対応のポイント

症状	対応のポイント
味覚異常	調味料や香辛料により，しっかりとした味つけにする 薄い味つけ，または味なしにする 血清亜鉛低値の場合，医師と薬剤投与を検討する
嗅覚異常	においの強いものは控え，食事は低温で提供する
口腔乾燥	保湿剤による口腔ケア，こまめに水分補給を行う
口腔粘膜炎	軟膏・うがい薬による口腔ケア，硬い物を控える
食欲不振	量・色彩・においの調整
消化管狭窄	流動や半固形食など，通過しやすい形態にする
下痢	経口補水液による水分と電解質の補給
末梢神経障害	冷たい物を避ける

表12　経口栄養補充製剤

取り扱い	製品例
医薬品	エンシュア・リキッド®，エンシュア®・H，エネーボ®，ラコール®NF，エレンタール®
食品	テルミール®ミニ，メイバランス®，グルセルナ®REX，テルミール®アップリード™

6　栄養補助の提案

　味覚異常や食欲不振などの有害事象が生じると，経口からの栄養摂取が低下し，体重減少や脱水を起こしやすくなる．通常の食事だけでは必要な栄養が満たされない場合，脱水予防のための経口補水液や，栄養補給のための経口栄養補充製剤の併用を勧める．

　これらはいずれも，患者の生活（経済）状況を考慮して，栄養剤の提案を行う必要がある．医薬品は保険適応だが，食品は自費購入となるためである．

　経口補水液（ORS）とは，電解質と糖質を吸収しやすい割合に調整した飲料である．経口栄養補充製剤（ONS）とは，普通の食事に加えて，栄養食品（栄養剤）を加えることで不足の栄養を補う食品である．代表的な経口補水液を表11に，経口栄養補充製剤を表12に示す．

略語

◆ADL
日常生活動作：activities of daily living

◆AE
有害事象：adverse events

◆ALT
アラニンアミノトランスフェラーゼ：
alanine aminotransferase

◆AST
アスパラギン酸アミノトランスフェラーゼ：
aspartate aminotransferase

◆BUN
血中尿素窒素：blood urea nitrogen

◆CRP
C反応性たんぱく：C-reactive protein

◆DNA
デオキシリボ核酸：deoxyribonucleic acid

◆eGFR
推算糸球体濾過率：
estimated glomerular filtration rate

◆γ-GTP
γ-グルタミルトランスペプチダーゼ：
gamma-glutamyl transpeptidase

◆LDH
乳酸脱水素酵素：lactate dehydrogenase

◆ONS
経口栄養補充製剤：oral nutrition supplements

◆ORS
経口補水液：oral rehydration solution

◆QOL
生活の質：quality of life

◆RNA
リボ核酸：ribonucleic acid

引用・参考文献

1) 中屋豊ほか監：がん栄養療法ガイドブック，第2版，p76，メディカルレビュー社，2011
2) 国立がん研究センターがん情報サービス：化学療法全般について
http://ganjoho.jp/public/dia_tre/attention/chemotherapy/about_chemotherapy.html（2018年4月閲覧）
3) 日本臨床腫瘍研究グループ：固形がんの治療効果判定のための新ガイドラインRECISTガイドライン version1.1
http://www.jcog.jp/doctor/tool/recistv11.html（2018年4月閲覧）
4) 日本臨床腫瘍研究グループ：有害事象共通用語規準 v4.0 日本語訳JCOG版
http://www.jcog.jp/doctor/tool/CTCAEv4J_20100911.pdf（2018年4月閲覧）
5) Aoyama T et al：Body weight loss after surgery is an independent risk factor for continuation of S-1 adjuvant chemotherapy for gastric cancer. Ann Surg Onco 20(6)：2000-2006, 2013

14 褥瘡

1 褥瘡とは

身体に加わった外力は，骨と皮膚表層の間の軟部組織の血流を低下，あるいは停止させる．この状況が一定時間持続すると，組織は不可逆的な阻血障害に陥り，褥瘡となる[1]．

褥瘡の発生には，外力による皮膚と深部組織の傷害が関連するが，ほとんどの場合，その背景には何らかの栄養学的問題が存在する．

褥瘡発生の誘因となる栄養障害の種類はさまざまで，たんぱく質・エネルギー栄養障害(PEM)に代表される慢性の低栄養は，その代表である．一方，重度外傷や高度侵襲手術後に合併症を併発した場合のように体たんぱくの異化が急速に進行する病態も，褥瘡の誘因となる．

褥瘡は難治性ではあるが創傷であり，他の創傷と同じ治癒過程をたどる．局所に存在する創治癒阻害因子の除去，および全身性の創治癒阻害因子である低栄養からの離脱，すなわち適切な栄養管理が，褥瘡治療の基本である(図1)．

2 褥瘡の評価

褥瘡を評価するツールは数多く考案されているが，一般的にはDESIGN-R®を用いて評価することが多い．

DESIGN®は，2002年に日本褥瘡学会が公表した褥瘡の治癒過程を評価するツールであり，D (depth：深さ)，E (exudate：滲出液)，S (size：サイズ)，I (inflammation/infection：炎

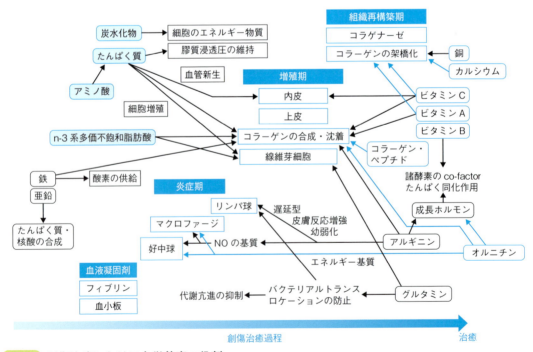

図1 創傷治癒における各栄養素の役割

(深柄和彦ほか：創傷治癒と栄養管理．別冊医学のあゆみ ベッドサイド管理シリーズ創傷・炎症・疼痛管理のてびき(小川道雄編)，p42，医歯薬出版，1996，Cohen IK, et al：Wound healing. Scientific Principles and Practice (Greenfield IJ)，p86-102，Lippincott，1993)

症/感染）, G（granulation：肉芽組織）, N（necrotic tissue：壊死組織）の6項目に, P（pocket：ポケット）を加えた7項目で評価する. 2008年には点数の重み付けが行われ, 重症度が評価できるDESIGN-R®に改良された（図2）. DESIGN-R®では, Dの深さ以外の6項目の合計点数（0～66点）で重症度を判定する.

❶ Depth：深さ

創の一番深い部位で評価する.

皮下組織までの損傷を浅い褥瘡d, 皮下組織を越えた損傷を深い褥瘡Dとする. 壊死組織があり深さが判定できない場合はDU（unstageable：判定不能）とし, Dの範疇に含める（図3）.

❷ Exudate：滲出液

ドレッシング材の交換回数で判定する.
処置の回数だけでなく, ドレッシング材に付着した滲出液の状態から, 炎症/感染の程度も評価ができる.

❸ Size：サイズ

皮膚の損傷範囲の長径（cm）と, 長径と直交する最大径（cm）を測定し, それぞれを乗じたものを数値として評価する.

持続する発赤も, 皮膚損傷に準じて評価する.

❹ Inflammation/Infection：炎症/感染

局所の感染徴候の有無を評価する.
感染があると, 滲出液の増加や排膿, 悪臭などもみられる（図4）.

❺ Granulation：肉芽組織

肉芽に占める良性肉芽の割合で評価する. 良性肉芽組織の割合が多いほど, 創傷治癒が進んでいると判断する.

良性肉芽は鮮紅色で緊張しており, 表面は顆

DESIGN-R® 褥瘡経過評価用

カルテ番号（　　　　　）
患者氏名（　　　　　　　　　　）

| 月日 | / | / | / | / | / | / |

Depth 深さ　創内の一番深い部分で評価し, 改善に伴い創底が浅くなった場合, これと相応の深さとして評価する								
d	0	皮膚損傷・発赤なし	D	3	皮下組織までの損傷			
	1	持続する発赤		4	皮下組織を越える損傷			
				5	関節腔, 体腔に至る損傷			
	2	真皮までの損傷		U	深さ判定が不能の場合			
Exudate 滲出液								
e	0	なし	E	6	多量:1日2回以上のドレッシング交換を要する			
	1	少量:毎日のドレッシング交換を要しない						
	3	中等量:1日1回のドレッシング交換を要する						
Size 大きさ　皮膚損傷範囲を測定:[長径(cm)×長径と直交する最大径(cm)]　*3								
s	0	皮膚損傷なし	S	15	100以上			
	3	4未満						
	6	4以上　16未満						
	8	16以上　36未満						
	9	36以上　64未満						
	12	64以上　100未満						
Inflammation/Infection　炎症/感染								
i	0	局所の炎症徴候なし	I	3	局所の明らかな感染徴候あり(炎症徴候, 膿, 悪臭など)			
	1	局所の炎症徴候あり(創周囲の発赤, 腫脹, 熱感, 疼痛)		9	全身的影響あり(発熱など)			
Granulation　肉芽組織								
g	0	治癒あるいは創が浅いため肉芽形成の評価ができない	G	4	良性肉芽が, 創面の10%以上50%未満を占める			
	1	良性肉芽が創面の90%以上を占める		5	良性肉芽が, 創面の10%未満を占める			
	3	良性肉芽が創面の50%以上90%未満を占める		6	良性肉芽が全く形成されていない			
Necrotic tissue　壊死組織　混在している場合は全体的に多い病態をもって評価する								
n	0	壊死組織なし	N	3	柔らかい壊死組織あり			
				6	硬く厚い密着した壊死組織あり			
Pocket　ポケット　毎回同じ体位で, ポケット全周(潰瘍面も含め)[長径(cm)×短径*1(cm)]から潰瘍の大きさを差し引いたもの								
p	0	ポケットなし	P	6	4未満			
				9	4以上16未満			
				12	16以上36未満			
				24	36以上			

部位 [仙骨部, 坐骨部, 大転子部, 踵骨部, その他（　　　　　）]

| 合　計*2 | | | | | | |

*1 : "短径"とは "長径と直交する最大径" である
*2 : 深さ(Depth:d.D)の得点は合計には加えない
*3 : 持続する発赤の場合も皮膚損傷に準じて評価する

©日本褥瘡学会/2013

図2 DESIGN-R®褥瘡経過評価用
　　（日本褥瘡学会：DESIGN-R®褥瘡経過評価用. http://jspu.org/jpn/member/pdf/design-r.pdf（2018年7月10日検索）より転載）

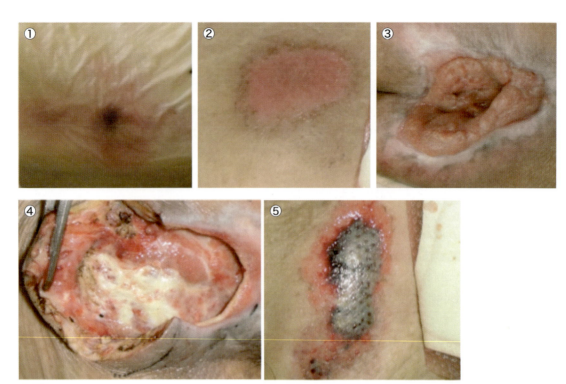

図3 d1, d2, D3, D4, DUの創面
①d1, ②d2, ③D3, ④D4, ⑤DU

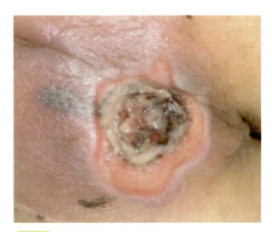

図4 感染徴候のある創面

粒状で，接触によって出血しやすい．一方，不良肉芽は蒼白で弛緩しており，滲出液が多く，出血をきたしにくい（図5）．

❻ Necrotic tissue：壊死組織

壊死組織の存在は，創の治癒を著しく妨げる（図6）．したがって，外科的デブリードマンや外用薬を使った化学的デブリードマンによって，壊死組織を取り除く必要がある．

外科的デブリードマンが十分に行われているか否かの目安に，壊死組織除去部からの出血，および患者が訴える疼痛がある．壊死に陥っている組織は血流に乏しく，痛覚も存在しない．したがって，壊死を免れた組織に達した1つの証しが，出血と疼痛の出現となる．

壊死組織が除去されると，創の深さ，肉芽，炎症の程度などが正確に観察できる．その状態で，褥瘡の評価を行う．

❼ Pocket：ポケット

ポケットとは，皮膚欠損部よりも広い創腔の呼称である．

ポケットの大きさは，鑷子やゾンデ，あるいは先端にライトの付いたポケット計測専用の器具を挿入し，皮膚にマーキングを行って計測する．ポケットの大きさは，全周から潰瘍口のサイズを差し引いて評価する．

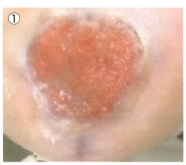 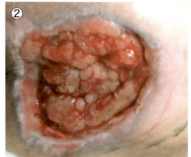 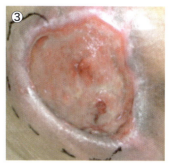

図5 良性肉芽と不良肉芽(浮腫のある肉芽,白っぽい肉芽)
①良性肉芽,②不良肉芽(浮腫のある肉芽),③不良肉芽(白っぽい肉芽)

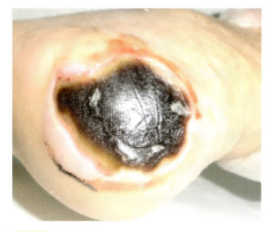

図6 壊死組織

ポケットには滲出液や細菌が貯留しやすく,壊死組織が残存することもしばしばである.そのため,ポケット切開をすることもあるが,十分な観察と適切な処置が肝要である.

3 褥瘡治癒のための栄養評価

褥瘡患者では,栄養アセスメントとして血清アルブミン値,体重,血清ヘモグロビン値は必ずモニタリングする.また,トランスサイレチン(TTR)を測定し,その後の栄養管理の効果判定に用いる.

慢性の低栄養状態にある患者では,リフィーディング症候群(refeeding syndrome)の発生の可能性を念頭におき,血清リン値のモニタリングを行う.

❶ 血清アルブミン値

血清アルブミン値(Alb)は3.0g/dL以上であることが望ましいが,(超)高齢者ではしばしば血清グロブリン値の上昇がみられる.その場合にはA/G(アルブミン/グロブリン)比の低下により,アルブミンが低下する.

この現象は,血液の膠質浸透圧を一定に保とうとする調節機構が働いている結果である.したがって,このような場合に適切な栄養管理を行っても,アルブミンは上昇しない.血清アルブミンが低下していた場合,それが病的状態に由来するものか否かを判断する必要がある.アルブミンを低下させる病的状態には,たんぱく質の摂取不足,たんぱく質の肝臓での合成障害,たんぱく質の異化亢進,たんぱく質の体外喪失などがある.

一方,体内のアルブミンの絶対量が減少しても,循環血液量も減少すれば,アルブミンの減少がみられないこともありうる.これは,マラスムスでしばしばみられる現象である.また,脱水でアルブミンが上昇することはよく知られている.アルブミンはさまざまな因子の影響を受け,それ自体は栄養状態の静的指標であることを忘れてはならない.

❷ 体重

浮腫や腹水,胸水貯留などの病的な体内水分貯留がみられなければ,栄養投与量(摂取量)の

表1	褥瘡予防・治療における栄養管理のガイドライン			
	日本褥瘡学会	欧州褥瘡諮問委員会 (EPUAP) 米国褥瘡諮問委員会 (NPUAP)	日本静脈経腸栄養学会
発行年	2015年	2009年	2013年
エネルギー	基礎エネルギー消費量(BEE)*の1.5倍以上を補給	30〜35kcal/kg/日	30〜35kcal/kg/日
たんぱく質	必要量に見合ったたんぱく質を補給	1.25〜1.5g/kg/日	1.2〜1.5g/kg/日
特定の栄養素など	亜鉛，アスコルビン酸(ビタミンC)，アルギニン，L-カルノシン，n-3系脂肪酸，コラーゲン加水分解物など疾患を考慮したうえで補給	水分1mL/kcal/日	アルギニン，ビタミンC，亜鉛などを強化した栄養補給食品を付加する

＊BEEはハリス・ベネディクトの公式から算出する.

過不足を最もよく反映するのが，体重の推移である．健常時，通常時，あるいは褥瘡発生前の体重と褥瘡発生時，栄養学的介入開始時の体重について，できるだけ正確な情報を入手する．体重減少率が1か月に5%以上，あるいは6か月に10%以上の場合は，何らかの異常を示唆している．

体重測定の頻度は，週に1回で十分である．排便や排尿の状況で左右される体重の誤差を考慮すると，毎日の測定は労力の浪費である．

なお，後に述べるように，褥瘡の治癒促進を企図した栄養管理では，1kg/月程度の体重の増加が得られる栄養の投与が望ましい．

❸ 血清ヘモグロビン値

血清ヘモグロビン値(Hb)が低下すると，皮膚や軟部組織への酸素供給量が減少し，皮膚や軟部組織が傷つきやすくなる．鉄はヘモグロビンの構成成分である．鉄はコラーゲン合成にも関与するため，鉄欠乏性貧血がないかどうかを評価する．

Hb値は11g/dL以上であることが望ましいが，その値の達成のみを目的として，褥瘡患者に輸血が行われることはない．貧血の原因が鉄欠乏である場合，鉄の補給に努める．

❹ 血清トランスサイレチン値

血清トランスサイレチン値(TTR)は，内臓たんぱくの合成速度の指標として優れている．ただし，腎機能の低下で高値を呈するため，その高低で栄養状態の良悪を判定するのは，不適切な場合もある．栄養介入前後，あるいは栄養投与量の変更前後で測定し，その効果判定に用いる．

なお，TTRの測定は月に1回と限っている施設も多いので，測定のタイミングには工夫が必要である．

4 必要栄養量の設定

褥瘡の予防や治療のための必要栄養量に関しては，さまざまな報告がある(表1)．褥瘡が発生した患者で，それまでの摂取(投与)栄養量を振り返った場合，これらを十分に満たしていないことはまれでない．

褥瘡への対処では，発生の予防が最も重要である．褥瘡発生のリスクを有するすべての患者に対して，必ず適切な栄養管理を行う．

褥瘡の治癒を促進する栄養管理に関して，わが国で無作為化比較試験(RCT)の結果が示されていて[2]，エネルギー投与量を38kcal/kg/

日，たんぱく質投与量を1.6g/kg/日とした介入群では，対照群と比較して有意に早い褥瘡の縮小がみられたと報告されている．なお，そのエネルギー投与量は，対照群よりも1日あたり約300kcal多い量であった．また，介入群ではおよそ1kg/月の体重の増加がみられ，対照群との間に有意差を認めた．表1に示した日本褥瘡学会のガイドラインにある栄養投与量は，この報告[2]に基づいている．

必要栄養量を設定する場合の注意点として，以下のことがある．

❶ 積極的な栄養介入が必要であるが，PEMの状態にある患者

PEMの状態にあると判断された患者では，リフィーディング症候群の発症に注意して初期投与量エネルギー量，特に糖質量を少なめに設定し，徐々に投与量を増やす．

院内発生の褥瘡ではそれまでの栄養歴が明らかであるが，院外発生の褥瘡では摂食状況の把握がしばしば困難であり，注意を要する．栄養管理を開始してから数日間～1週間は，血清電解質値の推移に注意を払う．

❷ 糖尿病患者

高血糖状態は，創の治癒を遷延させる．血糖コントロールを行ったうえで，糖質の投与量に注意し，高エネルギー・高たんぱく質を投与する．

糖尿病患者では，耐糖能の改善・維持を図るため，体重の増加を防止するよう栄養指導を受けていることがある．しかし，褥瘡がある場合，体重のコントロールより創の治癒を優先させ，糖尿病患者であっても体重の増加を容認する．

❸ 慢性腎臓病患者

慢性腎臓病(CKD)であっても，PEMに陥った患者ではたんぱく制限を解除する．加えて褥瘡がある場合には，創の治癒に窒素源が必要である．したがって，CKDであることを理由にしたたんぱく制限は行わない．

5 褥瘡治癒を促進する特定の栄養素

亜鉛，アルギニン，アスコルビン酸，L-カルノシン，n-3系多価不飽和脂肪酸，コラーゲン加水分解物などが，褥瘡治癒を促進させる可能性が示唆されている[3]（表2）．また最近では，ロイシンの代謝産物であるβ-ヒドロキシβ-メチル酪酸(HMB)が，たんぱく質の合成促進と分解抑制，抗炎症作用があることが報告されている．

コラーゲン加水分解物については，それを含む栄養補助食品の褥瘡の治癒促進効果が，RCTによって証明されている．

表2 褥瘡治癒を促進させる特定の栄養素

亜鉛	皮膚の新陳代謝に作用し，創傷の修復を促進 核酸・体たんぱくの合成，味覚・免疫機能の維持，細胞・組織の代謝促進
アルギニン	たんぱく質，コラーゲン合成促進，血管拡張作用，免疫細胞の賦活化作用 ＊重症敗血症患者では，一酸化窒素(NO)を産生させ，炎症を助長するので摂取は禁忌
アスコルビン酸	コラーゲン合成，造血機能維持，抗酸化作用
L-カルノシン	組織修復促進作用
n-3系多価不飽和脂肪酸	炎症性サイトカイン抑制作用
コラーゲン加水分解物	コラーゲン合成促進作用

📖 略語

◆Alb
血清アルブミン：albumin

◆BEE
基礎エネルギー消費量：basal energy expenditure

◆CKD
慢性腎臓病：chronic kidney disease

◆EPUAP
欧州褥瘡諮問委員会：
European Pressure Ulcer Advisory Panel

◆Hb
ヘモグロビン：hemoglobin

◆HMB
β-ヒドロキシβ-メチル酪酸：
β-hydroxy-β-methylbutyrate

◆NO
一酸化窒素：nitric oxide

◆NPUAP
米国褥瘡諮問委員会：
National Pressure Ulcer Advisory Panel

◆PEM
たんぱく質・エネルギー栄養障害：
protein energy malnutrition

◆RCT
無作為化比較試験：randomized controlled trial

◆TTR
トランスサイレチン：transthyretin

引用・参考文献

1) 日本褥瘡学会：科学的根拠に基づく褥瘡局所治療ガイドライン．照林社，2005
2) Ohura T et al：Evaluation of effects of nutrition intervention on healing of pressure ulcers and nutritional states：randomized controlled trial. Wound Repair Regen 19：330-336, 2011
3) 日本褥瘡学会：褥瘡予防・管理ガイドライン．第4版，日本褥瘡学会機関誌 17(4)：487 557，2015
4) 丸山道生：特殊な病態での栄養管理〈褥瘡〉．病態栄養専門医テキスト（日本病態栄養学会編），p224-230，南江堂，2009

15 救急患者の栄養管理

1 わが国の救急患者の救急医療体制

　救急医療を必要とする患者を救急患者と定義する．救急医療とは事故や急病による傷病者に対して行う医療であり，1次から3次に分類される（表1）．

　現在の日本の救急医療システム（表2）は施設ごとに異なるが，大きく分けると「集中治療型」と「救急初期診療型」の2つに分けられる．さらに「救急初期診療型」は「ER型」と「各科相乗り型」の2つに分けることができる．「集中治療型」は主に3次救急施設の救急医療体制である．「各科相乗り型」は1，2次救急施設で比較的多く見られる救急医療体制で，各科の救急担当医を集めて救急患者に対応するシステムである．

　ER型は看護師によるトリアージ，およびERドクターによる診断・初期診療を経て，入院か帰宅させるか救急患者の方向性（治療）を判断し決定するシステムである（図1）．

2 チーム医療における栄養治療の意義

　救急患者（重症患者）の傷病は脳出血，心不全，糖尿病性昏睡，腎不全などの各疾患や外傷，熱傷，中毒，事故などであり（表3），従来は生存不可能であった重症患者が，生存できるようになった．その背景には栄養投与法やある種の栄養剤が臓器障害や感染に関わる免疫機能を制御し，

表1 救急医療の分類

種類	対象者
1次	軽症患者（帰宅可能）
2次	中等症患者（一般病棟入院）
3次	重症患者（集中治療室入院）

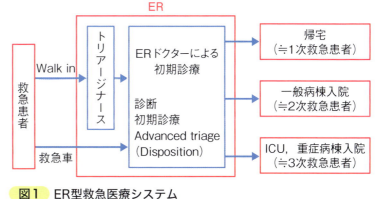

図1 ER型救急医療システム
（日本救急医学会ER検討委員会：ERシステムFAQ．http://www.jaam.jp/er/er/er_faq.html（2018年6月閲覧）より引用）

表2 救急医療システムの分類

		現場	内容
集中治療型（critical care型）		集中治療室（病棟）	救急初期診療にはタッチせず重症入院患者の集中治療を行う
救急初期診療型	ER（emergency room）型	救急外来	科にかかわらず，全ての科の救急初期診療を行う
	各科相乗り型	救急外来から病棟まで	自分たちの科の救急初期診療から病棟での治療までを行う

表3 救命救急センター・ICU入室患者の主な傷病

疾患	脳出血，くも膜下出血，脳梗塞，脳炎・髄膜炎，呼吸不全，肺炎，気管支喘息発作，心不全，心筋梗塞，狭心症，不整脈，腹膜炎，腸閉塞，食道静脈瘤破裂，胃・十二指腸潰瘍（大量出血），糖尿病昏睡，低血糖発作，肝性昏睡，脱水・電解質異常，大動脈瘤破裂，血管閉塞症，腎不全，敗血症など
外傷	頭部外傷，顔面外傷，腹部外傷，骨盤脊柱外傷，四肢外傷，脊髄外傷，多発外傷，熱傷，破傷風など
中毒	農薬中毒，薬物中毒，睡眠薬中毒
事故・その他	溺水，熱射病，低体温，縊首など

表4 ICUにおけるNST活動

目的	栄養障害に陥る危険が高い重症患者の全身状態安定に寄与し一般病棟への早期転棟および早期退院に貢献すること
対象	救命センターに緊急入院した，救命救急科患者 一般病棟転棟者を含む栄養管理継続患者
回診	1回/週（水曜）
担当者	救命救急科医師，歯科口腔外科医師，救命センター看護師，薬剤師，管理栄養士

※専従管理栄養士以外は輪番制

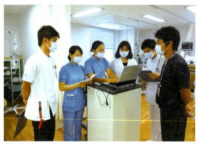

当院におけるNST活動風景

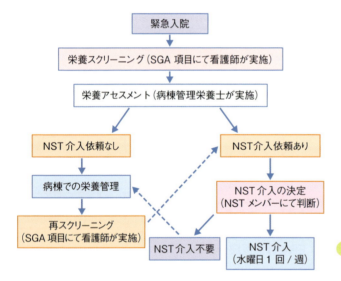

図2 当院におけるICU入室中の栄養管理の流れ

　栄養管理の成否が予後を左右する重要なファクターとなることがあり，NST活動（表4，図2）により，栄養治療の効果がより高まっている．

　外傷や感染症，熱傷等の重症病態では，神経一内分泌の活性化，サイトカイン等の炎症性メディエーターによる免疫応答により代謝変動を来し，異化亢進が起こる．異化亢進により栄養障害が進行すると易感染性となり，免疫能や組織修復機能，臓器機能が低下し，感染率，人工呼吸器装着期間，死亡率，在院日数等が増加する．適切な栄養介入は，これらの生体反応を制御し，予後を改善することが栄養療法として重要である．

3 栄養療法のポイント

重症患者では，激しい代謝・異化亢進により，必要エネルギーが増加する．一方で糖の利用が抑制され，身体の筋肉や脂肪が動員されるため，除脂肪量が減少し，免疫能が低下する患者が多い．

そのために，必要エネルギーを維持するためのエネルギー量の投与，たんぱく質合成のために生体が必要なアミノ酸の補充，ビタミン，微量元素の投与・補充が栄養管理の基本である（表5，6）．

しかし，重症患者の栄養療法で留意する点として，エネルギー過多は酸素消費量および二酸化炭素量を増加させ，血糖上昇，肝機能障害な

どが起こる．血糖コントロールの重要性を含め，栄養過多を避けることに注意する必要がある．また，免疫能の調整，感染防御機能の向上，炎症の軽減に免疫栄養療法も重症期の栄養療法に効果がある．

栄養療法の実施にあたっては，栄養投与計画書（図3）を活用し，状況が許す限り早期の経腸栄養開始を目指す．

❶ 急性期の栄養評価法

救急患者は侵襲の程度や治療に応じて日々の代謝反応が変動するため，病態の変化が著しく，個々の患者で病勢も大きく異なり単一での栄養評価は困難である．そこで，入院時の病歴や併存疾患，食事摂取，身体所見，体重変化，理学

表5 栄養療法時の検討事項

優先順位	
アセスメント	SGA，代謝・栄養状態の評価，臓器障害の程度，身体計測，検査データ，疾患の侵襲度とその持続，予後，合併症，治療法
開始時期，投与方法（ルート）の検討	早期経腸栄養の適応 循環安定化，腸管機能評価/管理 PNの適応→静脈ルートの選択（末梢，中心静脈
組成（糖質，脂質，たんぱく質，ビタミン，ミネラル）	至適栄養剤の選択 病態別栄養剤の選択
特殊栄養素（グルタミン，アルギニン，n-3系脂肪酸，微量元素など）	特殊栄養剤の選択 栄養素投与

表6 急性期重症患者の栄養管理プロトコール

① 栄養状態の評価
② 血行動態安定で腸管使用可能：入院後24～48時間以内
　経胃（＞300mL/day），不可能なら経十二指腸または経空腸
③ 投与薬剤：六君子湯，大建中湯，ビオスリー®/ヤクルトBL®
　ラクツロース（頓用），プロマック®2g，食物繊維，グルタミン0.3g/kg/day
④ 目標投与カロリー（標準/理想体重）：25～30kcal/kg/day＋αkcal
⑤ 栄養剤：栄養組成で単独や複数種の栄養剤（消化態，半消化態，免疫調節）
　・栄養基質：たんぱく質1.2～（2）g/kg，脂質20～55%，炭水化物30～55%
⑥ 栄養投与実施（栄養モニタリング）
　・基本は24時間持続投与，投与量は10～20mL/hから開始
　・可能であれば20～50mL/hずつ徐々に増量
　・1週間目は目標カロリーの60～80%（ガイドラインは50～65%以上を推奨）
　・7～10日後で目標カロリーに達しない→静脈栄養で不足分を補う
　・回復期で目標カロリーに達したら，間欠的投与に変更
⑦ 血糖値＞180mg/dL（糖尿病＞200mg/dL）でインスリン持続静注開始
⑧ 高カロリー輸液療法の適応：発症7日以降で経腸不可能例（推算値の80%）

救命救急センター　栄養投与計画書

ID		氏名			年齢		性別	□male □female
病名		身長 (cm)			体重 (kg)		BMI (kg/m2)	
					IBW (kg)			
BEE (kcal)		活動係数 (AF)			ストレス係数 (SF)			
目標エネルギー量 (kcal)		目標タンパク量 (g)			算出根拠			
入院日時	年	月	日	：	入室経路	□救外	□転院	□
入院病棟	□EICU	□EHCU2	□EHCU1	□BURN				
症ログ区分	□外傷	□敗血症	□環境障害	□熱傷	□蘇生後脳症	□その他 (	)	
特殊治療	□Ventilator	□NPPV	□CHDF	□HD	□PE	□IABp	□PCPS	

		病日	病日	病日	病日	病日	病日	病日
日付		／	／	／	／	／	／	／
目標	製剤名							
	カロリー(%)							
	カロリー (kcal/day)							
Dr指示	消化管使用 理由（無しの場合）	□無　□有	□無　□有	□無　□有	□無　□有	□無　□有	□無　□有	□無　□有
	製剤名							
	投与量 経口/経腸　投与							
	経静脈　投与							
	総カロリー　投与							
	目標カロリー80%	□未　□充足	□未　□充足	□未　□充足	□未　□充足	□未　□充足	□未　□充足	□未　□充足
Ns確認　深夜								
NG排液（多≧500ml/日）		□少　□多	□少　□多	□少　□多	□少　□多	□少　□多	□少　□多	□少　□多
嘔吐		□無　□有	□無　□有	□無　□有	□無　□有	□無　□有	□無　□有	□無　□有
排便		□無　□有	□無　□有	□無　□有	□無　□有	□無　□有	□無　□有	□無　□有
性状		□泥状　□水様	□泥状　□水様	□泥状　□水様	□泥状　□水様	□泥状　□水様	□泥状　□水様	□泥状　□水様
回数/日		( )	( )	( )	( )	( )	( )	( )
排便量（g/日）		( )	( )	( )	( )	( )	( )	( )
排便コントロール		□不要　□要	□不要　□要	□不要　□要	□不要　□要	□不要　□要	□不要　□要	□不要　□要
血糖コントロール(不良≧180mg/dl)		□良　□不良	□良　□不良	□良　□不良	□良　□不良	□良　□不良	□良　□不良	□良　□不良
整腸剤調整		□不要　□要	□不要　□要	□不要　□要	□不要　□要	□不要　□要	□不要　□要	□不要　□要
投与量調整		□不要　□要	□不要　□要	□不要　□要	□不要　□要	□不要　□要	□不要　□要	□不要　□要
リハビリテーション		□無　□有 □PT　□ST	□無　□有 □PT　□ST	□無　□有 □PT　□ST	□無　□有 □PT　□ST	□無　□有 □PT　□ST	□無　□有 □PT　□ST	□無　□有 □PT　□ST
運動プログラム強度（その他）								
安静度(bed上,トイレ歩行可等)								
NST記載欄　SOFAscore								

・入院時にスクリーニングと同時にスタッフが記載し，消化器症状や食事の開始の有無を7日目まで記載する．
・経腸栄養が開始できない理由を追記する．
・早期経腸栄養開始症例の増加のため，入院時に栄養投与計画書を活用し，早期経腸栄養が開始できていない症例に対してフォローできるようにしていく．

図3 当院における栄養投与計画書

的所見，合併症の有無，重症度スコア，バイタルサインの変化，排便や便性状など消化管機能を総合的に評価する．

救急患者の栄養評価法の特徴として，重症度と臓器障害度スコアをもとにした栄養評価がある．この指標として，APACHE IIスコアやSIPSスコア，SOFAスコアなどが用いられ，重症度や治療効果を反映する．SOFAスコアは重要臓器の障害度を数値化した指数で，呼吸器，凝固系，肝，心血管系，中枢神経系，腎機能の大きく6項目に分かれており，数値が高いほど重症となる．2018年度医療報酬改定では，SOFAスコア（表7）を診断時に測定することが項目に挙げられた．

❷ 栄養摂取ルート

重症患者の急性期における栄養介入症例では，原則強制栄養で開始する（表8）．経腸栄養剤を使用する場合，種類と投与量を決定すると三大栄養素，ビタミン，微量元素まで投与できる．しかし，経静脈栄養剤は合成された栄養素の混合物であり，既製の製剤であってもその組成内容を確認する．重症患者の栄養管理法においては経口摂取以外の方法による強制栄養補給の連続性，不可避性が他の疾患に比べ，特に異なる点である．病態改善後は食事を開始するが，

表7 SOFAスコア

項目		SOFA score				
		0	1	2	3	4
呼吸器	PaO$_2$/FiO$_2$ (mmHg)	≧400	<400	<300	<200 呼吸器補助下	<100 呼吸器補助下
凝固能	血小板数 (×10^3/ML)	≧150	<150	<100	<50	<20
肝機能	ビリルビン値 (mg/dL)	<1.2	1.2〜1.9	2.0〜5.9	6.0〜11.9	>12.0
循環機能	血圧低下	なし	平均血圧 <70mmHg	ドパミン≦5μg/kg/分あるいはドブタミン投与(投与量を問わない)	ドパミン>5μg/kg/分あるいはエピネフリン≦0.1μg/kg/分あるいはノルエピネフリン≦0.1μg/kg/分	ドパミン>1.5μg/kg/分あるいはエピネフリン>0.1μg/kg/分あるいはノルエピネフリン>0.1μg/kg/分
中枢神経機能	Glasgow Coma Scale	15	13〜14	10〜12	6〜9	<6
腎機能	クレアチニン (mg/dL)	<1.2	1.2〜1.9	2.0〜3.4	3.5〜4.9 あるいは尿量 <500mL/日	>5.0 あるいは尿量 <200mL/日

＊SOFAスコアは重要臓器の障害度を数値化した指数で，呼吸器，凝固能，肝機能，循環機能，中枢神経機能，腎機能の大きく6項目に分かれており，数値が高いほど重症となる．

(Vincent JL et al：The SOFA(Sepsis-related OrganFailure Assessment)Score to describe Organ Failure Assessment) score to describe organ dysfunction/failure. On behalf of the Working Group on Sepsis-Related Problems of the European Society of Intensive Care Medicine. Intensive Care Med 22(7)：707-710, 1996. Intensive Care Med, 22(7)：707-710, 1996より引用)

表8 栄養管理法

経口摂取	強制栄養
<影響因子>・治療，薬剤，検査・嗜好，献立，量・味覚，嗅覚・体調，消化器症状	投与ルート・経消化管 胃管，空腸留置，胃瘻，空腸瘻・経静脈 中心静脈，末梢静脈<検討内容>・総投与量，水分量・組成

重症病態改善後の適正栄養摂取のための介入は強制介入以上に難渋することが多い．

❸エネルギー消費量と投与量

重症病態では，一般的にエネルギー消費量が増加するが，病態変化における時期や治療介入によって低下することもある．また，日内変動もある．エネルギー投与量は，間接熱量計による測定が最も実値に近い．重症患者では経腸栄養を早期に開始することが推奨されている．

重症患者では腸蠕動が弱い，吸収量が低い，栄養剤への耐性が低いために起こる下痢等の問題を生じ，経腸栄養を中断してしまうことも少なくない．少量の経腸栄養は継続できることもあるので，NSTで経腸栄養の中断を避ける方策を提案することが大切である．

❹血糖管理

急性期は血糖値が変動しやすいため，少なくとも4時間ごとに動脈血を用いて血液ガス分析器(なければ簡易血糖測定器)で血糖測定を行う．

重症患者ではインスリンを使用していなくても，ときに低血糖を呈する場合があるので注意する．

急性期を乗り越え回復期に移行した後は，糖尿病が原疾患でない患者ではインスリンが不要になる．糖尿病がある患者の場合は，回復に伴い内服やインスリン静脈投与からもともと行っ

ていた治療に移行する.

❺ リフィーディング症候群の予防

　長期飢餓状態にあり代謝が低下していた患者が，栄養を摂ることをきっかけに代謝が一気に加速し，細胞内ミネラルであるカリウムやリン，マグネシウム，さらにはビタミンB_1が急激に消費され，電解質バランス不均衡と基礎代謝異常から様々な病態をきたす．この症候群をリフィーディング症候群と称し，救急・集中治療領域で遭遇することが多い．予防としてはICUに入室後数日間はスクリーニング採血をしてカリウムやリン，マグネシウム濃度を測定する．RTPを測定し栄養状態を多角的に評価するまでは過度の栄養を控える.

　リフィーディング症候群が疑われる場合にはビタミンB_1とともにこれらの補充を優先する．その間の栄養は最低限の経管栄養(500kcal/日程度)を早期に開始し，ミネラル濃度の回復がみられるまでは熱量の増加を控えることが重要である．ミネラルバランスが改善したら経腸栄養の熱量を徐々に増量する.

引用・参考文献
----

1) 日本救急医学会ER検討委員会：ERシステムFAQ
   http://www.jaam.jp/er/er/er_faq.html（2018年6月閲覧）
2) Vincent JL et al：The SOFA（Sepsis-related Organ Failure Assessment）score to describe organ dysfunction/failure. On behalf of the Working Group on Sepsis-Related Problems of the European Society of Intensive Care Medicine. Intensive Care Med 22(7)：707-710, 1996

16 周術期の栄養管理

1 周術期とは

周術期とは，手術に必要な入院前後の期間を含む一連の期間(術前，術中，術後)のことである．

2 周術期の栄養管理の目的

周術期の栄養管理の目的は，手術治療が安全・円滑に進むこと，および術後合併症が予防でき，死亡率を低下させることにある(表1)．

❶ 術前

術前に重度の栄養不良があると，手術後の合併症の発生率や死亡率が高くなるといわれており，術前の患者の栄養状態や身体状況の把握は，患者の予後に大きな影響を与える．特に消化器疾患の手術患者では，食欲不振，疾患の炎症に伴う体重減少，消化管の通過障害などが存在し，術前からの栄養不良に陥っている場合が少なくない．

❷ 術後

術後の患者は，手術の侵襲度に応じて，長期間の絶食が行われたり，不十分な経口摂取期間が長期化する場合があり，栄養不良をきたす可能性が予測される．術後における飲食の開始は，患者のQOLを高める要素の1つでもある．

術後の早期回復は，いかに早く腸管運動を促して，傷を治癒させるための炎症を抑えるエネルギーを確保するかにかかっている．

3 周術期管理チームの役割

周術期管理チーム(図1)は，患者を中心として，手術にかかわるメンバーによって構成される．医療者は，外来時から入院，退院までの流れのなかで，患者の状態把握を随時実施する．そのためには，周術期管理チームを発足させ，

表1　周術期における栄養管理

	栄養管理のポイント	具体的実施項目
手術前(外来時)	身体状況の確認 栄養状態の把握	身体計測 栄養スクリーニング 栄養アセスメント
入院日(入院中)	外来時の栄養状態との乖離 最終食事時間(提供食種類) 最終飲水時間(種類・提供量)	栄養管理計画書 食事オーダーの確認
手術後(入院中)	飲水開始時期(嚥下状態の確認) 食事開始時期(時間・種類) 食事開始時の食事トラブルの把握(疼痛，食具，食形態等) 食事関連トラブル対応(食上げ) 退院時栄養指導	術後のクリニカルパスの把握 食事開始時の病棟ラウンド 固形食開始(食上げ)時の食事摂取の注意点説明 退院後の食事についての指導
退院後(外来時)	消化器関連手術の場合は継続栄養指導 体重コントロールフォロー	体重管理 食事摂取量の把握 食事療法の知識・理解度・実践度の把握

第4章 栄養アセスメントと食事療法

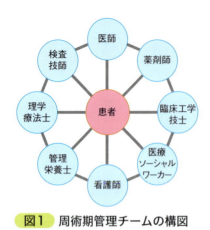

図1 周術期管理チームの構図

各専門スタッフが患者を多角的に診る.

周術期管理チームメンバーは,医師(外科医,麻酔科医,リハビリ医など),看護師(外来,手術室,病棟),薬剤師,管理栄養士,歯科医師・衛生士,理学療法士,作業療法士,臨床工学技士,メディカルアシスタントなどによって構成されることが多い.

周術期管理チームにおける管理栄養士の役割としては,①術前の栄養状態の把握を行い,患者が手術を安全に受けるための身体の準備を実施すること,②入院中の飲食管理(入院日の飲食管理・食形態の調整,手術後の飲食開始時期・食形態の調整),③術後から退院後までの一貫した栄養教育の実施と,術後および退院後の栄養管理,がある.

患者の生活の一部である「食事」に寄り添うことは,術後患者のQOL向上に貢献する.食事は命に直結する問題であるため,食のプロフェッショナルである管理栄養士が周術期管理チームの一員としてかかわることが重要である.

4 術前の栄養管理

手術の準備として,患者の身体状態を整えることは非常に重要である.周術期の栄養療法に関しては多くの科学的根拠が示され,欧州静脈経腸栄養学会(ESPEN),米国静脈経腸栄養学会(ASPEN),日本静脈経腸栄養学会(JSPEN)からガイドラインが公表されている.

術前に中等度から高度の栄養不良があると,創傷は治りにくく,免疫能も低下する.さらに手術侵襲が加わると,感染症などの合併症が発生しやすい.特にADLの低下した高齢者では,術後肺炎や褥瘡発生の危険性が高まる.

一方,栄養状態を改善して手術に臨むことで,術後合併症(縫合不全等)発生率の低下,創傷治癒の早期回復,在院日数の短縮,免疫能の改善を図ることができ,患者の早期回復に寄与する.

術前の栄養不良患者に対しては,栄養療法(介入)の効果が明らかにされている.特に手術2週間前から栄養介入を行って栄養状態を維持・改善することで,周術期の合併症が減少するとされる.生理的な機能を回復させるためには4〜7日間,体内たんぱく質の回復を目標とした場合は7〜14日の栄養介入期間が必要とされ,術前に化学療法が行われておらず,手術を遅らせても問題なければ,2週間の栄養療法が実施される.

わが国における周術期管理の参考資料としては,「日本静脈経腸栄養学会ガイドライン第3版」が推奨される(表2).

❶ 術前患者の状況

術前の患者の状況として,以下のことがある.
①疾病による摂食量の減少に伴う体重減少
②消化管の狭窄や閉塞による体重減少
③治療の副作用による摂食量の低下
④精神的ストレスによる食欲不振
⑤消化器疾患による自ら行う誤った食事制限
⑥検査を繰り返す(食事を食べない期間が長い)ことによる体重減少

これらの要因による栄養不良の患者を,栄養スクリーニングおよび栄養アセスメントにより,術前に早期発見することが大切である.

❷ 栄養スクリーニング

栄養スクリーニングとは,患者の栄養リスクを抽出し,栄養療法を行うか否かの判断を行う

表2 周術期の栄養に関するガイドライン（JSPENガイドライン第3版）

項目	推奨度・ランク付け
Q1 術前栄養療法の適応と効果は？	
A1.1 術前に中等度ないし高度の栄養障害に陥っている患者が術前栄養療法の適応である．	A I
A1.2 術前の栄養療法の第一選択は経腸栄養である．	A I
A1.3 術前の免疫賦活経腸栄養剤投与は，感染性合併症を有意に減少させる．	B I
A1.4 術前経腸栄養法は，栄養障害と判定された患者に対して施行すれば術後合併症を減少させ得る．	B II
A1.5 術前TPN は，軽度の栄養不良患者に施行しても術後合併症予防に対する寄与は少なく，むしろ感染性合併症を増加させる可能性がある．中等度ないし高度の栄養障害と判定された患者に対して施行すれば，術後合併症を減少させ得る．	B I
A1.6 進行がん患者に対する術前栄養療法の実施期間は，2 週間程度を目安とする．	C III
Q2 周術期における栄養療法の適応と意義は？	
A2.1 頭頸部癌や消化器癌などの大きな手術を受ける場合，あるいは術前に明らかな低栄養状態の症例で術後も早期経口摂取が不可能な場合は，術前からの栄養療法の適応である．	A II
A2.2 術後の硬膜外麻酔による疼痛管理，術中の体温維持，抗菌薬投与，早期離床，手術時間の短縮，創の縮小ならびに消化管運動促進などとともに栄養療法を集学的に行うことは，安全性向上，術後早期回復，合併症の減少，入院期間短縮ならびにコスト削減に寄与する．	A III

（日本静脈経腸栄養学会編：静脈経腸栄養ガイドライン 第3版 Quick Reference. https://www.jspen.or.jp/wp-content/uploads/2014/04/201404QR_guideline.pdf 1（2018年4月閲覧）より引用）

目的で実施する方法である．スクリーニングを行う場合には，適切なツールを用いることが重要で，その選択には，効果的であること，非侵襲的であること，安価であること，簡便な方法で自己評価が行えること，などの基準を満たす必要性がある．

周術期の術前にかかわる栄養スクリーニングツールには，MUST（栄養不良スクリーニングツール），NRS-2002，MNA®（簡易栄養状態評価表）などがある．ツールごとに特徴はあるが，BMIや体重減少率，摂食量の急激な減少などを評価する場合が多い．簡便なツールであるため，他職種が質問を実施しても，スコア化できる特徴がある．

❸ 栄養アセスメント

栄養アセスメントは栄養状態を評価するため，①身体計測，②臨床検査（血液検査），③嚥下機能評価，から総合的に行う．

身体計測

身体計測の評価としては，身長，体重，体組成（筋肉量，体脂肪量，体内水分量），握力の計測を実施する．術前のアセスメントで重要なことは，手術侵襲に耐えうる身体であるかの判定である．したがって，体重やBMIよりも筋肉量や筋力のほうを重視して，異化に対する余力をアセスメントする．

筋肉量の評価には，AWGSの基準値を用いてサルコペニアの検出を行うとよい．AWGSの基準は，アジア人を基準に作成されている．日本人の基準値はまだ作成されていないため，最も体型や遺伝子の構造が似ている人種の基準が用いられている．AWGSのサルコペニア検出のアルゴリズムを図2に示す．サルコペニアの検出には，握力の計測（右左4回計測平均値），歩行速度の計測，体内筋肉量の計測が必要となる．

手術前にサルコペニアがある場合は，周術期の合併症が増加することがわかっている．サルコペニアがある消化器がん患者では，手術後合併症の発症率，再発率，手術後の死亡率が増加する．サルコペニアがある胃切除患者の大規模コホート研究によると，重症の術後合併症が発生するリスクが3倍になる．サルコペニアによる死亡リスクは，肝臓がんで3.19倍，膵臓がん

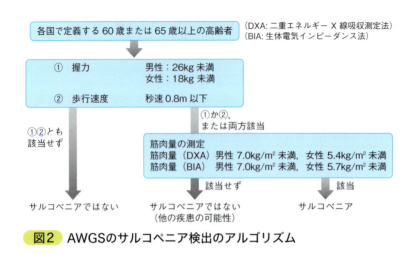

図2 AWGSのサルコペニア検出のアルゴリズム

表3 CONUTによる栄養評価

Alb (mg/dL)	≧3.50	3.00〜3.49	2.50〜2.99	<2.50
スコア①	0	2	4	6
TLC (/μL)	≧1600	1200〜1599	800〜1199	<800
スコア②	0	1	2	3
T-cho (mg/dL)	≧180	140〜179	100〜139	<100
スコア③	0	1	2	3
栄養レベル	正常	軽度異常	中等度異常	高度異常
CONUT値(①+②+③)	0〜1	2〜4	5〜8	9〜12

で1.63倍，大腸がんで1.85倍，大腸がんの肝転移で2.69倍に増加する．

臨床検査

周術期に関する臨床検査値の評価ツールとしては，CONUTとPNI（予後栄養指数）を算出することが望ましい．

CONUTは，2002年にESPENで発表された栄養評価法で，一般的な血液検査内容の客観的栄養指標である（表3）．たんぱく（血清アルブミン値，Alb），免疫（総リンパ球数，TLC），脂質（総コレステロール値，T-cho）をスコア化し，それをもとに算出した値（CONUT値）で栄養状態を評価する．栄養不良レベルは正常，軽度異常，中等度異常，高度異常の4段階で評価され，点数が多いほど栄養不良は重症化していることになる．

PNIは，術前の低栄養状態を評価し，手術危険度を予測するスコアである（表4）．1984年に日本の小野寺らが提唱した．PNIは血清アルブ

表4 PNI算定式

$$[PNI = (10 \times Alb) + (0.005 \times TLC)]$$

PNI≦40：切除吻合禁忌
40＜PNI：切除吻合可能

(小野寺時夫ほか．：Stage IV, V（Vは大腸癌）消化器癌の非治療切除・姑息手術に対するTPNの適応と限界．日本外科学会雑誌，85(9)：1004-1005，1984より引用)

ミン値と総リンパ球数のみで判定できるため，わが国では広く用いられている．

術前の予後栄養指数の判定によって手術の危険度が高い場合には，可能な限り手術を延期することが望ましいと考える．

嚥下機能評価

嚥下機能評価では，術前経口補水療法実施の有無，入院時の食形態，術後の嚥下機能と食形態，について確認・評価する．手術や麻酔の影響によって嚥下機能が変化したかを判断する際には，術前の評価が重要となる．

嚥下機能のアセスメントとしては，国際的に実施されている嚥下スクリーニングツール（EAT-10）を用いることが最も簡便である．

❹ 栄養療法の実際

術前に低栄養が認められた患者には，栄養指導により通常食の摂取を強化させ（food fortification），十分でない場合には経腸栄養法（EN）の併用を考慮する．術前の栄養療法で腸を使用できる患者では，腸の使用が有用とされているが，強制的なENなどは避けるべきであり，患者のQOLを優先して考える．経口的に摂取できる場合には，経口栄養補充製剤（ONS）を摂取させる．

ONS

ONSは，通常の食事に加えて栄養バランスが優れている栄養剤を補助的に少しずつ摂れる．術前から術後まで継続的に摂取させることで，不足しているたんぱく質およびエネルギーが供給でき，体力と気力をつける効果が期待できる．

術前栄養補給として用いられるONSは，標準的組成からなる半消化態栄養剤が選択されるのが一般的である．

免疫増強経腸栄養剤（IED）

がん患者を含む待機的な消化器系の大手術患者では，生体防御能を高めるとされるアルギニ ン，n-3系多価不飽和脂肪酸，核酸を豊富に含むIEDを使用すると，術後感染性合併症の発生率が約50％減少すると報告されている（表5）．術前のIEDの使用により栄養療法の強化，免疫能の強化，炎症反応の抑制，消化管機能の維持が達成でき，術前栄養状態が良好な場合にもその有効性が示されている．なお，術後も栄養状態が不良な場合は，引き続きIEDを5～7日間摂取するとよい．

IEDの適切な摂取量として，術前5～7日間に1日1,200～1,500mLを摂取させること，または患者の総投与エネルギー量の少なくとも50～60％を投与することが勧められている．

経腸栄養と静脈栄養

ONSの摂取が困難である場合には，経管的なENの投与（TF）を，それでも不十分または腸管の使用が不可能な場合には静脈栄養（PN）が選択される．

2009年に発表されたASPEN/SCCMの急性期栄養ガイドラインでは，待機的な消化器外科の大手術患者においては，周術期にENが施行できないなどの特殊な状況に限って，PNが行われると述べられている．末梢静脈栄養（PPN）が第一に選択され，1日に1,000kcal以上のエネルギー補給が必要な場合に限り，中心静脈栄養（TPN）が選択される．

表5 IEDを用いた早期経腸栄養が推奨される病態と各国のガイドライン

①血清アルブミン値3.5g/dL未満の中等度ないしは高度の栄養障害のある待機的上部消化器外科手術患者
②血清アルブミン値2.8g/dL未満の高度な栄養障害を有する下部消化器外科患者
③外傷重症度スコア（injury severity score）が18以上の複数領域の外傷患者
④腹部外傷スコア（abdominal trauma index）が20以上の腹部外傷患者

	ESPEN2006	ASPEN/SCCM2009	JSPEN2013
ガイドライン記載内容の概略	頭頸部腫瘍，上腹部大手術，高度の外傷に対する周術期には，栄養状態に関係なくIEDの使用が推奨	消化器待機手術に対するIEDでは，術前投与が有効であり，低アルブミン血症を有する患者において，5～10日間の投与を推奨	食道がん手術，膵頭十二指腸切除など高度侵襲手術の周術期，中等度侵襲手術の術前にはIEDを用いることを推奨
免疫栄養成分の推奨度 A：強く推奨 B：適応があれば推奨	アルギニン（A） n-3系脂肪酸（A）	アルギニン（A）	アルギニン（B） グルタミン（B） n-3系脂肪酸（B）

しかし，術前のTPNを軽度の栄養不良患者に行っても，術後合併症の予防に対する寄与は少なく，むしろ感染性合併症を増加させる可能性がある一方，中等度・高度の栄養不良患者に行えば，術後合併症を減少させる効果がある．

術前に管理栄養士が外来で栄養介入を行うことは，科学的にも意義があり，患者の予後にも影響するため，今後多くの病院での実施が望まれる体制である．

5 術後の栄養管理

ESPENの経腸栄養ガイドラインにおける術後栄養療法の適応は，①周術期に1週間以上の絶食となる場合，②周術期に経口摂取量が必要エネルギー量の60％以下となる日が10日間以上続く場合，である．近年の周術期管理では，術後1～3日以内に通常食の摂取が可能となるため，ENやPNによる人工栄養療法はほとんど必要ないとされている．消化管手術後においても，手術当日からの液体摂取は，外科的にも麻酔科的にも安全性が示されている．

なお，術後早期に経口摂取を開始する目的は，腸管刺激による腸管免疫能の維持や腸管蠕動運動の促進であり，積極的な栄養補給ではないことに留意する．

低栄養ではない術後患者で経口摂取が可能な場合には，経口摂取による自主的な栄養補給が行われる．低栄養患者では，ONSを通常食に加えて摂取させ，それでも不足している場合に限り，その他の方法による補助が実施される．

❶ 栄養療法の目安

術後における栄養療法の目安としては，至適投与エネルギー量は20kcal/kg/日，たんぱく質量は1.2～1.5g/kg/日とされている．

重症患者の急性期(72～96時間)において20～25kcal/kg/日を超える外因性エネルギー補給は，過剰エネルギー投与となって予後を悪化させる可能性がある．急性期を過ぎ，同化の時期に移行した時には，外因性のエネルギー供給を25～35kcal/kg/日程度に増加させる．

たんぱく質は1.2～1.5g/kg/日程度投与し，脂肪の投与量は総エネルギーの20～30％以内が安全であると考えられている．

❷ ONSの積極的な利用

ONSには術後に必要なたんぱく質やビタミン，ミネラルなどが多く含有されているので，術直後の栄養療法に適している．低栄養患者ではなくても，周術期にONSを使用することで，臨床予後の改善やコスト削減が得られることも報告されている．

消化管手術を受けた患者では，術後8週間ONSを摂取させることが，栄養状態，たんぱく質量，QOLを向上させることが示されている．

PNによる人工栄養を第一選択としない周術期では，栄養療法においてONSを積極的に使用していくべきと考える．

6 ERAS®(イーラス) プロトコル

ERAS®(術後回復強化プログラム)は，ESPENにおいて提唱された，術後の患者回復を促進するプロトコルである(図3)．ERAS®を導入することで，在院日数が短縮し，コスト削減につながることが明らかにされている．わが国でもERAS®が導入されており，現在臨床研究が進んでいる分野の1つである．

ERAS®では，患者が術後に早期回復するためには，①術前のカウンセリング，②術後のリハビリテーション，③術後の栄養管理，の3点が重要とされる．医療者は，これらの項目について，患者を支援していく必要がある．

❶ 栄養療法とのかかわり： 結腸切除術後の例

ERAS®には，手術前の飲食にかかわる項目が

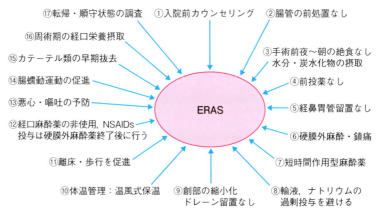

図3 ERAS®概念図（結腸切除後）

含まれている．術式ごとにプロトコルおよび推奨が公表されていることが多いが，本項では結腸切除後のプロトコルを一例として説明する．

術前

術前に関しては，「術前絶飲食期間」についての項目が設けられている．

手術前の麻酔導入に際し，清澄水であれば2時間前まで，固形物（light meal）であれば6時間前まで摂取可能である．清澄水とは，①水・お茶・炭酸飲料，②ミルクを含まないコーヒー・紅茶，③食物繊維を含まないジュース，④炭水化物含有飲料，のことを指す．

術前においても，摂取内容と摂取時間が守られた経口摂取方法が実施されれば，全身麻酔の導入に対して安全であることが証明されている．わが国でも，日本麻酔科学会が2012年に公表した「術前絶飲食に関するガイドライン」にて，上記の項目が追加されている．

現在の臨床現場では，ガイドラインの普及により，手術前夜からの絶飲食を廃止する動きは進んでいる．術前の飲水期間が延長されたことにより，病室での手術前の点滴処置をなくして，術前の経口補水療法（ORT）を実施している医療機関も多い．

術後

術後に関しては，「悪心・嘔吐の予防」「腸蠕動運動の促進」「周術期の早期経口摂取」が栄養管理にかかわる項目である．術後の栄養投与経路は，腸管を使用する栄養療法が第一選択とされ，経口摂取が基本であり，必要に応じてONS，PPN，ENが併用される．

患者の術後早期回復を進めるためには，早期経口摂取が必須となる．つまり，「早く飲む，早く食べる」ことを実施して消化管を動かすことが重要になる．

経口摂取の開始に関する麻酔管理について，欧州麻酔科学会が2011年に公表した周術期の絶飲食に関するガイドラインによれば，清澄水の摂取は，麻酔覚醒後から再開可能なことが示されている．外科管理についてERAS®プロトコルによれば，消化管手術の場合であっても，液体飲料の摂取は手術当日から可能とされている．

開腹術後における消化管運動の回復速度に関する生理学的な研究によると，小腸は閉腹後4〜8時間で機能的に正常に戻ることが明らかになっている．その後，胃の運動機能が24〜48時間内に回復し，大腸の回復は絶飲食におかれた場合，48〜72時間程度で回復するといわれている．

したがって下部消化管術後患者には，胃の排泄機能が低下していても，小腸に直接入りやすい栄養強化食品「リキッドダイエット」を術後早期から摂取させ，大腸の機能が回復した術後2〜3日の時点で，残渣物を含む固形物を摂取させるようにする．ERAS®プロトコルでは開腹結腸手術後でも，手術当日の術後4時間から栄養

強化食品等を用いたリキッドダイエット（流動食）の摂取を推奨している．

ERAS®プロトコルは，各項目において汎用性が高く，ほとんどの外科領域における周術期管理に応用可能である．

📖 略語

◆ADL
日常生活動作：activities of daily living

◆ASPEN
米国静脈経腸栄養学会：
American Society for Parenteral and Enteral Nutrition

◆AWGS
サルコペニアに関するアジア・ワーキンググループ：
Asian Working Group for Sarcopenia

◆BMI
体格指数：body mass index

◆CONUT
Contorolling Nutrition Status

◆EAT-10
嚥下スクリーニングツール：
eating assessment tool-10

◆EN
経腸栄養法：enteral nutrition

◆ERAS®
イーラス／術後回復力強化プログラム：
enhanced recovery after surgery

◆ESPEN
欧州静脈経腸栄養学会：
European Society for Clinical Nutrition and Metabolism

◆IED
免疫増強経腸栄養剤：
immune-enhancing diet

◆JSPEN
日本静脈経腸栄養学会：
Japanese Society for Parenteral and Enteral Nutrition

◆MNA®
簡易栄養状態評価表：
Mini Nutritional Assessment

◆MUST
栄養不良スクリーニングツール：
Malnutrition Universal Screening Tool

◆NRS
栄養リスクスクリーニング：
Nutritional Risk Sceening

◆ONS
経口栄養補助製剤：
oral nutrition supplements

◆ORT
経口補水療法：Oral Rehydration Therapy

◆PN
静脈栄養：parenteral nutrition

◆PNI
予後栄養指数：prognostic nutritional index

◆PPN
末梢静脈栄養：peripheral parenteral nutrition

◆QOL
生活の質：quality of life

◆SCCM
米国集中治療医学会：
Society of Critical Care Medicine

◆TF
チューブ栄養：tube feeding

◆TPN
中心静脈栄養：total parenteral nutrition

引用・参考文献

1) 日本静脈経腸栄養学会編：静脈経腸栄養ガイドライン 第3版 Quick Reference
https://www.jspen.or.jp/wp-content/uploads/2014/04/201404QR_guideline.pdf1（2018年4月25日閲覧）

2) Meguid MM et al : Influence of nutritional status on the resumption of adequate food intake in patients recovering from colorectal cancer operations. Surg Clin North Am 66 : 1167-1176, 1986

3) Weimann A et al : ESPEN Guidelines on enteral nutrition : Surgery including organ transplantation. Clin Nutr 25(2) : 224-244, 2006

4) ASPEN Board of Directors and the Clinical Guidelines Task Force : Guidelines for the use of parenteral and enteral nutrition in adult and pediatric patients. JPEN 26(1 Suppl) : 1SA-138SA, 2002

5) Braga M et al : ESPEN Guidelines on parenteral nutrition : Surgery. Clin Nutr 28(4) : 378-386, 2009

6) Zhuang CL et al : Sarcopenia is an independent predictor of severe postoperative complications and long-term survival after radical gastrectomy for gastric cancer : Analysis from a large-scale cohort. Medicine (Baltimore) 95 : e3164, 2016

7) Levolger S et al : Systematic review of sarcopenia in patients operated on for gastrointestinal and hepatopancreatobiliary malignancies. Br J Surg 102 : 1448-1458, 2015

8) Stratton R : Should food or supplements be used in the community for the treatment of disease-related malnutrition? Proc Nutr Soc 64 : 325-333, 2005

9) Fearon KC et al : Enhanced recovery after surgery : A consensus review of clinical care for patients undergoing colonic resection. Clin Nutr 24 : 466-477, 2005

10) Consensus recommendations from the U.S. summit on immune-enhancing enteral therapy. JPEN 25(2 Suppl) : S61-63, 2001

11) Wind J et al : Laparoscopy and/or Fast Track Multimodal Management Versus Standard Care (LAFA) Study Group. Enhanced Recovery after Surgery (ERAS) Group. Br J Surg 93(7) : 800-809, Review, 2006

12) Beattie AH et al : A randomised controlled trial evaluating the use of enteral nutritional supplements postoperatively in malnourished surgical patients. Gut 46(6) : 813-818, 2000

13) 谷口英喜編：術後回復を促進させる周術期実践マニュアル─患者さんにDREAMを提供できる周術期管理チームをめざして，日本医療企画，p6-80，2017

14) 日本麻酔科学会：術前絶飲食ガイドライン
http://www.anesth.or.jp/news2012/pdf/20120712.pdf（2018年7月閲覧）

15) Smith I et al. Perioperative fasting in adults and children : guidelines from the European Society of Anaesthesiology. Eur J Anaesthesiol 28(8) : 556-569, 2011

17 乳幼児・小児疾患

1 フェニルケトン尿症

❶ フェニルケトン尿症とは

フェニルケトン尿症(PKU)は、フェニルアラニン(Phe)をチロシンに変換するフェニルアラニン水酸化酵素の欠損により、血液中のフェニルアラニン値が正常範囲を超えて上昇する先天性アミノ酸代謝異常症である。

放置すると知的発達障害、けいれん、メラニン色素欠乏などの症状がみられる。

発生頻度は約7万人に1例である[1]。

PKUと栄養との関係

PKUは新生児マススクリーニングで発見し、フェニルアラニンを制限した食事療法を早期に行うことが治療の基本となる。しかし、フェニルアラニンは体内で合成できない必須アミノ酸であるため、制限しすぎると成長、発達に影響する。

血中フェニルアラニン値を表1[2]の範囲内で維持するように調整する。食事療法については生涯にわたり行うことが必要である。

❷ 食事療法にあたっての留意点

食事中に含まれるたんぱく質には、平均約5%のフェニルアラニンが含まれており、一般食品のたんぱく制限のみでは十分なフェニルアラニンの制限は不可能であるため、PKU治療用ミルクを併用する(表2)[2]。PKU治療用ミルクはフェニルアラニンを除去し、その他の必要なアミノ酸を配合し、それに糖質、脂質、ビタミン、ミネラルを加えたミルクである。なお、「Phe無添加総合アミノ酸粉末(A-1, 雪印)」は塩素とナトリウム以外のビタミン、ミネラル類は配合されていない。

年齢に応じたたんぱく質(窒素源)摂取の目安

表1 血中フェニルアラニン(Phe)値の維持範囲

乳児期〜幼児期前半	2〜4mg/dL (120〜240μmol/L)
幼児期後半〜小学生前半	2〜6mg/dL (120〜360μmol/L)
小学生後半	2〜8mg/dL (120〜480μmol/L)
中学生以後	2〜10mg/dL (120〜600μmol/L)

(特殊ミルク共同安全開発委員会 PKU治療指針改定委員会：フェニルケトン尿症(高フェニルアラニン血症の一部を含む)の第2次改定の経緯と改定勧告治療指針(平成24年度)について。特殊ミルク情報 48：83, 2012より引用)

表2 PKU治療用ミルクの組成

製品(100g中)	Phe除去ミルク配合散 (雪印)	低Pheペプチド粉末 (MP-11, 森永)	Phe無添加総合アミノ酸粉末 (A-1, 雪印)
たんぱく質(g)	15.8	75	93.7
脂質(g)	17.1	0	0
炭水化物(g)	60.4	7.2	0
エネルギー (kcal)	458	329	375
Phe (mg)	0	280	0
チロシン(mg)	1,569	4,720	9,300

(特殊ミルク共同安全開発委員会 PKU治療指針改定委員会：フェニルケトン尿症(高フェニルアラニン血症の一部を含む)の第2次改定の経緯と改定勧告治療指針(平成24年度)について。特殊ミルク情報 48：84, 2012より引用)

量として，乳児期2g/kg/日，幼児期1.5〜1.8g/kg/日，学童期以降1.0〜1.2g/kg/日以下にならないようにする．たんぱく摂取量が0.5g/kg/日以下になると，フェニルアラニンを制限しても血中フェニルアラニン値が上昇することがあるので注意する[1]．

エネルギーやたんぱく質，その他の栄養素については，健常児と同様に，「日本人の食事摂取基準(2015年版)」に準じる(表3)[3]．

❸ 食事療法の実際

摂取する調製粉乳や食品のフェニルアラニン量を計算して，管理を行う．フェニルアラニン量のわからないたんぱく質の多い食品や料理については，たんぱく質量の5％として計算する．低たんぱく米やでんぷん製品など，低たんぱく質の治療用食品も利用する．

乳児期はPKU治療用ミルクを摂取し，表1の範囲内で自然たんぱく(母乳や調製粉乳)を与える．

離乳期以降はPKU治療用ミルクに野菜などの低たんぱく食品を組み合わせた食事療法を行っていく．幼児期以降の献立の立て方は図1を参考にする．

1. PKU治療用ミルクの量と飲む時間を決めます．

2. たんぱく質調整食品，いも類など主食となる食品の量を決めます．

3. 野菜類，果物類，海藻類，使用する調味料などから摂取するフェニルアラニン量またはたんぱく質量を計算し，指示量に合わせます．

4. 食事で摂取するたんぱく質量を充足しましたら，必要エネルギーを補います．
　エネルギーは，油脂類，砂糖類，治療用特殊食品などたんぱく質をほとんど含まない高エネルギー食品を摂取します．
　成長曲線，体重の変化に注意し，エネルギー過剰の場合は，これらの食品の摂取は控えます．

図1 献立の立て方：幼児期以降

(代謝異常児等特殊ミルク供給事業特殊ミルク共同安全開発委員会第二部会編：2016年度改訂 食事療法ガイドブック—アミノ酸代謝異常症・有機酸代謝異常症のために「フェニルケトン尿症(PKU)の食事療法」，p34，恩賜財団母子愛育会，2016より引用)

表3 PKU食事療法における栄養素摂取量の目安*

区分	年齢	フェニルアラニン摂取量(mg/日)	タンパク質摂取量(g/日)	エネルギー摂取量(kcal/日)**	PKU治療用ミルク摂取量(g/日)	備考
乳児期前半	0〜6か月	250〜300	10〜20	550，500	60〜100	母乳，調製粉乳が自然たんぱく源
乳児期後半	6〜12か月	240〜260	25	700，650	60〜100	調製粉乳50g
幼児期前半	1〜2歳	200〜220	30	950，900	100〜120	
幼児期後半	3〜5歳	300	40	1,300，1,250	120〜150	
小学校前半	6〜7歳 8〜9歳	400	45	1,550，1,450 1,850，1,700	150〜200	
小学校後半	10〜12歳	500	40〜50	2,250，2,100	200〜250	
中学校 男子 女子	12〜14歳 12〜14歳	600 600	60 55	2,600 2,400	200〜250 200〜250	

*エネルギーとたんぱく質(代替物を含む)摂取量は，日本人の食事摂取基準(2015年)に準ずる．
**身体活動レベルIIのエネルギー必要量(出生時〜小学生は左男児，右女児を示す)．

(代謝異常児等特殊ミルク供給事業 特殊ミルク共同安全開発委員会第二部会編：2016年度改訂 食事療法ガイドブック—アミノ酸代謝異常症・有機酸代謝異常症のために「フェニルケトン尿症(PKU)の食事療法」，p15，恩賜財団母子愛育会，2016より引用)

薬剤との関係

薬剤の一部や低カロリー飲料の多くには，甘味料としてアスパルテームが使用されている．アスパルテームはフェニルアラニン化合物であるため，添加されている製品の摂取は避ける．

❹ 栄養評価

乳幼児期は，原則として月1～2回程度の血中フェニルアラニン値を測定するので，維持範囲内にあることを確認する．また，身長や体重の増加，血液一般生化学的検査結果が正常範囲内にあることを確認する．

フェニルアラニンを制限しているのにもかかわらず，血中フェニルアラニン値の高値が続く場合は，エネルギー不足による異化亢進を考慮する．

📖 **略語**

◆Phe
フェニルアラニン：phenylalanine

◆PKU
フェニルケトン尿症：phenylketonuria

2 小児慢性腎臓病

❶ 小児慢性腎臓病とは

小児慢性腎臓病（小児CKD）は，小児でみられる慢性の腎臓疾患である．末期腎不全の原因疾患の多くは，成人とは異なり，無形成腎・低形成腎，膀胱尿管逆流などに代表される先天性腎尿路奇形（CAKUT），あるいは遺伝性腎疾患である．

小児慢性腎臓病は，成人と同様の病期ステージに分類される（表1）．また，2歳未満では血清クレアチニン値からステージ分類される（表2）．なお小児では，重症度と尿たんぱくとの関連は十分に検討されていないため，尿たんぱく量は評

表1　小児CKDのステージ分類（2歳以上）

病期ステージ	重症度の説明	GFR mL/分/1.73m²	治療
1	腎障害[*1]は存在するがGFRは正常または亢進	≧90	
2	腎障害が存在し，GFR軽度低下	60～89	移植治療が行われている場合は1-5T[*2]
3	GFR中等度低下	30～59	
4	GFR高度低下	15～29	
5	末期腎不全	<15（または透析）	透析治療が行われている場合は5D[*2]

＊1　腎障害：たんぱく尿，腎形態異常（画像診断），病理の異常所見などを意味する．
＊2　移植はT，透析はDの頭文字をステージ期につける．
（National Kidney Foundation. K/DOQI clinical practice guidelines for chronic kidney disease：evaluation, classification, and stratification. Am J Kidney Dis 39：S1-S266, 2002を参考に作成）

表2　2歳未満の小児CKDのステージ分類

年齢	血清クレアチニン値		
	ステージ3	ステージ4	ステージ5
3～5か月	0.41～0.80	0.81～1.60	1.61～
6～8か月	0.45～0.88	0.89～1.76	1.77～
9～11か月	0.45～0.88	0.89～1.76	1.77～
1歳	0.47～0.92	0.93～1.84	1.85～

（Uemura O, et al：Age, gender, and body length effects on reference serum creatinine levels determined by an enzymatic method in Japanese children：a multicenter study. Clin Exp Nephrol 2011 Oct；15（5）：694-699を参考に作成）

価項目とされていない[1]．

小児CKDと栄養との関係

小児にとって栄養は，正常な成長と発達において必要不可欠であり，特に乳児期の低栄養は，中枢神経系の発達に大きな影響を与えるほか，低栄養に伴う低身長や発達の遅れは，小児慢性腎臓病患者のQOLと生命予後に関連する．

したがって，2歳以下の小児慢性腎臓病患者で摂食障害がある場合には，一時的に強制的な経管栄養や胃瘻管理も考慮する必要がある[2]．

❷ 食事療法にあたっての留意点

小児におけるたんぱく質制限は，慢性腎臓病の進行抑制効果に関して十分なエビデンスがなく，成長障害のリスクにもなるため，推奨されていない[1]．

健常児と同様に，「日本人の食事摂取基準（2015年版）」（以下，摂取基準）を基本とした栄養管理を行う．

❸ 食事療法の実際

エネルギー

摂取基準の「活動レベルⅡ（ふつう）」を目安とする．年齢に対して小さな体格の場合は，体格相当のエネルギー摂取から開始する．

腹膜透析を行っている場合は，透析液から糖を吸収するため，そのエネルギー量も含める．腹膜透過性にもよるが，8.4±2.7kcal/kg/日の付加があるといわれている．

たんぱく質

摂取基準の推奨量を目安とする．腹膜透析を行っている場合は，透析中にたんぱく質を喪失するため，表3の推奨量を補う．

食塩・水

CAKUTでは，ナトリウム再吸収障害や尿濃縮力障害により，食塩を補充することが必要になる．しかし，CAKUTでも末期腎不全の状態に近づくと，食塩制限が必要になる．

母乳や一般調製ミルクはナトリウム濃度が低いため，塩分付加が必要な場合は，ナトリウムの多い特殊ミルク「明治8806H　低カリウム・中リンフォーミュラ」を使用する．

溢水や高血圧がある場合は，食塩と水制限を行う．食塩制限については摂取基準の目標量を上限として調整する．

カリウム

高カリウム血症を認める場合は，カリウム制限を行う．小児ではどの程度カリウムの制限を行うかについてエビデンスはないが，成人の制限を体重換算して，30mg/kg/日以下としている[2]．

乳児で母乳ではない場合は，カリウムの少ない特殊ミルク「明治8806H　低カリウム・中リンフォーミュラ」を使用する．

表3 維持腹膜透析中の小児のたんぱく質摂取推奨量（g/kg/日）

年齢	腹膜透析患児
0〜1歳	3.0
2〜5歳	2.5
6〜10歳	2.0
11〜15歳	1.5

(KDOQI Work Group : KDOQI Clinical Practice Guideline for Nutrition in Children with CKD : 2008 update. Executive summary. Am J Kidney Dis 53(3 Suppl 2) : S11-104, 2009)

表4 小児CKDのステージと栄養状態評価間隔

CKDステージ	評価間隔（月）									
	年齢＜1歳			1〜3歳			3歳＜			
	2〜3	4〜5	5D	2〜3	4〜5	5D	2	3	4〜5	5D
栄養摂取状態	0.5〜3	0.5〜3	0.5〜2	1〜3	1〜3	1〜3	6〜12	6	3〜4	3〜4
身長	0.5〜1.5	0.5〜1.5	0.5〜1	1〜3	1〜2	1	3〜6	3〜6	1〜3	1〜3
成長率	0.5〜2	0.5〜2	0.5〜1	1〜6	1〜6	1〜2	6	6	6	6
体重	0.5〜1.5	0.5〜1.5	0.25〜1	1〜3	1〜2	0.5〜1	3〜6	3〜6	1〜3	1〜3
BMI	0.5〜1.5	0.5〜1.5	0.5〜1	1〜3	1〜2	1	3〜6	3〜6	1〜3	1〜3
頭囲	0.5〜1.5	0.5〜1.5	0.5〜1	1〜3	1〜2	1〜2	—	—	—	—

(KDOQI Work Group : KDOQI Clinical Practice Guideline for Nutrition in Children with CKD : 2008 update. Executive summary. Am J Kidney Dis 53(3 Suppl 2) : S11-104, 2009より改変)

リン

　高リン血症を認める場合は，摂取基準の目安量を上限とする．乳児の場合は特殊ミルク「明治8806H　低カリウム・中リンフォーミュラ」や「森永MM-5（低リン乳）」を使用する．

薬剤との相互作用

　免疫抑制薬のネオーラル®（シクロスポリン）は，食後内服では吸収が遅延するため，食前投与する場合が多い．

　グレープフルーツは薬剤の血中濃度を上げ，セイヨウオトギリソウは血中濃度を下げるので，摂取を禁止する．

　リン吸着薬のレナジェル®は食直前に，炭酸カルシウム，ホスレノール®は食直後に内服する．

❹ 栄養評価

　身体計測を栄養摂取状況とあわせて行い，成長を評価する．評価は**表4**に示す頻度で行い，成長曲線に沿った適切な成長を目標とする[2]．

　臨床検査値では，血清総たんぱく，尿素窒素，カリウム，リンなどを確認する．また，蓄尿中のナトリウム量から摂取食塩量を推定する．

📖 略語

◆**CAKUT**

先天性腎尿路奇形：congenital anomalies of kidney and urinary tract

◆**CKD**

慢性腎臓病：chronic kidney disease

◆**QOL**

生活の質：quality of life

引用・参考文献

1. フェニルケトン尿症
1) 日本先天代謝異常学会編：新生児マススクリーニング対象疾患等診療ガイドライン2015，p8-16，診断と治療社，2015
2) 特殊ミルク共同安全開発委員会 PKU治療指針改定委員会：PKU（高フェニルアラニン血症の一部を含む）の勧告治療指針の改定．特殊ミルク情報 48：82-84，2012
http://www.boshiaiikukai.jp/milk04.html#01（2018年4月閲覧）
3) 代謝異常児等特殊ミルク供給事業 特殊ミルク共同安全開発委員会第二部会編：2016年度改訂 食事療法ガイドブック—アミノ酸代謝異常症・有機酸代謝異常症のために「フェニルケトン尿症（PKU）の食事療法」，社会福祉法人恩賜財団母子愛育会，2016
http://www.boshiaiikukai.jp/img/milk/00_pku_zenbun.pdf（2018年4月26日閲覧）
4) 大浦敏博ほか：特殊ミルクの適応症と食事療法ガイドライン—先天代謝異常症から内分泌，腎，消化器，神経疾患まで（平成24年度厚生労働科学研究費補助金），p17-19，p90-91，p101，2013
http://www.boshiaiikukai.jp/img/milk/guideline201306.pdf（2018年4月閲覧）
5) 児玉浩子ほか編：小児臨床栄養学，p243-244，診断と治療社，2011

2. 小児慢性腎臓病
1) 日本腎臓学会編：エビデンスに基づくCKD診療ガイドライン2013，p166-169，東京医学社，2013
https://cdn.jsn.or.jp/guideline/pdf/CKD_evidence2013/all.pdf（2018年4月閲覧）
2) 日本腎臓学会編：慢性腎臓病に対する食事療法基準2014年版，p14-23，東京医学社，2014
https://cdn.jsn.or.jp/guideline/pdf/CKD-Dietaryrecommendations2014.pdf（2018年4月閲覧）
3) 日本腎臓学会編：CKD診療ガイド2012，p36-39，p47-49，東京医学社，2012
https://cdn.jsn.or.jp/guideline/pdf/CKDguide2012.pdf（2018年4月閲覧）
4) 児玉浩子ほか編：小児臨床栄養学，p243-244，診断と治療社，2011

18 認知症患者の栄養管理

1 認知症とは

認知症とは,「一度正常に達した認知機能が後天的な脳の障害によって持続的に低下し,日常生活や社会生活に支障をきたすようになった状態」と定義され,その状態が意識障害のないときにみられる[1]).

65歳以上の認知症高齢者数と有病率の将来推計によると,各年齢の認知症有病率が上昇する場合,2012年は認知症高齢者数462万人で65歳以上高齢者の約7人に1人(有病率15％)[2]),2025年は730万人で65歳以上高齢者の約5人に1人(有病率20％),2060年は1,154万人で65歳以上の高齢者の約3人に1人(有病率33.3％)に達するとの報告もある[3])(図1).

❶ 分類：4大認知症

日本人ではアルツハイマー型認知症が認知症全体の約7割を占め,次に脳血管性認知症が多い.その他にレビー小体型認知症や前頭側頭型認知症があり,以上の4つを「4大認知症」と呼ぶ.

脳血管性認知症が脳出血や脳梗塞などの脳血管障害による発症に対し,他の3疾患は脳神経の変性,萎縮,破壊が進む過程で発症する.

また,65歳未満で発症した認知症を,若年性認知症と呼ぶ.

❷ 症状

認知症では,中核症状,および認知症の行動・心理症状(BPSD)の2つの症状が現れる.

中核症状とは,脳の器質的障害に起因する認知機能障害[4])であり,記憶障害,見当識障害,実行機能障害,理解力や判断力の障害などがある(図2).

行動・心理症状は,本人の性格や心身状態,周囲の環境などの要因が作用して出現する.不安や抑うつなどの心理症状や,異食や徘徊などの行動がある.他者には突発的にみえる行動も,本人にとっては根拠となる理由がある場合が多

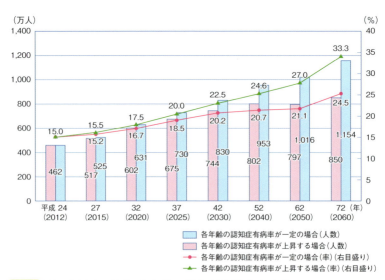

図1 65歳以上の認知症患者の推定者と推定有病率

(内閣府：平成29年版高齢社会白書(概要版),p17,2017より引用)

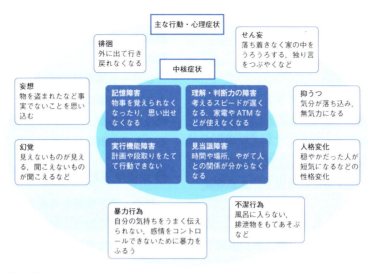

図2 認知症の症状
(全国国民健康保険診療施設協議会：認知症サポーター活動ハンドブック，p3-4，全国国民健康保険診療施設協議会，2016より引用)

く，周囲はこれらを理解したうえで，対応することが必要となる．

中核症状や行動・心理症状は，食生活や食嗜好にも影響を及ぼすため，臨床に有用な情報として把握することが重要である．

❸ 認知症と栄養管理

認知症患者のほとんどは高齢者だが，そもそも高齢者は高血圧や糖尿病などの慢性疾患をもつことが多く，加齢に伴う変化として，運動神経や筋力などの身体機能の低下や，自律神経や消化機能といった生理機能の変化が現れるため，これらに配慮した栄養管理が必要である．

若年性認知症を発症する65歳未満でも，生活習慣病や低栄養に配慮した栄養管理が必要となる．

2 栄養評価

認知症患者の栄養評価方法としては，主観的包括的評価(SGA)を用いることが多いが，65歳以上の高齢者を対象とした簡易栄養状態評価表(MNA®)も認知症に関する質問項目があるた

め，認知症高齢者の栄養状態を把握するアセスメントツールとして利用されている．

血清アルブミンなどの血液生化学検査は，客観的栄養評価(ODA)として栄養状態の把握に重要な項目である．

食事に関するチェック項目として，摂食・嚥下機能，口腔の状態，日常生活動作(ADL)のレベル，食欲低下に関与する可能性のある薬剤[5]の把握は不可欠である．

アルツハイマー型認知症では，体重減少が急激に起こる場合と，徐々に減少する2つのタイプがある[6]．定期的なアセスメントと状態に応じた適切なケアにより，栄養状態の悪化を防ぐことができる．

3 栄養管理

必要栄養量の設定は，ハリス・ベネディクト式(HBE)，日本人のための簡易式，間接熱量測定による算出方法，日本人の栄養摂取基準をもとに算出する方法など，一般的な高齢者と変わらない．ただし，認知症以外の疾患を有する場

3 必要栄養量の設定

必要栄養量の設定にはいくつかの方法があるが，ここでも重要なことは，患者をモニタリングしながら，少しずつ調整していくことである．

一般的に必要エネルギー量を算出する際には，ハリス・ベネディクトの式(表1)を用いて基礎エネルギー消費量(BEE)を算出し，それに活動係数やストレス係数を乗じて求めることが多いが，それが日本人に適しているかどうかはまだ定まっていない．

実際に目標エネルギーに関しては，2つのガイドラインでも，推算式による計算値，もしくは可能であれば間接熱量計(図2)の測定を推奨している．

❶ エネルギー量

投与エネルギーに関しては，高度侵襲下においては，生体内のたんぱく質の異化によって内因性エネルギーの使用が優先され，体外から補給される外因性エネルギーに関しては，利用が制限されてしまうことがわかっている[3]．したがって，「必要エネルギー＝投与エネルギー」と考えて補給してしまうことは，むしろ過栄養（オーバーフィーディング）となる可能性もあり，リフィーディング症候群のリスクもあることに注意する．

筆者が所属するICUでは，可能な限り間接熱量計での測定を優先するが，すべての施設で計測が可能なわけではない．まずは目標とするエネルギー量として，22〜25kcal/kg/日とした推算式を用い，1週間程度で目標値の80％以上のエネルギー量が確保されることを推奨したい．

このように，人工呼吸器下にある重症患者においては，少量から栄養補給を開始し，全身状態をモニタリングしながら，徐々に量を増やしていくことが望ましいと考える．

❷ たんぱく質

侵襲下における目標投与たんぱく質に関しては，「日本版重症患者の栄養療法ガイドライン」では1.2〜2.0g/kg/日程度が望ましいとされている．ただし前提として，必要エネルギーが充足されていることが重要であると考える．一般

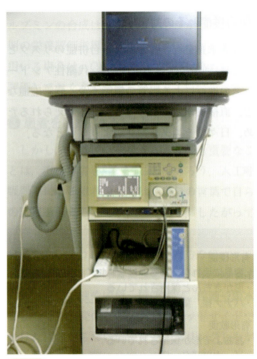

図2 間接熱量計
(ミナト社製エアロモニタ)

表1 ハリス・ベネディクトの式，Weirの式

基礎エネルギー消費量(BEE)：Harris-Benedictの式(kcal/日)
男性：BEE=66.47+(13.75×体重kg)+(5×身長cm)−(6.75×年齢)
女性：BEE=655.1+(9.56×体重kg)+(1.85×身長cm)−(4.68×年齢)

安静時エネルギー消費量(REE)：Weirの式(kcal/日)
REE=(3.94×VO$_2$)+1.11×VCO$_2$×1.44

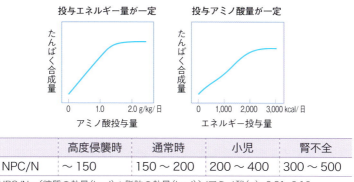

図3 非たんぱく質エネルギー/窒素比（NPC/N）

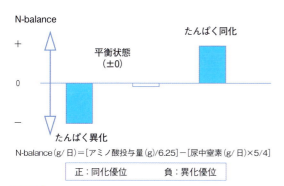

図4 窒素平衡

的には，非たんぱく質エネルギー/窒素比（NPC/N）（図3）を基に考えると，非侵襲下ではNPC/N＝150〜200とし，侵襲化においてはNPC/N＝150以下が望ましい．

しかしながら，最近の動向としては，重症患者こそエネルギーは少量とし，高たんぱく質とした方が，ICU-AW（ICU acquired weakness）やPICS（post intensive care syndrome）の予防につながるといった報告も出始めている．

いずれの場合においても，たんぱく質投与による腎臓への負担を考慮し，窒素平衡（図4）を確認するなど，腎機能のモニタリングは不可欠である．

❸ その他の栄養素

人工呼吸器下における重症患者の栄養管理では，今までさまざまな栄養成分が呼吸状態を改善させ，炎症反応を抑制されるといわれてきたが，その効果について明確なエビデンスはない．

「急性呼吸不全による人工呼吸患者の栄養管理ガイドライン2011年版」では，n-3系脂肪酸が炎症の収束を促す代謝物へと変化することから，急性呼吸窮迫症候群（ARDS）や急性肺傷害（ALI）に対してn-3系脂肪酸を強化した栄養剤の使用を強く推奨していたが（グレードA），「日本版重症患者の栄養療法ガイドライン」では，推奨度が弱くなっている（グレード2B）．さらに2016年ASPEN（米国静脈経腸栄養学会）の栄養ガイドライン[4]でも，ARDS患者に対する抗炎症性脂質（ω-3脂肪酸，EPA，DHA）および抗酸化物質投与は，推奨することはできないとされている．

グルタミンに関しても「日本版重症患者の栄養療法ガイドライン」では，熱傷や外傷患者に対する投与が弱く推奨されているが，ショックや多臓器不全患者においてはむしろ，投与を控えることを強く推奨している．

アルギニンに関しては，日本褥瘡学会による「褥瘡予防・管理ガイドライン（第4版）」では，褥瘡患者に特定の栄養素を補給することは有効かどうかを検討するなかで，アルギニンは疾患を考慮したうえで使用してもよいとされている[5]．一方，「日本版重症患者の栄養療法ガイドライン」では，アルギニンを含む免疫調整栄養剤は，重症患者においては使用しないことを弱く推奨していて，その理由として，たんぱく合成

の亢進や創傷治癒促進に効果はあるものの，過剰な一酸化窒素(NO)の産生が末梢血管の過度な拡張や循環動態への悪影響を及ぼしうることが挙げられている．

これらのことからも，近年では重症患者に対する免疫調整栄養剤をルーチンに使用することは推奨されていない．繰り返しになるが，日々変化する患者の病態を正確にモニタリングしたうえで，必要な栄養管理をプランニングすることが，より重要であると考える．

4 血糖管理

Van den Bergheらは2001年，人工呼吸器管理を要した外科ICU患者を対象とする研究[6]において，①インスリン持続点滴静注法を用いて血糖値を80〜110mg/dLに維持した群，②血糖値が215mg/dL以上の時にインスリン持続点滴静注法を用いて血糖値を180〜200mg/dLに維持した群，を比べた場合，②よりも①のほうが，死亡率や敗血症などの合併症を有意に減少させたと報告していて，その後も同様に，インスリンを用いた厳格な血糖管理が予後を改善させるといった報告が多かった[7, 8]．

ところが2009年，6,104名を対象とした無作為化比較試験(RCT)により，インスリン強化療法は低血糖の発症率を増加させ，90日死亡率を有意に増加させたと報告された(NICE-SUGAR trial)[9]．Friedrichらが2010年に行った，外科系・内科系両方の集中治療患者を対象としたメタ解析でも，強化インスリン療法による血糖コントロールは有益でないと報告されている[10]．

その後も血糖管理については議論され続けているが，「日本版重症患者の栄養療法ガイドライン」では，180mg/dL以上の高血糖を呈した場合には血糖値を低下させるためにインスリン投与を開始すること，血糖コントロールの目標血糖値は180mg/dL以下として，血糖値を80〜110mg/dLに維持する強化インスリン療法は行わ

ないことを強く推奨している(グレード1A)．

これらのことから，重症患者の血糖コントロールに関しても定期的なモニタリングを行い，血糖値の変動が大きくならないような栄養管理を行うことが重要である．

5 水分管理

人工呼吸器下にある患者は，自らの意思で水分補給を行うことが困難である．通常，必要水分量は25〜30mL/kgを目安としたり，必要エネルギーと同量程度と示されることが多い．しかし，人工呼吸器下において最も重要なことは，患者の日々の水分出納バランスである．

重症急性期において，昇圧薬や抗菌薬などの投与に伴い，点滴からの水分補給が不可欠である．ICUで使用されるこれらの薬剤は，50〜100mLの溶媒で溶解されて使用される．これらの溶媒は，運搬水(carrier water)とも呼ばれ，過剰な水分投与の一因になる．

また，手術後の患者は往々にして，水分出納バランスがプラスの状態でICUに帰室するケースが多い．水分出納バランスに関しては，日々の方針に従って調整する必要があるため，前日の体重，尿量，胃管からの排液量，投与水分量(経管栄養や点滴など)をモニタリングし，栄養補給としてどの程度の水分が投与できるかを考える．

経管栄養に関しても，高エネルギータイプの濃厚流動食(1.5kcal〜2.0kcal/mL)と通常タイプの濃厚流動食(1.0kcal/mL)では，水分含有量が異なることを十分に認識して投与計画を検討する必要がある．

📖 略語

◆ALI

急性肺傷害：acute lung injury

◆ARDS

急性呼吸窮迫症候群：
acute respiratory distress syndrome

◆ASPEN

米国静脈経腸栄養学会：
American Society for Parenteral and Enteral Nutrition

◆BEE

基礎エネルギー消費量：basal energy expenditure

◆CRP

C反応性たんぱく：C-reactive protein

◆DHA

ドコサヘキサエン酸：docosahexaenoic acid

◆EPA

エイコサペンタエン酸：eicosapentaenoic acid

◆ICU

集中治療部：intensive care unit

◆ICU-AW

ICU関連筋力低下：ICU acquired weakness

◆NO

一酸化窒素：nitric oxide

◆NPC/N

非たんぱく質エネルギー/窒素比：
non-protein calorie/nitrogen

◆PICS

集中治療後症候群：
post intensive care syndrome

◆RCT

無作為化比較対象試験：randomized controlled trial

◆REE

安静時エネルギー消費量：resting energy expenditure

◆VAP

人工呼吸器関連肺炎：
ventilator-associated pneumonia

引用・参考文献

1) 日本呼吸療法医学会栄養管理ガイドライン作成委員会：急性呼吸不全による人工呼吸患者の栄養ガイドライン．人工呼吸 27(1)：75-118，2010
2) 日本集中治療医学会重症患者の栄養管理ガイドライン作成委員会：日本版重症患者の栄養療法ガイドライン．日本集中治療医学会雑誌 23：185-281，2016
3) 武山直志ほか：必要な投与エネルギー量と適切なエネルギー基質．クリティカルケアにおける栄養管理，p68-75，克誠堂出版，2009
4) McClave SA et al．Guidelines for the Provision and Assessment of Nutrition Support Therapy in the Adult Critically Ill Patient Society of Critical Care Medicine(SCCM) and American Society for Parenteral and Enteral Nutrition (A.S.P.E.N.)．JPEN 40(2)：159-211，2016
5) 日本褥瘡学会教育委員会ガイドライン改訂委員会：褥瘡予防・管理ガイドライン，第4版，日本褥瘡学会誌 17(4)：487-557，2015
6) Van den Berghe G et al：Intensive insulin therapy in critically ill patients. N Engl J Med 345(19)：1359-1367，2001
7) Finfer S et al：Intensive versus conventional glucose control in critically ill patients. N Engl J Med 360(13)：1283-1297, 2009
8) Krinsley JS et al：Severe hypoglycemia in critically ill patients：risk factors and outcomes. Crit Care Med 35(10)：2262-2267, 2007
9) NICE-SUGAR Study Investigators, Finfer S et al：Intensive versus conventional glucose control in critically ill patients. N Engl J Med 360(13)：1283-1297, 2009
10) Friedrich JO et al：Does intensive insulin therapy really reduce mortality in critically ill surgical patients? A reanalysis of meta-analytic data. Crit Care 14(5)：324, 2010

第4章 栄養アセスメントと食事療法

20 食物アレルギーへの対応

1 食物アレルギーとは

　食物アレルギーは，食物によって引き起こされる抗原特異的な免疫学的機序を介して，生体にとって不利益な症状をきたす現象である．つまり，身体を守る免疫反応が食品中の異種たんぱくなどに反応して，さまざまな症状を呈する状態のことである．

❶ アレルギーの機序

　アレルゲンへの曝露によりアレルギーが生じる状態(感作)になると，そのアレルゲンに対する特異的IgE抗体がつくられ，体中の皮膚や粘膜に存在するマスト細胞や血液中の好塩基球と結合する．その状態で再度アレルゲンを取り込むと，アレルゲンが特異的IgE抗体と結合し，マスト細胞などの活性化により，ヒスタミンなどの化学伝達物質が放出され，アレルギー症状を引き起こす．

　感作の成立には，アトピー素因，皮膚粘膜のバリア機能，消化・分解能，環境要因などが考えられており，感作経路には，胎内感作，経腸管感作，経気道感作，経皮感作などが知られている[1]．

　なお，免疫学的機序によらない乳糖不耐症のような食物不耐症や，サバなどの傷みやすい魚類の鮮度低下により引き起こされるヒスタミン食中毒，細菌・ウイルスおよび自然毒などによる食中毒は，食物アレルギーとしない．

❷ 症状

　食物アレルギーによって誘発される主な症状を表1に示す．皮膚，粘膜，呼吸器，消化器，神経，循環器でさまざまな症状が生じ，食後2時間以内に発生する「即時型」反応として観察さ

表1　食物アレルギーの症状

臓器	症状
皮膚	紅斑，じんま疹，血管性浮腫，瘙痒，灼熱感，湿疹
粘膜	結膜充血・浮腫，瘙痒感，流涙，眼瞼浮腫，鼻汁，鼻閉，くしゃみ，口腔・咽頭・口唇・舌の違和感・腫脹
呼吸器	喉頭違和感・瘙痒感・絞扼感，嗄声，嚥下困難，咳嗽，喘鳴，陥没呼吸，胸部圧迫感，呼吸困難，チアノーゼ
消化器	悪心，嘔吐，腹痛，下痢，血便
神経	頭痛，活気の低下，不穏，意識障害，失禁
循環器	血圧低下，頻脈，徐脈，不整脈，四肢冷感，蒼白(末梢循環不全)

(海老澤元宏ほか監：食物アレルギー診療ガイドライン2016，p24，協和企画，2016より引用)

れるものが多い．

アナフィラキシー

　アレルゲンなどの侵入により，複数の臓器に全身性にアレルギー症状が惹起され，生命に危機を与え得る過敏反応をアナフィラキシーという[2]．表1のうち，緊急性が高く，重い症状が複数の臓器に現れた状態である．

　さらに，アナフィラキシーに血圧低下や意識障害などのショック症状を伴う場合を，アナフィラキシーショックという[2]．

　食物によるアナフィラキシーは，摂取後数分以内に起こることが多いが，30分以上経過してから起こる場合もあるうえ，同時にすべての症状が現れるとは限らず，注意が必要である．また，アナフィラキシーは急速に進行することがあるため，迅速な対応が求められる．

❸ 臨床型分類

　食物アレルギーはその臨床型により，表2のように分類される[3]．年齢により起こりやすい臨床型は異なり，有症率は乳児期に最も高く，耐性獲得などにより加齢とともに減少する．

表2 食物アレルギーの臨床型分類

	臨床型	発症年齢	頻度の高い食物	耐性獲得（寛解）	アナフィラキシーショックの可能性	食物アレルギーの機序
	新生児・乳児消化管アレルギー	新生児期 幼児期	牛乳（乳児用調製粉乳）	多くは寛解	(±)	主に非IgE依存性
	食物アレルギーの関与する乳児アトピー性皮膚炎	幼児期	鶏卵，牛乳，小麦，大豆など	多くは寛解	(+)	主にIgE依存性
	即時型症状	幼児期〜成人期	乳児〜幼児：鶏卵，牛乳，小麦，そば，魚類，ピーナッツなど 学童〜成人：甲殻類，魚類，小麦，果物類，そば，ピーナッツなど	鶏卵，牛乳，小麦，大豆などは寛解しやすい	(++)	IgE依存性
特殊型	食物依存性運動誘発アナフィラキシー（FDEIA）	学童期〜成人期	小麦，エビ，カニなど	寛解しにくい	(+++)	IgE依存性
	口腔アレルギー症候群（OAS）	幼児期〜成人期	果物・野菜など	寛解しにくい	(±)	IgE依存性

（「食物アレルギーの診療の手引き2014」検討委員会：厚生労働科学研究班による食物アレルギーの診療の手引き2014，p2，食物アレルギー研究会，2014．https://www.foodallergy.jp/wp-content/themes/foodallergy/pdf/manual2014.pdf（2018年7月5日検索）より引用）

新生児・乳児消化管アレルギーは，主に牛乳が原因となって起こる非IgE依存性消化管食物アレルギーである．

即時型症状は，最も典型的な食物アレルギーであり，主な原因食物は鶏卵，牛乳，小麦である[4]．

特殊型のうち，食物依存性運動誘発アナフィラキシーは，原因食物の摂取のみでは問題ないが，原因食物摂取後の運動負荷によってアナフィラキシーが誘発される疾患[5〜7]で，運動により腸管上皮の透過性が亢進し，アレルゲンの吸収が促進されることで起こると考えられている[8]．原因食物は小麦が多く，次いで甲殻類であり，近年果物や野菜などが増加傾向にある[7]．

同じく特殊型の口腔アレルギー症候群は，口腔粘膜に限局する即時型アレルギー症状で，主な原因食物は果物，野菜，豆類である．花粉と果物・野菜のアレルゲンの構造が類似し，交差抗原性を示すために症状が起こる．

誘発されること，およびそれが特異的IgE抗体などの免疫学的機序を介する可能性があることを証明することにより，診断が確定される[1]．

「食物アレルギーの診療の手引き2014」の食物アレルギー診断のフローチャート（即時型症状）に従い[3]，詳細な問診のほか，IgE依存性反応を証明するための特異的IgE抗体検査，皮膚プリックテスト，好塩基球ヒスタミン遊離試験などにより確認する．

また，食物経口負荷試験を，①食物アレルギーの確定診断，②耐性獲得の確認，③食物制限レベルの再評価，などを目的に実施するが，その実施に際しては，医師・看護師・管理栄養士・医療事務職員などの連携体制，負荷試験を行う場所の確保，負荷試験食の準備やその方法など，十分な体制を整える必要がある．負荷試験食を栄養管理室が準備できる場合はレシピなどを整備し[9]，負荷食物の均一化を図るとよいとされている[1]．

❹ 診断

食物アレルギーは，特定の食物により症状が

2 栄養食事指導

食物アレルギーは，耐性獲得までの食事の管理が中心となる．診療ガイドライン における栄養食事指導の原則は，以下の4つである[1]．

❶ 必要最低限の除去

特定された原因食物であっても，その除去は過剰に行わず，必要最低限とする．どの程度の除去が必要であるかは，医師による正しい診断が必要である．

原因食品に関連して，一般的に除去の必要がないもの(表3)や，加熱によりアレルゲン性が低下するもの(表4)のほか，調理や加工によりたんぱく質含有量が異なることなども理解しておくと，摂取可能な範囲や調理法について提案

しやすくなる．「加工食品解除シート」[10]などを活用するとよい．

❷ 安全性の確保

日常生活において誤食しないよう，十分に注意をするよう指導する．きょうだいの食べこぼしによる誤食防止や，加工食品・中食・外食のとり方についても適宜指導し，時に食品の原材料に変更がある可能性についても認識しておく．

❸ 栄養面への配慮

原因食物の除去によって不足する栄養素がないよう，他の食品で補うよう指導する(例：牛乳アレルギー患者のカルシウム不足など)．また，主食・主菜・副菜の揃った食事を毎食摂取することで，基本的には十分な栄養素を摂取できるため，食事のバランスについても指導する[3]．

表3 一般的に除去が不要な食品一覧

	除去不要の食品
鶏卵アレルギー	卵殻カルシウム，鶏肉，魚卵
牛乳アレルギー	乳糖，牛肉
小麦アレルギー	醤油，味噌，穀物酢，麦茶
大豆アレルギー	醤油，味噌，大豆油，緑豆もやし
魚アレルギー	だし汁

＊重症者では上記食品の一部で症状が見られたという報告もある．
(海老澤元宏ほか監：食物アレルギー診療ガイドライン2016，p118，協和企画，2016より引用)

表4 主な原因食物のアレルゲンと加熱による影響

食物	たんぱく質	特徴
鶏卵 (卵白)	オボムコイド	卵白たんぱく質の11%を占め，加熱により凝固しにくいため，アレルゲン性が低下しにくい
	オボアルブミン	卵白たんぱく質の54%を占め，加熱により凝固しやすく，アレルゲン性が低下しやすい
牛乳	カゼイン	牛乳たんぱく質の80%を占め，加熱による変性を受けにくい
	乳清たんぱく質	牛乳たんぱく質の20%を占め，その半分を占めるβ-ラクトグロブリンは加熱により変性し，アレルゲン性が低下しやすい
小麦	α-アミラーゼ/ トリプシンインヒビター	水・塩に可溶性で，吸引により誘発されるパン職人喘息(baker's asthma)の原因アレルゲンでもある

❹ 患者家族のQOL維持

　食物の除去は，患者や家族のQOLに影響するため，負担軽減などの工夫について指導することが重要である．食物アレルギー用代替食品を利用することの提案も有効である．

　病院では，急な入院や食事変更に対応できるよう，代表的な原因食物の除去食に利用できる加工食品や調味料を常備しておく．さらに，それらの食品を使用した基準献立を作成しておくことが勧められる．

📖 略語

◆FDEIA
食物依存性運動誘発アナフィラキシー：
food-dependent exercise induced anaphylaxis

◆IgE
免疫グロブリンE：immunoglobulin E

◆OAS
口腔アレルギー症候群：oral allergy syndrome

◆QOL
生活の質：quality of life

引用・参考文献

1) 海老澤元宏ほか監：食物アレルギー診療ガイドライン2016，協和企画，2016
2) 日本アレルギー学会：アナフィラキシーガイドライン2014
https://anaphylaxis-guideline.jp/pdf/anaphylaxis_guideline.PDF（2018年4月閲覧）
3) 「食物アレルギーの診療の手引き2014」検討委員会：厚生労働科学研究班による食物アレルギーの診療の手引き2014，2014
https://www.foodallergy.jp/wp-content/themes/foodallergy/pdf/manual2014.pdf（2018年4月閲覧）
4) 今井孝成ほか：消費者庁「食物アレルギーに関連する食品表示に関する調査研究事業」平成23年即時型食物アレルギー全国モニタリング調査結果報告．アレルギー 65(7)：942-946，2016
5) Kidd JM 3rd et al：Food-dependent exercise-induced anaphylaxis. J Allergy Clin Immunol 71(4)：407-411，1983
6) Buchbinder EM et al：Food-dependent, exercise-induced anaphylaxis JAMA 250(21)：2973-2974，1983
7) 相原雄幸：食物依存性運動誘発アナフィラキシー．アレルギー 56(5)：451-456，2007
8) Pals KL et al：Effect of running intensity on intestinal permeability. J Appl Physiol（Bethesda Md：1985）82(2)：571-576，1997
9) 柳田紀之ほか：食物経口負荷試験(即時型)．日本小児アレルギー学会誌 28(5)：835-844，2014
10) 伊藤浩明監：おいしく治す食物アレルギー攻略法，認定NPO法人アレルギー支援ネットワーク，2014

21 終末期における栄養管理

1 終末期とは

「終末期」は，さまざまな形で定義されている．日本学術会議の報告では，終末期は疾病や患者の状態により，救急医療等における急性型終末期，がん等の亜急性期型終末期，高齢者等の慢性型終末期の3つのタイプに大別され，各々の終末期医療の内容は大きく異なることが示されている[1]．また，がん等の亜急性期型終末期は，「がんを治すことを放棄した時点から，死亡するまでの期間」や「病状が進行して，生命予後が半年あるいは半年以内と考えられる時期」など，各種の定義があるとされている．

全日本病院協会の終末期医療に関するガイドラインでは，「終末期を期間で決めることは必ずしも容易ではなく，また適当ではない」としている[2]．

本項では特に，がん患者の終末期について説明する．

2 がん緩和ケアにおける栄養管理

緩和ケアに関して世界保健機関(WHO)は，「緩和ケアとは，生命を脅かす疾患による問題に直面している患者とその家族に対して，痛みやその他の身体的問題，心理社会的問題，スピリチュアルな問題を早期に発見し，的確なアセスメントと対処を行うことによって，苦しみを予防し，和らげることで，QOLを改善するアプローチである」[3]と定義している．

栄養状態の低下はがん患者のQOLを低下させること，またがん患者の31〜87%で，がんと診断された時点ですでに体重減少が認められることが報告されている[4]．患者とその家族のQOL向上を目指す緩和ケアにおいて，栄養状態に関するケアは非常に重要な役割を担っているといえよう．

わが国では，2012年に見直されたがん対策推進基本計画[5]において，「がんと診断された時からの緩和ケアの推進」が，重点的に取り組むべき課題として挙げられた．その後，2016年のがん対策基本法[6]の改定では，「がん患者の状況に応じて緩和ケアが診断時から適切に提供されるようにすること」が明記された．

緩和ケアにおける栄養管理は，がん治療の継続に向けて栄養状態の維持・改善をするため，また，患者と家族のQOLをよりよいものにするために，患者ががんの診断を受けたときから必要に応じて実施される必要がある(図1)[7]．

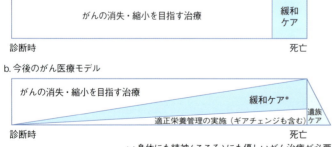

図1 がん対策基本法によって求められるがん治療の新しい形

(「伊藤彰博，東口髙志：がん緩和医療における栄養療法，一般社団法人日本静脈経腸栄養学会静脈経腸栄養テキストブック(一般社団法人日本静脈経腸栄養学会編)，p.444, 2017, 南江堂」より許諾を得て転載)

がん終末期における栄養管理の目的に関して，日本静脈経腸栄養学会（JSPEN）のガイドラインを参考に[4]，「根本的な治療がないと判断され，かつ少なくとも生命予後が数か月以上と予測される場合」を「緩和期」，「生命予後が1か月未満と推測される場合」を「終末期」としてまとめると，緩和期では「栄養障害の進行に伴うがん悪液質の発症・進行を抑制してQOLの維持・改善を図ること」が，終末期では「代謝異常に応じた投与量の調整により水・電解質異常や代謝性合併症の発生を予防すること」が，栄養管理の目的となる．

3 がん患者の栄養障害

進行がん患者の体重減少の原因として，がん関連体重減少（CAWL）およびがん誘発性体重減少（CIWL）の2つの機序が考えられる（図2）[8]．

❶ CAWL

CAWLは，消化管の狭窄・閉塞，治療による悪心・嘔吐・下痢・口内炎などの副作用，告知に伴う摂食不良などが原因となって引き起こされる摂取栄養量の低下により体重減少が生じることを指す．CAWLに対しては，通過障害や摂食障害の原因を除去すれば，通常の栄養療法による栄養状態の改善が期待できる[4]．

❷ CIWL

CIWLとは，がんによって引き起こされた代謝異常により体重減少が生じることである．CIWLでは，がん細胞から分泌されるサイトカインやたんぱく質分解誘発因子（PIF），がんに対する生体反応（サイトカイン，内分泌因子）など

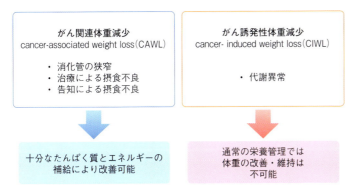

図2 がん患者における体重減少
（宮澤靖：栄養管理と副作用対策．NST・緩和ケアチームのためのがん栄養管理完全ガイド―QOLを維持するための栄養管理（比企直樹ほか編），p172，文光堂，2014より引用）

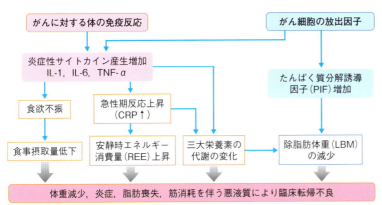

図3 がんにおける代謝異常
（宮澤靖：栄養管理と副作用対策．NST・緩和ケアチームのためのがん栄養管理完全ガイド―QOLを維持するための栄養管理（比企直樹ほか編），p.174，文光堂，2014より引用）

によって体重減少が起こっているため(図3)[8]，通過障害や摂食障害の原因を除去しても，通常の栄養管理では栄養状態を改善・維持することは困難である．

CIWLにCAWLが加わることによって，がん悪液質に陥る(図4)[9]．

❸ がん悪液質

EPCRC(European Palliative Care Research Collaborative)によるがん悪液質に関するガイドラインでは，がん悪液質は，「従来の栄養サポートでは改善することは困難で，進行性の機能障害をもたらし(脂肪組織の減少の有無にかかわらず)，著しい筋組織の減少を特徴とする複合的な代謝症候群」であり，「病態生理学的には，経口摂取の減少と代謝異常による負のたんぱく・エネルギーバランスを特徴とする」と定義され[10]，悪液質に対するステージの概念が提唱された(図5)．

高度代謝障害により栄養状態に改善の余地がない終末期の状態は，不可逆的悪液質(refractory cachexia)と呼ばれ，「抗がん治療に抵抗性の高度，あるいは急速に進行するがんのため不可逆的な栄養障害を生じている悪液質の状態」である[10]．

❹ GPS

GPSとは，McMillanらが提唱したがんの病期などから独立した予後予測因子である[11]．炎症の程度を示すCRPと栄養状態の指標となるAlb

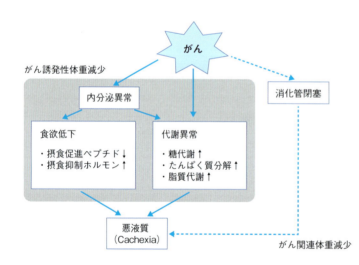

図4 がん悪液質の病態

(外村修一：がんの栄養療法—栄養とがん生存者．がん病態栄養専門管理栄養士のためのがん栄養療法ガイドブック(日本病態栄養学会編)，p117，メディカルレビュー社，2015より引用)

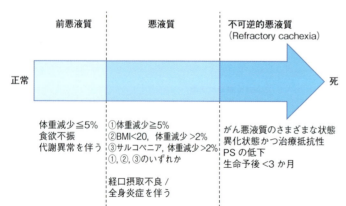

図5 EPCRCにおける悪液質区分

(Fearon K, et al：Definition and classification of cancer cachexia：an international consensus. Lancet Oncol, 12(5):489-495, 2011より引用改変)

表1 Modified GPS評価法

Modified GPS	Score
CRP＜0.5mg/dL かつAlb＞3.5g/dL	A群：健常人パターン
CRP＜0.5mg/dL かつAlb≦3.5g/dL	B群：飢餓パターン
CRP≧0.5mg/dL かつAlb＞3.5g/dL	C群：前悪液質パターン
CRP≧0.5mg/dL かつAlb≦3.5g/dL	D群：悪液質パターン

(三木誓雄ほか：がん免疫療法，静脈栄養，28(2)：597-602, 2013 より引用)

によってスコア化され，GPSの値が高い方が，予後が悪いと予測される．この概念を，三木らが日本で適応しやすく改変したものがmodified GPSである(mGPS；改訂版グラスゴー予後スコア)[12]（表1）．Alb3.5g/dL以下かつCRPが0.5mg/dL以上に上昇している場合，予後不良であり，悪液質パターンとなる．

4 栄養投与量の決定

近年のがん患者に対する至適なエネルギー投与量は，代謝異常が軽い段階では通常の栄養量が設定され，代謝異常が高度になる不可逆的悪液質の段階では，投与栄養量が減量される（表2）．

欧州静脈経腸栄養学会(ESPEN)のがん患者の栄養管理に関するガイドラインでは，適切なエネルギー投与量が提案されている[13]．個々に測定ができない場合，がん患者の総エネルギー消費量(TEE)は，健常者と同等であると想定され，一般に25～30kcal/kg/日と設定することが推奨されている．

一方，終末期では，人工的な水分投与や栄養投与は，ほとんどの患者で有益ではないとされている．不可逆的悪液質の段階となった終末期では，栄養投与に伴う体液の貯留や代謝障害が引き起されるリスクが高く，栄養投与量を減量することが妥当と考えられる[10]．また，間接熱量計を用いた終末期がん患者の代謝動態を検索した研究では，臨床的に不可逆的な悪液質に陥っ

表2 緩和治療期の適切な栄養投与量の決定方法

項目	推奨度ランク付け
Q3 緩和治療期の患者に適切な栄養投与量の決定方法は？	
A3.1 緩和期には総エネルギー投与量，たんぱく質投与量は平常時と同等とし，活動量・代謝状態に応じて調整する．	BⅡ
A3.2 終末期には，代謝状態の低下と活動量の減少に応じて栄養投与量を調節する．	BⅠ

(日本静脈経腸栄養学会編：静脈経腸栄養ガイドライン第3版Quick Reference．https://www.jspen.or.jp/wp-content/uploads/2014/04/201404QR_guideline.pdf（2018年4月25日閲覧）より引用)

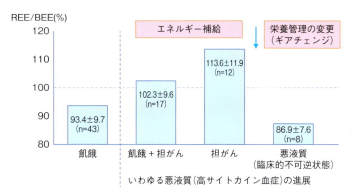

図6 エネルギー消費量とがんの進展

(東口髙志ほか：知っておきたい癌緩和ケアの進歩―全身症状に対する緩和ケア．外科治療 96(5)：940, 2007より引用)

表3 終末期がん患者の輸液・栄養管理（前悪液質，悪液質）

1. 水分投与量：30〜40mL/kg体重/日（およそkg体重あたり35mL/日）
   注：終末期症例；25〜35mL/kg体重/日（およそkg体重あたり30mL/日）

2. 必要カロリー（kcal/日）：基礎エネルギー消費量(BEE)×活動因子(AF)×侵襲因子(SF)
   BEE：Harris-Benedictの式より算出

   男性：66＋(13.7×体重kg)＋(5.0×身長cm)－(6.8×年齢)
   女性：655＋(9.6×体重kg)＋(1.7×身長cm)－(4.7×年齢)

   AF＝1.0〜1.8（ベッド上安静→1.0，歩行可能→1.2，労働1.4〜1.8）
   SF＝1.0〜2.0（生体侵襲度・重症度に応じて判定：担がん症例→1.2以上）

3. アミノ酸(たんぱく質)投与量(g/日)：体重(kg)×侵襲因子(SF)；必須アミノ酸を含む

4. 脂肪投与量(g/日)：(必要エネルギーの20〜50%)×1/9：(0.5〜1.0g/kg体重)：必須脂肪酸を含む
   経静脈栄養における脂肪投与速度：0.1〜0.2g/kg体重/時間

5. 糖質投与量(g/日)：(必要カロリー)－(アミノ酸投与量)－(脂肪投与量)
   NPC/N（非たんぱくカロリー/窒素量）：150〜200；腎不全では300〜500

6. ビタミン・微量元素投与量：一日必要量
   原則：経口投与→やむを得ない場合のみ：経腸・経静脈栄養を併施

（日本病態栄養学会編：がん病態栄養専門管理栄養士のためのがん栄養療法ガイドブック，p146，メディカルレビュー社，2015より引用）

表4 終末期がん患者の輸液・栄養管理（不可逆的悪液質）

A．経口摂取可能症例

1. 自由摂取：好きな食事・食べられる食品（緩和ケア食など）
2. 本人の理解・承認が得られる場合：
   ①ビタミン・微量元素栄養剤
   ②高脂肪高たんぱく栄養剤(肺転移・呼吸障害合併例)
   ③GFO（摂取不良症例，免疫能低下例，麻薬投与例）
   ④分枝鎖アミノ酸製剤(筋萎縮・四肢だるさ発症例)
   　GFO：グルタミン・水溶性ファイバー・オリゴ糖

B．経口摂取不能症例

1. 本人・家族の希望
   ①強制的な輸液
   ②間欠的な輸液(末梢静脈栄養；ヘパリン/生食水ロック)
   ③持続的輸液(末梢静脈栄養/中心静脈栄養；長期ルート保持困難例)
2. 水分投与量：15〜25mL/kg体重/日（およそkg体重あたり20mL/日：500〜1000mL/日）
   注：口渇対策；輸液に頼らず口腔ケアをかねて緑茶スプレー（カテキン効果）を実施
3. 必要カロリー（kcal/日）：5〜15kcal/kg体重/日（およそ200〜600kcal/日）
4. 投与栄養量：
   ①糖質が中心
   ②必要に応じてアミノ酸(分枝鎖アミノ酸)・必須脂肪酸を少量投与
5. ビタミン・微量栄養素：一日必要量(口内炎・褥瘡発生予防のため)

（日本病態栄養学会編：がん病態栄養専門管理栄養士のためのがん栄養療法ガイドブック，p146，メディカルレビュー社，2015より引用）

表5 緩和医療における栄養管理方法の選択

項目	推奨度ランク付け
Q4　緩和医療における栄養管理方法の選択は？	
A4.1　可能な限り経口摂取あるいは経管栄養を選択する.	A I
A4.2　経口摂取・経管栄養が困難な場合にのみ静脈栄養を実施するのが原則であるが，患者・家族の意向を優先し，柔軟に対応する.	A III
A4.3　経管栄養に起因する合併症と不快感が緩和治療の目的を損なうことになる場合には，静脈栄養を選択する.	B III
A4.4　がんの進行や治療に伴う高度の消化管機能不全がある場合など，経口摂取・経管栄養が不可能または不十分な患者には静脈栄養の適応がある.	B III
A4.5　在宅緩和医療の可能性も考慮して栄養投与ルートを選択する.	A III

(日本静脈経腸栄養学会編：静脈経腸栄養ガイドライン第3版Quick Reference. https://www.jspen.or.jp/wp-content/uploads/2014/04/201404QR_guideline.pdf（2018年4月25日閲覧）より引用)

た患者では，エネルギー消費量が減少することが明らかにされている（**図6**）[14].

悪液質ステージ別の終末期がん患者の輸液・栄養管理のガイドラインを，**表3**，**4**に示す[15].

5 栄養投与経路の選択

緩和医療における栄養投与経路の選択は，栄養管理の原則に基づき，可能な限り経口摂取あるいは経管栄養を選択する[4]．静脈栄養は補助的手段として行い，消化管の通過障害などで経腸栄養が実施できない場合に，静脈栄養を選択する（**表5**）[7].

❶ 経口摂取

終末期がん患者は，さまざまな原因により経口摂取の低下をきたす．終末期がん患者の輸液療法に関するガイドライン（以下，輸液ガイドライン）では，輸液療法を検討する前に，経口摂取の低下を期している病態を探索し，治療可能な要因に対する治療，および緩和治療を行うことが重要であるとして**表6**が示されている[16].

このなかで，におい，味，量の不具合に対する治療に，栄養士による食事の工夫があげられている．食事の工夫をするためには，患者本人または家族と面談し，なぜ食べられないのか，その要因を明らかにし，要因に合わせた食事の

表6 終末期がん患者の経口摂取低下に対して検討するべき主な緩和治療

病態	治療
状況要因	
におい，味，量の不都合	環境整備，栄養士による食事の工夫
緩和されていない苦痛（疼痛など）	苦痛緩和
医学的要因	
口内炎	口腔衛生，抗真菌薬（口腔カンジダ症），歯科衛生士・歯科医による治療
感染症	抗菌薬
高Ca血症	ビスホスホネート，輸液
高血糖	血糖補正
低栄養	栄養管理
便秘	下剤
消化管閉塞	外科治療，ステント治療，ソマトスタチン，ステロイド
胃十二指腸潰瘍，胃炎	プロトンポンプインヒビター（PPI），H_2ブロッカー
薬物	薬剤の変更，制吐薬
胃拡張不全症候群	メトクロプラミド
頭蓋内圧亢進	放射線治療，ステロイド，浸透圧利尿薬
精神的要因	
抑うつ・不安	精神的ケア，向精神薬

(日本緩和医療学会緩和医療ガイドライン委員会編：終末期がん患者の輸液療法に関するガイドライン2013年版, p6, 金原出版, 2013より引用)

表8 オピオイドによる副作用の比較

	モルヒネ	オキシコドン	フェンタニル
剤形	原末・内用液剤 錠剤・徐放製剤 注射剤	徐放錠・散剤 注射剤	貼付剤・舌下錠 バッカル錠 注射剤
代謝臓器	肝	肝	肝
活性代謝物	M-6-G	oxymorphone	(−)
腎障害の影響	＋＋＋	(−)	(−)
嘔気・嘔吐	＋＋	＋〜＋＋	＋
便秘	＋＋＋	＋＋＋	±
眠気	＋＋	＋〜＋＋	±
めまい	＋＋	＋	＋
瘙痒感	＋	±	＋(局所)

(伊東俊雅ほか:薬局58(11):65, 2007)

認められることを想定し，緩下剤を投与するなどの予防対策が必要となる．さらに，患者の便形状，排便回数，食事状況などを確認しながら，個人にあった薬剤を選択する．

症状改善には，可能であれば，水分摂取，運動，食物繊維の摂取も有用である[20]．

7 多角的な支援(MSC)の実施

終末期における栄養管理に関するエビデンスは，まだ十分に明らかになっていない．しかし確かなことは，早期診断，治療，栄養状態維持，代謝変化，疼痛管理などのがん患者の抱える多くの課題に対して，多角的な支援(MSC)が実施されるべきことである．

適切な栄養管理を行うこともまた，がん患者に対するMSCの1つである．MSCを行っていくためには，NST（栄養サポートチーム）のように各専門職の専門性を生かした多職種チームによる支援が必要であろう(図8)．

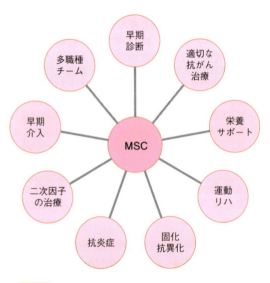

図8 MSC：がん患者に対する多角的な支援

(Fearon KCH：Cancer cachexia：Developing multimodal therapy for a multidimensional problem. European Journal of Cancer 44(8)：1124-1132, 2008より改変)

📖 略語

◆AF
活動因子：active factor

◆Alb
血清アルブミン：albumin

◆BEE
基礎エネルギー消費量：basal energy expenditure

◆CAWL
がん関連体重減少：
cancer-associated weight loss

◆CIWL
がん誘発性体重減少：
cancer-induced weight loss

◆CRP
C反応性たんぱく：C-reactive protein

◆EPCRC
欧州緩和ケア共同研究：
European Palliative Care Research Collaborative

◆ESPEN
欧州静脈経腸栄養学会：European Society for Clinical Nutrition and Metabolism

◆GPS
グラスゴー予後スコア：
Glasgow Prognostic Score

◆IL
インターロイキン：Interleukin

◆JSPEN
日本静脈経腸栄養学会：Japanese Society for Parenteral and Enteral Nutrition

◆mGPS
改訂版グラスゴー予後スコア：
modified Glasgow Prognostic Score

◆MSC
多角的な支援：
Multimodal supportive care：

◆NST
栄養サポートチーム：
nutrition support team

◆PIF
たんぱく質分解誘導因子：
proteolysis-inducing factor

◆PPI
プロトンポンプ阻害薬：
proton pump inhibitor

◆QOL
生活の質：quality of life

◆SF
侵襲因子：stress factor

◆TEE
総エネルギー消費量：total energy expenditure

◆TNF
腫瘍壊死因子：tumor necrosis factor

◆WHO
世界保健機関：World Health Organization

第4章　栄養アセスメントと食事療法

引用・参考文献

1) 日本学術会議臨床医学委員会終末期医療分科会：対外報告　終末期医療のあり方について：亜急性期型の終末期について，p5，2008
http://www.scj.go.jp/ja/info/kohyo/pdf/kohyo-20-t51-2.pdf
（2018年4月閲覧）

2) 全日本病院協会：終末期医療に関するガイドライン：よりよい終末期を迎えるために，p2-5，2016
https://www.ajha.or.jp/voice/pdf/161122_1.pdf（2018年4月閲覧）

3) 国立がん研究センターがん情報サービス：がんの療養と緩和ケア，2015
http://ganjoho.jp/public/support/relaxation/palliative_care.html（2018年4月閲覧）

4) 日本静脈経腸栄養学会編：静脈経腸栄養ガイドライン，第3版，p334-351，照林社，2013

5) 厚生労働省：がん対策推進基本計画，2012
http://www.mhlw.go.jp/bunya/kenkou/dl/gan_keikaku02.pdf（2018年4月閲覧）

6) 厚生労働省：がん対策基本法，2016
http://law.e-gov.go.jp/htmldata/H18/H18HO098.html（2018年4月閲覧）

7) 日本静脈経腸栄養学会編：静脈経腸栄養テキストブック，p443-450，南江堂，2017

8) 比企直樹ほか：NST・緩和ケアチームのためのがん栄養管理完全ガイド―QOLを維持するための栄養管理，p166-177，文光堂，2014

9) 日本病態栄養学会編：がん病態栄養専門管理栄養士のためのがん栄養療法ガイドブック，p114-124，メディカルレビュー社，2015

10) 日本緩和医療学会緩和医療ガイドライン委員会編：終末期がん患者の輸液療法に関するガイドライン2013年版，p46-51，金原出版，2013

11) Forrest LM et al：Evaluation of cumulative prognostic scores based on the systemic inflammatory response in patients with inoperable non-small-cell lung cancer. Br J Cancer 89：1028-1030, 2003

12) 三木誓雄ほか：がん免疫栄養療法．静脈経腸栄養28(2)：597-602，2013

13) Arends J et al：ESPEN guidelines on nutrition in cancer patients. Clin Nutr 36(1)：11-48, 2016

14) 東口髙志ほか：知っておきたい癌緩和ケアの進歩 全身症状に対する緩和ケア．外科治療 96(5)：934-941，2007

15) 日本病態栄養学会編：がん病態栄養専門管理栄養士のためのがん栄養療法ガイドブック，p143-150，メディカルレビュー社，2015

16) 日本緩和医療学会緩和医療ガイドライン委員会編：終末期がん患者の輸液療法に関するガイドライン2013年版，p2-12，金原出版，2013

17) 鮫田真理子ほか：がん終末期の栄養療法―今できること，やるべきこと　がん終末期・緩和ケアにおける食事の工夫．臨床栄養 122（7）：910-915，2013

18) 日本緩和医療学会緩和医療ガイドライン委員会編：終末期がん患者の輸液療法に関するガイドライン2013年版，p66-72，金原出版，2013

19) 藤谷竜磨：疼痛管理と栄養管理．臨床栄養 129(4)（臨時増刊号）：567-569，2016

20) 日本緩和医療学会緩和医療ガイドライン委員会編：がん疼痛の薬物療法に関するガイドライン2014年版，p42-73，金原出版，2014

21) 国立がん研究センターがん情報サービス：痛み止め・消化管狭窄による嘔気・嘔吐，2006
https://ganjoho.jp/public/support/condition/vomiting_analgesic.html（2018年4月閲覧）

277

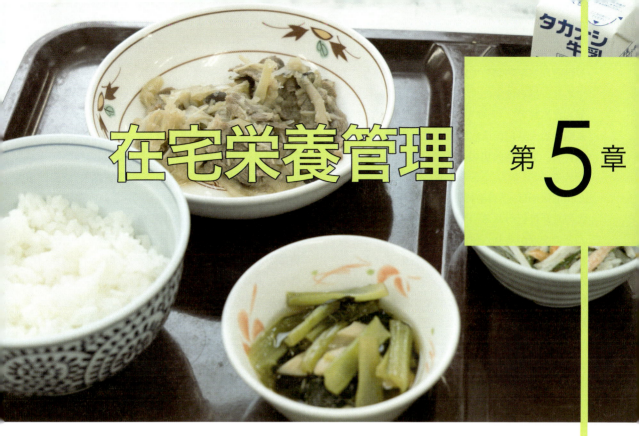

在宅栄養管理 第5章

CONTENTS
1. 在宅における栄養アセスメント
2. 在宅における栄養状態改善法
3. 在宅ケアにおける栄養療法と感染対策
4. 在宅における栄養ケア
5. 在宅栄養管理チームのつくり方
6. 在宅栄養管理で知っておくべき制度やルール

1 在宅における栄養アセスメント

　本項では，在宅栄養管理に取り組む視点について説明する．栄養アセスメントの詳細については第2章を参照してほしい．

　在宅医療は現在，慢性期および回復期患者の受け皿として，さらに看取りを含む医療提供体制の基盤の1つとして大きな期待が寄せられているものの[1]，残念ながら在宅栄養管理に関しては，未開拓の部分が多く，在宅医療の対象となっている患者の多くにおいて，基本的な栄養評価・管理が見過ごされている状況にある．

1 在宅栄養の必要性

❶ 在宅療養の対象者

　在宅医療は，通院不能な患者に対して医療者

が自宅などを訪問して定期的に診療を行うことであり，患者は主に，①日常生活の行動性が低下した高齢者（いわゆる寝たきり老人），②神経難病患者や外傷後遺症患者などの小児・若年の障害者，③悪性疾患の末期患者，の3群に大別できる．

在宅医療は，「自宅にいる」ことを最優先する人のために行われる．つまり，自宅で家族・知人との交流があり，住み慣れた場にいることの快適さや安心感をもちながら医療を受けることが，在宅医療の本質である．その点において，快適さや社会生活を犠牲にして治療を優先する病院における医療とは異なるといえる[2]．

❷ 在宅栄養管理と病院・施設の栄養管理の違い

在宅栄養管理の特徴を表1に示す．病院・施設内の栄養管理で行っている「治療食」の概念だけでなく，「生活の一部としての食」「本人・家族の希望や思いに最大限寄り添う」という視点での栄養管理が重要である（図1）．

本人・家族の希望に寄り添うことは，在宅医療にかかわるすべての医療者が念頭におくべきことであるが，個人の病態を捉え，栄養介入のゴールを想定し，その人にとっての必要栄養量から現状の摂取内容の過不足を栄養診断し，適切な栄養ケアプランニングを提案するのは，専門職としての管理栄養士の役割である．

表1 在宅栄養管理の特徴

課題	理由・対策
栄養管理の目標を設定しにくい	個人の価値観・希望と，可能な介入が乖離している場合の調整が必要
栄養管理に対する認識の相違が生じやすい	患者・家族，医療系職種，福祉系職種で，栄養に対する知識に差がある
老老介護や独居などで食支援が希薄	惣菜品購入や宅配弁当で食事は問題なしと判断されていることも多い
利用者の経済的な制約が生じやすい	日頃の食生活（食費）を加味した，個々の家庭で継続可能な方法を提案
介護保険の上限利用でも介護力不足がある	在宅支援サービスのなかで，「食」「栄養」の優先度が低い
在宅の栄養管理にあたる専門職種の不在により，個人の希望を汲んだきめ細やかな栄養管理が難しい	ケアプランに組み込まれる職種に偏りが生じやすい，訪問看護・訪問診療などにおける安全優先の判断により，不必要な制限や逆に放置されたまま再発予防策がとられていないことがある
各種検査・測定の実施が難しい	在宅により，機器の制限や保険診療上の制約がある

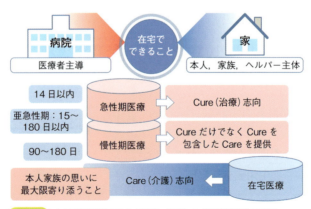

図1 在宅栄養管理と病院・施設の栄養管理の違い

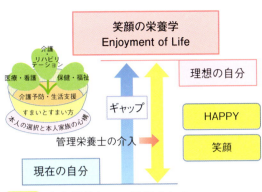

図2 在宅栄養ケアの目指すもの

在宅では，体重が明らかに減ってやせてきていたり，退院後の体重のリバウンドがあったとしても，見過ごされている場合が多い．しかし管理栄養士の介入により，体重減少により体力・筋力が落ちて活動性の低かった患者が，栄養改善とリハビリテーションの効果によりADLが向上し，住み慣れた自宅で自立した生活を続けられたり，嚥下筋のサルコペニアの進行を食い止めて誤嚥性肺炎での再入院を減らしている事例がある．また，脳卒中治療後に体重増加をきたした患者に対する栄養介入では，体重増加を食い止めることが脳卒中の再発予防の一助にもなる．

管理栄養士の介入の効果は，単体サービスとしての評価が得られにくいため，サービス導入の優先順位が低く捉えられがちである．在宅での療養生活では，宅配食や惣菜購入，調理ヘルパーなどのサービスを利用することで，問題が解決すると判断される場合も少なくない．

在宅の栄養管理が目指すものは，在宅療養生活を笑顔あふれる幸せなものとすること，そして，個人の「生活の楽しみ（enjoyment of life）」の実現に寄与することである．筆者は「笑顔の栄養学」と名付けた（図2）[3]．

2 栄養スクリーニング

在宅の栄養管理においても，栄養管理の手順は栄養ケアプロセス（NCP）の流れに従って実施する．平成30年度の介護報酬改定において，居宅サービスにおける栄養ケア・マネジメント等に関する事務処理手順例および様式例として，参考書式が出されているので参考にしてほしい（図3，4，5）．

実際の在宅の栄養管理では，栄養スクリーニングは栄養専門職だけでなく，他職種でも簡便に使用できるツールを準備しておくことが望ましい．

欧州静脈経腸栄養学会（ESPEN）が2005年から提供している医療者を対象とした臨床栄養教育プログラム（LLL）では，在宅の栄養スクリーニングツールとしてMUSTが，65歳以上の高齢者の栄養スクリーニングツールとしてMNAが推奨されている．

MUSTで使用される栄養指標は，BMIと体重減少率と最近5日間の栄養摂取状況の聞き取りの3項目のみである[4]．MUSTおよびMNAの詳細については2章を参照してほしい．

他職種にシートを使用した栄養スクリーニングの協力要請が難しい場合には，体重減少がないか，水分摂取不足はないか，食欲低下がないか，噛みづらさや飲み込みづらさがないかなど，重要な変化に医療者が気づくことができるよう，最低限の確認項目を決めておく．

在宅訪問栄養食事指導を実施する管理栄養士に関する実態調査[5]によると，対象者の要介護度および疾患の特性として，要支援および要介護1～3では糖尿病が多く，要介護4では低栄養，要介護5では摂食・嚥下障害および低栄養が多かった（図6，表2）．

スクリーニングで栄養管理対象から漏れた対象者には，訪問管理栄養士がかかわることはない．したがって，他職種や本人・家族の気づきの閾値を下げて，より早い時期から在宅栄養管理が行えるよう働きかけることが，今後必要になってくると考えている．

別紙1

栄養スクリーニング（通所・居宅用）（様式例）

記入者氏名＿＿＿＿＿＿＿＿ 作成年月日　年　月　日

利用者名	（ふりがな）	男・女	要介護度	
生年月日	明・大・昭　年　月　日（　才）			

（主治医の意見書が入手できた場合には裏面に添付）

低栄養状態のリスクレベル

	現在の状況	□低リスク	□中リスク	□高リスク
身長(cm) （測定日）	(cm) （　年　月　日）			
体重(kg) （測定日）	(kg) （　年　月　日）			
BMI		□18.5〜29.9	□18.5 未満	
体重減少率(%)	（　）か月に （　）%(増・減)	□変化なし （減少３%未満）	□1 か月に 3〜5%未満 □3 か月に 3〜7.5%未満 □6 か月に 3〜10%未満	□1 か月に 5%以上 □3 か月に 7.5%以上 □6 か月に 10%以上
血清アルブミン値(g/dl) （測定日） （検査値がわかる場合に記入）	(g/dl) （　年　月　日）	□3.6g/dl 以上	□3.0〜3.5g/dl	□3.0g/dl 未満
食事摂取量		□良好 （76〜100%）	□不良（75%以下） 内容：	
栄養補給法				□経腸栄養法 □静脈栄養法
褥瘡				□褥瘡
栄養面や食生活上の問題からの低栄養状態のおそれ	□ なし　□あり 「あり」の場合の理由（複数回答可） □疾患（脳梗塞・消化器・呼吸器・腎臓疾患） □身体状況（発熱、風邪など） □ライフイベントによる精神的ストレス □閉じこもり □認知症 □手術・退院直後の低栄養状態 □口腔及び摂食・嚥下機能の問題 □生活機能低下（買い物、食事づくり等） □うつ □その他（　）			

図3 栄養スクリーニング（通所・居宅）（様式例）

別紙２

栄養スクリーニング・アセスメント・モニタリング（通所・居宅）（様式例）

ふりがな		□男 □女	□明□大□昭　年　月　日生まれ	歳
氏名		要介護度・病名・特記事項等		記入者名： 作成年月日：　年　月　日
身体状況、栄養・食事に関する意向		食事の準備状況	買い物： 食事の支度： 地域特性：	家族構成とキーパーソン（支援者）　本人 ―

（以下は、利用者個々の状態に応じて作成。）

実施日	年 月 日（記入者名）（プロセスを記入）[1]	年 月 日（記入者名）（プロセスを記入）[1]	年 月 日（記入者名）（プロセスを記入）[1]	年 月 日（記入者名）（プロセスを記入）[1]
低栄養状態のリスクレベル	低・中・高	低・中・高	低・中・高	低・中・高
本人の意欲[2]（健康感、生活機能、身体機能など）	[ ]（ ）	[ ]（ ）	[ ]（ ）	[ ]（ ）
低栄養状態のリスク（状況）：身長（cm）	(cm)	(cm)	(cm)	(cm)
体重（kg）	(kg)	(kg)	(kg)	(kg)
BMI（kg/m²）	(kg/m²)	(kg/m²)	(kg/m²)	(kg/m²)
3%以上の体重減少	□無 □有（ kg/ ヶ月）	□無 □有（ kg/ ヶ月）	□無 □有（ kg/ ヶ月）	□無 □有（ kg/ ヶ月）
血清アルブミン値（g/dl）	□無 □有（ (g/dl)）	□無 □有（ (g/dl)）	□無 □有（ (g/dl)）	□無 □有（ (g/dl)）
褥瘡	□無 □有	□無 □有	□無 □有	□無 □有
栄養補給法	□経腸栄養法 □静脈栄養法	□経腸栄養法 □静脈栄養法	□経腸栄養法 □静脈栄養法	□経腸栄養法 □静脈栄養法
その他				
食生活状況等：栄養補給の状況　食事摂取量・主食の摂取量・主菜、副菜の摂取量・その他（補助食品など）	%　主食 %　主菜 % 副菜 %（ ）	%　主食 %　主菜 % 副菜 %（ ）	%　主食 %　主菜 % 副菜 %（ ）	%　主食 %　主菜 % 副菜 %（ ）
必要栄養量（エネルギー・たんぱく質など）	kcal g	kcal g	kcal g	kcal g
食事の留意事項の有無（療養食の指示、食事形態、嗜好、禁忌、アレルギーなど）	□無 □有（ ）	□無 □有（ ）	□無 □有（ ）	□無 □有（ ）
食事時の摂食・嚥下状況（姿勢、食べ方、むせ等）[3]	[ ]	[ ]	[ ]	[ ]
食欲・食事の満足感[4] 食事に対する意識[4]	[ ] [ ]	[ ] [ ]	[ ] [ ]	[ ] [ ]
他のサービスの使用の有無など（訪問介護、配食など）	□無 □有（ ）	□無 □有（ ）	□無 □有（ ）	□無 □有（ ）
その他（食習慣、生活習慣、食行動などの留意事項など）				
多職種による栄養ケアの課題（低栄養関連問題）[5]：①褥瘡 ②口腔及び摂食・嚥下 ③嘔気・嘔吐 ④下痢 ⑤便秘 ⑥浮腫 ⑦脱水 ⑧感染・発熱 ⑨経腸・静脈栄養 ⑩生活機能低下 ⑪閉じこもり ⑫うつ ⑬認知機能 ⑭医薬品 ⑮その他	□無 □有 [ ]	□無 □有 [ ]	□無 □有 [ ]	□無 □有 [ ]
特記事項				
評価・判定：問題点[6] ①食事摂取・栄養補給の状況（補助食品、経腸・静脈栄養など） ②身体機能・臨床症状（体重、摂食・嚥下機能、検査データなど） ③習慣・周辺環境（食・生活習慣、意欲、購買など） ④その他	□無 □有 [ ]	□無 □有 [ ]	□無 □有 [ ]	□無 □有 [ ]
総合評価	□改善 □改善傾向 □維持 □改善が認められない	□改善 □改善傾向 □維持 □改善が認められない	□改善 □改善傾向 □維持 □改善が認められない	□改善 □改善傾向 □維持 □改善が認められない
サービス継続の必要性	□無（終了）		□有（継続）	

図4 栄養スクリーニング・アセスメント・モニタリング（通所・居宅）（様式例）

別紙３

栄養ケア計画書（通所・居宅）（様式例）

氏名　殿	計画作成者： 所属名：	初回作成日：　年　月　日 作成（変更）日：　年　月　日	
医師の指示	□ なし　□ あり（要点		指示日　/
利用者及び家族の意向		説明と同意日　年　月　日	
解決すべき課題（ニーズ）	低栄養状態のリスク（ 低 ・ 中 ・ 高 ）	サイン	
長期目標（ゴール）と期間		続柄	

	短期目標と期間	栄養ケアの具体的内容	担当者	頻度	期間
①栄養補給・食事					
②栄養食事相談					
③多職種による課題の解決など					
特記事項					

栄養ケア提供経過記録

月　日	サービス提供項目

図5 栄養ケア計画書（通所・居宅）（様式例）

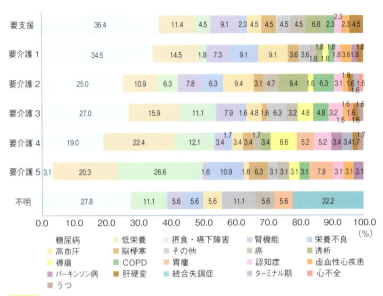

図6 対象者の要介護度別の疾患

(公益社団法人日本栄養士会:平成26年度老人保健事業推進費等補助金老人保健健康増進等事業:管理栄養士による在宅高齢者の栄養管理のあり方に関する調査研究事業報告書,p37,2015より引用)

表2 対象者の要介護度別の上位3疾患別の平均年齢

	事例	平均年齢
要支援	糖尿病	74.9 ± 12.7
	低栄養	81.8 ± 5.9
	腎機能	81.7 ± 2.5
要介護1	糖尿病	77.2 ± 10.1
	低栄養	79.9 ± 8.2
	栄養不良	83.5 ± 3.7
	高血圧	80.0 ± 22.0
要介護2	糖尿病	74.4 ± 7.7
	低栄養	84.0 ± 12.1
	高血圧	85.5 ± 7.1
要介護3	糖尿病	77.1 ± 9.6
	低栄養	86.7 ± 7.4
	摂食・嚥下障害	82.3 ± 8.6
要介護4	低栄養	84.2 ± 9.3
	糖尿病	78.0 ± 8.7
	摂食・嚥下障害	80.9 ± 6.5
要介護5	摂食・嚥下障害	78.8 ± 11.6
	低栄養	84.6 ± 6.5
	栄養不良	76.1 ± 11.1

(公益社団法人日本栄養士会:平成26年度老人保健事業推進費等補助金老人保健健康増進等事業:管理栄養士による在宅高齢者の栄養管理のあり方に関する調査研究事業報告書,p37,2015より引用)

3 栄養アセスメントの実際

❶ フィジカルアセスメント

　フィジカルアセスメントは,実際に患者を観察したり身体に触れ,症状を分析したりすることである.在宅栄養管理を担う医療者にとってフィジカルアセスメントの技術習得は重要である[6].フィジカルアセスメントでは,「生きている証の機能評価(バイタルサインなど)」と「生きていくための機能評価(運動器,感覚器,認知機能など)」をアセスメントする[7].

　管理栄養士の行うフィジカルアセスメントは,医師・看護師の行うものと内容は同じであるが,評価の視点が異なる.特に身体計測は,客観的栄養情報の乏しい在宅において身体変化の情報を収集でき,在宅栄養管理では必須である.在宅で行う身体計測の実施項目には,身長,体重,周囲長(上腕,下腿,ウエスト),脂肪厚(上腕三頭筋,肩甲骨下部),握力などがある[8].

　このほか,在宅栄養管理に不可欠なフィジカ

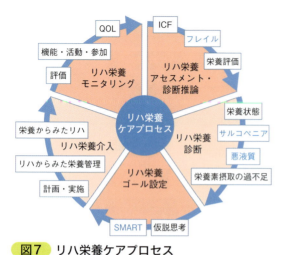

図7 リハ栄養ケアプロセス
(若林秀隆監：リハビリテーション栄養ポケットガイド, 改訂版, p3-4, クリニコ, 2017より引用)

ルアセスメント項目として，①口腔の評価〔器質的評価（歯の有無，舌の状態など），機能的評価（舌，頬粘膜，口唇，軟口蓋などの口腔軟組織に運動性，感覚性の麻痺や著しい筋力低下がないか，唾液分泌は十分かなど）〕[9]，②水分管理（体液状態）の評価〔触診による四肢末梢の冷感，口腔内の乾燥，爪毛細血管の再充血時間の遅延，皮膚の張り（ツルゴール）の低下，腋窩の乾燥など〕[10]，③排泄（尿と便）のアセスメント，④睡眠と活動のアセスメント，⑤知覚（視力，聴力，触覚，味覚，嗅覚）と認知（記憶力，見当識，日常会話，集中力，自己制御機能）のアセスメント[11]，などがある．

国際生活機能分類（ICF）と連携した栄養評価

在宅の栄養管理ではリハビリテーション（以下リハ）との情報共有を，密接に行う必要がある．

近年，わが国では「リハ栄養」の概念が定着しつつあり[12]，2016年，栄養ケアプロセスのリハ版ともいうべきリハ栄養ケアプロセス（図7），およびリハ栄養診断が開発されたのを機に，リハ栄養の定義が見直され，国際生活機能分類（ICF）と連携し，それに基づく全人的評価を踏まえながら，リハ栄養を進めるようになっている．管理栄養士はICFを踏まえつつ，在宅療養者に介入していく必要がある[13〜15]（図8）．

❷ 在宅での栄養・食生活評価

病院・施設の栄養管理から，在宅の分野に目を向けた時，最も留意すべき点は，食は生活の一部であって，食支援を行うことは生活支援であるということである[16]．

在宅では，介護環境や経済力などの生活背景，食に対するこだわり，食生活のパターンを聞き

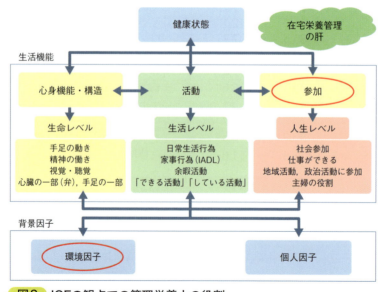

図8 ICFの観点での管理栄養士の役割

取り，さらに実際に食べている料理の内容・量を確認して，食事摂取量を把握・評価して，栄養ケアプランの作成へとつなげていく．

必要エネルギーやたんぱく質の量を単純に計算式で求めると，現実の摂取内容とかけ離れたものになりかねない．現状を十分に把握して，今の食生活をスタート地点として，本人の食のこだわりの部分や経済状況を加味した実現可能な提案を行っていく．

通常の食事摂取のほかに，経口でONS（経口栄養補充製剤）を摂取することで不足分の栄養を補う必要のある場合や，経管・経静脈栄養などの非経口栄養経路での栄養補給を行っている場合は，すべての栄養および水分補給内容を把握する．

食生活評価の項目としては，食事・水分の摂取量のほかに，①食形態や食事摂取時の環境（食事場所，食事姿勢，自力摂取，食事介助の必要性，食具，食事のペース，むせの有無，セッティングや声かけの必要性，一緒に食べる人がいるかなど），②食事摂取の周辺状況（食材の調達から調理・配膳，後片付けなど），③衛生・安全管理（台所や冷蔵庫内の衛生状態，賞味期限切れ食品の使用など食中毒のリスクはないか），④生活の食への影響（経済的に食費に無理はないか，生活において食事はどのくらい優先されているかなど），などが挙げられる．

特に食形態が対象者の摂食嚥下能力に見合っているか，必要栄養量が充足できているかの調整が必要となる場合が多い．例えば在宅では，「軟らかすぎる食材は嫌い」という理由から，硬めの常食をごく少量しか摂取できていないことがある．このような場合，「食べる楽しみ」と「生きるために必要な栄養」の両方を満たす方法を考えなければ，経口摂取ができていてもフレイル・サルコペニアの進行を早めてしまう．

4 多職種協働

食生活の評価やリハ栄養の実践には，多職種との情報共有，および多職種協働が必要である．多職種協働とは，異なる専門性をもった職種が集まり，共有した目標に向けてともに働くことであり，医療や介護の現場では1人の患者に対して，多くの職種がかかわるチーム医療を行うことが，一般的となっている．

在宅医療でも，さまざまな医療職，介護職，そして地域の民生委員などがかかわり，各職種の視点を生かし，意見交換を行いながら，各患者に対してよりよいケアを追求していく．職種が異なれば，ある現象に対する捉え方や患者へのアプローチは異なり，また，患者ごとに各職種が担う役割や連携のポイントも異なる可能性がある[17]．このことを十分に理解したうえで，お互いを尊重しながら，患者のためのケアを進めていく．

栄養アセスメントについては，管理栄養士が主導するが，居宅療養管理指導では月2回の訪問機会しかないので，生活全体の把握は難しい．食生活評価には他職種からの情報が欠かせず，担当栄養士は，必要な情報を収集するため，チームメンバーに自ら積極的に確認していく必要がある．その際，相手への感謝や配慮（こちらからもタイムリーな情報提供を行ったり，相手の業務が忙しい時間を避けて連絡するなど）を忘れないようにする．

5 倫理的問題

在宅医療における倫理的問題が生じる場面としては，①主治医のアドバイスと本人・家族の意思が異なるケース，②本人の意思と家族の意思が異なるケース，③本人の意思決定能力に疑問があるケース，④介護放棄や虐待が疑われる

ケース，⑤医療チーム内で意見がずれている/ずれに気づかないケース，⑥関与している人々の間で意見は一致しているが，社会的な非難などをおそれて実行できないケース，などがある[18]．

具体的な栄養の問題としては，①では「経口摂取は誤嚥性肺炎のリスクが高いと医師が判断して，経管栄養のみで栄養管理を行う」場合が，②および③では「食事や服薬を嫌がる認知症高齢者に，家族が無理やり口を開けて摂食・服薬させる」場合などがあるだろう．

食べることは生きることに直結しているため，在宅栄養管理で倫理問題を考える機会は少なくない．特に終末期に想定される人工的水分栄養補給の問題などに関しては，アドバンス・ケア・プランニング（ACP），すなわち将来の意思決定能力の低下に備えて，患者や家族とケア全体の目標や具体的な治療・療養について話し合うプロセスを進めていくことが必要であろう．

📖 略語

◆ACP
アドバンス・ケア・プランニング：
advance care planning

◆BMI
体格指数：body mass index

◆IADL
手段的日常生活活動作：
instrumental activities of daily living

◆ICF
国際生活機能分類：
International Classification of Functioning, Disability, and Health

◆LLL
臨床栄養教育プログラム：
life long learning programme in clinical nutrition and metabolism

◆MNA
簡易栄養状態評価表：mini nutritional assessment

◆MUST
低栄養評価ツール：
malnutrition universal screening tool

◆NCP
栄養ケアプロセス：nutrition care process

◆ONS
経口栄養補充製剤：oral nutrition supplements

引用・参考文献

1) 厚生労働省医政局：在宅医療の体制構築に係る指針，2012
   http://www.mhlw.go.jp/file/05-Shingikai-12404000-Hokenkyoku-Iryouka/0000018265.pdf（2018年5月閲覧）
2) 和田忠志：現代の在宅医療，一般社団法人全国在宅療養支援診療所連絡会，2004
   http://www.zaitakuiryo.or.jp/zaitaku/files/kaisetsu/009.html（2018年7月閲覧）
3) 髙﨑美幸：地域包括ケアを支える新しい栄養支援のありかた―笑顔の栄養学の実践，多摩大学大学院紀要 MBA2016年秋，2016
4) 櫻井洋一：高齢者の栄養スクリーニングツール―SGA，MUST，MNA®の特徴，高齢者の栄養スクリーニングツールMNAガイドブック（雨海照祥監），p19-24，医歯薬出版，2011
5) 公益社団法人日本栄養士会：平成26年度老人保健事業推進費等補助金老人保健健康増進等事業：管理栄養士による在宅高齢者の栄養管理のあり方に関する調査研究事業報告書，p36-42，2015
6) 林宏之：在宅栄養管理におけるフィジカルアセスメント．日本静脈経腸栄養学会雑誌 32（3）：1120，2017
7) 山内豊明：フィジカルアセスメントガイドブック―目と手と耳でここまでわかる，医学書院，2011
8) 髙﨑美幸：【症例提示1】身体計測のアセスメント．日本静脈経腸栄養学会雑誌 32（3）：1142-1147，2017
9) 飯田貴俊：【症例提示1】口腔内についてのフィジカルアセスメント　症例を通して．日本静脈経腸栄養学会雑誌 32（3）：1124-1125，2017
10) 谷口英喜：栄養管理における体液状態の評価．日本静脈経腸栄養学会雑誌 32（3）：1126-1130，2017
11) 市川和子：管理栄養士のためのニュートリションフィジカルアセスメント入門．Nutrition Care 10（5）：10-12，2017
12) 川口雅史：なぜ在宅リハビリテーション栄養か―理学療法士の視点から．在宅リハビリテーション栄養，p15，医歯薬出版，2015
13) 若林秀隆監：リハビリテーション栄養ポケットガイド，改訂版，p3-4，クリニコ，2017
14) 若林秀隆：在宅リハビリテーション栄養での国際生活機能分類の活用法．在宅リハビリテーション栄養，p28-32，医歯薬出版，2015
15) 藤原大：在宅での参加・環境因子・個人因子の評価．在宅リハビリテーション栄養，p33-38，医歯薬出版，2015
16) 江頭文江：在宅での食生活評価．在宅リハビリテーション栄養，p44-49，医歯薬出版，2015
17) 全国在宅訪問栄養食事指導研究会：地域で多職種と連携するために．訪問栄養食事指導の手引き―在宅での栄養ケアのすすめ方，p56-59，日本医療企画，2008
18) 田坂佳千：在宅医療の倫理問題．必携在宅医療・介護基本手技マニュアル（黒川清監），p586-605，永井書店，2000
19) 箕岡真子：認知症ケアの倫理，ワールドプランニング，2010

2 在宅における栄養状態改善法

1 在宅での栄養改善に取り組む前に知っておくべきこと

在宅での栄養介入を行う際は，誰のための訪問であるか，専門職として行うべき対象者の価値観に合致した栄養サポートは何か，という視点を忘れないことが最も大切である．

在宅における栄養士の介入では，さまざまな事例がある．在宅での看取りのために帰ってこられた人が，病院ではできなかった経口ルートによる栄養改善を達成し，大幅に余命を延長した事例や，繰り返す誤嚥性肺炎で入退院を繰り返していた人が，食形態調整や適切な口腔ケア，栄養状態の向上により，肺炎になることなく在宅での経口摂取を継続できた事例がある．一方，栄養指導や調理指導によってその人の状態をよくしようと訪問したところ，本人や家族から「結構です」とお断わりされることもある．

在宅での栄養士の仕事の範疇は幅広く，奥が深い．自分の得意なところから始めるとしても，100人の人間がいれば，100通りの食習慣や嗜好，価値観がある．栄養士は，対象者の望む生き方を支援できる「栄養・食」のサポーターである必要がある（図1）．また，在宅での栄養管理が，病院・施設の栄養管理と大きく異なるところは，経済的な負担や制度の知識・利用の有無が，直接患者に及ぶことである．

現在の在宅をめぐる環境として，「地域医療構想」「地域包括ケアシステム」（図2），「介護保険」がある[1,2]．図3に示す，国で定めている「居宅」が，本項で対象とする在宅と考えられ，これは介護保険の対象である．介護保険で受けられる介護サービスには，大きく分けて「在宅サービス」，「施設サービス」および「地域密着型サービス」の3つがある．要介護1～5の認定を受けた人には「介護給付」が，要支援1・2の認定を受けた人には，「予防給付（新予防給付）」がある[3]．これらについては成書を参照してほしい．

利用可能なサービスを適切に導入することで，在宅の栄養改善を行えるよう多職種と協働しながら，かかわっていく．在宅では，サービス提供者が同一事業所でないことが多く，多職種協働であるとともに他（多）事業所協働でもある．「コミュニケーション能力」を高め，いわゆる「ホウ（報告）レン（連絡）ソウ（相談）」を円滑に行うよう心がける．

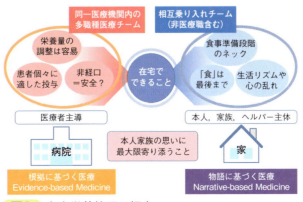

図1 在宅栄養管理の視点

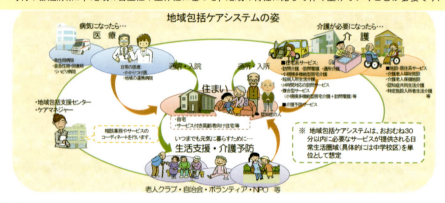

図2 地域包括ケアシステムの概要

(厚生労働省：平成28年3月地域包括研究会報告書より引用．http://www.mhlw.go.jp/stf/seisakunitsuite/bunya/hukushi_kaigo/kaigo_koureisha/chiiki-houkatsu/)

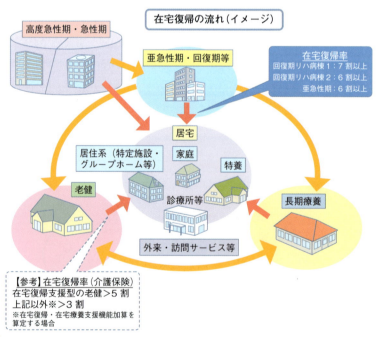

図3 在宅復帰のイメージ

(平成25年中医協資料総-3．https://www.mhlw.go.jp/stf/shingi/2r98520000036ye0-att/2r98520000036yiu.pdf)

2 在宅栄養療法

経口摂取のみでは必要な栄養を摂取できない患者を，家庭や社会に復帰させる手段として，在宅栄養療法がある．在宅栄養療法は，患者または家族が在宅で行う医療であり，その目的は患者の社会復帰を図り，そのQOLを保つことにある．

在宅栄養療法は，在宅静脈栄養法（HPN）および在宅経腸栄養法（HEN）に分類される[4]．非経口栄養ルートでなくとも，普通の食事に加えて，経口的に「濃厚流動食」や「経腸栄養剤」「経口栄養補充製剤」を摂取することで，不足分の栄養量を補うことが可能な場合もある（図4）．

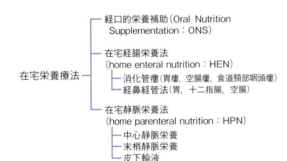

図4 在宅栄養療法の分類

3 栄養投与量・栄養補給経路の選択

❶ 栄養補給経路の選択と各種疾患・病態へのアプローチ

栄養補給経路としては，在宅においても経口摂取が第一選択であるが，十分な栄養量を食事だけで得られない場合は，ONS→HEN→HPNの順に栄養投与経路を選択していく．

在宅では，単一疾患だけの栄養管理を行える患者は非常にまれである．糖尿病だが低栄養状態，腎臓病・糖尿病・心臓病の合併，褥瘡だが腎疾患もあるなど，相反する栄養療法を行わなければならない疾患を，同時に有している場合が多い．

疾患・病態への対応を行ううえで重要になるのは，対象者を全人的にみて，ICFによる栄養評価（図5，およびp.284参照）を行い，栄養ケアの優先順位と目指す姿をチームで共有していくことである．

そして，目標達成のための栄養診断とオーダーメイドの栄養介入を行う．たとえ現在，栄養障害や摂食嚥下障害を示していなくても，在宅療養者の栄養的予備力は少なく，何らかの侵襲が加わることにより，容易に低栄養状態に陥

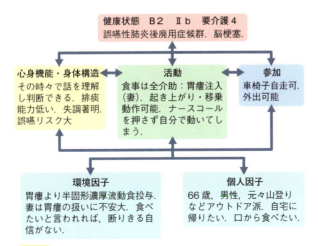

図5 ICFに基づく食事の評価例

るリスクを伴っていることに留意する[5].

現在，管理栄養士の行う居宅療養管理指導でかかわる対象者は，すでに大きな栄養問題を抱えていることが多いが，実はそれ以前の予防段階の取り組みが，よりよい人生を送るためにも重要になってくると思われる.

❷ 栄養投与量決定における目標設定の必要性

在宅栄養管理においても，投与栄養量の計算方法は病院・施設と何ら変わることはない．リハ中の患者では，現在の活動量だけでなく，目指すべき居宅での活動量を加味した活動係数の設定にする．在宅の場合は，実際に何をどれだけ食べているかを把握することが難しく，栄養管理のうえでは，机上の必要栄養量を満たす献立を提示するよりは，現在の食事からの足し算・引き算を，実施の可否を相談しながら，患者・家族と進めることが効果的である.

その際に重要となることは，栄養管理の目標設定である．本人の目標とする活動量に見合った提供量を提示していかないと，目標に到達することはできない.

在宅高齢者では，食が細くなったことや食事中に少しむせること，年齢とともにやせてくることなどは，当たり前で仕方のないことと認識されていることも多い．やせている場合，「介護が楽になる」ことから，標準体重内であるにもかかわらず，やせを目指して栄養投与量が低く設定されてしまう例も少なくない.

寝たきりでまったく活動しないことが前提の栄養管理であれば，1日600〜900kcal程度でも問題のない人が多いが，「自分で車椅子に乗る」「トイレに行く」「口から食べたい」などの目標があれば，サルコペニア(p.196参照)を予防・改善できるだけの栄養量を，十分に追加していく必要がある.

4 経口摂取による栄養状態改善

在宅栄養管理においては，経口摂取支援を3つの段階に分けて考えると整理しやすい.

❶ 通常の食事だけでは必要栄養量を満たせない

第一に，食事摂取はできているのだが，通常の食事だけで必要栄養量を満たすことができない段階である．例えば，「食欲が落ちてきて食べる量が減っている」「体重がだんだん減ってきた」「硬いものが噛めなくなって食べられるものが限られている」などの場合である．この場合は，「食べているから大丈夫」と見過ごされてしまうことも多いのだが，この時点で栄養改善に取り組むことができれば，フレイル(p.197参照)やサルコペニアの予防にもつながる.

この段階では，摂食嚥下機能の評価を行い，必要な場合は歯科治療を勧めたり，経口摂取で不足する部分を本人の嗜好に合った調理の工夫やONS利用で補うなどの方法を選択する．心理的な影響がある場合には，一緒に食事を作ったり，食べたりすることで食への興味・楽しみにつながる場合もある.

この段階で必要なことは，栄養問題のアセスメント力である．原因を特定することが重要であって，「対症療法」ではなく，その根本にある原因を除去・緩和できる食生活改善方法を，本人が受け入れられる形で提案することが重要である.

❷ 重篤な症状・疾患により必要栄養量を満たせない

第二に，経口摂取を続けているものの誤嚥性肺炎や脱水症，熱中症など，突発的なアクシデントでの入退院を繰り返しながら在宅生活を続けている場合，あるいは，生活習慣病・悪性腫瘍・神経難病・腎疾患・心疾患・呼吸器疾患などの慢性疾患が重篤化している状態である．これは，管理栄養士の行う居宅療養管理指導では，

最も多い段階である.

誤嚥性肺炎が問題となる場合は，口腔ケアの確認を行い，問題があれば正しく効果的な口腔ケアが継続できる環境を整える．管理栄養士の指導のみで，本人・家族が行える場合もあれば，歯科衛生士などの専門的な力を借りる必要が生じることもある．また，忘れてはならないのは，対象者の栄養状態である．誤嚥をしても肺炎に至らない身体づくりには，栄養の力が必須である．

脱水症，熱中症においては，特に高齢者では，喉の渇きを感じにくくなることが多いので，適切な水分補給を促していく必要がある．水分補給を勧めても水分摂取を拒否する場合には，「飲みたくない」という理由をしっかり傾聴したうえで，その人の思いに寄り添った方法でアプローチしていくことが大切である．

慢性疾患の重篤化のケースでは，今その人にとって何を最優先すべきかを判断しながら介入することが求められる．先に述べたが，在宅療養者で単一疾患に対する食事療法だけに取り組めるケースはほとんどない．腎臓病で褥瘡を有する(低たんぱく質食と高たんぱく質食)，糖尿病でるい痩著明(低糖質，低エネルギーと高エネルギー，高たんぱく質)など，相反する複数の課題を抱える場合であっても，ICFに基づくアセスメントに基づき食支援を行う．

❸ 経口から摂取したいという本人の希望がある

第三に，現在，非経口栄養管理だが，少しも口から安全に摂取することを希望している場合である．この段階には，摂食・嚥下障害看護認定看護師，言語聴覚士，歯科医師，歯科衛生士，摂食嚥下リハビリテーション栄養専門管理栄養士など，専門的にアプローチができる他職種・同職種も多い．

管理栄養士としては，摂食嚥下訓練を行うことのできる栄養状態の維持・改善のための提供栄養量の調整のほか，食事介助，リラクゼーション，簡単な嚥下訓練，口腔ケアなどに直接的に携わることもある．

5 経管栄養による栄養状態改善

❶ 胃瘻

経口摂取が困難な患者に対して在宅栄養管理を行ううえで，近年，PEG（経皮内視鏡的胃瘻造設術）が重要な役割を果たしている[6]．胃瘻の長期栄養管理には，胃瘻栄養患者が理解され，受け容れられていることが不可欠である．そして病院・在宅・施設を問わず，共通の認識で胃瘻管理が行われていなければならない．

ただし，脳梗塞後などで，適切な介入訓練により経口摂取の回復が見込める患者に対しても，漫然と胃瘻栄養が行われるなどの事例が，全国で多くみられたことから，平成26年度の診療報酬改定では，胃瘻造設前の嚥下機能評価の実施などの推進を図るため，胃瘻造設術の評価を見直すとともに，胃瘻造設時の適切な嚥下機能検査にかかわる評価が新設されることとなった（経口摂取回復促進加算，胃瘻抜去術の技術料の新設，胃瘻造設術の要件を満たさない場合には80/100の減算，など）．

このように，胃瘻に対する認識は以前とは異なりつつあり，結果として，在宅で新規に胃瘻が造設される対象者は減少している印象があるが，一方で，胃瘻が本当に必要である対象者，例えば神経筋疾患などによる改善の見込みのない重度嚥下障害を有する対象者であっても，胃瘻が選択しづらくなったという印象もある．

胃瘻からの栄養補給

胃瘻は挿入されているサイズにもよるが，20Fr（フレンチ）以上であれば，半固形タイプの栄養剤[7]，市販の液体タイプを寒天で固めたもの，自宅で調理したミキサー食などを注入することができ，栄養改善のためには，最も有用な栄養療法であると思われる．胃瘻から安定的に栄養補給を行えることで，結果的に経口摂取訓練を十分に行うことができ，経口摂取への移行につながるケースも少なくない．

栄養剤の種類選択にあたっては，病院入院中に使用していたものを継続して用いる場合がほとんどであるが，在宅では在宅生活においての活動量，経済性を考慮する必要があり，漫然と同一処方で継続するのではなく，投与内容と目標量を比較し，必要時には見直しを行うことが大切である．

一例として，薬価収載品と食品扱いの栄養剤の費用負担の目安を示す（表1～3）．

❷ 経鼻胃管栄養

経鼻胃管は手技は最も容易であるが，在宅では安全に長期間行える環境として，抜去時の対応を整える必要がある．前項で述べたように，診療報酬改定により平成26年以前と比べて，経鼻胃管栄養で居宅に戻る患者が増えている印象がある．しかしながら，受け入れる側の在宅医療スタッフとしては，自己抜去のリスクがあることや，長期留置を前提とした栄養補給ルート

表1 薬価収載栄養剤の自己負担の実際

商品名	薬価収載基準	1P規格	1P単価	1,200kcal金額	自己負担率五捨五超入
エンシュア・リキッド	10mL 5.40円	250mL (250kcal)	135円	675円 (1,250kcal)	1割～3割 70～200円
ラコールNF配合経腸用液	10mL 7.30円	200mL 400mL	146円 292円	876円	1割～3割 90～260円
エネーボ	10mL 7.30円	250mL (300kcal)	182.5円	730円	1割～3割 70～220円
エンシュア・H	10mL 9.50円	250mL (375kcal)	237.5円	950円 (1,500kcal)	1割～3割 90～280円
ツインラインNF配合経腸用液	10mL 8.50円	200mL×2 (A/B)	340円	1,020円	1割～3割 100～310円
エレンタール配合内用剤	10g 57.50円	80g (300kcal)	460円	1,840円	1割～3割 180～550円
エレンタールP乳児用配合内用剤	10g 63.80円	40g (156kcal) 80g (312kcal)	255.2円 510.4円	2,041.6円 (1,248kcal)	1割～3割 200～610円
ラコールNF配合経腸用半固形剤	10g 10.40円	300g (300kcal)	312円	1,248円	1割～3割 120円～370円

平成30年度　診療報酬改定準拠

表2 半固形の場合の自己負担の違い：1,200kcal　1日分の価格

ラコールNF配合経腸用半固形剤	PGソフト	ラコールNF配合経腸用液＋REF-P1	ハイネイーゲル
10g　10.40円 1,200kcal＝300g×4 1,248円	300kcalタイプ 7,697円/24P (320.708円/P) 400kcalタイプ 7,697円/18P (427.6111円/P) 300×4，400×3 いずれも 1,282.832円	10mL　7.30円 1,200kcal＝400mL×3 200mL×6 876円 スパウト付REF-P1 3,420円/18P (190円/本) 3回投与：570円	300kcalタイプ 6,168円/16P (385.5円/P) 400kcalタイプ 5,702円/12P (475.1666円/P)
1割　120円 2割　250円 3割　370円	約1,283円	1割　660円 2割　740円 3割　830円	300×4P　1,542円 400×3P　約1,426円

平成30年度　診療報酬改定準拠

表3 液体の場合の自己負担の違い：1,200kcal　1日分の価格

薬価収載品	バッグタイプ 1cc1kcal	バッグタイプ 高濃度	紙パック，他 1cc1kcal	紙パック，他 高濃度
・エンシュア・リキッド ・ラコール ・エネーボ ・エンシュア・H ・ツインライン ・エンテルード	・K-4S ・CZ-Hiアセプ ・メディエフ ・サンエットSA ・リカバリーSOY ・メイバランス 1.0Ws, 1.0Z, HP1.0Z, Rグリーン, Rブルー, Rイエロー, Rむらさき, RHPオレンジ, RHPピンク	・アイソカルBag 2K ・メイバランス 1.5Z, 2.0Z	・メイバランス 1.0, HP1.0, YHフローレ ・アイソカルRTU ・クリミールCZ-Hi ・リカバリーSOY, Amino	・メイバランス 1.5, HP1.5, 2.0 ・アイソカル2K Neo, サポート, プラス, プラスEx ・MA-R2.0 ・テルミール2.0α
1割負担 70〜200円 3割負担 200〜610円	安：400mL×3 1,207.5円 高：200mL×6 1,924.5円	安：200mL×3 （1mL 2kcal） 1,329円 高：200mL×4 （1mL 1.5kcal） 1,463円	安：200mL×1＋ 1000mL×1 約1,096.1円 高：200mL×4 1,354.2円	安：200mL×3 （1mL 2kcal） 627円 高：125mL×6 （1mL 1.5kcal） 約1,217.6円

このほかに栄養管セットが必要になる.

平成30年度　診療報酬改定準拠

ではないことから，好ましい投与ルートとは考えにくい.

挿入されている患者にとっては，常時異物が鼻に入っている状態であるので，10Fr以下の細いチューブ挿入が好ましい. したがって，以前では投与できる剤形は液体に限られていたが，現在では逆流予防を目的として，半固形で胃の中で固まることを想定したREF-P1の追加[8], 粘度可変型の流動食（マーメッド®やハイネイーゲル®）の使用[9, 10]などが，また，下痢対策や短時間投与を目的として，とろみ栄養剤（F2ショット™ほか）[11]や，キサンタンガムを主成分とした増粘剤（ネオハイトロミールほか）の使用[12]などが試みられている.

❸ PTEG

PTEG（経皮経食道胃管挿入術）は，上部消化管，特に胃へのアクセスが困難な場合に用いられる. PTEGはPEG造設が困難な症例で選択されることが多い[13].

PTEG患者は，胃切除後であることが多いため，流入速度によっては下痢や盲管症候群による低血糖を起こす可能性がある. 手動で流入速度の調整が困難な場合では，経腸栄養用のポンプを使用することも考慮すべきである[14]. 在宅で経腸ポンプを使用する場合，エレンタール®やツインライン®などの薬価収載の消化態栄養剤にすると，経腸栄養ポンプ加算が取得可能である.

PTEGに使用するチューブは，胃瘻と比べ細くて長いので，粘度の高い半固形栄養剤の注入はできないため，経鼻胃管同様の工夫が必要となる. ただし，経鼻胃管と比べると留置されているチューブの違和感，苦痛や自己抜去のリスクが少なく，長期使用には向いている.

以上述べてきた在宅の経腸栄養療法の診療報酬点数と費用と特徴について，表4, 5に示す.

6 経静脈栄養による栄養状態改善

在宅で経静脈栄養を行うケースは，以下の3つに大別される.

❶ 経腸栄養だけでは栄養状態の維持が困難な場合

第一に，長期的に在宅栄養療法が必要であるが，腸管の消化吸収能に問題があり，経腸栄養

表4 在宅経管栄養法の診療報酬

栄養内容	成人			小児
	濃厚流動食 半消化態栄養剤	半固形栄養剤	消化態・成分栄養剤	栄養剤・流動食
在宅療養指導管理料	在宅寝たきり患者処置指導管理料(1,050点*)	在宅半固形栄養経管栄養法指導管理料(2,500点/月*2)	在宅成分栄養経管栄養法指導管理料(2,500点/月)	在宅小児経管栄養法指導管理料(1,050点/月)
注入ポンプ	算定不可	算定不可	注入ポンプ加算(1,250点/月)	注入ポンプ加算(1,250点/月)
ボトル・チューブ消耗品	算定不可	在宅経管栄養法用栄養管セット加算(2,000点/月)	栄養管セット加算(2,000点/月)	栄養管セット加算(2,000点/月)

*：一般的には併用不可，初診月のみ可能性あり.
*2：メイグッド(明治)，カームソリッド(ニュートリー)のみ食品でも指導料算定可.

平成30年度 診療報酬点数

表5 在宅経腸栄養剤(材)の価格と特徴

	栄養剤(材)にかかる費用	調達
食品栄養材	栄養材価格(10割自己負担) ＋送料	・メーカーもしくは業務用卸問屋へ注文⇒配達 　(宅配送料の有無および金額は購入条件により異なる) ・病院売店で取り扱われている場合もある
医薬品栄養剤	薬価(保険負担割合に応じる) ＋再診料＋外来管理加算＋処方箋料 (＋院外薬局の場合：調剤技術料)	・受診後処方してもらう⇒ ①家族・本人が持ち帰る ②薬剤師による配達(薬剤師居宅療養管理指導) ③宅配(使用にあたり外来で指導が必須＋送料負担)
食事(ミキサー食)	食事代	家族と同じ食事，もしくはミキサー注入用に自宅で作る

のみでは，栄養状態の維持が困難な場合の在宅静脈栄養法(HPN)である.

　HPNの適応条件として[15]，①病態が安定しているがTPNを中心とした栄養療法を継続して行う必要がある，②患者および家族がHPNを希望し，家族の十分な協力が得られる家庭環境にある，③医療担当者のHPNへの知識や経験が十分で，施設の管理体制が整備されている，④輸液剤および必要器材の入手が容易である，⑤緊急時の対応が可能である，などが挙げられる.いったんHPNを導入した場合でも，腸管機能の改善が期待される患者(短腸症候群の患者など)では，積極的に経腸栄養を併用して中心静脈栄養(TPN)への依存度を減らすとともに，その離脱を図ることが重要である[4].

　在宅で使用されているTPN製剤は，エルネオパNF1号，NF2号が大半を占める．高カロリー輸液用糖・電解質・アミノ酸に加え，総合ビタミン・微量元素が含まれており，在宅でも作業的・衛生的に扱いやすい．在宅療養者は，体格が小さいことが多い．そのため，静脈栄養施行時には，代謝合併症予防の視点を忘れてはならない(表6).

　在宅ではこれまで，脂質投与が保険で認められておらず，脂質成分を入れない栄養管理が行われてきた．しかし，病院での栄養サポートチーム(NST)活動が，脂質投与の必要性の啓発につながり，平成28年度の診療報酬改定において，「在宅医療において注射用脂肪乳剤が使用されている実態を踏まえ，保険医療機関の医師が処方できる注射薬及び医師の処方せんに基づき保険薬局で交付できる注射薬に追加する」ことが定められた.

　脂質投与は，栄養療法上は非常に好ましいことであるが，脂肪乳剤は乳濁液であり，沈殿等が目視確認できないこと，フィルターを通すこ

表6　静脈栄養に伴う代謝合併症

代謝異常	備考
糖代謝異常	インスリンを適切に用いる．TPN施行中は，生体内ではグルコース処理のために高インスリン分泌状態となっているため，持続的TPNが突然中断された際に低血糖を起こしやすい．不可逆性の脳障害をきたすことがある
電解質異常	ナトリウム，カリウムなど
高トリグリセリド血症	TG値が1,000mg/dL以下であれば脂肪乳剤を投与しても膵炎が誘発されることはないが，TG値400mg/dLを超える膵炎患者に対しては投与を控える
腎前性高窒素血症	TPN開始後の脱水や全身状態の悪化によるたんぱく異化の亢進により，高窒素血症が起こることがある
酸塩基平衡異常	ビタミンB$_1$欠乏による代謝性アシドーシスには十分に注意する
ビタミン，ミネラル欠乏症	微量元素やビタミンA，D，B$_{12}$などは体内貯蔵量が大きく欠乏症は比較的起こりにくいが，水溶性ビタミンであるビタミンB$_1$，リボフラビンは体内貯蔵量が小さく，欠乏症をきたしやすい
リフィーディング症候群	栄養不良患者では静脈栄養により急速に栄養投与を行うと，臓器不全を起こすことがある

とができないことから，配合変化や感染防止対策に関する留意が特に必要である．在宅での投与ではこの点を踏まえ，感染予防対策，カテーテルの閉塞対策に加え，代謝合併症対策が必要である．脂肪乳剤の投与速度は，必ず0.1g/kg/時以下の速度とする．20％脂肪乳剤の場合（体重50kgの患者）は，投与速度を25mL/時以下に維持する必要がある．

在宅では脂質投与が難しく，NPC/N（非たんぱく質カロリー/窒素比）の比率を考えるとアミノ酸の投与量も規定されてしまうため，必然的に糖質が主たるエネルギー供給源となるが，糖質投与量の上限確認が必要である．糖質の投与速度は，5mg/kg/分以下とする．これを超えると，高血糖の発現頻度が高くなることが知られている．また高中性脂肪や肝機能異常が起こることもある．

ただし，高齢者では耐糖能低下があることから，上限の5mg/kg/分でなくても，これらの異常値を確認することが必要であり，糖尿病患者に対する静脈栄養時の糖投与と同様，4mg/kg/分を目安として判断することが望ましいと考える．体重30kgの場合172.8g/日となるので，エルネオパ1号1,500mL（糖質180g），エルネオパ2号1,000mL（糖質175g）であっても注意して，血糖値等のモニタリングを行う．

❷ 末梢静脈栄養法

第二に，末梢静脈栄養法である．末梢静脈栄養は，病院では頻度の高い静脈栄養法となるが，在宅で末梢静脈栄養を実施することがあれば，緊急事態と考えられる．

高度の脱水により，経口からどうしても水分が摂れない場合などに行われ，在宅では訪問看護師や訪問診療医が行うこととなる．投与中，常時観察をすることはできないので，在宅で末梢静脈栄養を継続するよりは，そのまま入院となるケースの方が多い．

❸ 皮下輸液法

第三に，皮下輸液法である．これは，静脈内に注射針やカテーテルを挿入することができない場合や，在宅医療や終末期医療などの医療制度上静脈栄養が好ましくない場合に，輸液剤を皮下に注入する方法である[16]．

皮下輸液法は，経静脈栄養が発展する以前の1950年代まではよく行われていたと聞くが，筆者は数年前まで実際に見たことがなかった．近年，在宅医療における高齢者の脱水治療や終末期の補液を目的として，皮下輸液法が見直されている．静脈栄養法に比べ，出血や感染などの合併症や副作用の発症が少なく，比較的安全に

在宅での補液が可能となる.

一方,皮下注射された補液の吸収が緩やかであるため,急性期治療には不向きであり,等張液以外は疼痛や発赤などの副作用をきたすことがあるため,皮下へ注入できる薬剤,および投与速度が限られる.

皮下輸液法は,1mL/分を超えない滴下速度で行う(1日1,440mLまで.刺入部が2か所確保できる場合は3.0L/日まで).500mL/時を超える速度は禁忌である.

在宅高齢者は体格が小さいことが多く,1,000mL/日を投与目安とすることが多い.等張液で1日1,000mLの場合,エネルギー0〜200kcal,たんぱく質・脂質0g,水分1,000mLが投与できる.

在宅での経静脈栄養事例に介入する場合は,その目的と予後を見据えて,栄養専門職として患者・家族の「生活の楽しみ(enjoyment of life)」(p.281参照)をいかに支援していくかを重視して,かかわっていく必要がある.

在宅での栄養介入は,栄養改善だけが目的ではない.終末期の患者に対して最期まで口から食べる楽しみを提供するための支援や,進行性の疾患を有する患者に対して食事に関するADLをできるだけ維持するための介入など,その目的はさまざまである.

住み慣れた場所でその人らしい生活を続けるために,自然と笑顔がこぼれる毎日を送れるように,栄養専門職としてできることの幅と厚みを広げて,地域に必要な職種となることが求められているといえる.

略語

◆ADL
日常生活動作:activities of daily living

◆HEN
在宅経腸栄養法:home enteral nutrition

◆HPN
在宅静脈栄養法:home parenteral nutrition

◆ICF
国際生活機能分類:
International Classification of Functioning, Disability, and Health

◆NPC/N
非たんぱく質エネルギー/窒素比:
non-protein calorie/nitrogen

◆NST
栄養サポートチーム:nutrition support team

◆ONS
経口栄養補充製剤:oral nutrition supplements

◆PEG
経皮内視鏡的胃瘻造設術:
percutaneous endoscopic gastrostomy

◆PTEG
経皮経食道胃管挿入術:
percutaneous trans-esophageal gastro-tubing

◆QOL
生活の質:quality of life

◆TPN
中心静脈栄養:total parenteral nutrition

引用・参考文献

1) 厚生労働省:第64回社会保障審議会医療保険部会 資料2,2013 http://www.mhlw.go.jp/stf/shingi/2r98520000036ye0-att/2r98520000036yiu.pdf(2018年7月閲覧)
2) 厚生労働省:地域包括ケアシステム,2013 http://www.mhlw.go.jp/stf/seisakunitsuite/bunya/hukushi_kaigo/kaigo_koureisha/chiiki-houkatsu/(2018年7月閲覧)
3) 出版健康保険組合:介護保険で受けられるサービス,2015 http://www.phia.or.jp/member/care/list.html(2018年7月閲覧)
4) 和佐勝史:II在宅静脈栄養法.静脈経腸栄養テキストブック(日本静脈経腸栄養学会編),p592-596,南江堂,2017
5) 岡田晋吾:I在宅経腸栄養法.静脈経腸栄養テキストブック(日本静脈経腸栄養学会編),p586-591,南江堂,2017
6) Field MJ et al ed:Approaching death:Improving care at the end of life:Committee on care at the end of life, National Academy,1997
7) 一政晶子ほか:半固形化栄養法における理論・論文のレビュー.静脈経腸栄養25(6):43-52,2010
8) 稲田晴生ほか:胃食道逆流による誤嚥性肺炎に対する粘度調整食品REF-P1の予防効果.日本静脈経腸栄養学会雑誌20:1031-1036,1998

9) 西村さゆみほか:多施設共同研究による粘度可変型流動食マーメッド®の有用性に関する検討.日本静脈経腸栄養学会雑誌31(6):1270-1273,2016
10) 田口真由美ほか:当院脳神経外科病棟における経管栄養半固形化製剤の評価.日赤医学67(2):299-303,2016
11) 飯田武ほか:経鼻胃管栄養時の下痢対策としての とろみ栄養食F2ショット™EJ投与の有用性.日本静脈経腸栄養学会雑誌29(6):117-120,2014
12) 三鬼達人ほか:経鼻胃経管栄養チューブから実施できる半固形化栄養法の実際.月刊ナーシング32(4):117-120,2012
13) 小松愛ほか:経皮経食道胃管挿入術(PTEG)の手技と工夫.日本耳鼻咽喉科学会会報116:1126-1130,2013
14) 湯浅博夫ほか:経管栄養へのアプローチ.在宅栄養管理―経口から胃瘻・静脈栄養まで―(小野沢滋編著),p84-111,南山堂,2010
15) Norman JL et al:Optimizing the transition to home parenteral nutrition in pediatric patients. Nitr Clin Pract 26:273-285,2011
16) 日本緩和医療学会:7皮下輸液法.終末期がん患者の輸液療法に関するガイドライン(2013年版)(日本緩和医療学会緩和医療ガイドライン作成委員会編),p41-43,金原出版,2013

3 在宅ケアにおける栄養療法と感染対策

超高齢社会に備えていくうえで，地域包括ケアシステム（p.287参照）の推進が重要なカギとなる．社会的入院を減らし，在宅での暮らしへと移行させていくことは，高齢者のQOLを向上させることになるだろう．ただし，医療的なサポートを含む在宅ケアの重要性が高まっており，経管栄養・気管切開・ストーマなどの管理が在宅で求められるようになっている．それとともに，在宅ケアにおいて求められる感染対策も複雑化している．

しかしながら，暮らしとは医療従事者の想像以上に多様なものである．1つの生活習慣の背景には，いろいろな歴史や事情が詰め込まれている．家政婦がいるような裕福な高齢者もいれば，いわゆる「ゴミ屋敷」に暮らしている人もいる．そこでやるべきこと，やれることはまったく異なる．もちろん，病院で行う感染管理とも大きく異なることは，いうまでもない．

ただし，訪問スタッフは手指衛生などの標準予防策を遵守し，防護用具を適切に使用し，利用者に病原菌を渡すことがないよう注意しなければならない．

1 基本となる手指衛生

医療従事者の手を介して病原微生物が伝播する経路を断つことが，最も重要な感染対策であることは，病院であっても在宅であっても同じである．

確実な手指衛生としては，流水で手洗いしてからケアを始めることが理想である．しかし，在宅ケアの場面では，自由に手洗いができないことが少なくない．肉眼的に汚れていなければ，基本的にはアルコール消毒で代用できると考えてよい．特に，利用者の自宅に置いてある固形

石けんやタオルが，（感染管理上の意味で）衛生的かどうかは不明であり，アルコールを使用するほうが安全かもしれない．

ただし，目に見える程度に手指の汚染が明らかな場合には，やはり手洗い場を借りて手洗いを行ったほうがよい．それも事情により困難ならば，ウェットティッシュで手を拭った後にアルコール消毒を併用するという方法をとる．汚染が予測されるケアにあたっては，事前に手袋を着用して防ぐことも大切である．

2 経管栄養の感染対策

経管栄養による主な感染リスクは，誤嚥，栄養剤の汚染，そして瘻孔周囲の皮膚トラブルである．

❶ 栄養剤の誤嚥予防

投与された栄養剤が胃から食道に逆流することは，誤嚥により重篤な肺炎を引き起こす可能性がある．口腔内の吸引で栄養剤が引ける場合は明白であるが，栄養剤に食紅を混ぜてから投与し，喀痰が赤く染まるかどうかを見ることで，栄養剤の逆流を確認することもできる．

仰臥位での栄養剤の投与は，特に逆流のリスクを増加させる．投与開始から投与後60分までは，少なくとも30°の頭部挙上を維持する．投与速度を落としたり，半固形化栄養剤を使用したりすることが，逆流の抑制に有効な場合がある．

胃排出能を高める消化管運動賦活剤の投与も，有効性が期待できる．特に栄養剤を投与する前に胃の内容物をシリンジで吸引し，前回投与分が多量に引ける場合には，投与を検討する．胃内にガスがたまることで，逆流している場合

もある．このようなときは，投与前にガスを抜いて減圧する．

ただし，在宅ケアにおける誤嚥性肺炎については，栄養剤の逆流よりは，唾液の分泌量が増大することによる口腔内細菌の増殖が肺炎を引き起こす主たる原因と考えられる．したがって，口腔ケアが重要である．

❷ 栄養剤の汚染予防

汚染された栄養剤や関連器具は下痢の原因となり，肺炎や敗血症などの重篤な感染症を引き起こす可能性がある．特に汚染リスクは在宅ケアにおいて高いとされ，以下に示す予防手技を確認することが重要である．

まず，手指衛生を十分に行う．手指が目に見えて汚染されていなければ，アルコールによる消毒でよいが，そうでなければ流水による手洗いを行う．

栄養剤の調製や関連器具の組み立てにあたって，使い捨ての手袋を使用すべきかについては結論が出ていない．2つの研究は手袋使用が好ましいとしているが，1つの研究は適切な手洗いができていれば手袋は必要ないとしている．ただし，胃液など体液との接触が予測される場合には，使い捨ての手袋を使用したほうがよい．

次に，栄養剤の調製や関連器具の組み立てを行うときには，操作が最小限となるよう心がけ，できるだけ接続部が少なくなるように工夫する．投与ラインの内側や栄養剤そのものに，衣類も含めて触れることがないようにする．また，清潔な作業エリアを確保することも大切である．

別の容器への栄養剤の注ぎ替えは，細菌を増殖させるリスクとなるため，最小限とする．また，栄養剤は希釈すべきではないが，必要な場合には，冷ました沸騰水または開封したばかりの滅菌水を用いる．できるだけ栄養剤と容器が一体型のディスポーザブル製品を使用するのがよい．数回に分けて投与せざるを得ないときには，製品の指示に従って栄養剤を保存するが，冷蔵保存であっても24時間以内に，非滅菌の栄養剤であれば4時間以内に使用する．

開封した栄養剤には，開封日時を油性ペンで書き込んでおく．もしも栄養剤の包装が破損していたり，開封された跡が認められる場合には，使用してはならない．冷蔵庫内は定期的に清掃し，栄養剤の残りが放置されていたり，期限切れの栄養剤を見つけた場合は，速やかに廃棄する．

胃瘻から固形化した栄養剤を投与した後は，チューブ内に栄養剤が残存しないように十分にフラッシュ（通水）して洗浄する．胃瘻チューブは体温に近く，細菌増殖の温床となりやすいため，注意が必要である．

最後に，投与に使用した容器やチューブを再利用するときは，熱湯と洗剤により洗浄し，吊るし干しで完全に乾燥させる（図1）．洗浄しないまま，室温で放置してはならない．

❸ 胃瘻の瘻孔ケア

胃瘻周囲の感染症を合併するリスクは高く，外科的処置が必要になることも少なくない．これを放置した場合には，腹膜炎などへと発展する可能性があるため，早期に発見して治療につなげることが必要である．

皮膚の発赤，腫脹，疼痛，潰瘍などの感染の徴候がないか，毎日観察する．ぬるま湯で水洗い，もしくは濡れたガーゼなどで丁寧に清拭することで，清潔を保つ．また，十分に乾燥させることで，皮膚への刺激を軽減させることがで

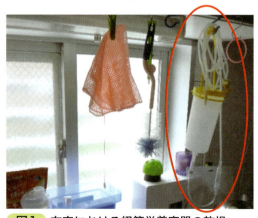

図1 在宅における経管栄養容器の乾燥

きる．皮膚の発赤がある場合は，ガーゼによる
保護，半固形化栄養剤の使用など，適切な対応
をとる．さらに感染が疑われる場合には，でき
るだけ早期に医師の診察を受けてもらう．

瘻孔周囲をアルコールやイソジンで消毒する
必要はない．むしろ皮膚が荒れる原因となる．
また，ドレッシング材を貼付する必要はなく，
抗菌薬入り軟膏を塗布することの効果は限定的
であるか，または意味がない．

3 嘔吐や下痢を認める 場合の対応

嘔吐や下痢などの消化器症状を呈する場合，
必ずしも感染症とは限らず，薬剤や食事，精神
的なストレスなど，さまざまな要因が背景とし
て考えられる(表1)．ただし，診断がついていな
い限りは感染性があるものとして，訪問スタッ
フは以下の接触予防策を実施するべきである．

まず，ケアを提供するあいだは，汚物に触れ
るか否かにかかわらず，手袋を着用する．さら
に，ガウンを着用するが，できるだけ手首まで
袖があるものが望ましい．ケアが終了したら，
丁寧なガウンテクニック(汚染された外側を触
れないこと)に従って，手袋とガウンを脱ぎ，最
後に手洗いを行う．この手洗いはアルコールで
代替できるが，ノロウイルスとクロストリジ
ウム属はアルコールで不活化されないため，これ
らによる下痢症では流水による手洗いをする必
要がある．

急性胃腸炎を引き起こす病原体のうち，特に
問題になるのはノロウイルスである．非常に感
染力が強く，嘔吐物や排泄物を介して感染伝播
してアウトブレイクを引き起こすことがある．
高齢者では，重篤な脱水が生じて多臓器不全を
きたしたり，嘔吐物を喉に詰まらせて窒息する
ことがあるので，注意を要する．

ノロウイルスの感染経路は，もっぱら汚染さ
れた食品や嘔吐物・排泄物に接触した手を介し
て感染する接触感染である．ただし，乾燥して

表1 高齢者に多く認められる嘔吐・下痢の原因

原因	治療と予防
細菌性腸炎	・輸液により脱水を予防し，電解質を補正する．便培養の結果を踏まえ，必要に応じて抗菌薬を投与する ・なまものを避け，つくりおきをしない ・栄養剤および関連器具の清潔な取り扱いを心がける
ウイルス性腸炎	・輸液により脱水を予防し，電解質を補正する．必要に応じて制吐薬を投与する ・有症者との接触を避ける
偽膜性腸炎	・原因抗菌薬を中止し，メトロニダゾールまたはバンコマイシンを投与する ・適正な抗菌薬使用を心がける
薬剤性下痢	・原因薬剤(とくに緩下剤，制酸剤，抗菌薬)を中止または変更する
低アルブミン血症	・十分なエネルギーとたんぱく質を摂取する
消化管の吸収障害	・摂取している栄養成分を再検討する
胃内貯留不全	・経管栄養の注入速度が速い．または栄養剤の粘度が低い

も不活化せずに飛散することがあるため，空気
感染する可能性も否定できない．医療機関は湿
式清掃なのでリスクは高くないと思われるが，
一般に家庭における清掃は乾式清掃(ほうきで
掃いたり，掃除機で吸引する)なので，ウイルス
を舞い上がらせて空気感染のリスクを高めてい
ると考えられる．したがって，感染者の嘔吐物
や排泄物が乾燥して飛散する前に，なるべく早
めに処理することが求められる(表2)．

クロストリジウム属による下痢症のうち，
ディフィシル菌による偽膜性腸炎は，高齢者に
おいて頻度の高い感染症である．特に数日〜数
週間前に抗菌薬が投与された既往がある患者
で，発熱を伴う下痢を認めるときには疑う必要
がある．毒素を検出する簡便な検査キットがあ
るので，医師に相談して便検体を提出する．偽
膜性腸炎は内服による治療が可能であり，速や
かに軽快することが多いが，逆に本疾患を見逃

表2 ノロウイルスに汚染された嘔吐物や排泄物の処理

準備物
使い捨て手袋，マスク，ペーパータオル，ビニール袋，次亜塩素酸ナトリウム水溶液，紙コップ

手順
①手袋，マスクをつけ，あらかじめビニール袋の口を開いて，嘔吐物・排泄物の近くに置いておく．

② 嘔吐物・排泄物全体を覆うように，ペーパータオルを重ねて置く

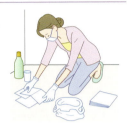

③ 嘔吐物・排泄物をペーパータオルで包み込んで集め，ビニール袋に捨てる

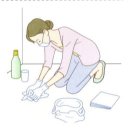

④ 嘔吐物・排泄物で汚染されている可能性があるところをペーパータオルで覆う

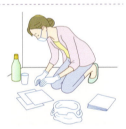

⑤ 次亜塩素酸ナトリウム水溶液をペーパータオルの上からよく濡れるようにふりかけてからふき取り，ビニール袋に捨てる．汚染が残っていると思ったら④，⑤を何度か繰り返す．

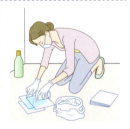

⑥ 手袋，マスクをはずしてビニール袋に捨てる．残った次亜塩素酸水溶液をビニール袋の中の廃棄物にかけて，ビニール袋の口を締めて廃棄する．

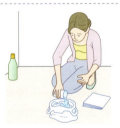

最後に，流水と石けんでよく手を洗う

したり，診断が遅れると重篤になることがある．

*

在宅ケアに一律のマニュアルなどはない．暮らしの感染対策とは，専門家によって一方的に指導されるものではなく，患者，家族，支援者らの参加によって，共通の価値観として形成されていくべきものである．むしろ，利用者や支援者が培ってきた暮らしのなかにこそ，感染対策の答えが散らばっているのかもしれない．

「暮らし」は素晴らしい多様性をもっている．この多様性を失わせるような感染対策は慎むべきだろう．しかし，それでも最低限は守るべき感染対策がある．家族が感じている不安を受け止め，わかりやすく説明していくことが求められる．

引用・参考文献

1) Mertheny NA et al：Tracheobronchial aspiration of gastric contents in critically ill tube fed patients frequency outcomes and risk factors. Crit Care Med 34：1-9, 2006
2) Pien EC et al：Gastrostomy tube infections in a community hospital. Am J Infect Control 24 (5)：353–358, 1996
3) Anderton A：Microbial contamination of enteral tube feeds；How can we reduce the risk? Trowbridge UK. Nutricia, 2000
4) Anderton A et al：Decanting；A source of contamination of enteral feeds? Clin Nutr 9 (3)：157-162, 1990
5) Anderton A et al：The effect of handling procedures on microbial contamination of enteral feeds；A comparison of the use of sterile vs non-sterile gloves. J Hosp Infect 17(4)：297-301, 1991
6) Lee CH et al：The effect of poor handling procedures on enteral feeding systems in Hong Kong. J Hosp Infect 42(2)：119-123, 1999
7) Anderton A：Microbial contamination of enteral tube feeds；How can we reduce the risk? Penlines 16：3-8, 2000
8) Rupp ME et al：Evaluation of bacterial contamination of a sterile, non air-dependent enteral feeding system in immunocompromised patients. Nutr Clin Pract 14：135-137, 1999
9) Hull MA et al：Audit of outcome of longterm enteral nutrition by percutaneous endoscopic gastrostomy. Lancet 341：869-872, 1993
10) Gossner L et al：Antibiotic prophylaxis in percutaneous endoscopic gastrostomy (PEG)；A prospective randomized clinical trial. Endoscopy 31：119-124, 1999

4 在宅における栄養ケア

1 栄養ケア作成時に配慮すべき在宅の現状

　病院の外来に通院困難な患者は，在宅診療を受ける．在宅訪問管理栄養士は，医師の指示により在宅患者に対して訪問栄養食事指導を行っている．在宅患者は要介護高齢者，障害者，難病，がん終末期の患者が多い．筆者が訪問している在宅患者の平均年齢は80歳である．

　在宅要介護高齢者の現状に関して，家族世帯では以前に多くみられた三世代同居から独居や高齢者のみの世帯が増加し，同居者が減ることで介護力が低下している状況である．介護者の内訳は，第1位が配偶者である．第2位は子どもだが，65歳以上の子どもが90歳代の親を介護している場合もあり，いわゆる老老介護が進んでいる[1]．

　老老介護では，介護者自身も無理をすると「倒れる」リスクが大きく，介護者の介護負担を増加させないように栄養ケアを行う必要がある．また，買い物の問題，調理や食事用意の問題，経済的問題が発生しやすく，在宅で栄養指導を行う場合は生活環境の問題を解決しなければ，栄養改善できない場合も多い．

　特に老老介護における男性介護者では調理技術がないことが多いため，調理や食事用意の問題は大きい．嗜好に合わない食事の提供，不適切な食事形態・とろみの粘度・食事介助などがあり，自宅だと誤嚥のリスクが高いため，通所デイサービスやショートステイを増やす場合もある．ケアマネジャー，ホームヘルパー，地域包括支援センター，福祉事務所のワーカー，通所スタッフ，ショートステイ先の施設スタッフなど，医療スタッフ以外の介護スタッフとも連携し，在宅患者の全般的な生活環境の改善から栄養状態を改善させる必要がある．

表1　在宅要介護高齢者の低栄養リスク

ADL低下
認知機能障害
介護力不足
不十分な食事の供給
不適切な食形態の提供
不適切な食事介助
食習慣の問題
貧困
かかりつけ医の不在
体重（BMI）が測定できない
経時的ならびに定期的な栄養評価不足

（葛谷雅文：MNA在宅栄養ケアー在宅高齢者の低栄養予防と早期発見．p14，医歯薬出版（葛谷雅文ほか編），2015より引用）

　平成24年に国立長寿医療研究センターが行った65歳以上の在宅療養者990人を対象にした調査では，「低栄養」は356人（36.0%），「低栄養のおそれあり」は335人（33.8%），「栄養状態良好」は260人（26.3%）であり，「低栄養」と「低栄養のおそれあり」を合わせた691人（69.8%）は何らかの栄養問題を抱えていた[2]．在宅要介護高齢者の低栄養リスクには，病院や施設と比較すると，1日3回の食事の提供が不安定なこと，食材購入の問題など，在宅特有のリスクがある（表1）[3]．

2 在宅の栄養ケア

　在宅における栄養ケアでは，疾病の改善・重症化予防・ADL改善を目的として，食事・栄養療法の技術と支援的な指導手法を用いて，栄養・食事管理を行い，対象者のQOLを高め，食を介して生きる意欲や喜びを実感できるようにすることが求められる．具体的には，スクリーニングおよびアセスメントによって栄養問題を抽出した後，本人・家族の意向を配慮し，課題から目標（長期・短期）を立て，目標を達成できる具

体的な栄養ケアを行う.

在宅での栄養アセスメントでは,生活環境評価(住居の状況,調理設備,食事場所,衛生面,家族世帯や家族関係,介護者,食材購入方法,経済的問題,食事の供給状況,介護力不足など)が必要であり,家でどのように生活しているのか,訪問の際に把握する必要がある[4].

長期目標と短期目標は,ケアマネジャーが作成するケアプランと方向性が合っているかを確認する.

栄養ケアには,①栄養補給・食事,②栄養食事相談,③多職種による課題の解決,が含まれる.栄養ケアのプランニングについて図1に示す[5].具体的なケア内容としては,食事が食べられないようであれば,食べられるようになるために必要な環境整備を含めたプランが必要となる.必要栄養量に栄養摂取量が不足する場合は,栄養補助食品の使用も検討する.治療食を作ることが困難な場合は特殊食品の利用,嚥下調整食が作れない場合は介護食品の利用を勧めるほか,家の冷蔵庫にある食材を用いた食習慣を考慮した献立の提案や,食材の購入方法,本人・介護者(家族,ホームヘルパー)に対する栄養相談・調理指導などを行う.在宅患者や介護者に対しての栄養指導のポイントについて表2に示す[6].

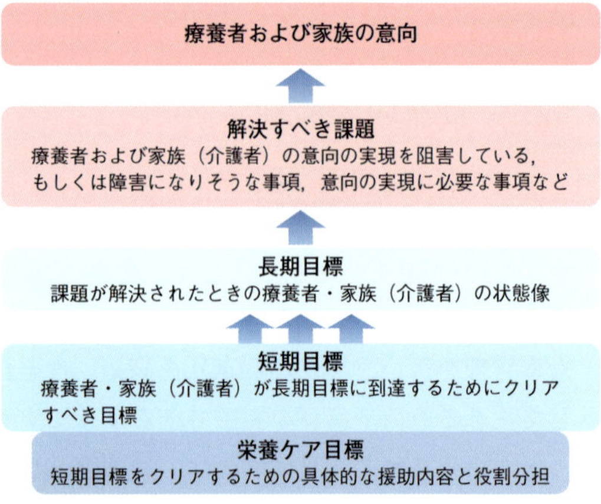

平成24年に全国在宅訪問栄養食事指導研究会が行った,全国の在宅訪問管理栄養士が介入した62事例(対象者の平均年齢は76.2歳)の調査では[7],栄養ケア内容で多かったのは,①食品の選択,②知識の習得,③調理指導,④メニュー提案,⑤多職種連携,⑥体重測定,などであり(図2),本人・家族が適切な食品選択をできるようにすること,疾病や治療食についての知識を増やすこと,治療食や嚥下調整食を作れるようにすること,通所サービスなどでの体重計測の方法,介護力や経済性を考慮した栄養ケアの提供,などが課題になっている.

現在は介護保険サービスの内容が縮小傾向にあることから,公的サービス以外のインフォーマルなサービスを栄養ケアに取り入れることも必要となっている.インフォーマルなサービスには地域のサービス,近所付き合い,ボランティア,配食サービスなどがあり,地域におけるそれらの状況も把握しておく必要がある.

また多職種連携に関しては,各専門職種の役割や業務内容を正確に把握し,必要時に介入してもらうよう情報提供・交換を行う.

正確に問題点を抽出し,実行可能で適切な栄養ケアを行うことが,栄養改善に結びつく.モニタリングを行って栄養の改善がみられない場合は,再度問題点を検討し,目標や栄養ケアについて再検討する.まずは本人・家族とよくコミュニケーションをとり,疾病の改善,栄養状態の改善,食の楽しみの改善など,本人の希望

図1 栄養ケアのプランニング

```
療養者および家族の意向
        ↑
解決すべき課題
療養者および家族(介護者)の意向の実現を阻害している,
もしくは障害になりそうな事項,意向の実現に必要な事項など
        ↑
長期目標
課題が解決されたときの療養者・家族(介護者)の状態像
        ↑
短期目標
療養者・家族(介護者)が長期目標に到達するためにクリア
すべき目標
        ↑
栄養ケア目標
短期目標をクリアするための具体的な援助内容と役割分担
```

(全国在宅訪問栄養食事指導研究会:在宅での栄養ケアのすすめかた—訪問栄養食事指導実践の手引き,p80,日本医療企画,2008より引用)

表2 栄養指導のポイント

- 介護者の理解度にあわせた内容とする
- 繰り返し説明し理解を深める
- 具体的で実践可能な内容にする
- 指導目標は1回に1テーマとする
- 介護者の介護負担とならないよう十分に注意する
- 実行できたことをねぎらい褒める
- 体重,食事摂取量および内容,嚥下状態,活動性,消化器症状について常にモニタリングする

(中村丁次ほか編:管理栄養士養成課程におけるモデルコアカリキュラム準拠 第5巻 臨床栄養学―傷病者,要支援者,要介護者,障がい者への栄養ケア・マネジメント,p248,医歯薬出版,2013より引用)

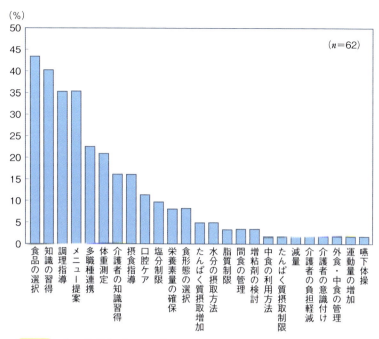

図2 訪問栄養指導サービスの内容

(井上啓子ほか:在宅訪問栄養食事指導による栄養介入方法とその改善効果の検証.日本栄養士雑誌 55(8):44, 2012より引用)

が叶えられるような目標を設定して,どのような栄養ケアを行えば栄養改善するのかを,患者・家族,多職種とともに考えていく必要がある.

略語

◆ADL
日常生活活動作:activities of daily living

◆BMI
体格指数:body mass index

◆QOL
生活の質:quality of life

引用・参考文献

1) 内閣府:高齢社会白書(平成28年度版), p13-28, 2017 http://www8.cao.go.jp/kourei/whitepaper/w-2016/zenbun/28pdf_index.html(2018年5月閲覧)
2) 国立長寿医療研究センター:平成24年度老人保健健康増進等事業:在宅療養患者の摂食状況・栄養状況の把握に関する調査研究, p14, 2014
3) 葛谷雅文編:MNA在宅栄養ケアー在宅高齢者の低栄養予防と早期発見, p13-17, 医歯薬出版, 2015
4) 全国在宅訪問栄養食事指導研究会:在宅での栄養ケアのすすめかた−訪問栄養食事指導実践の手引き, p78, 日本医療企画, 2008
5) 全国在宅訪問栄養食事指導研究会:在宅での栄養ケアのすすめかた−訪問栄養食事指導実践の手引き, p80, 日本医療企画, 2008
6) 中村丁次ほか編:管理栄養士養成課程におけるモデルコアカリキュラム準拠 第5巻 臨床栄養学−傷病者, 要支援者, 要介護者, 障がい者への栄養ケア・マネジメント, p248, 医歯薬出版, 2013
7) 井上啓子ほか:在宅訪問栄養食事指導による栄養介入方法とその改善効果の検証. 日本栄養士雑誌 55(8):40-48, 2012

5 在宅栄養管理チームのつくり方

「在宅栄養管理チーム」の大きな特徴は，チームの構成員が医療者だけではないということである．ケアマネジャー，訪問介護員，介護家族，時には近所の住民やスーパーの店員まで，チームの一員になりうる．また，「在宅」という概念も，患者の自宅に限らず，居住型高齢者施設やグループホーム，小規模多機能型居宅介護施設など，時代の流れに応じて刻々と変化している．患者がどのような場所で誰と暮らしていても，安心して栄養に関するケアを受けられるようにサポートするのが，在宅栄養管理チームの使命である．

1 「仲間に入れてもらう」ことから始めよう

管理栄養士として患者の在宅栄養ケアにかかわる時には，すでに在宅療養チームができあがっていることが多い．日本栄養士会が行った調査によると，在宅訪問管理栄養士の介入につなぐことができる職種は，ケアマネジャーが27％で最も多い．次いで訪問看護(19％)，病院・診療所(17％)と続く[1]．要介護認定者の場合，ケアマネジャーの立てるケアプランに沿って，医療者・介護者が連携して患者の生活を支えているが，そのなかで食の問題は，あくまで生活の一部である．

低栄養などの問題があったとしても，突然，管理栄養士が登場して，「皆さん○○してください」と言ったところで，そう簡単に解決しないことが多い．病院は「治療」の場であるが，在宅は「生活」の場である．「チームをつくる」というよりは，まずは患者の生活を支えるチームの一員として，「患者・家族や多職種の仲間に入れてもらう」という気持ちで訪問することが重要である(図1)．

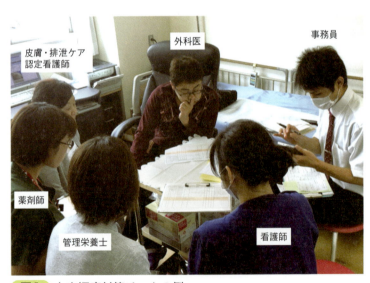

図1 在宅褥瘡対策チームの例

筆者の所属する施設では，平成26年度から在宅褥瘡対策チームを発足し，毎週1回，次週の往診スケジュールと治療方針などについてカンファレンスを行っている．実際のケア現場でさらに，介護家族，訪問看護師，介護員など多くのメンバーがかかわっている．

2　別事業所・他職種との在宅栄養管理チーム

　以下は，筆者が他職種と協働で在宅栄養管理を行っている例である．

対象者：重度認知症で嚥下障害のある要介護5の80歳代女性
住まい：自宅
生活全般の介護：家族（息子）
外出支援：デイサービス（週3回）
家族のレスパイト：ショートステイ（月1〜2回）
自宅でのリハビリテーション：訪問看護（訪問作業療法士）
嚥下食作りの指導：在宅訪問管理栄養士
全身管理：在宅主治医による訪問診療
訪問歯科診療・口腔ケア：歯科医師・歯科衛生士

　この患者は，10年前に誤嚥性肺炎を発症し，急性期病院に入院して「終末期」と宣告されたものの，現在も家族と穏やかに暮らしている．デイサービスやショートステイで食事摂取量の維持と体重計測が行われ，訪問作業療法士は食事姿勢の調整や頸部緊張を緩和するマッサージを指導し，在宅主治医は全身管理を行って栄養管理の方針を管理栄養士に指示し，義歯の調整や口腔ケアは歯科医師や歯科衛生士が担っている．

　定期的に開催されるサービス担当者会議では，栄養ケアの方針を他職種とともに確認している．このように多くのサービス事業者が入っている場合は，会議は10数人もの大所帯になることもある．また，必要に応じて電話やファックス，メールなどで密な情報交換・連携を行っている．

📖 略語
◆NST
栄養サポートチーム：nutrition support team

3　同職種との在宅栄養管理チーム

　筆者はかつて，ケアマネジャーとして訪問看護ステーションに勤務していた．ある日，そのステーションから電話があった．上司だった主任ケアマネジャーから，「透析で嚥下障害のある患者が退院するから力を貸してほしい」という依頼であった．早速，退院時カンファレンスに参加し，退院してからの食生活について，病院関係者や介護者と話し合った．

　その際，入院時の食事形態や食事摂取量などについて，病院管理栄養士と情報交換ができ，その後の在宅栄養ケアに生かすことができた．他職種と連携することも大切だが，「管理栄養士同士だからこそできる連携」があることを実感した事例だった．

　また，ショートステイ先の管理栄養士とも，食事形態や食事量などについて情報交換することで，「ショートステイ中に低栄養になる」または「ショートステイ中は食べるのに，自宅に戻ると食べない」などといった問題に対して，臨機応変に対応することができる．

　デイサービスでも，実際に利用者のデイサービスを訪れ，厨房担当者と話をしながら「栄養の問題」を共有することで，事業所スタッフの意識が変わることも多い．

　現在は多職種連携が注目され，栄養サポートチーム（NST）などの活動も活発であるが，まずは管理栄養士同士がしっかりと連携し，病院・施設・在宅と患者がどこで暮らしていても，栄養ケアのネットワークからこぼれ落ちてしまわないよう，サポートが必要であると感じている．

引用・参考文献

1）公益社団法人日本栄養士会：平成26年度老人保健健康事業推進等補助金老人保健増進等事業：管理栄養士による在宅高齢者の栄養管理のあり方に関する調査研究事業報告書，2015
https://www.dietitian.or.jp/data/report/h26-1.pdf（2018年5月24日閲覧）

第5章　在宅栄養管理

6 在宅栄養管理で知っておくべき制度やルール

在宅患者の多くは低栄養状態もしくは低栄養状態に陥るリスクのある患者であり，栄養管理が必要とされている．栄養投与ルートとしては経口，経腸，経静脈栄養などがあり，それぞれ診療報酬上の算定要件が決められているので注意が必要である．

本項では，管理栄養士による在宅訪問栄養食事指導における制度やルールについて説明する．

1 在宅訪問栄養食事指導とは

在宅訪問栄養食事指導とは，通院などが困難な人のために管理栄養士が家庭に定期的に訪問し，療養上必要な栄養や食事の管理および指導を行うものである．この在宅訪問栄養食事指導には，介護保険における「居宅療養管理指導」，および医療保険における「在宅患者訪問栄養食事指導」がある（表1）．

患者が要介護認定を受けている場合で，在宅訪問栄養食事指導など介護に必要な医療系サービスを利用する際には，医療保険より介護保険の給付が優先される仕組みとなっている．

❶ 対象者

平成28年度の診療報酬改定で，在宅患者訪問栄養食事指導の対象者は，それまでの「厚生労働大臣が定める特別食（腎臓食，肝臓食，糖尿食等）を必要とする患者」から，「厚生労働大臣が定める特別食を必要とする患者，がん患者，摂食機能若しくは嚥下機能が低下した患者又は低栄養状態にある患者」へと，範囲が広がっている．

❷ 指導内容

同様に平成28年度の診療報酬改定において，それまでの「医師の指示に基づき，管理栄養士が患家を訪問し，栄養食事指導せんに従った調理を介して実技を伴う指導を30分以上行った場合」とされていた算定要件が，「医師の指示に基づき，管理栄養士が患家を訪問し，栄養食事指導せんに従い，食事の用意や摂取等に関する具体的な指導を30分以上行った場合」と変更され，調理実習が算定要件に必要とされなくなっている．

❸ 算定可能な医療機関

保険医療機関のすべてが在宅患者訪問栄養食事指導の算定が行える機関というわけではなく，歯科診療所は保険医療機関であるが，算定することはできない．また，介護老人保健施設では訪問サービスに管理栄養士による訪問が含まれていないため，算定することができない．

❹ 具体的な算定方法

管理栄養士が医療機関に属している場合

医療機関に属する管理栄養士が，在宅医療チームの一員として参加する．この場合には介護保険，医療保険のいずれで実施しても，訪問栄養食事指導の費用を医療機関は算定できる．

表1 管理栄養士による在宅訪問栄養食事指導の評価

●介護保険
居宅療養管理指導・介護予防居宅療養管理指導料

1. 単一建物居住者が1人　507単位
2. 単一建物居住者が2〜9人　483単位
3. 単一建物居住者が10人以上　442単位

●医療保険
在宅患者訪問栄養食事指導料

1. 単一建物診療患者が1人　530点
2. 単一建物診療患者が2〜9人　480点
3. 1および2以外　440点

| 表2 | 在宅患者訪問褥瘡管理指導料750点の算定要件（抜粋） |

①当該保険医療機関に以下の3名から構成される在宅褥瘡対策チームが設置されていること.
　ア 常勤医師，イ 保健師，助産師，看護師，または准看護師，ウ 常勤管理栄養士（非常勤でも可）

②在宅褥瘡対策チームのアまたはイ（准看護師を除く）のいずれか1名以上については，在宅褥瘡管理者であること

③在宅褥瘡対策チームは，以下の内容を実施すること
　ア 初回訪問時に，在宅褥瘡管理者を含む在宅褥瘡対策チームの構成員が患家に一堂に介し，褥瘡の重症度やリスク因子についてのアセスメントを行い，褥瘡の指導管理方針について，カンファレンスを実施し，在宅褥瘡診療計画を立案する
　イ 在宅褥瘡対策チームの各構成員は，月1回以上，計画に基づき，適切な指導管理を行い，その結果について情報共有する
　ウ 初回訪問後3月以内に，褥瘡の改善状況，在宅褥瘡診療計画に基づく指導管理の評価および，必要に応じて見直しのためのカンファレンスを行う

④1年間のケアの実績を報告する

独立の管理栄養士の場合

フリーランスの管理栄養士など医療機関に属していない管理栄養士が，医療機関と個別に雇用契約を結んで，訪問栄養食事指導に携わることができる．この場合も医療機関が算定することができ，管理栄養士に対する報酬は，雇用契約の内容に基づいて支払われる．

居宅管理療養指導事業所に属している場合

居宅管理療養指導事業所に属している栄養士は，他の医療機関から依頼されることで，訪問することができる．介護保険のみの適応となり，依頼元の医療機関では算定することができない．

2 在宅患者訪問褥瘡管理指導料

平成26年度の診療報酬改定において，褥瘡管理に関して，在宅患者訪問褥瘡管理指導料が算定できるようになった．在宅褥瘡対策チームに管理栄養士が入ることは，質の高い褥瘡管理の提供につながると評価されている．初回訪問時に褥瘡の重症度やリスク因子についてのアセスメントを行い，褥瘡の指導管理方針についてカンファレンスを実施し，栄養ケア計画を含めた在宅褥瘡診療計画を立案することなどが，算定要件として定められている（表2）．

＊

ここ数回の診療報酬改定で，在宅医療における管理栄養士の活躍の場が広がっている．ぜひ積極的に，在宅医療スタッフと連携をとっていただきたい．

引用・参考文献

1) 公益社団法人日本栄養士会：地域における訪問栄養食事指導ガイドー管理栄養士によるコミュニティワーク，2015
https://www.dietitian.or.jp/data/report/h26-2.pdf（2018年5月24日閲覧）

INDEX ········· 索引

数字
1,5-AG　47
1,5-アンヒドログルシトール　47
1型糖尿病　123
2型糖尿病　123
3-MHIs　44
3分粥食　104
4大認知症　254
5点法　33
5分粥食　104
75gOGTT　216
75g経口ブドウ糖負荷試験　216

欧文
AAA　86
AC　35
ACE阻害薬　137
ACP　286
AF　58
AGML　145
AKI　173
Alb　46
ALP　51
ALS　194
ALT　51
AMA　37
AMC　37
AMY　52
AN　210
ARB　137
AST　51
AWGSのサルコペニア検出の
　アルゴリズム　244
BCAA　86
BED　211
BEE　55, 260
BIA　142
Bil　51
BMI　36
BN　210
BS　47
BUN　51
CAKUT　251
carbohydrate counting　179
carrier water　262
CAWL　269
CC　35
Ccr　51
CD　150
CH　219
ChE　52
CHI　44
chronic hypertension　221
CIWL　269
CKD　176

COMT阻害薬　188
CONUTによる栄養評価　244
COPD　182
　——用経腸栄養剤　94
CRBSI　87
CRP　52, 258
CVC　87
C反応性たんぱく質　52, 258
Cペプチド　47
DASH食　136
DESIGN-R®　228, 229
DSM-5　210
DXA　142
ED　92
eGFR　50, 176
EN　77
enjoyment of life　281, 296
ERAS®　246
　——概念図　247
　——プロトコル　246
ER型救急医療システム　235
FDEIA　265
FH　129
food blockage　170
frailty　198
FT　206
GA　47
GDM　216
GERD　148
gestational hypertension　221
GH　219
GI　127
GNRI　26, 180
GPS　270
Hb　45
HbA1c　124
HDLコレステロール　48
HDP　218
HELLP症候群　219
HEN　289
HMG-CoA還元酵素阻害薬　141
HPN　289, 294
Ht　45
hypertensive disorders of
　pregnancy　218
IBD　150
ICF　284
　——に基づく食事の評価　289
ICU　NST活動　236
　——栄養管理　236
　——入室患者の傷病　236
　—— -AW　261
IED　94, 245

IMD　94
immunonutrition　94
IOIBDスコア　150
JETPEG　81
Kingの便模型一覧表　259
LDH　51
LDLコレステロール　48，141
LES　148，156
L-カルノシン　233
malnutrition　114
MAO-B阻害薬　188
MCH　45，201
MCHC　45，201
MCV　45，201
mGPS　271
MNA　26，28，243，255，281
MNA-SF　29
modified GPS　271
MSC　276
MST　26
MUST　26，243，281
MWST　206
n-3系多価不飽和脂肪酸　233
NAFLD　158
narative-based medicine　287
NASH　158
NCM　21
NCP　23
NERD　148
NPC/N　261，295
NPC/N比　59
NRS　26
NSAIDs　145，192
NST　7
　── 活動効果　12
　── 活動目的　11
　── 業務形態　9
　── 効果　12
　── 構成メンバー　9
　── 倫理的問題　17
NYHAの心不全重症度分類　142
OAS　265
ODA　31
ONS　226，245，246
ORS　226
overt diabetes in pregnancy　216
PDCAサイクル　101
PE　219
PEG　81，91，194，291
　── -J　81，91
PEM　115
PES　24
PICS　261

PIH　218
PKU　249
　── 治療用ミルク　249
PN　77
PNI　244
POS　24
PPM方式　9
PPN　77，81，83
preeclampsia　221
pregestational diabetes　216
Pt　46
PTEG　77，81，91，293
RBC　45
REE　58，260
refractory cachexia　270
RomeⅢ診断基準　154
RSST　205
RTP　46
SBS　165
SF　58
SGA　26，31，255
　── 評価シート　27
SMBG　218
SOFAスコア　238，239
SPE　219
superimposed preeclampsia　221
T-Cho　48
tear drop heart　182
TEE　58
TG　48
TGJ　81
The Japan Diet　139
TP　46
TPN　77，83
　── 合併症　87
　── 管理のポイント　87
TTR　232
UA　51
UC　150
Ucr　44
UUN　44
VE　206
VF　206
VLCD　123
WBC　45
Weirの式　260
YAM　190
α-アミラーゼ　266
γ-GTP　52
γ-グルタミントランスペプチターゼ　52

あ 亜鉛　50, 233
　　──過剰症　120
　　──欠乏症　98, 120
亜急性型終末期　268
悪液質　270
アシドーシス　42
アスコルビン酸　233
アスパラギン酸
　アミノトランスフェラーゼ　51
アテローム性動脈硬化　138
アトウォーター係数　60
アドバンス・ケア・プランニング　286
アナフィラキシー　264
アマンタジン　188
アミノ酸製剤　85
アミラーゼ　52
アラニンアミノトランスフェラーゼ　51
アルカリホスファターゼ　51
アルギニン　233
アルキル化薬　222
アルコール性慢性膵炎　164
アルツハイマー型認知症　254
　　──摂食困難　256
アルブミン　46
アレルギー　　機序　264
アレルゲン　264
　　──加熱による影響　266
アンジオテンシンⅡ受容体拮抗薬　137
アンジオテンシン変換酵素阻害薬　137
安静時エネルギー消費量　58, 260
安静時狭心症　140
アンモニア　52
胃・十二指腸潰瘍　145
　　──食事療法　146
　　──患者に適した調理法　147
胃液分泌を促進する食品　147
胃炎　145
　　──食事療法　146
　　──患者に適した調理法　147
維持液　85
胃手術の種類　152
胃食道逆流症　148
　　──栄養療法　149
　　──原因　148
　　──食事に関する注意点　149
　　──症状　148
胃切除後患者　　栄養管理　151
　　──栄養障害　151
　　──栄養食事指導　153
　　──出現しやすい症状　152
　　──食事の進め方　153
一時的ストーマ　168
一般食　100

一般治療食　100
　　──給与エネルギー目標量　102
　　──脂質　103
　　──常食患者の年齢構成　102
　　──食事基準　100
　　──身体活動量　102
　　──炭水化物　103
　　──たんぱく質　103
　　──分類　100
胃内での停滞時間が長い食品　147
医療における倫理　14
医療保険　306
イレオストミー　169
胃瘻　91, 291
インスリン　47
　　──製剤　　作用時間による分類　126
　　──製剤　　種類　126
　　──療法　125
院内約束食事箋　103, 107
ウイルス性腸炎　299
ウェアリングオフ現象　188
右心不全　142
ウルソデオキシコール酸　161
運搬水　262
永久的ストーマ　168
栄養・代謝・内分泌疾患患者　121
栄養アセスメント　23, 31
栄養介入　24
栄養管理　21
栄養管理計画　　記録例　64
　　──作成手順　55
栄養教育計画　24
栄養ケア　　介入記録例　65
　　──再評価の記録例　66
　　──プランニング　302
栄養ケア計画　54
　　──記録方法　63
　　──作成　56
　　──実施　61
　　──モニタリング　68
　　──書(様式例)　282
栄養ケアプロセス　23
栄養ケアマネジメント　23
　　──PDCAサイクル　62
栄養剤　　汚染予防　298
　　──誤嚥予防　297
　　──自己負担　292, 293
栄養サポートチーム　7
　　──加算　10
栄養指導法　72
栄養障害　114
　　──身体変化　114
栄養状態　　評価指標　43

栄養診断　23
栄養スクリーニング　26
　　——（様式例）　282
　　——・アセスメント・
　　　　モニタリング（様式例）　282
　　——ツール　26
栄養チューブによる合併症　96
栄養治療計画　24
栄養治療実施計画兼
　　栄養治療実施報告書　67
栄養に関する倫理　14
栄養不足　　原因と機能障害　114
栄養不良スクリーニングツール　243
栄養補給　　投与ルート　79
栄養補給法　77
　　——選択基準　78
栄養療法　　投与経路　61
笑顔の栄養学　281
エストロゲン　128
エネルギー調整食品　109
　　——必要量　57
エレファントノーズ型固定法　96
嚥下後誤嚥　204
嚥下障害　40
嚥下食　108
嚥下前誤嚥　204
嚥下造影検査　206
嚥下中誤嚥　204
嚥下調整食　108, 206
　　——種類　207
　　——必要な能力　207
　　——分類2013　108, 207
嚥下内視鏡検査　206
炎症性腸疾患　150
　　——栄養療法　150
炎症マーカー　52
塩素　49
エンドトキシン　88
塩分摂取量　　評価方法　137
嘔吐・下痢　　原因と治療　299
応用カーボカウント　127
オキシコドン　276
悪心・嘔吐　39
オピオイド　　副作用　275, 276
オボアルブミン　266
オボムコイド　266

か　カーボカウンティング法　179
　　カーボカウント　127
　　介護保険　306
　　開始液　85
　　回腸ストーマ　169
　　改訂版グラスゴー予後スコア　271

改訂水飲みテスト　206
潰瘍性大腸炎　150
　　——臨床的重症度分類　150
化学療法　222
　　——副作用　223
拡張期血圧　135
過酸症　　食事療法　147
加重型妊娠高血圧腎症　219
過食　210
　　——・排出型　210
過食性障害　211
カゼイン　266
家族性ALS　194
　　——高コレステロール血症　128
下腿周囲長　　測定　36
活動係数　58
カテーテル関連血流感染　87
カテコール-O-メチル基転移
　　酵素阻害薬　188
過敏性腸症候群　154
　　——RomeⅢ診断基準　154
　　——栄養アセスメント　155
　　——型分類　154
　　——食事療法　155
　　——成因　154
下部食道括約筋　148
粥食　　食事基準　104
カリウム　48
カルシウム　49, 190, 215
がん　222
　　——エネルギー消費量　271
　　——代謝異常　269
　　——悪液質　270
簡易栄養状態評価表　243, 255
肝炎　156
　　——栄養アセスメント　157
　　——栄養基準　157
　　——食事療法　156
がん化学療法薬　222
がん患者　　栄養管理　223
　　——栄養障害　269
　　——用経腸栄養剤　95
がん関連体重減少　269
がん緩和ケア　　栄養管理　268
肝機能障害　88
間欠的投与　91
肝硬変　156
　　——栄養アセスメント　157
　　——栄養基準　157
　　——食事療法　156
観察　31
間接熱量計　58
がん対策基本法　268

311

がん治療　栄養管理　225
　——栄養関連の有害事象　224
　——栄養計画　225
　——栄養補助　226
　——食事環境と調理方法　226
　——有害事象　223
　——有害事象への対応のポイント　226
肝不全用経腸栄養剤　94
がん誘発性体重減少　269
緩和医療　栄養管理方法　273
緩和ケア　268
緩和治療期　栄養投与量の決定　271
器質性便秘　39
基礎エネルギー消費量　260
基礎カーボカウント　127
基礎代謝量　57
機能性便秘　39
偽膜性腸炎　299
客観的栄養評価　31
救急医療　235
　——システム　235
救急患者　栄養管理　236
　——栄養管理法　239
　——栄養摂取ルート　238
　——栄養投与計画書　238
　——栄養療法　237
　——エネルギー消費量　239
　——エネルギー投与量　239
　——急性期の栄養評価法　237
　——血糖管理　239
　——リフィーディング症候群の
　　　予防　240
給食　99
急性胃炎　145
急性胃粘膜病変　145
急性型終末期　268
急性腎炎症候群　174
　——食事療法　175
急性進行性腎炎症候群　174
急性腎障害　173
　——栄養評価　173
　——食事療法　175
　——全体像　174
　——定義　173
　——病期分類　173
急性膵炎　栄養アセスメント　161
　——症状　162
　——食事療法　163
急速代謝回転たんぱく質　46
狭心症　140
虚血性心疾患　140
　——一次予防　140
　——重症化予防　141

　——食事療法　141
　——生活習慣の改善　141
　——二次予防　141
虚血性脳卒中　185
拒食　210
巨赤芽球性貧血　栄養管理　203
居宅療養管理指導・
　介護予防居宅療養管理指導料　306
筋・骨疾患患者　190
筋萎縮性側索硬化症　194
　——栄養管理　194，195
　——エネルギー必要量　194
　——症状と診断　194
　——治療法　194
菌血症　97
グリコアルブミン　47
グリセミックインデックス　127
グルタミン酸拮抗薬　194
クレアチニン　50
　——・クリアランス　51
　——身長係数　44
グレープフルーツ　137
クローン病　150
　——活動性評価指数　150
クロストリジウム属　299
クロム　欠乏症　98，120
クワシオルコル　115
　——栄養療法　115
　——症状とアセスメント　115
経管栄養　80
　——感染対策　297
経口栄養法　99
経口栄養補充製剤　226，227，245
経口血糖降下薬　125
経口補水液　226，227
経腸栄養　77
　——利点　79
経腸栄養剤　形状による分類　95
　——種類　92，93
　——病態による選択　92
経腸栄養法　合併症　96
　——禁忌　90
　——適応　90
　——投与経路　90
　——投与方法　91
経鼻アクセス　81
経鼻胃管　90
　——栄養　292
経皮経食道胃管挿入術　81，91，293
経皮内視鏡的胃瘻造設術
　　　81，91，194，291
経皮内視鏡的空腸瘻造設術　81，91
血液学的検査　45

―― 早見表　108

な　ナイアシン　118
内臓脂肪型肥満　122，131
ナトリウム　49
軟食　106
二次性PEM　115
二次性高血圧　135
二重エネルギーX線吸収測定法　142
入院時食事療養　99
乳酸脱水素酵素　51
乳児アトピー性皮膚炎　265
乳清たんぱく質　266
乳幼児・小児疾患　249
　　―― の食物アレルギー　105
尿pH　43
　　―― ケトン体　44
　　―― 検査　43
尿酸　51
　　―― 降下薬　132
　　―― 値　飲酒による上昇機序　131
尿たんぱく　43
尿中3メチルヒスチジン　44
　　―― クレアチニン　44
　　―― 尿素窒素　44
尿糖　44，124
尿比重　43
尿量　43
妊産婦　栄養指導　214
　　―― 脳卒中　219
妊娠高血圧症　219
妊娠高血圧症候群　218
　　―― の定義と病型分類　219
妊娠高血圧腎症　219
妊娠中　栄養管理　214
　　―― の推奨体重増加量　214
　　―― の糖代謝異常　216
妊娠糖尿病　216
　　―― 栄養指導　218
　　―― 食事療法　217
認知症　254
　　―― 症状　254
認知症患者　栄養管理　255
　　―― 栄養評価　255
ネフローゼ　診断基準　175
ネフローゼ症候群　173，174
　　―― 栄養評価　175
　　―― 食事療法　175，176
粘度可変型栄養剤　95
脳血管性認知症　254
脳梗塞　185
脳出血　185
脳神経疾患患者　185

脳卒中　185
　　―― 栄養管理　186
　　―― 原因　185
　　―― 後遺症　185
ノルアドレナリン補充薬　188
ノロウイルス　299
　　―― 汚染物の処理　300

は　パーキンソン病　187
　　―― 4大症状　188
　　―― 栄養管理　188
　　―― 重症度分類　188
　　―― 症状　187
　　―― 組織変化　188
　　―― 治療薬　187，188
パージング　211
パーセント濃度　84
敗血症　97
排出行動　211
バクテリアル・トランスロケーション　79
白金製剤　222
白血球　45
ハリス・ベネディクトの式　57，260
半固形化栄養剤　95
半消化態栄養剤　92，93
パントテン酸　118
反復性/持続性血尿症候群　174
反復唾液嚥下テスト　205
非アルコール性脂肪性肝炎　158
　　―― 栄養アセスメント　159
非アルコール性脂肪性肝疾患　158
皮下脂肪型肥満　122
皮下脂肪厚　35
皮下輸液法　295
微小管阻害薬　222
非ステロイド性抗炎症薬　145，192
ビタミン　86
　　―― 過剰症　88
　　―― 欠乏症　88
　　―― 種類　118
　　―― ・ミネラル補給食品　111
　　―― A　118，215
　　―― B₁　118
　　―― B₁₂　118，203
　　―― B₂　118
　　―― B₃　118
　　―― B₆　118
　　―― C　118
　　―― D　118，191，215
　　―― E　118
　　―― K　118，191
ビタミン過剰症　栄養療法　118
　　―― 症状とアセスメント　117

317

―― 治療　117
ビタミン欠乏症　　栄養療法　118
　　―― 症状とアセスメント　117
　　―― 治療　117
ビタミン必要量　61
非たんぱく質カロリー/窒素比
　　59, 261, 295
必要栄養量　55, 226
必要水分量　184
ヒト胎盤性ラクトゲン　216
非びらん性GERD　148
非ヘム鉄　202
肥満　121
　　―― 種類　121, 122
肥満症　121
　　―― 減量に関する指針　193
　　―― 食事療法　122
　　―― 診断のフローチャート　121
　　―― 治療法　122
病院給食　99
病院の食事例　107
病者用食品　109
標準体重　58
標準体重比　36
びらん性GERD　148
ピリドキシン　118
微量栄養素欠乏症　97
微量元素　86
　　―― 過剰症　88
　　―― 欠乏症　88
　　―― 食事摂取基準推奨量　87
微量ミネラル　120
ビリルビン　51
ピロリ菌　145
貧血　　分類　201
貧血の分類　45
フードブロッケージ　170
フェニルアラニン　249
フェニルケトン尿症　249
　　―― 栄養素摂取量の目安　250
　　―― 栄養評価　251
　　―― 献立の立て方　250
　　―― 食事療法　250
フェリチン　202
フェンタニル　276
不可逆的悪液質　270
腹膜透析　180
不顕性誤嚥　204
浮腫　41
ブドウ糖　84
ブリストル便形状スケール　70
プリン体　131
フルクトサミン　47

フレイル　197, 256, 290
　　―― 栄養との関係　199
分粥　109
分子鎖アミノ酸　86
分子標的薬　222
平均赤血球指数　201
　　―― ヘモグロビン濃度　45, 201
　　―― ヘモグロビン量　45, 201
　　―― 容積　45, 201
ヘマトクリット　45
ヘム鉄　202
ヘモグロビン　45, 201
　　―― A1c　47, 124
ヘリコバクター・ピロリ　145, 148
　　―― 感染　146
変形性膝関節症　192
　　―― 治療　192
　　―― 栄養管理　192
　　―― 減量計画　193
便秘　39, 97
芳香族アミノ酸　86
放散痛　140
放射線治療　222
　　―― 栄養関連の副作用　223
　　―― 種類　223
　　―― 照射部位　223
訪問栄養指導サービス　303
ボーラス投与　91
ホルモン類似薬　222
本態性高血圧　135

ま　マグネシウム　49
末梢静脈栄養　77, 81, 83
　　―― 法　295
マラスムス　115
　　―― 栄養療法　116
　　―― 症状とアセスメント　116
マンガン　　過剰症　120
　　―― 欠乏症　120
慢性胃炎　145
　　―― 発症機序　146
慢性型終末期　268
慢性腎炎症候群　174
慢性腎臓病　176
　　―― 栄養評価　177
　　―― 栄養療法　178
　　―― 重症度分類　177
　　―― 食事療法基準　178
　　―― 定義　176
慢性膵炎　　栄養アセスメント　163
　　―― 症状　162
　　―― 食事療法　164
　　―― 病期別設定栄養量　164

慢性閉塞性肺疾患　94，182
　　――CT所見　183
　　――GOLDによる病期分類　183
　　――X線画像所見　182
　　――栄養管理　184
　　――栄養評価　183
水過剰　225
ミネラル過剰症　　栄養療法　119
　　――症状とアセスメント　119
　　――治療　119
ミネラル欠乏症
　症状とアセスメント　119
　　――治療　119
ミネラル必要量　60
ミリオスモル　84
ミリグラム当量　84
無酸症　　食事療法　147
メタボリックシンドローム　122
　　――診断基準　122
メック　84
免疫栄養　95
免疫増強栄養剤　94
免疫増強経腸栄養剤　245
免疫調整栄養剤　94
メンケルベルグ型硬化　138
持ち寄りパーティー方式　9
モノアミン酸化酵素B阻害薬　188
物語に基づく医療　287
モリブデン　　過剰症　120
　　――欠乏症　120
モル　84
モルヒネ　276
問診　31
問題志向型システム　24

や　夜間就寝前の軽食　156
　　薬剤性下痢　299
　　約束食事箋　103
　　要介護度別の疾患　283
　　要介護度別の平均年齢　283
　　葉酸　118，203，215
　　ヨウ素　　過剰症　120
　　　　――欠乏症　120
　　予後栄養指数　244

ら　リキッドダイエット　247
　　離乳食　105
　　リパーゼ　52
　　リハ栄養ケアプロセス　284
　　リフィーディング症候群　88，231，240
　　　　――栄養療法　117
　　　　――発症機序　116
　　リボフラビン　118

流動食　104，109
リン　49
臨床検査値　43
臨床診査　31
倫理的問題　15
レチノール　215
レビー小体型認知症　254
レボドパ　188
瘻管法　91
労作性狭心症　140
老年症候群　197
　　――機序　198
ロコモティブシンドローム　197
　　――栄養管理　197

319

見てできる栄養ケア・マネジメント図鑑

栄養管理ビジュアルガイド

2018年9月5日　　初版　第1刷発行

編　　集	小西　敏郎　　森本　修三　　小城　明子
発　行　人	影山　博之
編　集　人	向井　直人
発　行　所	株式会社 学研メディカル秀潤社
	〒 141-8414　東京都品川区西五反田 2-11-8
発　売　元	株式会社 学研プラス
	〒 141-8415　東京都品川区西五反田 2-11-8
印刷製本	凸版印刷株式会社

この本に関する各種お問い合わせ先
【電話の場合】
● 編集内容については Tel 03-6431-1231（編集部）
● 在庫については Tel 03-6431-1234（営業部）
● 不良品（落丁，乱丁）については Tel 0570-000577
　学研業務センター
　〒 354-0045　埼玉県入間郡三芳町上富 279-1
● 上記以外のお問い合わせは Tel 03-6431-1002（学研お客様センター）
【文書の場合】
● 〒 141-8418　東京都品川区西五反田 2-11-8
　　学研お客様センター『栄養管理ビジュアルガイド』係

©T. Konishi, S. Morimoto, A. Kojo 2018.　Printed in Japan
● ショメイ：ミテデキルエイヨウケア マネジメントズカン エイヨウカンリビジュ
　　アルガイド

本書の無断転載，複製，頒布，公衆送信，翻訳，翻案等を禁じます．
本書を代行業者等の第三者に依頼してスキャンやデジタル化することは，たとえ個人や家
庭内の利用であっても，著作権法上，認められておりません．
本書に掲載する著作物の複製権・翻訳権・譲渡権・公衆送信権（送信可能化権を含む）は株式
会社学研メディカル秀潤社が管理します．

JCOPY〈出版者著作権管理機構委託出版物〉
本書の無断複写は著作権法上での例外を除き禁じられています．複写される場合は，その
つど事前に，出版者著作権管理機構（電話 03-3513-6969，FAX 03-3513-6979，e-mail: info@
jcopy.or.jp）の許可を得てください．

　本書に記載されている内容は，出版時の最新情報に基づくとともに，臨床例をもとに正確
かつ普遍化すべく，著者，編者，監修者，編集委員ならびに出版社それぞれが最善の努力を
しております．しかし，本書の記載内容によりトラブルや損害，不測の事故等が生じた場合，
著者，編者，監修者，編集委員ならびに出版社は，その責を負いかねます．
　また，本書に記載されている医薬品や機器等の使用にあたっては，常に最新の各々の添付
文書や取り扱い説明書を参照のうえ，適応や使用方法等をご確認ください．
株式会社 学研メディカル秀潤社